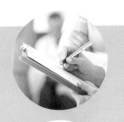

推薦序　依姓氏筆畫排序

　　護理人員是醫療團隊中不可或缺的一員，護理養成教育中培養護理人員臨床獨立決策能力，以及醫療團隊成員協同合作能力是很重要的一環，此需透過護理教育系統性的訓練，提供護生擁有熟練的護理技能，方能提供優質的護理。

　　基本護理學是護理課程中最基本且最重要的核心課程之一，也是護理科系的必修課程，本書全彩內文，輔以清晰及明確的圖表說明，引導護生認識基本護理學的概念、技術和護理實務技巧，協助護生認識護理學的專業價值、發展專業技能，進而培養照護病人的整合能力。

　　「新編基本護理學」融入多位資深基本護理學教師授課經驗所編寫而成，內容詳細地闡述了無菌的觀念、護理檔案書寫、生命徵象的觀察、各種給藥與注射術、飲食營養護理、出入院護理及排泄護理等多種基本的護理專業知識和技術。此外，各章單元皆附有情境模擬案例分析，運用批判思考能力探討病人健康問題相關之身、心、靈及社會層面護理過程，實為國內各院校護理科系學生必備之最佳基本護理研習書籍。

U0099706

胡文郁 謹識

臺灣大學護理學系教授

推薦序

　　護理是一門實務性的專業，是醫療團隊中站在第一線照護服務病人，為病人健康把關的專業人員。在現今醫療環境瞬息萬變的情況下，護理人員不僅必須具備豐富的專業知識，更需具有熟練正確的照護技能。基本護理學是護理專業的入門，即是在提供護理學生作為護理專業人員基本應具備的學理與技能，並可應用於各不同科別的護理專業領域之中，以期使病人能夠得到整體性、個別性之護理照顧。因此，基本護理學的內容雖為基礎護理專業知識，但涵蓋範圍非常廣泛，從護理的基本理論至執行護理照護的技能原則，均屬於此範疇。

　　本書集結了國內優秀護理教師及專業人員，依據其臨床照護的豐富經驗，並參考現今國內外護理照護的新發展，撰寫完成上下兩冊的基本護理學。本書內容完整，說明清晰易懂，並且將學理與技術相互配合於章節中呈現，對於初學護理的學生，提供了易於參考學習的教材，本人特此為序推薦。

高啟雯　謹識

國防大學護理系教授

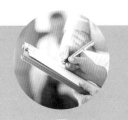

推薦序

　　護理是臨床學理與技術並重之學門，「基本護理學」是護理入門之基礎，能提供臨床照護所需之基本知識與技能，經由人、環境、健康、護理等概念範疇之連結，呈現臨床照護之脈絡，其涵蓋護理過程、醫療環境、溝通、交班、記錄、及病人各項基本需求之照護等等，讓學習者之學習過程由淺入深，由基礎到特殊照護技能，讓學習者能學到最新之臨床知能，以提供個別性、整體性的護理照護。

　　本書之內容充實並輔以清晰之圖表，讓初學者能了解其意義，並經由圖像以加強記憶；內容不斷更新能與最新資訊接軌，包括：電子簽章、醫療品質及病人安全年度工作目標、壓傷分期、安寧療護、電子化檢驗流程等。在技術方面，其所示範之技術步驟詳細完整、圖表清晰，且可以輔以多媒體光碟學習，讓讀者反覆練習，以增進技術之純熟度。另外引述之案例分析與臨床情境契合，有助於護理人員思考護理過程中各個步驟的重點及護理紀錄呈現的方法。各章學習後之「自我評量」亦收錄很多熱門國考題，可提供讀者評值學習成效，以奠定護理師國考之基礎。目前翻轉教學風行，運用各種教學方法以促進學習成效，OSCE 是學校或醫院常用來評量教學成效與學習者的統整能力，本書亦收錄常見的 OSCE 基本護理技術情境，讓整套基本護理教學與評量更完善。

　　工欲善其事必先利其器，本書由一群教學經驗豐富的護理菁英撰寫，以臨床實務為主，是必要的兼具學理與技術的工具書，不但可優化護理知識與技能之紮根工程，更能提升護理教育與臨床照護品質。

張震凰 謹識

秀傳醫療體系護理總監
彰化秀傳紀念醫院護理部主任

推薦序

　　基本護理技術是護理師入門的第一堂實作課程，實作技術需要學理及理論作為基礎，護理技術應用的巔峰在於評估病人臨床情境的綜合判斷結果，提供符合病人需求的護理技術，進而協助病人達到和諧及安適的目標。

　　病人及家屬在面對疾病、住院治療、身心功能障礙等各種困擾時，護理師能夠提供專業諮詢、關懷照護和指導，陪伴與幫助病人及家屬的過程，在經過學理的專業判斷後，運用符合病人及家屬需求的各式護理技術，協助病人促進健康、預防疾病、恢復健康與減輕痛苦。

　　「新編基本護理學」一書內容編輯之架構完整，不僅兼顧學理與技術，更納編包括實證、醫療品質、病人安全、安全針具、資訊化作業等當代臨床實務關注的議題，全書運用精美的圖片及清晰的表格對照，使讀者易於了解技術操作步驟及各種學理和理論運用；作者更採用全國最大醫療體系的實際做法為範例，不僅有益於在學學生之學習，更能提供不同醫院體系之臨床實務工作者與學校教師相互交流之參考。

陳幼梅 謹識

高雄醫學大學附設中和紀念醫院院長室高級專員
高雄醫學大學護理學院護理學系副教授

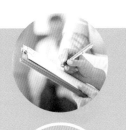

推薦序

　　護理人員是醫療團隊裡的中堅份子，在其養成教育中培養其臨床獨立決策，與醫療團隊成員協同合作的能力是很重要的一環。護理課程中「基本護理學」是踏進護理領域所接觸的第一門護理課程，也是最基本與最重要的核心課程之一。近年來護理專業不斷地向上提升，向外拓展，但不可忽略基本護理學是其發展的重要根基。

　　本書邀請多位資深基本護理學教師共同編寫而成，其包含 19 個章節，內容完整的介紹護理專業的基本理論、基本學理與操作技能，以能夠有效地運用至各科護理專業領域之中，以期使照顧對象得到整體性、個別性之護理照顧。同時，此書也廣納國內外及臨床最新資料，包括醫療資訊在導入臨床護理所產生的新技術，書中詳細地闡述醫療環境的感染控制、護理檔案記錄、溝通與人際關係、生命徵象的評估與測量、各種給藥技術、飲食營養護理、體液供給與輸血概念、舒適與安全的護理、出入院護理、臨終護理與關懷等多種護理專業知識和技能基礎等。

　　「新編基本護理學」是一本既具理論基礎又實用的好書，不但促使護理學生及臨床護理新手認識基本護理專業知識與技能，也引導其「以人為本」及以病人身心健康為導向的護理照護，更為日後的護理專業學習和執業生涯發展奠定堅實的專業基礎，本人樂以為序，強力推薦。

謹識

臺北市市立聯合醫院副策略長

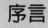

序言

　　「基本護理學」是提供護理學生作為護理專業人員基本應具備的學理與技能，並應用至各科護理專業領域之中，以期使照顧對象得到整體性、個別性之護理照顧。為使讀者具備完整的基本護理學知識，本書廣納國內外及臨床最新資料並融入多位資深基本護理學教師授課經驗所編寫而成，本書特色包括：

1. **彰顯學習要領**

   全書內容以全彩呈現，並以樹狀圖精列章節大綱及粗體字劃記內文重點，使讀者一目了然，印象深刻。

2. **章節內容精闢**

   精練簡要闡述概念，使讀者更能吸收各章內文之精髓，並使之更符合教學課程所需。

3. **圖表資訊最新**

   圖表列出：醫院醫療品質及病人安全年度工作目標、傷口敷料及其注意事項等最新資訊。

4. **內文觀點充實**

   內容與最新資訊接軌，包括：嚴重特殊傳染性肺炎之個人防護裝備、電子聽診器、脈搏式血氧飽和監測儀、最新每日飲食指南、智慧型手機行動藥物衛教系統、電子化給藥系統、應用條碼給藥法等。

5. **演練國考題型**

   章末的「自我評量」中設有熱門國考題，以供學生複習之需。

6. **掃 QR code 線上輕鬆學技術**

   附有技術影音示範影片，掃描 QR code 即可隨時觀看，內容搭配詳盡的語音說明與字幕標示，讓讀者能透過重複觀看、練習，快速熟悉常見的基本護理技術。

7. **提供 OSCE 範例**

   收錄常見的基本護理技術情境，來客觀評估受試者的能力，亦可提供教師教學、測試和評分使用。

　　本書若有疏漏之處，尚祈諸位護理先進及讀者不吝指正，俾利此書更為完善。

編著者 謹識

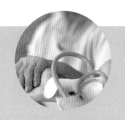

編著者簡介

依章序排列

▌曹麗英

學歷：美國聖地牙哥大學護理博士
　　　國立臺灣大學護理研究所碩士
　　　國立臺灣大學護理系學士

經歷：國立臺北護理健康大學副校長暨護理
　　　學院院長、教授
　　　長庚技術學院教務長
　　　長庚護理專科學校護理科主任、校長
　　　臺大醫院護理師
　　　輔英護專助教

▌余怡珍

學歷：長庚大學臨床醫學研究護理組博士
　　　中山醫學大學臨床醫學研究所護理組
　　　碩士

現職：長庚科技大學副教授

▌王玉女

學歷：長庚大學臨床醫學所博士

現職：長庚科技大學副教授

▌徐秀琹

學歷：國立臺北護理健康大學護理博士
　　　美國西雅圖華盛頓大學護理研究所碩
　　　士

現職：長庚科技大學副教授

▌蔡麗紅

學歷：長庚大學護理研究所碩士

現職：長庚科技大學助理教授

▌鄭幸宜

學歷：國立臺灣大學護理研究所碩士

經歷：長庚科技大學講師

▌孫淑惠

學歷：南京中醫藥大學中醫博士
　　　美國喬治亞州西南大學社會行政研究
　　　所碩士

經歷：長庚科技大學講師

▌張玉珠

學歷：國立國防醫學院護理研究所碩士

經歷：長庚科技大學講師

▌王玉真

學歷：國立臺北護理健康大學護理哲學博士

現職：長庚科技大學副教授

▌張怡雅

學歷：國立臺灣大學護理博士
　　　英國曼徹斯特大學護理研究所碩士

現職：長庚科技大學副教授

▍林秀純
學歷：長庚大學護理研究所碩士
現職：長庚科技大學助理教授

▍陳迺紅
學歷：國立國防醫學院護理研究所碩士
現職：長庚科技大學助理教授

▍陳亭儒
學歷：國立臺灣大學護理研究所博士
現職：長庚科技大學副教授

▍高月梅
學歷：澳洲 James Cook University 護理博士
現職：長庚科技大學副教授

▍簡乃卉
學歷：長庚大學護理研究所碩士
現職：長庚科技大學助理教授

▍劉碧霞
學歷：國立臺北護理健康大學護理研究所碩
　　　士
經歷：長庚科技大學講師

章
目錄

CONTENTS

目 錄

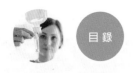

19 傷口護理
CHAPTER

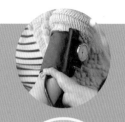

+ CONTENTS

技術

目錄

掃描QR code或至https://reurl.cc/NGleRe
觀看技術影片

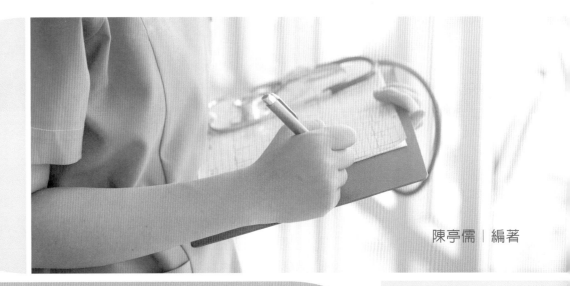

陳亭儒｜編著

冷熱應用與護理
Application of Cold and Heat

 **11**
+
CHAPTER

 學習目標 Objectives

1. 說明冷熱應用的原理。
2. 說明冷熱的生理效應。
3. 描述冷熱應用的目的與適用情況。
4. 解釋影響個體對溫度耐受性的因素。
5. 辨識冷熱應用的高危險群。
6. 舉例各種常見的冷熱應用方法。
7. 解釋冷熱應用時的注意事項。
8. 正確操作冷熱應用的技術、原則及注意事項。

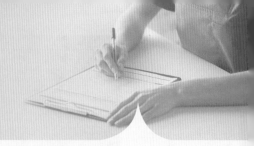

冷熱應用的原理 ── 輻射、傳導、對流、蒸發、轉換

冷熱的生理效應 ┬── 用熱的效應─局部性、全身性
　　　　　　　　├── 用冷的效應─局部性、全身性
　　　　　　　　├── 溫度的適應性
　　　　　　　　├── 反彈現象
　　　　　　　　└── 遠處效應

影響個體對溫度耐受 ── 身體部位、身體暴露於冷熱的面積、應用冷熱的時間、
性的因素　　　　　　　皮膚的完整性、先前皮膚的溫度、個別差異

影響冷熱應用成效的 ── 冷熱應用的方法、溫度、面積、部位、時間、冷熱劑的
因素　　　　　　　　　種類及個別差異

冷熱應用的注意事項 ── 容易造成危險的情況、冷熱應用的注意事項

冷熱應用的 ┬── 護理評估 ── 核對醫囑、評估病人情形、評估病人及家屬冷熱應用的
護理過程　 │　　　　　　　　　認知、檢查用物
　　　　　　├── 護理診斷（健康問題）
　　　　　　├── 護理目標 ── 用冷目標、用熱目標
　　　　　　├── 護理措施
　　　　　　└── 護理評值

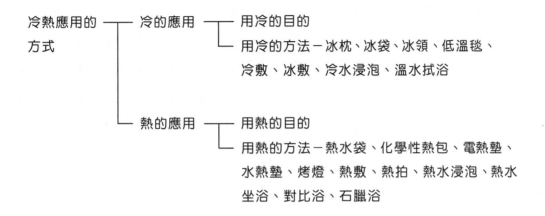

冷熱應用的 ── 冷的應用 ── 用冷的目的
方式 └─ 用冷的方法－冰枕、冰袋、冰領、低溫毯、
冷敷、冰敷、冷水浸泡、溫水拭浴

└─ 熱的應用 ── 用熱的目的
└─ 用熱的方法－熱水袋、化學性熱包、電熱墊、
水熱墊、烤燈、熱敷、熱拍、熱水浸泡、熱水
坐浴、對比浴、石臘浴

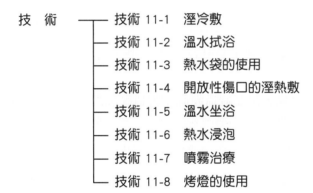

技　術 ── 技術 11-1　溼冷敷
├─ 技術 11-2　溫水拭浴
├─ 技術 11-3　熱水袋的使用
├─ 技術 11-4　開放性傷口的溼熱敷
├─ 技術 11-5　溫水坐浴
├─ 技術 11-6　熱水浸泡
├─ 技術 11-7　噴霧治療
└─ 技術 11-8　烤燈的使用

　　人類利用冷熱以達到治療效果，已有數個世紀。雖然醫學不斷進步，但冷熱應用所具有的效益，使得它們仍被繼續使用而且有新的用途。冷熱的應用通常不是用來治療疾病，而是減輕症狀、增加舒適，其過程看似簡單，但它們對身體的作用卻是複雜的。因此護理人員必須具備足夠的專業知識與能力，了解身體對溫度變化的反應及冷熱應用的危險性，才能安全的使用冷熱療法，否則冷熱的應用不但無法發揮效益，也可能因而產生合併症，如：凍傷、燒傷、組織壞死或水腫等，對身體造成極大傷害。

11-1 ⚕ 冷熱應用的原理

　　冷熱應用即是經由熱能的轉移達到治療的目的。用熱意指將熱能轉移至組織，用冷則是使熱能由組織散失的過程。熱能轉移(heat transfer)的方式包括：

1. **輻射(radiation)**：**不經物質作媒介**，利用輻射將能量轉移至身體表面，例如：**烤燈、紅外線**等。

2. **傳導(conduction)**：利用物體的直接接觸，使熱能由較高處轉移至較低處，兩邊的溫差愈大，熱能的轉變也愈快，但極熱或極冷的溫度易造成組織損傷。應用時直接接觸在欲治療的部位，例如**冰枕、熱水袋、冷熱敷**等。水的傳導性比空氣好，故在相同的溫度下，溼冷、溼熱的效果比乾冷、乾熱的效果好。

3. **對流(convection)**：利用液體或氣體的流動達到能量的轉移，例如：漩渦浴、吹電風扇等。

4. **蒸發(evaporation)**：利用液體變成氣體的過程，使得能量散失，例如：**酒精拭浴、運動後水分散失增加以降溫**。

5. **轉換(conversion)**：改變能量的型式為另一種型式，達到能量轉移。例如：利用**超音波轉變為熱能**；電暖器則將電能轉為熱能。

　　冷與熱應用在人體表面，乃藉由使組織散失熱能或獲得熱能引起兩大反應－引起局部與全身的血液分布變化及溫度變化，而產生效果。

11-2 ⚕ 冷熱的生理效應

　　下視丘是體溫的調節中樞，位於大腦半球和中腦之間。使人體的溫度，即使外界環境溫度有所波動，仍可穩定地維持在37℃(98.6℉) 左右。全身有許多神經接受器，它們能對冷或熱的刺激快速地產生反應，皮膚上的感覺神經接受器（溫覺接受器）包括：

1. 冷接受器(cold receptors)：又稱冷點(cold spots)，位於**真皮上層**－即乳頭狀層，並且集中在上半身及四肢，分布最多的部位為嘴唇。由於**冷接受器比熱接受器多8~10倍，因此對刺激有較敏感的反應。**

2. 熱接受器(warm receptors)：又稱熱點(warm spots)，位於**真皮下層**－即網狀層。

3. 痛覺接受器：含冷的痛覺接受器和熱的痛覺接受器，極冷或極熱的溫度才會刺激痛覺接受器。

當皮膚上的溫覺接受器接收到冷或熱的刺激，感覺衝動傳入神經纖維，經由脊髓傳到下視丘及大腦皮質。但若發生危急狀況時，感覺衝動傳至脊髓時，脊髓立即將衝動傳至傳出（運動）神經纖維，而產生反射動作，遠離危險的刺激，此機轉不需經由大腦。在一般情況下，**感覺接受器**所發出神經衝動**傳至脊髓後**，會繼續**上行傳至下視丘及大腦皮質**，大腦皮質使人能察覺到溫度的變化並且加以解釋，而採取適當的反應。例如覺得冷時，大腦皮質會判斷是否需添加衣物或開暖氣；下視丘在同時也控制著調節體溫所需要的生理反應。當皮膚暴露於熱的溫度中，會使得血管擴張及出汗以促進熱的散失，當汗液由皮膚蒸發，皮膚溫度就會降低；當皮膚暴露於冷的溫度中，會使得血管收縮和豎毛肌收縮以保存熱量，甚至會有發抖情形（經由肌肉收縮而產熱）。

一、用熱的效應

（一）局部性

用熱可以使**血管擴張**，使皮膚發紅及溫暖，並**增加血流**到作用的區域，而**增加氧氣**、養分、抗體及白血球輸送至組織，且可以加速炎症的過程，促進軟組織的癒合及化膿（表11-1）。其機轉主要是藉由：(1)增加巨噬細胞吞噬微生物及其他異物的能力；(2)移除感染和代謝過程中所產生的廢物及過多的組織液。

增加血流有助於熱的散失。常用於肌肉骨骼有問題者，藉由降低滑液裡的黏稠度而減輕關節僵硬及促進缺血部位的血循而**減輕疼痛**，如：關節炎導致的關節僵硬、攣縮、下背痛及有開放性傷口需擴創者。受傷初期因用熱會**增加微血管的通透性，使得微血管內的物質（如：血漿蛋白）和液體進入組織間隙，而易導致或加重水腫**情形；等48~72小時後，水腫情況穩定再用熱，利用擴張微血管及靜脈帶走過多的液體，減輕水腫。

（二）全身性

當熱用於身體的大面積時，會增加心臟的輸出量和肺的換氣，**由於周邊血管過度地擴張，使得血流由內部器官流向周邊血管，而使血壓下降。血壓顯著下降時，可能會導致昏厥**，尤其是患有心肺疾病或有循環系統障礙（如：動脈硬化）者更容易出現這種情形。例如泡溫泉，若未考慮其可能引起之效應，很容易發生意外狀況。

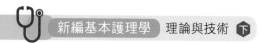

▼ 表11-1　冷熱應用生理效應的比較

冷熱應用 作用部位	用熱	用冷
體溫	升高體表的溫度	降低局部組織的溫度
皮膚	1. **血管擴張**，流經皮膚的血量增加，使皮膚變得紅潤，且覺得溫暖 2. **汗腺分泌增加，促進散熱**	1. 皮膚的微血管收縮，流經皮膚的血量減少，使皮膚變得蒼白，且覺得冷 2. 汗腺分泌減少
循環系統	1. 局部血管擴張：動脈及微血管擴張、血流增加並加速 2. **微血管通透性增加** 3. **血液的黏滯性(viscosity)降低** 4. 血壓下降 5. **心臟負荷增加**：因為基礎代謝率增加，使組織對氧氣及養分的需要量增加 6. **淋巴流量增加，使白血球的數目及活動性增加**，促進炎症的進展 7. 受傷48小時內，會增加水腫；若水腫情形已穩定，則可減輕水腫	1. 局部血管收縮：**動脈及微血管收縮**、血流減少 2. 微血管通透性降低 3. **血液的黏滯性(viscosity)增加**，利於血液凝固，控制出血 4. 血壓上升 5. 心臟負荷下降：因為基礎代謝率降低，使組織對氧氣及養分的需要量減少 6. 淋巴流量減少，致使白血球的數目及活動性減少，**抑制炎症的進展** 7. 預防水腫
神經系統	1. 神經傳導速度加快 2. **刺激內嗎啡(endorphin)釋放，減輕疼痛** 3. **安撫運動神經，促進肌肉鬆弛**	1. **神經傳導速度變慢**，小的神經纖維傳導受阻 2. **麻痺痛覺接受器而有局部麻醉效果** 3. 刺激交感神經，引發豎毛肌收縮
結締組織	1. 增加肌肉、韌帶彈性 2. **肌肉張力降低，肌纖維鬆弛，骨骼肌鬆弛**：可減低肌肉痙攣及肌肉痙攣引起之**疼痛**；並增加關節活動範圍，減少僵硬，使肌肉放鬆，可促進舒適及睡眠 3. **降低關節滑液的黏稠度**	1. 降低肌肉、韌帶彈性 2. 可能產生顫抖般不隨意性肌肉活動 3. 增加關節滑液的黏稠度
腸胃系統	腸蠕動減少、降低血流、減少胃酸分泌	
組織代謝	1. **組織代謝增加**；基礎代謝率增加 2. 耗氧量增加 3. 細胞酵素活動增加	1. **組織代謝減少**；基礎代謝率降低 2. 耗氧量減少 3. 細胞酵素活動減低

二、用冷的效應

（一）局部性

　　一般而言，用冷所產生的生理效應，恰好與用熱相反（見表11-1）。用冷可以降低皮膚的溫度，皮膚變得蒼白或藍紫色、冰涼，並使血管收縮、血流減少，而導致輸送至組織的氧氣及養分減少，廢物的移除速率減慢，代謝變慢，減少氧氣的消耗。血管收縮及伴隨而來的血流減少，有助於受傷後出血的控制；但若**持續暴露於冷的刺激，會導致循環不良，細胞和組織將因缺乏氧氣與營養物質而受損。組織受到損傷的徵象為皮膚出現藍紫色的斑點、麻木感、僵硬、蒼白，甚至有水泡和疼痛。**冷療常用於組織受傷後第48~72小時內，例如運動傷害（扭傷、拉傷、骨折等），以減輕受傷後的腫脹和出血。

（二）全身性

　　用冷引起全身性收縮，造成血壓上升（由於血流由皮膚流向內部血管，此改變是身體正常的保護性反應，以維持身體的核心溫度）和發抖（是另一全身反應，是身體企圖產熱的正常反應）。

　　有關冷熱應用的作用機轉、目的與適應症之比較，請參考表11-2。

▼ 表11-2　冷熱應用的作用機轉、目的與適應症

熱的應用	冷的應用
一、作用機轉	
• 血管擴張導致血流增加，增加氧氣和養分的供應並移除廢物 • **增加微血管壁的通透性**，增進白血球和抗體到達組織速度，促進吞噬細胞的作用 • 增加感覺神經的傳導，**促進肌肉放鬆，降低關節滑液的黏稠度**	• 血管收縮減少血流，降低組織的代謝需求並減少氧氣和養分的供應 • 降低微血管之通透性 • 降低神經傳導速度，產生麻醉或止痛作用 • 阻斷疼痛接受器
二、目的	
• 促進癒合和化膿過程 • 升高體溫 • 緩解疼痛 • **減輕肌肉痙攣**	• 控制出血 • 減輕水腫 • **緩解疼痛** • 減輕炎症 • 降低基礎代謝率
三、適應症	
• **痔瘡**、會陰傷口 • 靜脈炎（48小時後）、靜脈輸注浸潤 • 下背痛、肌肉痙攣、**經痛**、攣縮、關節炎、**尿滯留**	• 骨折、損傷、表層之撕裂傷、穿刺傷口 • 扭傷、肌肉拉傷、運動傷害、損傷等肌肉與關節之傷害 • 手術後（關節、頸部、口腔等手術） • 蚊蟲咬傷或過敏性皮膚紅疹

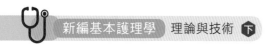

動動腦

張同學今天早上上體育課時，不小心扭傷了左側足踝，現在又腫又痛，怎麼辦呢？如何幫他減輕疼痛與腫脹呢？

三、溫度的適應性

溫度的適應性(adaptation)是指冷熱接受器會適應溫度的變化，當人體面臨溫度突然的變化，馬上會強烈地刺激溫覺接受器，但數秒之後，此刺激急速下降，歷經半個小時或更久之後，溫覺接受器會重新適應新的溫度。時間愈久，人體的耐受性會增加，敏感度卻降低。例如：剛進入充滿熱水的浴缸，起初會覺得熱，一會兒就覺得似乎不那麼熱，因此有時我們會添加更熱的水，甚至超過原先的溫度。同樣的情形也發生在冷接受器，此適應現象使病人無法察覺溫度的變化，可能導致組織損傷等嚴重問題。

四、反彈現象

反彈現象(rebound phenomenon; opposite effect)又稱為續發性反應(secondary effect)，是指冷熱應用達到最大治療效應後，出現與預期效應完全相反的作用。護理人員應了解反彈現象，並在發生反彈現象前停止用冷或用熱。

1. **治療性用熱在20~30分鐘內達到最大的血管擴張作用，但超過30~45分鐘以上，則會使組織充血且血管收縮，即出現反彈現象。** 若仍持續使用，則收縮的血管無法經由血循將熱適當地散發，易致燙傷。

2. **用冷時，當皮膚溫度達到15℃(60℉)時，血管收縮的作用達到極點，當溫度持續降至15℃以下時，血管開始產生擴張的作用，也就是反彈現象。** 這是一種保護性機轉，預防身體組織受損傷；此亦可解釋當一個人**在寒冷的天氣中行走，皮膚出現發紅的現象。** 因此，當用冷於肢體遠端（手指或腳趾）時，時間勿超過15分鐘。

五、遠處效應

遠處效應指用冷或用熱於身體某一部位，除了該部位會對冷或熱產生血管收縮或擴張的反應外，**身體其他部位也對此刺激有所反應**（表11-3），又稱為交感性反應(consensual response)。遠處效應沒有直接作用部位的反應那麼快及強，且持續時間也較短。例如：熱敷右手，右手與左手都會出現血管擴張的情形，但左手的反應較右手弱，即屬遠處效應。

▼ 表11-3　冷熱應用的部位與相對的反射區域

冷熱應用部位	反射區域
頭、頸、臉及四肢	腦
前額與頸後	鼻黏膜組織
頸部	咽、喉
胸前區	心臟
胸前、胸後	肺臟
前胸右下區	肝臟
前胸左下區	脾臟
上腹部	胃
腹部	腸
後腰部	腎臟
後腰部至薦骨區、下腹部、腹股溝、大腿內側	骨盆內器官

11-3 影響個體對溫度耐受性的因素

　　身體不同部位對冷熱的耐受性各不相同，不同的人耐受性也有個別差異。影響個體對溫度耐受性(thermal tolerance)的因素包括：

1. **身體部位**：身體某些部位的皮膚對溫度變化較敏感，某些部位較不敏感，如手和腳部的背側對溫度較不敏感；相反地，手腕和前臂的內側、頸部和會陰部對溫度較敏感，皮膚較薄的部位（例如：前臂、腕部和腹部）也較敏感。

2. **身體暴露於冷熱的面積**：暴露於冷熱的面積愈大，耐受性愈低。

3. **應用冷熱的時間**：人們能感覺冷或熱通常是在皮膚溫度改變時，經過一段時間後，耐受性增加。隨著暴露時間延長，耐受性也增加。

4. **皮膚的完整性**：損傷的皮膚對溫度的變化相當敏感。

5. **先前皮膚的溫度**：若先前皮膚的溫度是冷的，當直接接觸熱的刺激會比先前溫暖的皮膚產生較大的反應。

6. **個別差異**：冷熱的耐受性受年齡、皮膚、神經系統和循環系統情況的影響；老人和小孩通常耐受性較低，神經感覺功能不良者，耐受性較高，但是損傷的危險性也較高。

11-4 影響冷熱應用成效的因素

1. 冷熱應用的方法：冷熱應用的方法不同，熱的穿透力也不同，**由於水的傳導能力比空氣強，穿透組織的速率快且可達較深層的部位，因此溼熱、溼冷的治療效果較乾熱、乾冷佳**。故乾熱所用的溫度應較溼熱高，乾冷所用的溫度應較溼冷低，才能達到同樣的效果。同樣地，由於水是良好的導體，作用較迅速，對組織的傷害也較大，故使用溼熱、溼冷的危險性也較高。一般成人使用乾熱的溫度為46~52℃(115~125℉)，但嬰幼兒、老年人、意識不清或循環障礙者，應以41~46℃(105~115℉)較安全，溼熱的溫度則以**不超過46℃(115℉)**為限。

2. 冷熱應用的溫度：每個人對溫度的敏感度不同，且不同的溫度所產生的效果也不同。因此冷熱應用的溫度應以個體可以忍受且不會造成不舒適的感覺為主。較低的熱度使血流加速、血量增加和皮膚紅潤；若使用極高熱度不但無治療效果且會使組織受損。溫和的冷度使血流減緩、血量減少、局部皮膚蒼白，可改善充血及腫脹、減輕炎症反應；極低的冷度會使局部血管收縮、局部神經麻痺，而有止痛的功用。

3. 冷熱應用的面積：冷熱應用的面積越大，效果越顯著，對身體的影響也越大。局部用熱時，其反應僅限於局部血管擴張、皮膚發紅等。而全身用熱（如：熱水浴），由於身體散熱減少，體溫上升，使得體溫調節中樞發生代償作用，以加速散熱，使得皮膚血管擴張，血液流向皮膚以散熱，頭部血流相對地減少，因此引發頭暈、昏睡、軟弱等現象，造成危險。

4. 冷熱應用的部位：身體各部位的皮膚厚度與血循情形不盡相同，兩者皆會影響冷熱應用的效果。**皮膚較厚的部位（如：腳底），對冷熱的耐受性高，相對地效果也較差**；血循良好的部位，其效果則較佳。

5. 冷熱應用的時間：一般冷熱應用時間為**15~20分鐘**，當局部用冷時間太長，可能會造成組織損傷或壞死，而且也會出現反彈現象，而無法獲得治療效果；若使用的時間過短，則達不到預期效果。

6. 冷熱劑的種類：因為液體蒸發為氣體的過程需吸熱，故蒸發迅速的冷熱劑較不易蒸發者帶走更多的熱，作用也較快，所以酒精、樟腦油、松節油的作用比清水快。

7. 個別差異：由於個別差異，每個人對於冷熱所產生的反應亦不同，如：居住在熱帶者，對熱的耐受性比一般人高，居住在寒帶者則對冷的耐受性比一般人高；**女性對冷熱的反應比男性敏感**；身體有特殊狀況（如：循環障礙、意識不清、周邊血管疾病、感覺功能障礙等），則對冷熱的敏感度較差。

11-5 冷熱應用的注意事項

　　不當的使用冷熱療法可能導致組織損傷，護理人員負有相關的法律責任。以下是冷熱應用易造成危險的情況，護理人員需特別留意並加以避免。

一、容易造成危險的情況

1. **嬰幼兒、老年人及孕婦：**
   (1) 嬰幼兒：由於體溫調節中樞尚未成熟、皮膚較薄、不會表達疼痛或不舒服、也沒有能力改變環境，故使用時需特別謹慎。
   (2) 老年人：由於對痛的敏感度變差，且常合併其他的功能不良（如：循環、感覺功能），可能無法早期察覺冷熱應用合併症的徵象與症狀，而容易造成危險。
   (3) 孕婦：孕婦不可以在腹部用熱，因其可能會影響胎兒的生長。
2. **心智功能障礙者（意識不清或意識混亂）：**由於無法合作、對痛或感覺刺激的感受性降低、或無法表達感覺或疼痛，而容易受到冷熱的傷害，在應用冷熱時需小心監測。
3. **循環功能不良、周邊血管疾病者（糖尿病、動脈硬化症或充血性心臟衰竭）：**此類病人喪失由血液循環散熱的能力，使其在用熱時，組織損傷的機會增加；用冷產生的血管收縮，則使血循變得更差，可能導致組織損傷。
4. **水腫或結痂組織：**液體的積聚或結痂組織使皮膚層變厚，而降低對溫度刺激的感覺。
5. **開放性傷口、皮膚破損、造口：**皮下組織和內臟組織對溫度變化較為敏感，但它們沒有溫覺感受器，痛覺感受器也較少；細嫩或敏感性皮膚用熱較易被燙傷，用冷會降低到傷口的血流量，而抑制其癒合情形，因此需密切評估。
6. **感覺功能障礙、腦血管意外、脊髓損傷、半側偏癱、四肢偏癱者：**此類病人由於神經傳導徑路受損，感覺功能受影響，而無法察覺可能造成組織損傷的溫度。
7. **急性突發的疼痛：**如牙齒膿瘍、闌尾炎或不明原因腹痛，用熱可能造成膿瘍破裂，而使微生物沿著血循散布全身。
8. **外傷或手術初期：**外傷或手術最初24小時內用熱會導致或加重出血和腫脹的情形。
9. **金屬植入物（心律調整器、全關節置換術）：**金屬是熱的良好導體，故會增加燒傷的潛在危險。
10. **冷熱應用的禁忌症：**請見表11-4。

▼ 表11-4　冷熱應用的禁忌症

用熱的禁忌症	用冷的禁忌症
1. 嬰兒、兒童、老年人及**孕婦**（可能影響胎兒生長）	1. 嬰兒、兒童、老年人
2. 心智功能障礙者	2. 心智功能障礙者
3. 感覺功能不良者	3. 感覺功能不良者
4. 瘀傷或出血者	4. 循環功能不良、周邊血管疾病、**雷諾氏症者**(Raynud's disease)
5. 急性水腫者	5. 嚴重的對冷敏感者
6. 皮膚受損者：例如曬傷、紅斑、水泡等	6. 冷凝集者
7. 身體有金屬植入物：金屬是導熱很好的物質，易致灼傷	7. 冷球蛋白血症者(cryoglobulinemia)：冷會促使血中球蛋白異常
8. 陰囊處：會抑制精子的形成	8. 開放性傷口：易致組織的損傷
9. **受傷或手術後第24~48小時**：會增加出血、腫脹和水腫	9. 全身性紅斑性狼瘡和全身硬化症者：用冷會增加其僵硬和不舒服
10. 急性炎症部位、齒齦膿瘍或闌尾炎	10. 發抖者
11. 不明原因的腹痛	
12. 惡性腫瘤	

二、冷熱應用的注意事項

1. 個體對溫度的耐受性受年齡、皮膚、神經系統及循環系統情況的影響，存在著個別差異，故**冷熱應用前應先行測試病人的反應**。

2. 臨床上應用冷熱須有醫囑，使用時間一般以**20~30分鐘**為原則。若需延長使用，中間應**休息30~60分鐘**。

3. 冷熱應用時應告知病人，勿任意調整溫度的設定；若出現任何不舒服或徵象，應立即告知護理人員。

4. 冷熱應用期間護理人員應至少每10~15分鐘觀察病人的皮膚狀況及反應，並評估是否出現合併症。

動 動 腦

　　王小姐剛手術完，主訴傷口疼痛，可不可以用熱促進她的舒適呢？為什麼？

📎 **迷思與真相**

過去曾經被用於退燒的酒精拭浴，因為酒精快速揮發散熱會引起表層血管急速收縮，反而有礙散熱，且酒精若不慎讓小孩吸入會有中毒之虞，所以目前臨床不作為退燒之用。退燒法可分為物理退燒法（包括冰枕、低溫毯、貼於皮膚表面的散熱貼片、溫水拭浴）與藥物退燒法（包括口服、肛門塞劑、注射之退燒藥）兩種。冰枕等物理退燒法只能加速散熱，並不會矯正發炎反應所引起腦部體溫定位點的異常上升現象；發燒的時候，下視丘會認為38℃以上才是正常體溫，冰枕等物理退燒法違背下視丘的設定而讓熱量流失，就好像是把熱水器溫度設在100℃，一面插電加溫，一面卻一直丟冰塊進去，不但讓病人有寒冷的不適感覺，也會增加無謂的能量消耗。所以發炎性疾病不應使用冰枕等物理退燒法，而應使用可以矯正腦部體溫定位點的退燒藥。對於代謝疾病、慢性心肺疾病、慢性貧血等病人而言，他們無法應付突增的能量需求，可能導致代謝機制崩潰或心肺衰竭，這類病人發燒時使用冰枕的危險性更高。衣服穿太多、中暑等體溫過高的情形，腦部體溫定位點正常而只是產熱與散熱失調，這些狀況才適合使用物理退燒法。

物理退燒法：

1. 冰枕、低溫毯(hypothermia blanket)、貼於皮膚表面的散熱貼片、溫水拭浴等物理退燒法：
   (1) 可用於中暑(heat stroke)、中樞熱（central fever，又稱為hypothalamic fever）等體溫過高(hyperthermia)的情況。
   (2) 不宜作為單一的退燒治療法，尤其禁用於代謝異常、慢性心肺疾病、慢性貧血等患者。
2. 酒精拭浴：會引起嚴重的血管收縮，反而有礙散熱，且不慎吸入會有中毒之虞，目前已不作為退燒法。

資料來源：台灣兒科醫學會（2010，11月25日）．*兒童發燒處置建議*（第二版）。http://www.pediatr.org.tw/member/bedside_info.asp?id=11
台灣兒科醫學會（2011，1月03日）．*兒童發燒問答集*（第二版）。http://www.pediatr.org.tw/people/edu_info.asp?id=12

11-6 💓 冷熱應用的護理過程

一、護理評估

1. **核對醫囑**：冷熱應用必須有醫囑，以確定冷熱應用的類型、部位、時間及溫度，並與各機構的政策配合。此時，護理人員發揮的功能是協同功能。

2. **評估病人情形**：評估病人的情形，特別是年齡、疾病診斷、意識狀態等。例如糖尿病和周邊血管疾病會影響病人四肢末稍的循環或感覺功能。年長的老年人皮膚通常較薄且乾燥，

加上觸覺也較不敏銳,因此應用熱時溫度不要太高,通常用35~38℃(95~100℉),而且需更經常(約5~10分鐘)探視病人。

(1) 檢視病人皮膚的狀況:包括皮膚的溫度顏色、是否有水腫及皮膚完整性。非常薄或完整性受損的皮膚容易因冷熱的應用而增加組織損傷的機會。此外,觀察病人冷熱應用前的皮膚狀況,可作為冷熱應用過程中皮膚變化的參考。

(2) 評估病人對溫度、疼痛的敏感度,觀察病人是否能察覺溫度的變化。

(3) 評估病人的舒適程度,以作為評值的參考。

(4) 評估病人是否有冷熱應用的禁忌或危險性:用熱會使血管擴張而加重出血情形,血管擴張亦會使血流及血壓急速變化,而使心臟血管疾病病人發生危險;若用熱於炎症急性期會使其蔓延到身體其他部位;用熱於腫瘤處可能會使腫瘤腫脹或破裂。

(5) 評估病人的神經功能、周邊循環及心智狀態:病人的意識狀態及神經感覺功能會影響病人是否能適時反應其不適;不良的周邊血循則影響其效果。

3. **評估病人及家屬對冷熱應用的認知**:評估病人及家屬對冷熱應用的目的及方法之了解程度,以確定是否需要給予相關的衛生教育。

4. **檢查用物**:仔細檢查冷熱應用相關的設備或儀器,了解其功能狀態及正確的操作步驟,確認溫度設定符合醫囑。

二、護理診斷(健康問題)

從評估的過程中收集與定義特徵相關的資料,可以依病人情況訂立護理診斷。與冷熱應用相關的健康問題有:(1)潛在危險性損傷;(2)體溫調節失常;(3)體溫過高;(4)體溫過低;(5)周邊組織灌流失效;(6)身體活動功能障礙;(7)皮膚完整性受損;(8)急性/慢性疼痛。而相關因素則視病人個別的情況而定。

三、護理目標

1. 用冷的目標:緩解疼痛、止血、減輕充血腫脹、降低體溫、抑制炎症反應。

2. 用熱的目標:減輕疼痛、降低肌肉張力、增加關節活動度、促進傷口癒合、保暖、加速炎症過程(促進化膿)。

四、護理措施

1. 使用前應向病人解釋使用的目的及方法,並於執行過程中隨時觀察病人的反應與皮膚狀況。

2. 冷熱的應用分為乾性與溼性兩大類,臨床上應用的種類相當多,使用的溫度也各不相同,常見的應用類型詳見表11-5。

3. 請病人若有任何的不舒服應立即告知護理人員,執行過程中,一旦發生任何問題,應停止冷熱的使用。

4. 依醫囑指定時間使用冷熱，按時移去設備，勿超過時間（最大的血管擴張和收縮反應，通常發生在30分鐘內），以免發生反彈現象。

5. 檢查冷熱應用部位的情形，記錄病人的反應，如：膚色的變化、體溫的變化、疼痛情形、傷口情形等。

▼ 表11-5　常見的冷熱應用類型及溫度

慣用語	溫度範圍	冷熱應用的類型
極冷	＜15℃(＜59°F)	冰枕、冰領
冷	15~18℃(59~65°F)	冷敷(cold pack)
涼	18~27℃(65~80°F)	冷敷(cold compress)
溫	27~37℃(80~98°F)	酒精拭浴（已不用）、溫水拭浴
溫暖	37~40℃(98~105°F)	紅外線
熱	40~46℃(105~115°F)	熱敷、熱水浸泡、熱水坐浴、烤燈
極熱	＞46℃(＞115°F)	熱水袋（成人）

五、護理評值

　　依護理目標作評值，原先所設立的目標是否均已達成，若未達成，原因為何？若此病人用熱的目標為緩解疼痛，護理評值應查看疼痛是否已減輕，若疼痛仍未緩解，則應尋找可能的原因，並將此原因列入改進護理措施的參考。

1. 依冷熱應用的目的評值護理效果。例如：用熱的目的是減輕腫脹，應觀察腫脹部位是否改善；若目的是降低體溫，則應在用冷後測量體溫是否下降。

2. 仔細地視診冷熱應用部位，是否有任何冷熱所造成損傷，例如：過度發紅現象？治療後發紅持續多久時間？有否燙傷的跡象？有否任何其他膚色的變化（如：發紫、蒼白或斑點）？

3. 測量生命徵象並和冷熱應用前作比較，是否有所改變。如：發燒病人的體溫是否下降？感染病人的體溫和脈搏是否下降？

4. 詢問病人是否出現燒灼感、疼痛或其他異常感覺。

5. 了解病人舒適程度。

6. 請病人解釋冷熱應用的目的或方法以確認病人明瞭其目的及方法。

7. 持續觀察病人是否出現異常反應。

11-7 冷熱應用的方式

一、冷的應用

冷的應用越來越普遍，尤其常用於年輕活躍者發生與運動有關的傷害，出現腫脹、出血、組織損傷時，**最好於急性組織損傷後24~72小時內使用，可以減輕其腫脹和疼痛**。而**「RICE」是處理骨骼肌肉損傷的重要原則**，請見下表（表11-6）。冷若是用於老年人則需小心地評估其循環狀況。

▼ 表11-6 RICE原則

字 首	全 文	意 義
R	Rest	休息
I	Ice	冰敷
C	Compression	壓迫
E	Elevation	抬高

（一）用冷的目的

1. 緩解疼痛和不舒服、並降低肌肉痙攣：由於造成急性損傷疼痛的原因為：(1)釋放出某些化學物質；(2)腫脹對神經末梢的壓迫；(3)其他神經末梢的刺激及(4)肌肉痙攣。而用冷可以抑制以上作用，減輕疼痛（見表11-1）。

2. **減輕炎症**、治療急性的組織損傷（扭傷、**拉傷**、骨折等），**預防或減輕腫脹**之產生。

3. **減少出血**，如：扁桃腺手術後冰領的使用。

4. 降低體溫，冰枕、低溫毯、溫水拭浴等物理退燒法，僅適用於中暑(heat stroke)、中樞熱（central fever，又稱為hypothalamic fever）等體溫過高 (hyperthermia)的情況，並不適用於炎症性發燒；尤其禁用於代謝異常、慢性心肺疾病、慢性貧血等患者。

5. 產生麻醉作用。

6. 減輕燒傷對組織的破壞。

7. 行腦部或心臟手術或需延長手術時間時，**全身用冷可降低新陳代謝率**。

用冷之前應向病人解釋用冷可能產生的感覺，剛開始1分鐘會有不舒服及冷的感覺，接著會有瀰漫的疼痛或燒灼感持續約2~7分鐘，約5分鐘後會開始感覺疼痛減輕。

用冷常是將冰和水混合成0℃(32℉)，作用於皮膚時溫度很快下降，但作用到肌肉層需較久的時間，作用時間視皮下脂肪的厚度而定，瘦的人約需10分鐘，胖的人則需約30分鐘，一旦開始作用可持續數小時。因此**為了達到最佳效果，用冷最少10分鐘，最多20~30分鐘**，中

間休息30~60分鐘，以避免反彈現象。除非是嚴重損傷後出血不止，此時用冷可持續4~6小時，甚至24~48小時，但需經常小心地評估，當病人主訴麻木或皮膚出現蒼白，就要立即停止用冷，以避免組織損傷，甚至發生凍傷(frostbite)。

當用冷時，皮膚的溫度很快下降，肌肉層的溫度下降比較慢，一旦肌肉層溫度下降，即使停止用冷，它仍然可維持一段時間，加上皮下脂肪是一有效的絕緣體，當肌肉層溫度下降，血流減少，重新回復溫暖亦慢，因此，在用冷後一段時間，仍可降低肌肉痙攣，而有助於復健運動的進行。

（二）用冷的方法

用冷可分為間接用冷（乾冷）和直接用冷（溼冷）。**溼冷的穿透力較佳，但組織損傷的可能性也較高。**

⊃ 間接用冷（乾冷）法

1. 冰枕、冰袋及冰領（圖11-1）：冰枕(ice pillows)常用於體溫超過38℃的發燒者，冰袋和冰領(ice bags and ice collars)則常用於牙齒或甲狀腺手術者；有時候可利用橡膠或塑膠手套裝小碎冰加水並排出空氣後打結，用在較小的部位，如：眼睛和手部。為避免組織損傷，不能直接用於皮膚，**需以冰枕套或毛巾包裹後再使用**。使用30分鐘後，應有短暫休息。

2. 低溫毯(hypothermia blankets)：常用於：(1)降低中暑等高燒者的體溫；(2)在某些手術過程中（例如心臟手術）降低新陳代謝率;(3)在神經外科手術中降低顱內壓;(4)減輕截肢、燒傷、癌症等難以處理的疼痛。低溫毯可用於成人及兒童，非常有效。但當病人循環功能不良，很容易造成組織損傷，應特別小心；使用於病人前應先檢查其完整性，不可有破損或裂縫，設定後檢查其運作是否正常，再使用於病人；若病人有連接其他電器設備（如：心電圖），可能會發生電休克的危險。

使用前應先測量病人的生命徵象，並確定未穿著有金屬鈕扣之衣物（避免造成組織損傷）。讓病人平躺，並在皮膚塗上一層薄薄的乳液或礦物油以保護皮膚並增加冷的傳導。在病人與低溫毯間覆上一條棉毯，以保護皮膚並使冷均勻散布，亦可吸收溼氣，減低組織損傷的可能性；男性的生殖器需額外的保護，注意不要使低溫毯直接與病人的皮膚接觸。使用過程中，應小心監測病人的體溫變化，有些低溫毯有自動監測體溫（可能在直腸、皮膚或食道）的裝置，以維持期望的溫度。需注意的是停止使用後，體溫仍會繼續下降約1℃(2℉)，所以應在期望的體溫加上1~1.6℃(2~3℉)即停止使用。

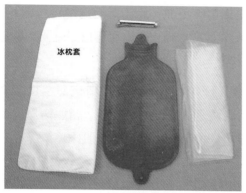

(a)冰枕

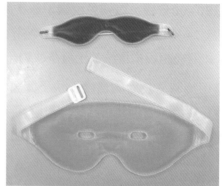

(b)敷眼罩

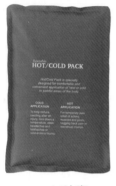

(c)冰寶

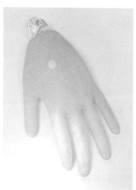

(d)冰手套

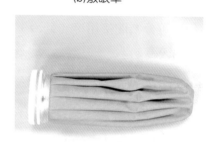

(e)冰溫兩用敷袋

✛ 圖11-1 乾冷敷用品

⊃ 直接用冷（溼冷）法

1. 冷敷(cold compress)：**溼冷敷常用於急性炎症或腫脹**，如：眼睛損傷、口腔手術或拔牙。做法為以紗布或敷布泡在冰水(15℃)中，扭出過多的水分，再敷在皮膚上。溼冷敷可以是清潔技術（較常見）或無菌技術，但當病人有開放性傷口則需以無菌技術操作。敷布的大小及厚度需視損傷的部位而定，像眼睛的部位因範圍小，故需較厚的敷布以維持其冷度；大面積的部位（例如：臉部），則可用較薄的敷布。

2. 冰敷(ice application)：將碎冰包在溼毛巾中直接敷在皮膚上，此方法簡單、經濟、方便，適合居家使用。

3. 冷水浸泡(immersion)：將身體某些部位浸泡於冷水中，持續20~30分鐘，此方法可用於損傷發生後立即使用，此治療的目標為**減輕出血與腫脹**。浸泡亦可**用於肢體攣縮的治療**，在治療後1~1.5小時仍有減輕攣縮的效果，故可在這段時間內進行運動或技巧的訓練。

4. 溫水拭浴(tepid bath)：過去常用溫水拭浴或酒精拭浴(alcohol sponges bath)來降低病人的體溫。目前的實證資料顯示，使用退燒藥輔以溫水拭浴可以較快速達到降低體溫的效果，

但病人可能會出現躁動、坐立不安、發抖、哭鬧等不適現象，而且無助於感染性疾病之發燒(fever)；但適用於體溫過高的情況（例如中暑）。溫水拭浴的使用方法：(1)用一條以29~35℃的溫水使其有適當飽和度的大單覆蓋全身；(2)將病人安置在充滿溫水的浴盆中；(3)以**溫水輕拍**其身體的四肢、頸部、背部等部位需時**約20~30分鐘**。拭浴過程應避免病人發生寒顫(chilling)甚至發抖，如此反而會使體溫上升。目前臨床已不用酒精拭浴退燒。

二、熱的應用

（一）用熱的目的

用熱的目的包括：緩解疼痛、增加血流、加速炎症過程、緩解肌肉痙攣、減輕關節僵硬、增加結締組織的伸展性、或升高體溫。

用熱的溫度及時間必須在一定的範圍，否則可能產生危險。一般而言，達到最大生理作用的組織溫度為**43~45℃，46℃即可能發生組織損傷**，由於其安全的溫度範圍小，故須更加小心。通常**用乾熱會給予較高的溫度（以不超過52℃為限）**，因為空氣較不易導熱。用熱的安全時間為3~30分鐘，**使用時間過長可能會發生反彈現象，故用熱30分鐘後應休息**使組織恢復。

熱的穿透力是表淺或深層，依用熱的種類不同而有所差異。作用表淺的只穿透皮膚下數毫米，作用深層的可深達皮下組織之下，目前只有超音波透熱療法真正作用在深層。

（二）用熱的方法

用熱的方法亦可分為間接與直接兩種方式。間接用熱又稱為乾熱，容易使皮膚乾燥，仍然可能造成燒傷；直接用熱又稱為溼熱，穿透力比乾熱強，也因此較易造成燒傷。用熱方法的選擇需視身體的部位是否有傷口和病人的身體狀況來決定，大致可分為間接用熱（乾熱，dry hot）和直接用熱（溼熱，moist hot）兩類（表11-7）。

▼ 表11-7　乾熱與溼熱優缺點的比較

優缺點＼類型	乾熱	濕熱
優點	1. 較少發生皮膚燙傷 2. 不會引起皮膚浸軟 3. **溫度可以維持較久**，因不受蒸發的影響	1. 液體喪失較少 2. **穿透力較佳**，可達深層組織 3. 較不會引起皮膚乾燥並可使結痂軟化 4. 可以明確地應用於欲治療的部位
缺點	1. **液體喪失較多** 2. 無法穿透深層組織 3. 易致皮膚乾燥	1. **較容易發生燙傷的危險** 2. 使用時間延長易使皮膚浸軟 3. 因溼度蒸發，溫度很容易下降

➲ 間接用熱（乾熱）法

間接用熱是利用傳導或輻射的原理，穿透力較弱，但仍然可能造成燒傷，容易使皮膚乾燥。

1. **熱水袋(hot water bag)**：是一方便又經濟的用熱方法，缺點為可能發生漏水，不當的使用可能造成燙傷，且其重量讓人覺得不舒服，一般成人使用的溫度為**46~52℃，虛弱或意識不清者及2歲以下的兒童使用的溫度為40.5~46℃。**

2. 化學性熱包(chemical heat packs)：或稱**暖暖包**，為含有化學性凝膠的產品，可經由擠壓或揉捏而產熱；適合短期使用，溫度不穩定，但通常是介於37~46℃，使用時需依說明書謹慎使用。一般可維持熱度30~60分鐘或數小時不等，但僅建議使用20~30分鐘即可。

3. 電熱墊(electric heating pads)（圖11-2）：有大小不同的規格，重量輕感覺較舒服，能提供持續性而且可調節的熱度，通常有三段式的溫度設定－低、中、高溫，中溫一般可提供46~52℃，通常設定低溫即可，使用時間約20~30分鐘，需提醒病人勿擅自調高溫度並且**不能躺在電熱墊上面**，因為不容易散熱易造成燙傷。使用時**皮膚需擦乾，床單不能弄溼**，以免發生**電休克**之危險；勿使用尖銳物品以免刺破電熱墊，需定期檢查其功能，其

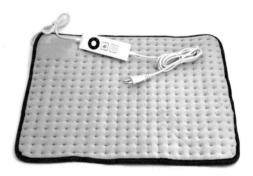

＋圖11-2 電熱墊

他的注意事項需詳閱產品使用說明書。因其容易造成燒傷的危險，一般醫院很少用。

4. 水熱墊(aquathermia pad)：又稱為K墊(K pad)，是一水溫墊，是藉由不斷循環的蒸餾水加溫，可精確地控制溫度在90℉(32.2℃)~110℉(43.3℃)間，一般成人溫度設定在40.5℃，可提供乾熱或溼熱。使用前將墊內裝滿2/3的蒸餾水，並將空氣排除（因為氣泡會影響熱的均勻散布及其功能）。勿將此墊墊於身體下，因為身體的重量會使循環的水無法均勻分布；不可使用別針以免刺破墊子，這些都會造成燙傷的危險。剛開始5分鐘內需觀察病人是否有疼痛或皮膚發紅情形，並繼續監測之，若無不良反應，則持續使用20~30分鐘。

5. **烤燈(infrared or gooseneek lamp)**（圖11-3）：利用輻射原理提供輻射熱，以促進血循並提供小區域（局部傷口）的舒適，例如：**痔瘡或產後之會陰傷口、嬰兒紅**

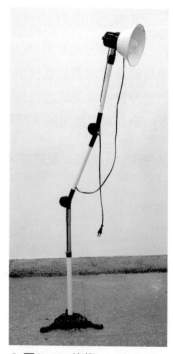

＋圖11-3 烤燈

臀（尿布疹）、植皮供皮區。**使用時間約20分鐘**，治療前需先清潔病人的皮膚並擦乾以預防燙傷，開始治療前2~5分鐘內應檢查是否會太熱，且須經常檢視治療部位皮膚是否發紅、疼痛或其他不適，避免灼傷。烤燈必須與治療部位保持適當距離（至少45公分）；大烤燈（60瓦）距離皮膚24~30吋，**中烤燈（40瓦）則距離18~24吋**，小烤燈（25瓦）則距離14~18吋。注意**壓傷部位不可使用烤燈作治療**，因壓傷形成已是缺氧狀態，若此時皮膚溫度增加會使細胞代謝及需氧量增加，進而使細胞壞死。

⊃ 直接用熱（溼熱）法

溫熱是指將身體的某部位浸泡於溫熱溶液或水中，或以含飽和溫熱溶液之敷布包覆在身體部位，稱之。溼熱的應用主要是藉由水的傳導，水對熱的傳導性比空氣佳，故溼熱比乾熱效果好，但危險性也高。

1. **熱敷(hot compress)**：利用傳導的的方式使熱轉移至組織，穿透的深度約2~10mm，可作用在皮膚、皮下脂肪及肌肉和肌腱。熱敷的技術可以是無菌或清潔，若病人的皮膚完整，清潔即可；若有皮膚完整性受損，則需以無菌技術操作，例如有開放性傷口、手術傷口或靠近眼睛部位。當病人皮膚完整時，為了**預防燙傷，使用前可在皮膚上塗上一層凡士林**，將溶液加熱至醫囑所需的溫度（如：40.5℃），再用敷布敷在欲敷部位。**溼熱敷常用於促進血循、化膿和傷口癒合，減輕水腫，促進舒適。**

2. **熱拍(hot pack)**：熱拍與熱敷的原則相似，用於緩解肌肉痙攣或疼痛，減輕蓄積在組織或關節液體的壓力。

3. **熱水浸泡(hot soak)**：為直接將身體某個部位（如：手臂），浸泡在溶液中，溶液通常為溫水。若有開放性傷口（如：燒傷或未癒合的手術傷口），則需用無菌技術操作整個過程。**浸泡的目的通常為協助清潔傷口（如：燒傷）、促進化膿、提供感染區域藥物治療及增加身體特定部位的血液循環。**

   醫囑通常會說明浸泡的部位、溶液的種類、溶液的溫度及治療時間。一般治療時間為**15~30分鐘**，溶液的溫度若醫囑未註明，**一般為41~43℃**。每隔5~15分鐘需以溫度計重新測量水溫，並觀察浸泡部位是否有異常反應，如：過度發紅、水泡、疼痛等。

4. **熱水坐浴(sitz bath)**：sitz在德文是「座位」的意思，sitz bath描述出「坐在水中」的含義。可以用來清潔或治療骨盆、會陰部及肛門區域，其作用有清潔、預防感染、**增進血流促進傷口癒合和引流、減輕疼痛及增進舒適**(Burton & Ludwing, 2015)。**主要用於：(1)會陰或直腸手術後；(2)痔瘡；(3)婦女行骨盆腔手術後或自然產行會陰切開術後。**

   坐浴盆有丟棄式及永久式，但不管使用何種形式，應使**臀部（包括會陰及肛門）整個沒入水中**，但應避免使治療部位及腿部後側產生壓力。水溫視使用目的及病人的皮膚狀況而定，**以清潔為目的者，水溫為38~40℃(100~104℉)**；以促進血液循環為目的者，水溫

為41~43℃(105~110℉)(Ramont & Niedringhaus, 2008)。使用時間約為**15~20分鐘**，延長使用時間可能導致反彈反應，骨盆腔大血管的擴張可導致突然的低血壓，需小心觀察。

(1) 常用坐浴溶液：

① 38~40℃之溫水。

② **1:100 beta-iodine**：**產後會陰傷口之消毒、預防感染及促進癒合。**

③ **1:4,000 P.P. solution**：用於**消腫**，促進局部傷口癒合。

④ **10~50% MgSO$_4$**：用於**痔瘡**患者，具**收斂**作用。

(2) 若肛門及會陰部有傷口者，每次解便後先用溫水沖洗傷口，再行熱水坐浴。坐浴後護理人員應為病人消毒傷口或塗擦藥物，換上無菌棉墊。

(3) 坐浴中若病人感到眩暈，可協助其**上身前傾，使頭部低於心臟**部位或趴在支撐物上，若症狀未改善，則應暫停。

(4) 坐浴後應觀察會陰周圍皮膚，是否對浸泡溶液有過敏反應及有無出血不止之異常現象。

5. 對比浴(contrast bath)：對比浴是使身體某個部位交替地浸泡在熱水(40.6~43.3℃；105~110℉)和冷水(15~20℃；55~68℉)中，以刺激血循，常用於手指、足部及踝部類風溼關節炎之治療，可以減輕疼痛與僵硬，亦可作為全關節運動之準備。

　　開始先在熱水中泡5~10分鐘，然後在冷水中泡1分鐘，接著在熱水中泡4分鐘，在冷水中泡1分鐘，如此不斷地重複整個過程，持續20~30分鐘後結束，**開始及結束都需浸泡於熱水中。**

6. **石蠟浴**(paraffin bath)（圖11-4）：石蠟浴是由石蠟和礦物油混合加熱而成，通常用於解除關節炎患者之關節疼痛。

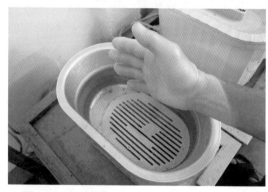

✚ 圖11-4　石蠟浴

技術 11-1 冰枕的使用
The Use of Ice Bag

先備知識

1. 了解冷熱應用的生理效應。
2. 了解用冷的方法。
3. 了解用冷的注意事項。

應用目的

降低體溫，減輕疼痛及腫脹、止血。

操作步驟與說明

操 作 步 驟	說 明
工作前準備	
1. 核對醫囑（若為臨時醫囑，則須處理醫囑）。	1-1. 確定使用方法及使用時間。
2. 核對床頭卡及手圈並詢問病人全名及出生年月日。	
3. 向病人及家屬解釋執行目的及過程。	3-1. 以取得合作並減低焦慮。
4. 洗手：採內科無菌洗手法。	
5. 準備用物：	
(1) 碎冰塊適量	
(2) 冰勺1個	
(3) 冰枕1個	(3)-1. 檢查冰枕是否破損。
(4) 夾子1個	
(5) 塑膠袋1個	
(6) 乾毛巾1條	
(7) 冰枕套1個	
(8) 橡皮中單及布中單各1條	
6. 將碎冰塊以冰勺裝入冰枕，**加入少許水後約1/2~2/3滿**。	6-1. 使冰塊稜角溶化並易服貼於身體部位。

操 作 步 驟	說　　明
7. 排氣：冰枕平放、袋口朝上、一手扶住袋口。另一手輕壓冰枕腹部，**將空氣排出**（圖11-5），**再以夾子夾緊。**	7-1. 使冰袋容易服貼於身體部位並達到最大的接觸面，且空氣也會影響傳導及使冰塊易溶化。

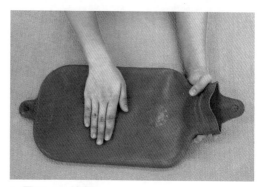

✛ 圖11-5　排氣

8. 用乾毛巾將冰枕擦乾。	
9. 將冰枕倒提（袋口朝下），檢查有否漏水情形（圖11-6）。	

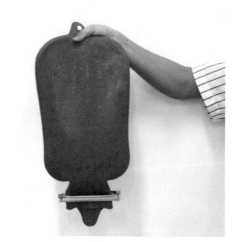

✛ 圖11-6　倒提冰枕，檢查是否漏水

10.套上塑膠袋及**冰枕套。**	10-1. 一定要套上冰枕套或其他布套，避免冰枕袋直接接觸病人皮膚。
11. 將用物攜至病人單位。	

工作過程

1. 再次核對床頭卡及手圈，詢問病人全名及出生年月日。
2. 評估欲用冰枕部位之血循及感覺功能。

操 作 步 驟	說　　明
3. 以橡皮中單及布中單墊於欲冰敷部位之下。	
4. 將冰枕置於欲敷部位。	
5. **於5分鐘內觀察病人治療部位的反應。**	5-1. 若病人有不良反應，例如蒼白、斑疹、起水泡、嚴重麻木等，須立即停止。
6. 使用10~15分鐘或依醫囑。	6-1. 延長使用可能會造成組織損傷或引起代償性的血管擴張。

工作後處理

1. 移去冰枕。
2. 觀察受敷部位皮膚狀況及病人反應。
3. 整理病人單位及用物。
4. 將冰枕倒掛於陰涼處。
5. 洗手：採內科無菌洗手法。
6. 記錄：記錄用冷部位、時間及病人反應（如：體溫及皮膚狀況）。

記錄範例

時 間	用藥及治療	生命徵象	護理記錄
09：00	Ice pillow	38^5, 90, 21	主訴：「全身發熱，口很乾。」觀察病人臉部潮紅，口唇乾燥，皮膚溫熱。依醫囑給予冰枕使用，並衛教其增加液體的攝取量達2,000mL／天。／N1 陳美

技術 11-2 　溼冷敷
Applying a Moist Cold Compress

先備知識

1. 了解冷熱應用的生理效應。
2. 了解用冷的方法。
3. 了解用冷的注意事項。

應用目的

減輕疼痛、減輕受傷組織的腫脹。

操作步驟與說明

操 作 步 驟	說　　明
工作前準備	
1. 核對醫囑。	1-1.　用冷需有醫囑。
2. 核對床頭卡及手圈並詢問病人全名及出生年月日。	2-1.　確認病人。
3. 視診並輕柔地觸診欲敷部位，確認欲敷部位之情形。	3-1.　作為評估效果之基準。 3-2.　有無開放性傷口，需準備的用物不同。
4. 向病人及家屬解釋執行目的與過程。	4-1.　以取得合作。
5. 洗手：採內科無菌洗手法。	
6. 準備用物：	6-1.　若有傷口，應採無菌技術（見技術11-5）。
(1) 吸水性的敷布2條	(1)-1.　敷布大小應為欲敷部位的2倍。
(2) 臉盆1個	(2)-1.　盆內裝1/2~2/3水，再加入冰塊，將敷布放入盆內。 (2)-2.　水溫維持在15℃左右。
(3) 冰塊適量	
(4) 橡皮中單及布中單各一條	
(5) 手套2付	
7. 攜帶用物至病人單位。	

操 作 步 驟	說　明
工作過程	
1. 再次以床頭卡及手圈核對病人，並詢問病人全名及出生年月日。	
2. 視需要圍屏風或拉布簾。	2-1.　維護病人隱私。
3. 協助露出欲敷部位。	
4. 將布中單及橡皮中單墊於欲敷部位之下。	4-1.　預防弄溼床單。
5. 戴手套。	5-1.　預防感染。
6. 將敷布扭至適當飽和度。	6-1.　以防水滴至床單或病人。
7. 將敷布輕柔地覆蓋於欲敷部位。	
8. 每2~3分鐘更換一次。	
9. 每5分鐘觀察病人皮膚情形。	9-1.　以確定是否有對冷之不良反應。
10. 敷15~20分鐘。	
11. 移去敷布，拭乾冷敷部位。	11-1.　以防皮膚浸軟。
12. 脫手套。	
13. 協助回復舒適臥位。	
工作後處理	
1. 整理病人單位及用物。	
2. 清潔用物歸還原處。	
3. 洗手：採內科無菌洗手法。	
4. 記錄：冷敷方式、部位、時間及病人反應。	

記錄範例

時　間	用藥及治療	生命徵象	護理記錄
09：00	Rivanol packing	36^8, 78, 20	病人右手臂靜脈輸液處紅腫，予黃藥水溼敷，並抬高患部，續觀察其紅腫情形。／N1陳美

技術 11-3 溫水拭浴
Tepid Sponge Bath

先備知識

1. 了解發燒的機轉與症狀。
2. 了解發燒的處理措施。
3. 了解冷熱應用的生理作用。
4. 列出影響冷熱作用的溶劑類型。

應用目的

為體溫過高者降低其體溫至正常範圍內。

操作步驟與說明

操 作 步 驟	說　　　明
工作前準備	
1. 核對醫囑並查看護理記錄。	1-1. 了解病人先前有否做過溫水拭浴及其反應。
2. 核對床頭卡及手圈並詢問病人全名及出生年月日。	2-1. 以確認病人。
3. 測量病人體溫。	3-1. 作為評價拭浴效果的基準。
4. 向病人及家屬解釋執行目的與過程。	
5. 洗手：採內科無菌洗手法。	
6. 準備用物：	
(1) 備好之冰枕1個	(1)-1. 見技術11-1－冰枕的使用。
(2) 備好之熱水袋1個	(2)-1. 見技術11-4－熱水袋的使用。
(3) 臉盆1個	
(4) 溫水	(4)-1. 水溫依醫囑準備，通常是21~27℃ (Smith et al., 2017)。
(5) 水溫計1支	
(6) 小毛巾2條	
(7) 浴毯1條	
(8) 大毛巾1條	
(9) 橡皮中單及布中單各1條	
7. 將用物攜至病人單位。	

操 作 步 驟	說　　　明
工作過程	
1. 再次核對床頭卡及手圈並詢問病人全名及出生年月日。	
2. 調節室溫至20~22℃，圍屏風或拉布簾。	2-1. 避免室溫太低，病人發生寒顫。 2-2. 維護病人隱私。
3. 固定床輪。	
4. 更換浴毯。	
5. 協助病人脫去衣褲。	
6. **將熱水袋置於病人腳部。**	6-1. **避免發生寒顫**，寒顫會導致發抖，而使體溫上升。
7. 以橡皮中單及布中單墊於枕頭上，並**置冰枕於頭部。**	7-1. **減少腦部充血。**
8. 以大毛巾覆蓋上肢及下肢。	
9. 將浸濕後適度飽和之小毛巾包裹於手，**以溫和輕拍方式**，依下列步驟進行：	9-1. 以不滴水為原則。 9-2. 避免摩擦，以免增加產熱。 9-3. 步驟(1)~(4)共約**需8分鐘**。
(1) 耳後→頸→肩→手臂外側→手背→手指尖（換小毛巾）。	
(2) 同側肩→腋下→手臂內側→手心→手指尖（換小毛巾）。重複步驟(1)、(2)。	(2)-1. 步驟(1)、(2)共約**3分鐘**，腋下、手肘、手心等大血管流經處要停留幾秒鐘。
(3) 同側腰部→大腿外側→膝蓋→足背→趾尖（換小毛巾）。	(3)-1. 步驟(3)、(4)共約**5分鐘**。
(4) 同側腹部→腹股溝→大腿內側→膝窩→足底（換小毛巾）。重複步驟(3)、(4)。	(4)-1. **腹股溝、膝窩要停留幾秒鐘**，這些部位有表淺的大血管，可以幫助散熱。
(5) 以大毛巾輕輕拭乾皮膚。	
(6) 將大毛巾移出，置於對側。	
(7) 以同樣方法完成步驟(1)~(4)。	
(8) 協助病人翻身，背向護理人員。	(8)-1. 頭、臉部及**前胸不進行擦拭。**
(9) 墊大毛巾於背下。	

操 作 步 驟	說 明
10. 輕拭背部，依下列步驟進行： (1) 頸部→背部→臀部。 (2) 換小毛巾，如(1)拭另一側。換小毛巾，重複步驟(1)、(2)。	10-1. 需約4分鐘。 10-2. **擦拭時間約需15~20分鐘**，太快速易引起病人發抖而增加產熱。 10-3. 若中途病人出現臉色蒼白、發紺、發抖、脈搏快速或不規則等情形，應立即停止拭浴。
11. 以大毛巾拭乾背部皮膚，並移去。	
12. 協助病人穿上衣褲，恢復舒適臥位。	
工作後處理	
1. 移去冰枕、熱水袋、橡皮中單及布中單。	
2. 協助病人恢復舒適臥位。	
3. 取出浴毯，整理病人單位。	
4. 整理用物。	
5. 洗手：採內科無菌洗手法。	
6. 記錄：拭浴時間、病人反應。	
7. 拭浴後15~30分鐘須再測量病人之體溫並記錄。	7-1. 溫水拭浴後之體溫以**紅色空心圓**(○)劃記，並以紅色虛線和執行前之體溫連接。

✚ 附 註

1. 過程中未擦拭部位需以浴毯覆蓋，以免病人發生寒顫。
2. 若病人之體溫不降反升，可能是因病人發生寒顫及發抖，此時可將水稍加溫，並按摩其手、腳及腿部。

記錄範例

時 間	用藥及治療	生命徵象	護 理 記 錄
09：20	Tepid sponge bath	37^8, 90, 20	09：00 BT:39^3℃，主訴：「口乾，全身發熱很不舒服。」觀察其皮膚乾燥、潮紅，09：20依醫囑予溫水拭浴20分鐘，拭浴過程無不適反應，體溫降為37^8℃，衛教其增加水分之攝取量達2,000mL／天，續觀察其體溫之變化。／N1陳美

技術 11-4 熱水袋的使用
The Use of Hot Water Bag

先備知識

1. 了解用熱的生理效應。
2. 了解乾熱的優缺點。
3. 了解乾熱的溫度範圍。
4. 了解用熱的注意事項。

應用目的

保暖、減輕疼痛、緩解痙攣、促進化膿。

操作步驟與說明

操 作 步 驟	說 明
工作前準備	
1. 核對醫囑並確認使用目的。	1-1. 以了解使用的部位及作為事後評值是否達到預期效果的依據。
2. 以床頭卡及手圈核對病人並詢問病人全名及出生年月日。	2-1. 確認病人並取得其合作。
3. 評估病人是否有影響熱應用的因素。	3-1. 若病人感覺功能較差或心智功能改變,須在嚴密觀察下才能使用。
4. 向病人及家屬解釋執行目的及過程。	4-1. 病人若了解目的,較能配合或報告不良的反應。
5. 洗手:採內科無菌洗手法。	
6. 準備用物:	
(1) 水罐1個	
(2) 水溫計1支	
(3) 熱水袋1個	
(4) 乾毛巾1條	
(5) 布套1個	
7. 以水溫計測量水溫,並調節溫度。	7-1. 使用正確之水溫,預防燙傷。**一般成人:46~52℃;兒童、老年人、衰弱之成人:40.5~46℃。**
8. 檢查熱水袋是否有破損。	

操 作 步 驟	說　　　明
9. 將部分熱水倒入袋中，再倒出。	9-1. 溫熱袋子，減少水溫之下降。
10. 將熱水倒入袋中，約1/2~2/3滿。	10-1. 太滿不易服貼於身體部位。
11. **排氣**：將袋子平放，袋口朝上，輕壓袋腹（圖11-7），使水流至袋口後，隨即用塞子拴緊袋口。	11-1. **空氣會使袋子不易服貼於身體，並易使水溫下降。**

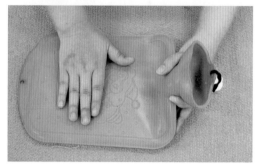

➕ 圖11-7　排氣

操 作 步 驟	說　　　明
12. 以乾毛巾擦乾熱水袋。	
13. 將熱水袋倒掛，檢查有無漏水現象。	13-1. 避免燙傷病人。
14. 確定無漏水後，以布套包裹。	14-1. 減少燙傷的可能。
15. 攜帶用物至病人單位。	

工作過程

操 作 步 驟	說　　　明
1. 再次以床頭卡及手圈核對病人，詢問病人全名及出生年月日。	
2. 圍屏風或拉布簾。	2-1. 維護病人隱私。
3. 檢查皮膚狀況。	3-1. 若皮膚上有乳液或油膏應先擦除，以免增加損傷的危險。
4. 將熱水袋置於欲敷部位上面，**袋口朝身體外側**。	4-1. 不能置於身體下方，以免造成燙傷。 4-2. 袋口朝身體外側，可減少燙傷的危險。
5. 請病人若有不適需立即反應，並隨時觀察用熱水袋處皮膚之狀況，是否有疼痛、發紅或水泡。	5-1. 若有左列情況，應立即停止使用並報告。
6. **使用時間一般為20~30分鐘**或依醫囑規定時間使用。	6-1. 20~30分鐘方能發揮用熱最大效果。 6-2. 使用目的在於保暖，使用時間則可視需要而定，但需每30分鐘檢查水溫是否下降。
7. 移去熱水袋。	

操 作 步 驟	說　　明
工作後處理	
1. 整理病人單位及用物。	
2. **排空**熱水袋，清洗後**袋口朝下，晾於陰涼通風處**。	2-1.　熱水袋不能曝曬，避免橡膠變質。
3. 洗手：採內科無菌洗手法。	
4. 記錄：使用部位、時間及病人反應。	

記錄範例

時　間	用藥及治療	生命徵象	護理記錄
10：00		35^8, 70, 18	／N1陳美
10：20	Hot water bag		主訴：「身體發冷。」，觀察其臉色蒼白、四肢皮膚溫度冰涼，予增加被蓋並依醫囑使用熱水袋敷於下肢20分鐘後移去，現四肢皮膚溫暖紅潤，臥床休息中。／N1陳美

技術 11-5 開放性傷口的溼熱敷
Moist Warm Compress of Open Wound

先備知識

1. 熟悉無菌原則。
2. 了解傷口的癒合過程與照顧方法。
3. 了解溼熱的生理效應。
4. 了解溼熱的優缺點。
5. 了解溼熱使用的注意事項。

應用目的

促進血循、減輕水腫、促進傷口的化膿與癒合。

操作步驟與說明

操 作 步 驟	說　　　明
工作前準備	
1. 核對醫囑。	
2. 評估病人的年齡、疾病等。	2-1. 確認病人是否有用熱的禁忌症。
3. 核對床頭卡及手圈並詢問病人全名及出生年月日。	3-1. 以確認病人。
4. 檢視欲敷部位之皮膚和傷口情形。	4-1. 作為判定皮膚變化之基準。
	4-2. 若皮膚較薄或受損者，易受熱傷害，需特別注意保護。
5. 向病人及家屬解釋執行目的與過程。	5-1. 降低焦慮並取得合作。
6. 洗手：採內科無菌洗手法。	6-1. 減少微生物之散播。
7. 準備用物：	
(1) 醫囑開立的溶液適量	(1)-1. 需將溶液加溫至43~46℃。
(2) 無菌水溫計1支	
(3) 無菌容器1個	
(4) 無菌紗布1包	
(5) 無菌手套1付	
(6) 乾毛巾1條	
(7) 清潔手套1付	
(8) 電熱墊1個	
(9) 毛毯1條	

操 作 步 驟	說　　　明
(10) 橡皮中單及布中單各1條 (11) 彎盆1個 (12) 無菌凡士林適量（視需要） (13) 無菌棉枝1包（視需要） 7. 將用物攜至病人單位。	

工作過程

操 作 步 驟	說　　　明
1. 再次以床頭卡及手圈核對病人並詢問病人全名及出生年月日。	
2. 圍屏風或拉布簾。	2-1.　維護病人隱私。
3. 協助病人採舒適臥位。	3-1.　不舒服的姿勢會造成肌肉壓力。
4. 露出欲敷部位，並以毛毯覆蓋病人。	4-1.　注意病人的保暖。
5. 鋪橡皮中單及布中單於欲敷部位下方。	5-1.　避免弄溼床單。
6. 準備溶液： 　(1) 將溫熱溶液倒入無菌容器。 　(2) 測量水溫。 　(3) 打開無菌紗布，並放入無菌溶液中，使其完全沒入水中。 　(4) 打開電熱毯調至正確溫度。	(1)-1.　以無菌技術操作。 (2)-1.　水溫不超過43.3℃(110℉)。
7. 戴上清潔手套，移除傷口之舊敷料，將敷料及手套棄於彎盆中。	
8. 評估傷口及周圍皮膚情形。	
9. 戴無菌手套。	9-1.　以便使用無菌敷布及接觸開放性傷口。 9-2.　若所用溶液對組織會造成刺激，則以無菌凡士林保護傷口周圍皮膚。
10. 取出無菌紗布，壓出過多之水分，以飽和但不滴水為原則。	10-1.　過多的水分會使皮膚浸軟、增加燒傷和感染的危險及弄溼床單。
11. 將紗布輕敷於傷口部位，使其完全而平順的覆蓋整個傷口部位。	
12. 觀察病人反應並詢問其感覺，經數秒鐘後可揭開紗布邊緣，以評估皮膚是否發紅。	12-1.　皮膚對突然的溫度改變較敏感。皮膚出現起水泡、斑點、發紅等可能是燙傷的徵象，應立即停止。

操 作 步 驟	說 明
13. 若病人可以忍受，可以將紗布整個壓緊貼合在傷口表面。	13-1. 壓緊紗布可以避免因空氣流動而快速降低溫度。
14. 鋪上乾毛巾（必要時可以膠布或別針固定）。	14-1. 減少熱的散失。
15. 將電熱墊放於乾毛巾上。	15-1. 維持穩定的溫度。
16. **每5分鐘**或依醫囑以無菌技術更換溼熱紗布。	16-1. 防止冷卻，以保持熱敷效果。
17. 隨時詢問病人的感覺並觀察未覆蓋敷布的皮膚。	17-1. 持續用熱可能會導致燒傷。
18. 熱敷時間視醫囑而定。	18-1. 一般使用時間約20~30分鐘，若超過60分鐘常導致反射性血管收縮，若需重複使用須至少間隔15分鐘。

工作後處理

1. 移去用物。	
2. 評值使用效果（皮膚及傷口情形、舒適情形）。	
3. 依醫囑換上乾的無菌敷料。	3-1. 避免感染。
4. 協助病人回復先前之舒適臥位。	4-1. 維持病人的舒適。
5. 整理病人單位及用物。	
6. 洗手：採內科無菌洗手法。	6-1. 預防交叉感染。
7. 記錄：熱敷種類、所用溶液、溫度、部位、時間、皮膚及傷口情形、病人反應。	7-1. 若有異常須報告。

記錄範例

時 間	用藥及治療	生命徵象	護理記錄
09：20	Betaiodine moist warm compress		病人左大腿外側3×3.5cm²傷口處，無滲液，結痂形成，周圍無紅腫，依醫囑予42℃Betaiodine溶液溼熱敷20分鐘，痂皮軟化予去除，病人無不適反應，傷口現以無菌紗布覆蓋。／N1陳美

技術 11-6 溫水坐浴
Sitz Bath

先備知識

1. 了解用熱的生理效應。
2. 冷熱應用的注意事項。

應用目的

直腸手術、生產時行會陰切開術、會陰部發炎、痔瘡手術後。

操作步驟與說明

操 作 步 驟	說 明
工作前準備	
1. 核對醫囑。	
2. 核對床頭卡及手圈並詢問病人全名及出生年月日。	2-1. 以確認病人。
3. 評估病人：	
(1) 評估病人的年齡、診斷、血循及感覺功能。	
(2) 評估病人是否有維持15~20分鐘坐姿的能力。	
(3) 評估坐浴部位傷口及皮膚情形。	
4. 向病人及家屬解釋執行目的及過程。	4-1. 降低病人焦慮及取得合作。
5. 洗手：採內科無菌洗手法。	
6. 準備用物：	
(1) 坐浴盆1個（清潔或無菌，視情況而定）	
(2) 水溫計1支	
(3) 坐浴溶液適量	
(4) 浴毯1條	
(5) 毛巾1條	
7. 攜帶用物至病人單位。	

操 作 步 驟	說 明
工作過程	
1. 再次核對床頭卡及手圈，詢問病人全名及出生年月日。	
2. 依醫囑調節水溫：**通常是37.7~40.5℃(100-105℉)**(Rosdahl & Kowalski, 2017)	2-1. 正確的溫度才能達到期望的療效。 2-2. 目標若是用熱，會使用比較高的溫度。
3. 將調好之**溶液倒入盆內約1/2~2/3**。	3-1. 盆內水深約10~12.5公分。
4. 將坐浴盆置於床旁椅上（或浴室）。	
5. 圍屏風或拉布簾（或協助病人至浴室）。	5-1. 維護病人隱私。
6. 協助病人褪下褲子並以浴毯覆蓋。	6-1. 維護病人的舒適及隱私並防止病人發生寒顫。
7. 協助病人坐在坐浴盆裡，**臀部需完全浸於水中**，並予足部適當支托。	7-1. 預防病人滑倒。 7-2. 避免增加大腿後側壓力。
8. 將紅燈線（叫人鈴）放於病人身旁並每5分鐘探視之。	8-1. 觀察是否發生暈眩、軟弱、臉色蒼白或脈搏加速等情形。
9. 坐浴**15~20分鐘**。	9-1. 坐浴中若病人感暈眩，可協助其**上身前傾**，使**頭部低於心臟部位**或趴在支撐物上，若症狀未改善，則應暫停。
10. 協助病人離開坐浴盆。	10-1. 協助病人站起時應預防跌倒。
11. 協助病人拭乾臀部及穿好衣褲。	11-1. 應觀察病人會陰周圍皮膚，是否對浸泡溶液產生過敏反應及有無出血不止之異常現象。
12. 協助病人先坐在椅子。	12-1. 因用熱會產生血管擴張，需預防發生姿位性低血壓(orthostatic hypotension)。
13. 協助病人至床鋪休息。	
工作後處理	
1. 整理病人單位及用物。	
2. 洗手：採內科無菌洗手法。	
3. 記錄：坐浴使用溶液、溫度、時間、傷口情形及病人反應。	

+ 附 註

1. 常用坐浴溶液：
   (1) **溫水：38~40℃**。
   (2) **1：100 Betaiodine**：產後**消腫**會陰**傷口之消毒**，預防感染。
   (3) **1：4,000 P.P. solution** ：用於**促進局部傷口癒合**。
   (4) **10~50% MgSO$_4$：用於痔瘡，具收斂作用**。
2. 若肛門及會陰部有傷口者，每次解便後自行先用溫水沖洗傷口，再行坐浴。坐浴後護理人員應為病人消毒傷口，換上無菌棉墊。
3. 坐浴一天可執行2~4次。

記錄範例

時 間	用藥及治療	生命徵象	護理記錄
09：00	Sitz bath	37, 76, 20	協助個案予40℃ 1:100 Betaiodine 溶液坐浴15分鐘，會陰傷口癒合良好，無紅腫及分泌物，主訴疼痛感已減輕。／N1陳美

技術 11-7 熱水浸泡
Hot Soak

先備知識

1. 了解用熱的生理效應。
2. 了解溼熱的優缺點。
3. 了解用熱的注意事項。

應用目的

促進循環、減輕水腫和炎症、促進肌肉放鬆、清創、用藥及治療。

操作步驟與說明

操　作　步　驟	說　　　明
工作前準備	
1. 核對醫囑。	
2. 核對床頭卡及手圈並詢問病人全名及出生年月日。	2-1.　以確認病人。
3. 評估病人之欲浸泡部位的皮膚狀況及舒適情形。	
4. 向病人及家屬解釋執行目的與過程。	4-1.　以取得合作。
5. 洗手：採內科無菌洗手法。	
6. 準備用物：	
(1) 臉盆或其他容器1個（大小視部位而定）	
(2) 水溫計1支	
(3) 浴巾（或毛毯）1條	
(4) 浴毯1條	
(5) 橡皮中單及布中單各1條	
7. 將用物攜至病人單位。	
工作過程	
1. 再次核對床頭卡及手圈並詢問病人全名及出生年月日。	

操 作 步 驟	說 明
2. 圍屏風或拉布簾。	2-1. 維護病人隱私。
3. 更換浴毯。	
4. 協助安排舒適臥位。	
5. 鋪橡皮中單及布中單於欲浸泡部位下方。	5-1. 防止弄溼床單。
6. 將水溫調至41~43℃。	6-1. 浸泡時皮膚直接與溶液接觸，需小心測量水溫，以防燙傷。
7. 將溫水倒入盆中約1/2~2/3滿。	
8. 露出欲浸泡部位。	
9. 將臉盆置於欲浸泡位置。	
10.協助病人將欲浸泡部位置於盆中。	10-1. 注意肢體的對位及承受壓力情形。
11. 視需要予病人毛毯或浴巾覆蓋。	11-1. 預防發生寒顫情形。
12.每5分鐘檢查浸泡部位。	
13.10分鐘後換水，以維持水溫。	13-1. 換水時，浸泡部位需離開臉盆，以免燙傷。
14.整個浸泡過程約15~20分鐘。	
15.協助將浸泡部位移出盆外，並以浴巾拭乾浸泡部位。	

工作後處理

1. 移去用物。
2. 協助病人恢復至舒適姿勢。
3. 換回被蓋。
4. 整理病人單位及用物。
5. 洗手：採內科無菌洗手法。
6. 記錄：浸泡溶液、溫度、時間、部位、皮膚情形及病人反應。

記錄範例

時 間	用藥及治療	生命徵象	護理記錄
09：00	Hot soak	36^7, 82, 20	病人右手臂予41℃ Betaiodine溶液浸泡15分鐘，觀察皮膚微紅，末梢溫暖、傷口有微量分泌物，病人無不適反應。／N1陳美

技術 11-8　噴霧治療
Aerosol Therapy

先備知識

1. 複習呼吸系統之解剖生理學。
2. 了解冷熱作用之機轉。
3. 了解冷熱應用之注意事項。

應用目的

1. 稀釋呼吸道分泌物使其易於排出。
2. 減輕呼吸道之充血腫脹。
3. 給予作用於支氣管之藥物。

操作步驟與說明

操 作 步 驟	說　明
工作前準備	
1. 核對與處理醫囑。	
2. 至病人單位，以床頭卡及手圈核對病人並詢問病人全名及出生年月日。	2-1.　確認病人。
3. 評估病人情況。	3-1.　以作為評值效果之依據。
4. 向病人與家屬解釋使用目的與方法。	
5. 洗手：採內科無菌洗手法。	
6. 準備用物：	
(1) 蒸氣吸入器或霧化器1台（圖11-8）	(1)-1.　檢查其清潔與功能狀況。
(2) 視情況準備氧氣流量表、氧氣接頭、氧氣面罩	
(3) 蒸餾水及藥物（視醫囑而定）	(3)-1.　自藥車取藥，執行三讀五對之前二讀。
(4) 治療盤與治療巾各1	
(5) 彎盆1個	
(6) 治療巾1條或毛巾（可取自病人單位）	
(7) 外科口罩1個	(7)-1.　避免呼吸道感染。
7. 戴上外科口罩。	7-1.　於治療期間，戴外科口罩。若疑似或確立為空氣、飛沫或接觸隔離之病人、急診以及負壓隔離病房，戴外科口罩、護目裝備，穿隔離衣及檢診手套；若為空氣隔離病人，改戴N95口罩。

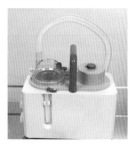

✚ 圖11-8　蒸氣吸入器

操 作 步 驟	說 明
8. 將用物攜至病人單位。	

工作過程

1. 至病人單位，以床頭卡核對病人並詢問病人全名及出生年月日。

2. 將藥液加入霧化器之噴霧杯內（圖11-9）。

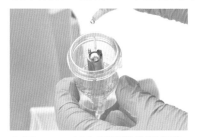

＋圖11-9　加入藥液於噴霧杯內

3. 抬高床頭30~90度。

4. 將治療巾圍於病人胸前。

5. 接好氧氣接管，調氧氣流量至6~8L/min（圖11-10）（或按下開關），確認噴霧效果良好（圖11-11）。

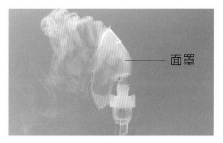

＋圖11-11　確認噴霧

6. 協助病人含住霧化器或戴上面罩（圖11-12）。

7. 教導病人慢而深地由口吸氣後閉氣5~10秒，再緩緩吐氣。

8. 觀察病人反應。

9. 用畢，關上氧氣流量表（或霧化器開關）並移去設備。

2-1. 執行三讀五對之第三讀。

3-1. 以利肺部擴張。

4-1. 防止弄溼病人衣服。

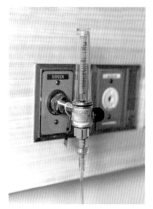

＋圖11-10　接好中央系統之氧氣接管，並調整氧氣流量

6-1. 無法含住的病人，協助戴上面罩。

8-1. 若有異狀立即停止，並報告處理。

操 作 步 驟	說 明

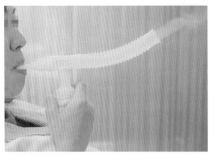
(a)含住霧化器

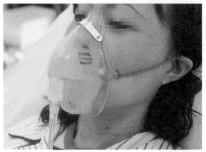
(b)戴上面罩

+ 圖11-12 協助病人含住霧化器或戴上面罩

10. 以毛巾擦拭病人臉部的霧氣水滴。	
11. 輕叩病人背部,協助其將痰咳出。	11-1. 教導病人進行有效性咳嗽,必要時可抽痰。
12. 聽診病人之呼吸音。	
13. 協助病人恢復舒適臥位。	

工作後處理

1. 整理用物。
2. 清洗霧化器,並晾乾。
3. 洗手:採內科無菌洗手法。
4. 記錄:痰液性狀(顏色、量及黏稠度)及病人反應。

+ 備 註

SARS、AIDS及開放性肺結核病人,禁止施予噴霧治療。

技術 11-9 烤燈的使用
The Use of Heat Lamp

先備知識

1. 了解用熱的生理效應。
2. 了解乾熱的優缺點。
3. 了解用熱的禁忌與注意事項。

應用目的

保持乾燥、增加局部血液循環、促進傷口癒合。

操作步驟與說明

操作步驟	說明
工作前準備	
1. 核對醫囑。	
2. 核對床頭卡及手圈並詢問病人全名及出生年月日。	2-1. 以確認病人。
3. 向病人及家屬解釋執行目的與過程。	3-1. 以取得合作。
4. 洗手:採內科無菌洗手法。	
5. 準備用物:	
(1) 烤燈1台	(1)-1. 先檢查烤燈燈泡是否功能良好。
(2) 量尺1支	
(3) 浴毯1條	
6. 將用物攜至病人單位。	
工作過程	
1. 再次核對床頭卡及手圈並詢問病人全名及出生年月日。	
2. 圍屏風或拉布簾。	
3. 更換浴毯並露出適當部位。若有水分或潮溼處要先拭乾。	

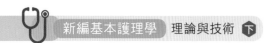

操作步驟	說明
4. 測量並調整烤燈至皮膚距離。	4-1. 適當距離以免造成灼傷。
(1)　25瓦：35~45公分（14~18吋）	
(2)　40瓦：45~60公分（18~24吋）	
(3)　60瓦：60~75公分（24~30吋）	
5. 打開烤燈開關及設定時間。	
6. **經常（至少每10分鐘）觀察病人之皮膚狀況（顏色、溫度及感覺）及反應。**	6-1. 若出現過度發紅、水泡、疼痛或不適，立即停止並報告。
7. **使用15~20分鐘。**	
8. 關掉電源並移去烤燈。	

工作後處理

1. 更換浴毯為被蓋。
2. 協助病人回復舒適臥位。
3. 整理病人單位。
4. 用物歸回原處。
5. 洗手：採內科無菌洗手法。
6. 記錄：使用烤燈種類、瓦數、距離、部位、時間、照射部位之皮膚狀況及病人反應。

記錄範例

時 間	用藥及治療	生命徵象	護理記錄
09：00	Heat lamp	36^5, 98, 28	病人下肢冰冷蒼白、發抖，依醫囑予使用烤燈（40瓦並距離60公分）15分鐘，使用過程病人無不適反應，主訴：「溫暖多了。」觀察皮膚溫暖、紅潤，現臥床休息中。／N1陳美

課後活動

1. **分享冷熱應用的經驗並做討論**
   (1) 請學生講述自己是否曾有用冷熱的經驗（是在什麼情況、什麼原因、用了何種方法、是否達到目的、結果如何？）。
   (2) 討論對冷熱的看法。
   (3) 請同學帶家中現有的冷熱用物，說明其用法及其危險性。

2. **實際操作冷熱應用的方法**
   (1) 老師準備各種不同溫度的用水，請每位同學說出感覺。
   (2) 請同學準備冰塊練習放入冰袋。
   (3) 請學生自備毛巾或手帕練習做冷敷。

3. **討論用冷熱的危險性**
   (1) 收集冷熱應用不當所導致事件的相關新聞或報導。
   (2) 請同學發表是否有冷熱應用不當的經驗。
   (3) 討論這些事件或經驗發生原因及如何避免的方法。

4. **老師以假設情況引導討論冷熱療法的應用**
   (1) 體育課時同學在跑步時不小心摔跤，足踝扭傷，外觀無傷口但腫脹厲害，應該怎麼辦呢？
   (2) 照顧甲狀腺切除手術後之病人，如何應用冷熱以預防傷口出血。
   (3) 日常生活中還有哪些應用冷熱可能會有所助益的情況？

自 | 我 | 評 | 量
EXERCISE

( ) 1. 長時間局部用冷，易造成局部皮膚組織受損，其徵象不包含下列何者？(A)出現汗珠 (B)產生麻木感 (C)產生僵硬感 (D)疼痛感覺

( ) 2. 用冷會降低炎症過程的主要原理，下列何者正確？(A)增加細胞代謝 (B)增加微血管通透性 (C)降低白血球數量和活動 (D)減少血液黏稠度

( ) 3. 有關冷熱應用適應症，下列何者最適宜？(A)靜脈炎適合用冷療 (B)骨骼肌肉拉傷48小時後，應使用冷療 (C)心臟手術時，應使用低溫療法促進其新陳代謝率 (D)類風濕性關節炎急性期，應使用熱療

( ) 4. 接受會陰切開術的產後婦女採坐浴，使用的溶液及其作用之敘述，下列何者正確？(A) 4% Hibiscrub (Chlorhexidine gluconate)，具收斂作用 (B) 1：100水溶性優碘(beta-iodine)，具消毒作用 (C) 1：40高錳酸鉀(P.P. solution)溶液，具消腫防腐作用 (D) 80%硫酸鎂溶液($MgSO_4$)，具抑菌作用

( ) 5. 古先生，腳踝扭傷，護理師給予冷敷其腳踝。30分鐘後，古先生主訴其肢體出現發紅的現象，此現象是屬於何種效應？(A)反彈現象 (B)溫度的適應性 (C)遠處效應 (D)交感性反應

( ) 6. 冷療可以抑制炎症反應的主要原理，下列何者正確？(A)增加血流，將氧氣、抗體輸送至組織 (B)增加微血管的通透性，促進代謝 (C)增加心臟的輸出量，提高組織的延展度 (D)增加血管收縮，減緩將白血球、淋巴球等送至組織

( ) 7. 有關常見的熱療法方式與目的之敘述，下列何者錯誤？(A)溫水浸泡可促進燒傷病人焦痂的軟化 (B)熱敷墊可以促進肌肉鬆弛減少下背痛 (C)熱水袋可以促進循環，以減緩懷孕宮縮 (D)烤燈可促進循環與乾燥，改善嬰兒紅臀

( ) 8. 邱先生發高燒，體溫39℃，醫囑開立溫水拭浴使用，護理師為病人執行溫水拭浴時，水溫應該準備幾度？(A) 41~43℃ (B) 38~40℃ (C) 27~37℃ (D) 18~26℃

( ) 9. 有關用熱治療所產生全身性反應的敘述，下列何者正確？(1)血壓上升 (2)頭暈 (3)呼吸變慢 (4)脈搏加速。(A) (1)(2) (B) (1)(3) (C) (2)(4) (D) (3)(4)

( ) 10. 病人沐浴後因寒顫而使用烤燈，下列何者正確？(A)此法運用蒸發原理提供熱源 (B)使用過程中，隨時保持皮膚濕潤 (C)使用60W燈泡，距離病人18~24吋 (D)使用時間以15~20分鐘為宜

解答

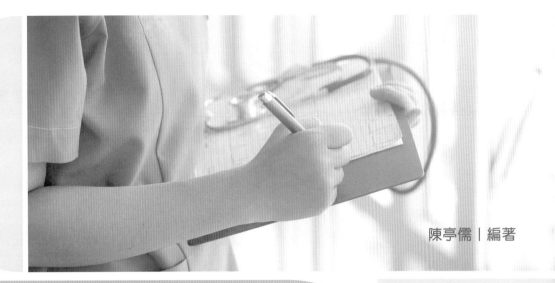

陳亭儒｜編著

營養的需要
The Need of Nutrition

12 CHAPTER

 學習目標 Objectives

1. 確認必需之營養素並舉例說明其最佳之來源。
2. 描述六大營養素的功用與來源。
3. 列出影響營養需求的因素。
4. 解釋在不同生命階段的營養考量。
5. 描述營養狀況改變的表徵。
6. 描述特殊治療飲食的特徵與目的。
7. 討論營養評估的重要面向。
8. 列出至少三個常見的營養相關問題。
9. 根據個案的年齡、性別、活動狀態計算其所需的熱量。
10. 描述促進營養和健康的護理措施。
11. 討論營養狀態改變常用之處置及其護理職責。
12. 描述避免管灌食及腸道外營養發生合併症的策略。

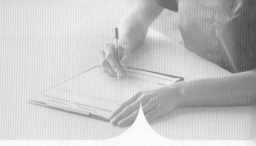

營養的基本概念 ── 營養對人體的重要性
　　　　　　　├─ 消化系統的構造與功能
　　　　　　　└─ 生命不同時期的營養需要

營養素的種類、── 提供熱能的營養素－碳水化合物、蛋白質、脂肪
功用及來源　　└─ 不含熱能的營養素－維生素、礦物質、水

適當的飲食原則 ── 均衡攝取六大類食物
　　　　　　　├─ 國民飲食指標
　　　　　　　└─ 素食者的飲食原則

影響營養狀況的因素 ── 生理因素、心理因素、社會因素、環境因素

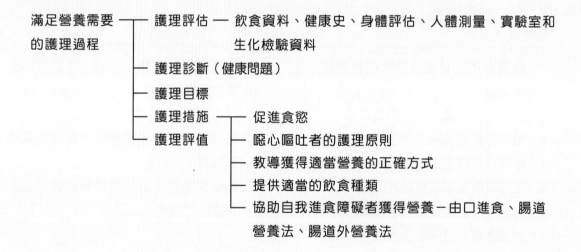

滿足營養需要 ── 護理評估 ── 飲食資料、健康史、身體評估、人體測量、實驗室和
的護理過程　　　　　　　　生化檢驗資料
　　　　　├─ 護理診斷（健康問題）
　　　　　├─ 護理目標
　　　　　├─ 護理措施 ── 促進食慾
　　　　　└─ 護理評值 ── 噁心嘔吐者的護理原則
　　　　　　　　　　　├─ 教導獲得適當營養的正確方式
　　　　　　　　　　　├─ 提供適當的飲食種類
　　　　　　　　　　　└─ 協助自我進食障礙者獲得營養－由口進食、腸道
　　　　　　　　　　　　 營養法、腸道外營養法

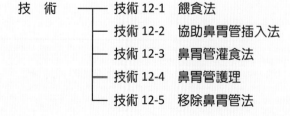

技　術 ── 技術 12-1　餵食法
　　　　├─ 技術 12-2　協助鼻胃管插入法
　　　　├─ 技術 12-3　鼻胃管灌食法
　　　　├─ 技術 12-4　鼻胃管護理
　　　　└─ 技術 12-5　移除鼻胃管法

前言 FOREWORD

　　營養是健康的基石，食物是營養的主要來源。食物不僅提供營養，也含有許多象徵性意義，在婚喪喜慶、重要的典禮儀式、宗教、慶祝等活動中，食物都扮演重要的角色；可見飲食不只是生理需求的滿足，也具有許多心理社會層面的意義。

　　隨著經濟的發展，食物可獲量增加，飲食型態也跟著改變；營養的問題也由早期的營養不良，演變為今日的營養過剩及不均，以致高血壓、心血管疾病等慢性病有日益增加的趨勢，飲食治療也成為防治慢性病的主要治療；有些疾病或某些狀況則需協助個案獲得營養，例如：腸道營養或非腸道營養。

　　病人常因疾病、生理不適等因素，導致無法攝取足夠的熱量或營養素，而導致營養不良、感染或死亡的風險增加。早在18世紀中期南丁格爾就了解營養的重要性，強調護理人員在個案飲食方面具有科學與藝術的角色；近年僅管醫療科技進步，護理人員在營養及飲食治療方面仍扮演重要的角色，同時也面臨新的改變與挑戰。

12-1 營養的基本概念

一、營養對人體的重要性

　　身體需要獲得足夠的營養素(nutrients)以提供每天細胞的代謝和組織的修復、器官的功能、生長和身體的活動，而這些營養素主要來自於食物，所以食物的攝取與消化影響健康甚鉅。

二、消化系統的構造與功能

（一）消化系統的構造（圖 12-1）

1. 消化道：從口腔開始，經過咽喉、食道、胃、小腸、大腸、直腸到肛門，全長約7.5~9公尺，管道各部位寬窄不同，形狀不同，獨特的微細構造，互相配合完成消化、吸收功能。
2. 附屬器官：包括唾液腺、肝臟、膽囊、胰臟。這些器官分泌含有酵素或酶的消化液，可加速食物的分解。

 動動腦

　　人體有哪些消化器官呢？它們各有什麼作用呢？

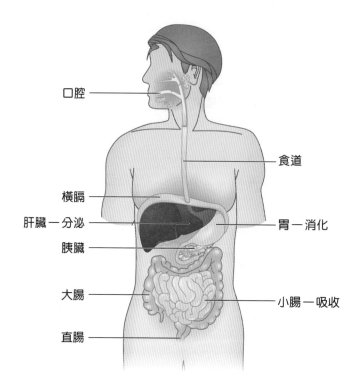

口腔

食道

橫膈

肝臟－分泌

胰臟

大腸

直腸

胃－消化

小腸－吸收

圖12-1　人體的消化系統與功能

（二）消化系統的功能

消化系統是人體的「食物處理器」，主要的功能為：

1. 攝取並推進食物：使食物在消化道中前進，完成消化與吸收程序。
2. 消化：利用機械與化學方法，把大分子分解成小分子，以釋放食物中的營養素與機能成分。
   (1) 機械性作用：經由咀嚼、攪拌等力量，將食團粉碎，形成食糜，以利酶的作用。
   (2) 化學性反應：各種消化酶對食物中的營養成分進行水解反應，使大分子分解成可供吸收的小分子。
3. 吸收：營養素與機能成分，進入血液並運送至全身，供身體利用。
4. 排泄：排除無法吸收的食物殘渣和廢物。

我們攝取的食物量主要取決於食慾，而影響食慾最主要的因素包括：

(1) **生理因素：**
① **飽食中樞**(satiety center)位於下視丘的腹中核，主要是受血糖濃度上升刺激而抑制食慾；飢餓中樞(feeding center)位於下視丘之外側區，當血糖濃度下降，飢餓中樞會被刺激，而有飢餓感並渴望攝食；這可以解釋為什麼甜點之後常會有飽足感且不再需要其他食物。

② 身體脂肪的囤積。

③ 小腸的張力。

(2) 心理社會文化因素：食物的口味與質地、用餐環境及氣氛。

▼ 表12-1　各消化器官的主要功能

器 官	食物停留時間	主要功能
口腔(mouth)	少於1分鐘	攝取食物，牙齒咀嚼食物，接受唾液消化碳水化合物
唾液腺 (salivary glands)		分泌唾液、澱粉酶
食道(esophagus)	約10秒	食物的通道，藉由肌肉收縮將食物送到胃中
胃(stomach)	1~2小時	1. 接受來自食道的食物，與胃酸混合，胃蛋白酶開始消化蛋白質 2. 內在因子可以幫助維生素B_{12}的吸收 3. 可以吸收酒精，存留食物，將食物緩緩送入小腸繼續進行消化
小腸 (small intestine)	7~8小時	接受胃部來的食物，及來自肝臟與胰臟的消化液，進行機械性與化學性的消化作用，將食物充分分解，各種營養素由小腸細胞吸收進入體內，食物殘渣送至大腸
肝臟(liver)		1. 分泌膽汁到膽囊，幫助脂肪消化 2. 是體內營養素代謝分配的第一關
膽囊 (gall bladder)		濃縮並儲存肝臟分泌的膽汁，需要時再注入十二脂腸，以供消化之用
胰臟(pancreas)		分泌胰液，含有胰蛋白酶、胰脂酶、胰澱粉酶等多種消化酶，注入十二指腸，分解各類營養素
大腸 (large intestine)	12~14小時	1. 吸收水分和電解質，接受食物殘渣供微生物進行發酵分解 2. 直腸暫時儲存腸道廢物 3. 肛門控制排便

動動腦

我們吃進的食物約經多久時間會形成糞便排出體外呢？

三、不同生命階段的營養需要

　　人體在不同的年齡階段，各有不同的營養需求，需要攝取比較多的特定營養素或熱量，以達到不同的營養目標。

1. 妊娠期、哺乳期：母體在妊娠第一期一般不需增加熱量，第二期及第三期則需增加攝取300大卡（仟卡）(Kcal; 1,000kcal)的熱量；而且各種營養素也應攝取足夠的量，以滿足胎兒生長和母體的需要。另外，母親在妊娠期若有**酒精濫用**的情形，容易**造成胎兒體重過**

輕。哺乳期的所需熱量與泌乳量成正比，每日約增加500大卡(Kcal)為宜；並應攝取足夠的蛋白質、鈣質、鐵質和維生素。

2. 嬰兒期：嬰兒時期生長快速，因此比成人需要更多的營養素與熱量。母奶富含多種抗體，且好吸收，最適合嬰兒的需要。當有特殊因素不能餵母奶時，可選擇良好新鮮的嬰兒配方食品，但須依照各廠牌說明之濃度沖調。

3. 學齡期：此時期生長速度緩慢下來，每年體重大概增加3~5kg，身高大概增加6cm。可以教導學童認識食物及營養價值，培養正確的飲食習慣；盡量使菜單多樣化避免其偏食，不要利用食物當作獎賞或懲罰工具。

4. 青少年期：青春期的生長速度僅次於嬰兒期。除了熱量的補充，應注意增加鈣質及鐵質的攝取。此時期特別在意身體心像或為了配合時尚，可能採取不當的減重方法，如：節食、禁食、強迫自己嘔吐等，而造成飲食失調、身體發育停滯、新陳代謝紊亂等後遺症。

5. 成人期：由於生長停止，成年期對很多營養素的需求減低，能量的需求逐年下降，由於運動量減少、經常外食和更多的應酬，而容易發生肥胖、高血壓等問題。

6. 老年期：隨著老化可能產生唾液減少、牙齒鬆動或缺牙、味蕾減少，消化液、鈣質的吸收、腎功能和葡萄糖耐受量等均降低。老人的營養端視其活動能力、經濟能力、社交活動、心智狀態、藥物的使用和急慢性疾病而定。

12-2 營養素的種類、功用及來源

　　身體需要食物中的營養素來維持生命，這些營養素可分為**碳水化合物、蛋白質、脂肪、維生素、礦物質及水分等六大類**。主要功能為：

1. **提供熱能**：由碳水化合物、蛋白質、脂肪所供應，三者合稱為「熱量營養素」。

2. **建構、維持與修復組織**：蛋白質、脂肪、礦物質（如：鈣與磷）及水，為生長及修復身體組織所必須。

3. **調節代謝與生理機能**：維生素、礦物質及水。

一、提供熱能的營養素

　　我們所有的活動都會消耗能量，不管是處於清醒或無意識狀態，維持心臟跳動和呼吸等代謝都需要能量。飲食中可以提供熱量的營養素，來自於碳水化合物、蛋白質、脂肪與酒精，它們所含的熱量以每公克(gm)為單位，分別為：**碳水化合物4大卡、蛋白質4大卡、脂肪9大卡、酒精7大卡**。熱量的計算公式為：

$$熱量(Kcal) = 碳水化合物(gm) \times 4 + 蛋白質(gm) \times 4 + 脂肪(gm) \times 9$$
$$+ \left[酒精(gm) \times 7 \right]$$

（一）碳水化合物 (Carbonhydrates)

主要是用來提供熱能，包含糖、澱粉及纖維。

1. 單純碳水化合物(simple carbohydrates)：分解及吸收快速，包含單醣（葡萄糖、果糖、半乳糖）與雙醣（蔗糖、乳糖、麥芽糖）。大部分的糖由天然植物所製造，特別是水果、蔗糖、甜菜。

2. 複合碳水化合物(complex carbohydrates)：
   (1) 澱粉：屬於多醣類，例如：五穀類、薯類。分解及吸收較慢，它們也會形成肝醣貯存體內，作為能量來源。
   (2) 膳食纖維：膳食纖維可分為水溶性(water-soluble)與非水溶性(water-insoluble)膳食纖維（表12-2）。一般建議攝取量為**每天20~30公克**（國民健康署，2011），且最好來自天然食物（蔬菜、水果、全穀類、豆類），因為人工添加之纖維並不具膳食纖維之所有功能。

▼ 表12-2　膳食纖維的分類、生理功能、成分與食物來源

類別	生理功能	成分	食物來源
水溶性膳食纖維(soluble fiber)	1. 調整醣類與脂肪之代謝 2. 降低膽固醇 3. 延緩糖分的吸收 4. 增進免疫功能	果膠(pectins)、植物膠(gums)、黏質成分(mucilages)	・糙米、燕麥、燕麥麩、大麥 ・蔬菜（馬鈴薯、胡蘿蔔、花椰菜、綠花莖） ・水果（柑橘、蘋果、梨、柳丁、草莓、藍莓） ・豆類
非水溶性膳食纖維(insoluble fiber)	1. 吸收水分的特性而能預防便秘 2. 促進腸胃蠕動，可縮短食物滯留大腸的時間，減少有害物質被吸收	纖維素(cellulose)、半纖維素類(hemicelluloses)、木質素(lignin)	・全麥製品 ・小麥麩 ・穀類 ・蔬菜（深綠色蔬菜） ・核果 ・種子類

（二）蛋白質 (Proteins)

蛋白質是胺基酸的複合體，它形成身體的主要結構，皮膚、毛髮、眼睛、酶、荷爾蒙、紅血球、白血球等，也有助於維持體液電解質酸鹼之平衡。

由於氮是蛋白質特有的元素，故蛋白質的平衡以氮平衡來代表。當身體氮的攝取量大於氮的排出量，稱為**正氮平衡(positive nitrogen balance)**，相反地，當身體氮的攝取量少於氮的排出量，稱為**負氮平衡(negative nitrogen balance)**，釋放出的氮由腎臟排泄。當身體無法獲得足夠的熱量時，組織蛋白質會分解成以供應細胞所需的能量。

動動腦

蛋白質是構成組織與形成新細胞主要之原料，想想看哪些人需要增加蛋白質的攝取量？

蛋白質的主要功用為提供人體所需的各種胺基酸，各種動植物食品的蛋白質都必須分解成胺基酸，才能供人體利用。蛋白質所含的胺基酸主要有22種，可以分成必需胺基酸與非必需胺基酸。

1. **必需胺基酸(essential amino acid)：人體無法自行合成**，必須由食物中攝取；成人必需胺基酸有8種；嬰孩則有10種（必須再增加組胺酸及精胺酸）。

2. **非必需胺基酸(non-essential amino acid)：人體可以自行合成**，不是不需要，而是不需直接來自食物。

（三）脂肪 (Lipids)

脂肪的功能為提供能量、儲存熱量、隔絕與保護重要器官、促進脂溶性維生素的吸收及運送、構造與調節作用、提供飽足感與增加食物的美味。脂肪酸可分為：單元不飽合脂肪酸(monounsaturated fatty acids)、多元不飽和脂肪酸(polyunsaturated fatty acids)、飽合脂肪酸(saturated fatty acid)三種。

由於脂肪不溶於水，其在血液中必須與蛋白質結合形成脂蛋白(lipoproteins)，因其所含的脂肪和蛋白質比例不同，而有不同密度（表12-3）；蛋白質比例愈高，密度就愈高。低密度脂蛋白(low-density lipoprotein, LDL)與高密度脂蛋白(high-density lipoprotein, HDL)的比值是預測心血管疾病的重要指標；健康專業人員常用總膽固醇(total cholesterol)、脂蛋白及三酸甘油酯的數值來評估病人罹患心臟和血管疾病的風險。

上述之熱量營養素的功用、來源與影響彙整於表12-4中。

▼ 表12-3　脂蛋白的分類

種　類	功　能	建議的血清濃度(mg/dL)（需依年齡、性別作調整）
總膽固醇(total cholesterol, TC)		＜200
非常低密度脂蛋白(VLDL-C)	運送三酸甘油酯到細胞，是LDL的主要來源	＜30
低密度脂蛋白(LDL-C)	將三酸甘油酯從肝臟運送到細胞及組織	＜100
高密度脂蛋白(HDL-C)	將過多的膽固醇從細胞運送到肝臟，以排出體外，故又稱為**「好的膽固醇」**	≧60
三酸甘油脂(triglycerides,TG)	攝取過多的脂肪，身體會將其以三酸甘油酯的形式貯存於脂肪細胞；與冠狀動脈疾病及肥胖有關	＜150

▼ 表12-4　熱量營養素的功用、來源及其影響

種　類	功用	主要來源	不足或過量的影響
碳水化合物 佔每日總熱量的55~60%	1. **提供熱能**：是最好的能量來源，每公克可提供**4大卡**的熱量 2. **幫助脂肪氧化**，預防酮體產生 3. **促進腸蠕動** 4. 預防蛋白質耗損	1. 五穀類：米飯、麵粉、玉米、高粱、小米 2. 塊莖類：地瓜、馬鈴薯、芋頭 3. 蔬菜類：根莖類蔬菜、豆莢類蔬菜 4. 水果類：葡萄、柳橙、香蕉等	• **不足的影響** 　體重減輕 　**分解脂肪產生酮體** 　增加便祕及結腸直腸癌的發生機會 • **過量的影響** 　肥胖 　可能會造成蛀牙、脹氣等
蛋白質 佔每日總熱量的10~15%	1. **提供熱能**：每公克可產生4大卡熱量 2. **調節和維持生理機能** 3. 合成抗體、荷爾蒙和酶 4. **促進生長和修補組織**	1. 動物性蛋白質（完全蛋白質）：肉類、魚類、蛋類、奶類 2. 植物性蛋白質（不完全蛋白質）：豆類及其他豆類製品	• **不足的影響** 　消瘦 　傷口癒合慢 　水腫 　掉髮、頭髮乾燥且無光澤 　**易有感染或壓力性潰瘍、紅孩病(Kawashiorkor)**[註] • **過量的影響** 　增加腎負擔
脂肪 佔每日總熱量的25~30%	1. **提供熱能**：每公克可產生9大卡熱量 2. **支持及保護體內臟器**，潤滑皮膚及腸道 3. **幫助脂溶性維生素(A, D, E, K)的吸收及利用** 4. 增加飽足感，延長胃排空時間 5. 增加食物的美味	1. 動物性脂肪：魚肝油、豬油、牛油、奶油、蛋黃等 2. 植物性脂肪：花生油、葵花油、橄欖油、沙拉油、堅果類、**椰子、酪梨**	• **不足的影響** 　體重減輕、生長遲緩、體溫偏低、皮膚病變 • **過量的影響** 　肥胖、動脈硬化、心臟血管疾病

＊註：紅孩病乃由急性嚴重性蛋白質缺乏所致，易產生水腫及皮膚病變。

二、不含熱能的營養素

（一）維生素 (Vitamines)

　　維生素為食物中的有機成分，是酵素反應中的輔酶，及身體維持生理及代謝功能重要的營養素。一般可分為（表12-5）：

1. 脂溶性維生素：包括維生素A、D、E、K，人體可以儲存，而沒有絕對需要每日攝取。
2. 水溶性維生素：包括維生素B群、C等，人體無法儲存，必須每日從食物中攝取。

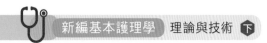

▼ 表12-5　維生素的種類、功能、來源及其影響

種類及其每日建議量	功能	主要來源	不足或過量的影響
• 脂溶性			
維生素A (retinol) 500~600 R.E.	1. 幫助夜間視力的調適 2. 幫助上皮細胞正常分化，維持皮膚黏膜之完整性 3. 調節自體免疫系統	1. 動物性：魚肝油、肝臟、蛋黃、牛奶 2. 植物性（黃色或深綠色蔬菜）：胡蘿蔔、南瓜、菠菜、甘藍菜、地瓜	**• 不足** 夜盲症；皮膚角質化；易致呼吸道、泌尿道或陰道感染 **• 過量** 厭食、腹瀉、掉髮、骨頭疼痛
維生素D (cholecalciferol) 陽光維生素 5~10μg	1. 促進鈣、磷的吸收與利用 2. 維持骨骼牙齒的正常發育	魚肝油、**肝臟、蛋黃**、日光照射	**• 不足** 佝僂症、軟骨症 **• 過量** 高血鈣、腎結石、血管鈣化
維生素E (tocophenol) 生育醇 12mg	1. 抗氧化，防止維生素A和多元不飽和脂肪酸被氧化 2. 維持細胞膜的完整 3. 維持動物生殖機能 4. 促進氧氣轉送至組織	米胚、小麥胚芽油、黃豆油、蛋黃、堅果類、深綠色蔬菜	**• 不足** 易引發不孕症、流產 **• 過量** 憂鬱、疲倦、頭痛
維生素K 凝血維生素 女性90μg； 男性120μg	1. 肝臟製造凝血酶原所必需 2. 磷酸化作用之輔酶	1. 深綠色蔬菜、蛋黃、肝臟 2. 空腸、迴腸內之細菌合成	**• 不足** 容易出血、延長凝血時間 **• 過量** 化學合成之Vit. K_3可能會產生溶血及黃疸情形，而天然者則無害
• 水溶性			
維生素B_1 (thiamin) 硫胺 女性0.9mg； 男性1.2mg	1. 促進醣類在體內之代謝 2. 維持神經衝動的傳導	穀類、胚芽、全穀類、營養強化穀類、酵母、莢豆類、內臟、瘦肉、蛋黃	**• 不足** **腳氣病(beriberi)**、神經炎、肌肉軟弱、疲倦 **• 過量** 沒有明顯毒性
維生素B_2 (riboflavin) 核黃素 女性1.0mg； 男性1.3mg	1. 促進生長 2. 維持神經、皮膚、眼睛的正常功能	牛奶及奶製品、雞蛋、全穀類、堅果類、麥片、內臟、酵母、蛋類、肉類	**• 不足** 口腔破損、**口角炎、唇炎、舌炎、皮膚炎** **• 過量** 沒有明顯毒性
維生素B_3 (niacin) 菸鹼酸 女性14mg； 男性16mg	1. 維護正常能量代謝 2. 維持消化道、皮膚及神經的正常功能	豆魚肉蛋類、堅果類、奶類	**• 不足** 舌炎、噁心、疲倦、衰弱、煩躁、健忘、失眠、**癩皮病**（pellagra，會有皮膚炎、腹瀉、失智） **• 過量** 蕁麻疹、腸胃不適

▼ 表12-5　維生素的種類、功能、來源及其影響（續）

種類及其每日建議量	功 能	主要來源	不足或過量的影響
維生素B₅ (pantothenic acid) 泛酸 5mg	幫助醣類、蛋白質、脂肪代謝	豆類、穀類、奶類、肉類、十字花科蔬菜	• **過量** 偶見腹瀉
維生素B₆ (pyridoxine) 吡哆醇 1.5~1.6mg	1. 參與胺基酸代謝利用的生化反應 2. 幫助色胺酸轉化成菸鹼酸	肉類、莢豆類、乾豆類、全穀類、堅果類、根莖類蔬菜	• **不足** 脂漏性皮膚炎、**多發性神經炎**、貧血 • **過量** 長期大量攝取可能產生神經緊張及顫抖
維生素B₁₂ (byanocobalamin) 鈷胺素 2.4μg	1. **幫助DNA及RNA的合成** 2. 幫助神經細胞髓鞘的合成 3. 幫助葉酸代謝及紅血球生成	**肉類**、內臟、牡蠣、**蛋**、**奶類**、乳酪	• **不足** **惡性貧血(pernicious anemia)**、神經症狀、蒼白、疲倦、嗜睡、心跳加速
生物素(Biotin) 30μg	1. 參與醣類、蛋白質、脂肪的代謝 2. 幫助DNA與RNA之合成	廣泛存在於各種食物中	• **不足** 食慾不振、噁心嘔吐、舌炎、鱗屑性皮膚炎
葉酸(folic acid) 400μg	1. 協助多種胺基酸間之轉換 2. 幫助血球的分化成熟、血紅素合成 3. 影響胎兒的發育 4. 減緩失智症的發生	深綠色蔬菜、蘆筍、綠花椰菜、莢豆類、乾豆類、菇類、柑橘、哈密瓜、香蕉	• **不足** 1. 巨紅血球貧血 (megaloblastic anemia) 2. 虛弱、舌炎、腸胃不適、腹瀉、成長不良 3. 孕婦若葉酸攝取不足會增加胎兒神經管缺損的機率
維生素C (ascorbic acid) 抗壞血酸 100mg	1. 保護血管完整性 2. 協助骨骼礦物質化 3. **促進傷口癒合** 4. **抗氧化功能** 5. 促進小腸對鐵的吸收	新鮮的蔬菜、水果	• **不足** 疲倦、牙齦出血、**傷口癒合緩慢**、壞血病，**長期服用Aspirin易流失** • **過量** 噁心、腹瀉

（二）礦物質 (Minerals)

　　生物均無法製造礦物質，一定要從環境中獲得，在食物鏈中傳遞（表12-6）；依在體內的含量不同，可以分為巨量礦物質(macrominerals)與微量礦物質(microminerals)。

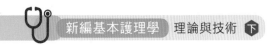

▼ 表12-6　礦物質的種類、功能、來源及其影響

種類及其每日建議量	功　能	主要來源	不足或過量的影響
• 巨量礦物質			
鈣(calcium) 兒童500~1,000mg 青少年1,200mg 成人1,000mg	1. 構成骨骼及牙齒的主要成分 2. 凝血因子活化所需之成分 3. 與神經傳導有關 4. 調節心跳及肌肉收縮	**乳製品、魚貝類、豆類及其製品、堅果類、深綠色蔬菜**	• **不足** 　**佝僂症、骨質疏鬆症、軟骨症**、肌肉痙攣 • **過量** 　腎結石、噁心、嘔吐、腹痛、便祕
磷(phosphorus) 800mg	1. 構成牙齒及骨骼的要素 2. 調節體內代謝 3. 維持酸鹼平衡	肉類、蛋、乳品、全穀類、莢豆類	• **不足** 　很少發生 • **過量** 　非骨骼組織鈣化
鉀(potassium) 至少3,510mg	1. 體內含量第二多的陽離子 2. 與心肌電位傳導及神經傳導有關 3. 肌肉收縮	蔬菜類、水果類（香蕉、橘子）、肉類、根莖類、豆類	• **不足** 　肌肉無力、心律不整、神經麻痺、呼吸麻痺 • **過量** 　噁心、腹瀉、低血壓、心跳停止
鈉(sodium) 2,400mg	1. 調節細胞外液的滲透壓和體積 2. 調節血液的酸鹼度 3. 幫助神經傳導和肌肉興奮	食鹽、醬油醬料、醃漬食品、味素、其他調味料	• **不足** 　血壓降低、頭痛、意識混亂、痙攣、昏迷 • **過量** 　水分滯留、血壓過高
氯(chloride) 750mg	1. 調節體液、酸鹼平衡 2. 胃酸成分之一	食鹽、醬油醬料、醃漬食品、海鮮	• **不足** 　噁心、嘔吐、腹瀉
硫(sulfur)	形成軟骨、肌腱、頭髮、指甲之成分	蛋白質食物	─
鎂(magnesium) 300~380mg	1. 維持骨骼、牙齒健康 2. 促進醣類、蛋白質及脂肪之代謝 3. 維持肌肉神經機能	植物性食品，如：葉菜類、堅果類、豆類、全穀類含量豐富。奶類、肉類	• **不足** 　肌肉神經過度興奮、意識混亂、抽搐 • **過量** 　噁心、腹瀉、肌肉無力、心律不整、血壓下降

▼ 表12-6 礦物質的種類、功能、來源及其影響（續）

種類及其每日建議量	功 能	主要來源	不足或過量的影響
• 微量礦物質			
鐵(iron) 10~15mg	1. 組成血紅素的主要元素 2. 體內部分酶的組成元素	**紅肉**、**蛋黃**、貝類、豆類、**綠色蔬菜**、紫菜、堅果類、**糙米**	• **不足** **小球性貧血**、軟弱、蒼白、頭暈 • **過量** 肝臟損傷、鐵質沉積症
碘(iodine) 成人140mg 懷孕期200mg 哺乳期250mg	合成甲狀腺素	含碘食鹽、海產類食物	• **不足** 甲狀腺機能不足、甲狀腺腫大、呆小症 • **過量** 甲狀腺機能亢進
氟(fluoride) 3mg	預防蛀牙	水、含氟牙膏、茶葉	• **不足** 齲齒 • **過量** 斑齒、琺瑯質發育不全、牙齒外形改變
鋅(zinc) 12 16mg	1. 促進酶的活性 2. 參與成長與發育 3. 調節基因表現和蛋白質活性 4. 與免疫機能、味覺、傷口癒合等有關	堅果類、牡蠣、貝類、肉類、肝臟、蛋、奶類	• **不足** 貧血、傷口癒合慢、味覺遲鈍不敏感、免疫力降低 • **過量** 肌肉運動失調、嘔吐、腹瀉、腎衰竭
硒(se, selenium) 55μg	1. 形成含硒酶與含硒蛋白質的成分 2. **抗氧化**	肉類、內臟類、魚貝類海鮮食物	• **不足** 易受病毒感染或增加癌症的危險、心肌病變 • **過量** 呼吸有蒜味、毛髮與指甲易碎裂脫落、腸胃不適、皮膚疹、虛弱、神經系統異常

（三）水 (Water)

水分是人體含量最多的成分，佔體重的50~70%，隨著年齡的增長而逐漸下降，故嬰兒的含水量最高，老人的含水量最低；女性因皮下脂肪含量較高而使得含水量較低（圖12-2）。水在體內擔負著重要的生理功能，包括：溶解與運送養分、排泄廢物、參與代謝反應、滋潤各組織的表面可減少器官間的摩擦、維持酸鹼平衡與體溫之恆定。

　　人體不能儲存水分，消耗的水分必須由攝取來補充，才能維持水分的平衡，否則就有脫水的危險。身體水分的來源主要來自飲料與食物所含的水分，及代謝所產生的少量水分。

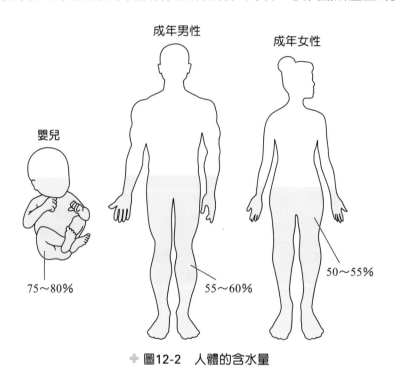

嬰兒

成年男性

成年女性

75～80%

55～60%

50～55%

✚ 圖12-2　人體的含水量

12-3　適當的飲食原則

一、均衡攝取六大類食物

　　健康的飲食應以安全衛生為前提，均衡地從六大類食物中攝取足夠的營養素與熱量（表12-7），以維持健康；國人常食用之食物種類，所含之基本成分，可上食品藥物管理署網站查詢「食品營養成份資料庫」2022版，及國民健康署網站之「國人膳食營養素參考攝取量(Dietary Reference Intakes, DRIs)」第八版(2022.4.12)，作為選擇食物之參考。選擇食物首重營養價值，並應考慮新鮮、衛生及經濟，盡量選用當地、當令、當時所盛產之食物，不但新鮮、便宜，也可減少食物運送過程的碳足跡。

▼ 表12-7　六大類食物攝取份量及其代換份量

類 別	食物代換份量
全 穀 雜 糧 類 （1.5~4碗）	全穀雜糧類1碗（碗為一般家用飯碗、重量為可食重量） ＝糙米飯1碗或雜糧飯1碗或米飯1碗 ＝熟麵條2碗或小米稀飯2碗或燕麥粥2碗 ＝米、大麥、小麥、蕎麥、燕麥、麥粉、麥片80公克 ＝中型芋頭4/5個（220公克）或小蕃薯2個（220公克） ＝玉米2又1/3根（340公克）或馬鈴薯2個（360公克） ＝全麥饅頭1又1/3個（120公克）或全麥土司2片（120公克）
豆魚蛋肉類（3~8份）	豆魚蛋肉類1 份（ 重量為可食部分生重） ＝黃豆（20公克）或毛豆（50公克）或黑豆（25公克） ＝無糖豆漿1杯＝雞蛋1個 ＝傳統豆腐3格（80公克）或嫩豆腐半盒（140公克）或小方豆干1又1/4片（40公克） ＝魚（35公克）或蝦仁（50公克） ＝牡蠣（65公克）或文蛤（160公克）或白海蔘（100公克） ＝去皮雞胸肉（30公克）或鴨肉、豬小里肌肉、羊肉、牛腱（35公克）
乳品類 （1.5~2杯）	乳品類1杯（1杯=240毫升全脂、脫脂或低脂奶＝1份） ＝鮮奶、保久奶、優酪乳1杯（240毫升） ＝全脂奶粉4湯匙（30公克） ＝低脂奶粉3湯匙（25公克） ＝脫脂奶粉2.5湯匙（20公克） ＝乳酪（起司）2片（45公克） ＝優格210公克
蔬菜類（3~5份）	蔬菜類1份（1份為可食部分生重約100公克） ＝生菜沙拉（不含醬料）100公克 ＝煮熟後相當於直徑15公分盤1碟或約大半碗 ＝收縮率較高的蔬菜如莧菜、地瓜葉等，煮熟後約佔半碗 ＝收縮率較低的蔬菜如芥蘭菜、青花菜等，煮熟後約佔2/3碗
水果類（2~4份）	水果類1份（1份為切塊水果約大半碗~1碗） ＝可食重量估計約等於100公克（80~120公克） ＝香蕉（大）半根70公克 ＝榴槤45公克
油脂與堅果種子類（4~8份） （油脂3~7茶匙及堅果種子類1份）	油脂與堅果種子類1份（重量為可食重量） ＝芥花油、沙拉油等各種烹調用油1茶匙（5公克） ＝杏仁果、核桃仁（7公克）或開心果、南瓜子、葵花子、黑（白）芝麻、腰果（10公克）或各式花生仁（13公克）或瓜子（15公克） ＝沙拉醬2茶匙（10公克）或蛋黃醬1茶匙（8公克）

參考資料：衛生福利部國民健康署(2018)．*每日飲食指南*．取自：https://www.hpa.gov.tw/Pages/EBook.aspx?nodeid=1208

二、國民飲食指標

　　美國新發表的「2020~2025年每日飲食指南」(https://health.gov./)強調飲食應少吃糖（少於總熱量10%以下）、鹽（鈉）、飽合脂肪及反式脂肪，多吃蔬菜、水果（占餐盤的一半）及全穀類，可以喝適量的咖啡。最後也強調人與人之間應相互鼓勵支持，共同建立健康的飲食模式與生活型態。衛生福利部(2018)依國人的飲食習慣與常見的營養問題，以預防慢性病和促進健康為目的，訂定國民飲食指標，其內容如下。

1. 飲食應依「每日飲食指南」的食物分類與建議份量，適當選擇搭配。特別注意應吃到足夠量的蔬菜、水果、全穀、豆類、堅果種子及乳製品。

2. 了解自己的健康體重和熱量需求，適量飲食，以維持體重在正常範圍內。

3. 維持多活動的生活習慣，每週累積至少150分鐘中等費力身體活動，或是75分鐘的費力身體活動。

4. 母乳哺餵嬰兒至少6個月，其後並給予充分的副食品。

5. 三餐應以全穀雜糧為主食。

6. 多蔬食少紅肉，多粗食少精製。

7. 飲食多樣化，選擇當季在地食材。

8. 購買食物或點餐時注意份量，避免吃太多或浪費食物。

9. 盡量少吃油炸和其他高脂高糖食物，避免含糖飲料。

10. 口味清淡、不吃太鹹、少吃醃漬品、沾醬酌量。

11. 若飲酒，男性不宜超過2杯／日（每杯酒精10公克），女性不宜超過1杯／日。但孕期絕不可飲酒。

12. 選擇來源標示清楚（圖12-3），且衛生安全的食物。

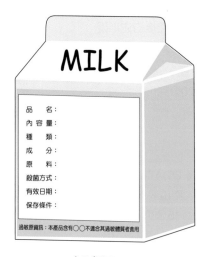
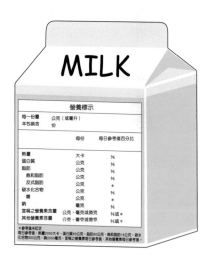

(a)食品標示　　　　　　　　　　　(b)營養標示

✚ 圖12-3　食品包裝的標示範例

三、素食者的飲食原則

基於不同的理由（如：經濟、健康、宗教、倫理或地域的因素），有些人不食用動物食品，而為素食者。其中又有全素（嚴格素食，禁食所有的動物性產品及蔥蒜等）、蛋奶素（可食用蛋類和奶類）、蛋素（可食用蛋類）、奶素及水果素之分。由於食物種類的限制，因此素食者的均衡飲食原則有別於一般飲食者，為使素食者達到營養素攝取充足、均衡且食物多樣化，預防發生營養素不足或過量的問題，衛生福利部(2018)提供素食者的飲食指標如下：

1. 依據指南擇素食，食物種類多樣化。
2. 全穀雜糧為主食，豆類搭配食更佳。
3. 烹調用油常變化，堅果種子不可少。
4. 深色蔬菜營養高，菇藻紫菜應俱全。
5. 水果正餐同食用，當季在地份量足。
6. 口味清淡保健康，飲食減少油鹽糖。
7. 粗食原味少精製，加工食品慎選食。
8. 健康運動30分，適度日曬20分。

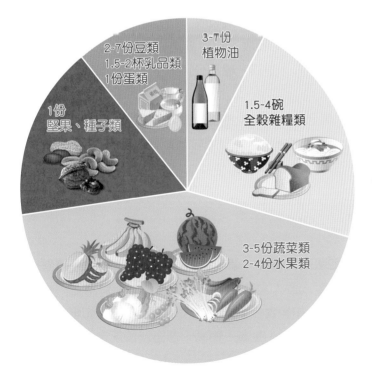

註：
· 全穀雜糧類－含能量、纖維、
  維生素B群、鈣及鐵。
· 深綠色蔬菜－含葉酸、鈣及鐵。
· 紅、橘、黃色蔬菜－含β-胡蘿蔔素。
· 新鮮水果－含維生素C。
· 堅果類－含纖維、鐵。
· 乳品類、豆類－含蛋白質、能量、纖維、
  鈣、鐵及鋅。
· 植物油－含能量、植物性油脂。

✛ 圖12-4　素食者的每日飲食指南（以奶蛋素為例）

資料來源：國民健康署(2018)・*素食飲食指南*。https://health99.hpa.gov.tw/media/public/pdf/21731.pdf

12-4　影響營養狀況的因素

　　雖然食物所含的營養素是影響營養很重要的關鍵，但是個人對食物的習慣與喜好，通常才是真正影響食物攝取的主要因素。飲食習慣或食物的選擇，除了受生理因素影響外，也受許多心理社會文化因素的影響。一個人要改變飲食型態並不容易，不只是因為飲食習慣常根植於過去多年的習慣，而且改變時也常會面臨社會的壓力。

一、生理因素

1. 發展階段：從嬰兒期到老年期，在人生不同的發展階段，對營養的需求也不同。

2. 性別：因為身體組成和生殖功能的不同，男性和女性對營養素的需求也不同。男性因有較多的肌肉組織而需要較多的熱量與蛋白質；女性則因經血的流失而需要較多的鐵質。

3. 健康狀態：健康狀態影響飲食習慣及營養狀況甚鉅，沒有牙齒、牙齒不好及口腔黏膜潰瘍影響咀嚼能力；喉嚨痛及食道狹窄造成吞嚥困難；腸胃道的疾病或手術則會影響食物的消化、吸收與代謝；腸胃道及其他疾病也可能產生食慾不振、噁心、嘔吐或腹瀉等症狀而影響食物的攝取。

4. 藥物及治療：藥物可能會影響食慾、味覺或干擾營養素的吸收或排泄，例如長期使用抗生素會降低維生素K之合成、**保鉀性利尿劑會影響維生素吸收**；相反地，營養素也可能影響藥物的利用，如牛奶中的鈣會阻礙四環黴素的吸收，卻會促進紅黴素的吸收。某些治療例如化學治療及放射治療，其產生口腔潰瘍、腹瀉、唾液分泌減少、味覺改變、吞嚥困難等，會影響病人的飲食型態及營養狀況。

5. 酗酒：**過量喝酒會影響正常的飲食、減低食慾**及腸胃道對營養素的吸收。因為酒精的代謝需要維生素B，故其對維生素B的需求量較高。

6. 活動狀況：活動狀況會影響能量的消耗狀況，也會影響採購、烹調及攝取食物的能力，如：殘障或虛弱老人，可能需要協助。

二、心理因素

1. 壓力或情緒狀態：**壓力可能會過度刺激交感神經，造成腸道蠕動減緩**。厭煩、憤怒、憂鬱、焦慮或寂寞等情緒狀態，則會影響一個人食物攝取的量與品質；即使處在同樣的情況，個人反應卻不同，有些人攝取過量（如暴食症），有些人則攝取不足（如厭食症）。小孩有時候會藉由飲食行為來表達他們的挫折、生氣、衝動、悲傷或情感未獲得滿足，大人應察覺並試圖了解其行為背後的意義。

2. 獎賞或處罰：食物常用來作犒賞或處罰；我們用提供食物來表達愛或讚賞，用不給食物來表達不讚賞，不僅對小孩如此，大人也經常在努力工作後來一頓大餐犒賞自己。

3. 追求時尚或相信特殊效果：當有人宣稱某些食品具有何種功效，常會引起大眾的注意與使用，例如：有養顏美容、減肥、消脂、壯陽、降血壓、防癌等效果。

三、社會因素

1. 生活型態：生活型態與飲食習慣密切相關，飲食習慣關係著一個人吃什麼及用什麼方式吃，而且很難去改變。飲食習慣跟對食物的態度及與人之關係較有關，而與食物本身的營養價值較無關。飲食習慣也受價值信念的影響，例如：一些高價的珍貴食品會出現在一些特別的場合。快速的生活步調使「快速」與「方便」成了主要訴求，改變了飲食習慣，也使「老外」（外食族）人口增加，有許多速食因應而生，這些速食食品通常含較高的脂肪、單醣及熱量，複合性碳水化合物則較低，長期食用對健康有不利的影響。

2. 文化因素：社會文化因素非常複雜，常與種族、家庭、學校、宗教等息息相關。不同種族文化有其不同的主食，例如亞洲人以米飯為主食，南美洲則以玉米為主食，有些地方則以馬鈴薯為主食；不同地區的文化有其習慣的烹調方式與調味，例如：印度人喜歡用咖哩，四川人喜愛麻辣。

3. 宗教信仰：不同的宗教信仰通常也有不同的飲食要求，例如：佛教徒茹素；伊斯蘭教徒不吃豬肉；摩門教徒不喝咖啡及酒；新教徒禁食肉類、茶、咖啡及酒精性飲料。

4. 經濟狀況：經濟狀況會影響食物的選擇，也影響飲食習慣。貧窮地區常有營養不良的問題，不是因為沒有營養知識而是買个起。而高收入者往往攝取過多的脂肪及蛋白質。社會階層也會影響食物的喜好，例如：過去精製糖認為是上流社會富裕的象徵，現在則是純天然的糖很搶手。

5. 媒體廣告：食品製造者透過電視、廣播或網路，加上知名演員的廣告，對消費者選擇食物及飲食習慣也產生影響，甚至造成流行。

四、環境因素

雜亂的環境、不好的氣味等均會影響食慾。住家附近沒有商店，則會影響食物的獲得。

動動腦

請寫下你最喜歡與最不喜歡的食物，為什麼呢？

12-5 滿足營養需要的護理過程

一、護理評估

評估營養狀態是必要的，因為營養素、能量及液體是人體所必需，營養狀況不但可反映個體的一般健康狀況，也會影響其疾病或手術後的恢復速度。由於護理人員和病人及家屬密切接觸，較能觀察到病人身體狀況、食物攝取、體重改變及對治療之反應，而能提早發現其營養問題並作處理。

營養評估的目的是確認病人是否已處於營養不良的狀態或有發生營養不良的可能。營養評估包含五個主要層面：飲食資料、健康史、身體評估、人體測量、與實驗室生化檢驗資料（表12-8）。這些資料可以從病歷、身體評估及與病人或家屬會談獲得。

▼ 表12-8 營養評估的要項

項 目	篩檢資料	深度評估資料
一、飲食資料	24小時飲食回憶、飲食頻率記錄	飲食日記、飲食史
二、健康史	簡要的個人病史及家族史	詳盡的現在病史、過去病史、心理社會史、家族史
三、人體測量	身高、體重、理想體重、平常體重、身體質量指數	三頭肌皮層厚度、上臂中點環圍、上臂中點肌肉環圍
四、身體評估（理學檢查）	營養不良的表徵	營養不良的表徵
五、實驗室生化檢驗資料	血紅素、血清白蛋白、淋巴球總數	血清運鐵蛋白值、血尿素氮值、24小時肌酸酐排泄量

資料來源：Kozier, Erb, Berman, & Burke (2011). *Nutrition in Fundamental Nursing* (9th ed.). Prentice-Hall Inc.

動動腦

評估病人前不妨先評估自己的飲食習慣，將自己所吃的每樣食物作精確的記錄數天，利用食物表，計算所攝取的脂肪、碳水化合物和蛋白質。
1. 比較你實際吃的和建議的攝取量間之差異。
2. 和同學一起討論飲食型態。
3. 你一天中的主餐是哪一餐，為什麼？
4. 你需要調整自己的飲食習慣嗎？如何調整呢？

（一）飲食資料 (Dietary History)

1. **24小時飲食回憶(twenty-four-hour recall)**：是最簡單的記錄法，讓病人回憶過去24小時攝取的所有食物及飲料，一一記錄下來，包括用餐的地點、時間，食物的種類及量、製作的方法，維生素或礦物質等營養補充品。此法容易受到病人記憶力及說明正確性的影響；因此較不適用於老年人。

 動動腦

　　請回想前一天你吃過哪些食物及飲料呢？

2. **飲食日記(food diary)**：類似寫日記的方法，請病人詳細記錄每天所攝取的食物飲料的種類、份量及烹調方式；若能將食物秤重，則能得到更精確的資料。一般記錄3~7天（至少3天），其中應包含週末和假日的進食狀況。3~7天的飲食記錄可以提供較詳盡的資料，以了解病人營養素和能量的攝取量，也可以得知引起病人過敏之食物。目前已可利用電腦來分析這些飲食記錄，即利用營養資料庫分析病人的熱量與營養素攝取狀況，然後再與國人膳食營養素參考攝取量(Dietary Reference Intakes, DRIs)作比較；也可以與衛生福利部所擬定之每日飲食建議指南比較。

3. **記錄經常性食物**：此法可彌補24小時飲食回憶記錄之不足，可了解病人每天、每週或每個月攝取某些食物的頻率，以評估病人的飲食型態，及是否有某些食物攝取過量或不足。

4. **飲食史**：更詳細而完整地收集病人的飲食狀態，包括是否有食慾或攝取食物的改變、是否有過敏的食物、是否有咀嚼或吞嚥困難、對食物的好惡、有否使用藥物或喝酒、經濟狀況、宗教信仰、文化背景與對健康的認知等。

　　臨床上可運用飲食資料評估表進行評估，可參考表12-9。

（二）健康史 (Health History)

1. **醫療史**：疾病、藥物、手術或其他的醫療情況，可能影響其營養狀況。
2. **心理狀況**：憂鬱、壓力或其他精神異常，會影響食物的攝取。
3. **社經狀況**：宗教、對營養的信念、經濟能力等，會影響其對食物的選擇。

（三）身體評估 (Physical Assessment)

　　應特別觀察口腔黏膜的完整性、牙齒的狀況、咀嚼和吞嚥的能力、作嘔反射(gag reflex)等。此外，由於不適當的營養會影響身體所有系統，所以身體評估時可以發現許多營養不良的表徵（表12-10），例如皮下脂肪的喪失、肌肉的消耗、出現水腫和腹水等。

▼ 表12-9 飲食資料評估表

| 姓名： | 年齡： | 性別： | 宗教： |
| 身高： | 目前體重： | 平均體重： | |

- 家庭成員：
- 由誰製備食物：
- 喜歡的食物：
- 不喜歡的食物：
- 過敏的食物：
- 禁忌的食物：
- 咀嚼困難：□否 □是 原因：
- 吞嚥困難：□否 □是 原因：
- 裝置假牙：□否 □是
- 平時排便狀況：
- 飲食問題：
- 疾病史：
- 手術史：
- 身體活動程度：
- 食慾改變狀況：
- 用藥情形：

- 每日進食狀況：

日 期	時 間	食物種類名稱	量

▼ 表12-10 營養狀況之身體評估

身體部位	營養狀況良好的表徵	營養狀況不良的表徵
一般外觀	反應靈敏、精神飽滿、體力佳、有活力、精力充沛	反應遲緩、無精打采、容易疲倦及頭暈、沒有活力
皮膚	膚色紅潤、平滑、飽滿有彈性	膚色蒼白或過深、粗糙、乾燥、脫屑、瘀斑或紫斑、水腫
毛髮	有光澤、不易脫落	無光澤、乾燥、容易斷裂
指甲	粉紅、硬實	蒼白、匙狀指甲、失去光澤、容易斷裂
臉部	皮膚光滑、健康的膚色	臉色蒼白、臉頰消瘦或浮腫、月亮臉
眼睛	明亮、清澈有神、結膜紅潤，對光線改變能很快適應	結膜蒼白乾燥、角膜沒有光澤、眼球突出、對光線的改變無法於短時間內適應
嘴唇	平滑、飽滿、紅潤	乾裂、蒼白、口角炎
舌	深紅色、表面可見乳狀突起、無病變	舌面光滑、腫大、龜裂、潰瘍疼痛、味蕾萎縮、味覺遲鈍
牙齒	光亮、潔白、無蛀牙	齲齒、有黑色、棕色或灰色斑點、牙齒脫落
牙齦	紅色、無腫脹、無出血	紅腫或萎縮、易出血

▼ 表12-10　營養狀況之身體評估（續）

身體部位	營養狀況良好的表徵	營養狀況不良的表徵
口腔黏膜	濕潤、平滑	潰瘍、疼痛
肌肉骨骼	肌肉張力良好，結實，姿勢良好，身體筆直、無畸形，活動自如	肌肉軟弱無力、肌肉消瘦、彎腰駝背、老年性骨折
心臟血管	心跳每分鐘60~100次，心律規則，血壓正常	心跳每分鐘100次以上或60次以下、心律不整、心臟肥大、血壓過高或過低
腸胃	食慾佳，排泄規律，無脹氣、腹瀉、便祕、觸痛、腫塊之情形	厭食、消化不良、腹瀉、便祕、腹脹、肝脾腫大
神經	精神穩定、注意力集中、反射正常、感覺功能正常	心智混亂、注意力不集中、疲倦欲睡、反射減弱或消失、肢體有麻木感、刺痛感、手足抽搐
其他		傷口及組織修復延遲，輕微發燒

（四）人體測量 (Anthropometry)

　　主要是測量身高、體重、身體質量指數(body mass index, BMI)、腰圍等。體重常會受到體液狀況之影響，例如：靜脈輸注、利尿劑、水腫、腹水、脫水等，需謹慎評估。

⊃ 計算理想體重 (Ideal Body Weight, IBW)

　　測量時必須穿著相同的衣服、在相同時間、以相同的磅秤測量較為準確。快速地體重變化通常是體液不平衡所造成。理想體重的計算方法如下：

1. 簡易的估算法：男性：（身高(cm)－80）×0.7
　　　　　　　　　女性：（身高(cm)－70）×0.6

2. 衛生福利部建議之理想體重計算法：

　　(1) 20~34歲：男性：62＋（身高(cm)－170）×0.6
　　　　　　　　　女性：52＋（身高(cm)－158）×0.5

　　(2) 35~54歲：男性：62＋（身高(cm)－166）×0.6
　　　　　　　　　女性：52＋（身高(cm)－154）×0.5

　　(3) 55歲以上：男性：62＋（身高(cm)－164）×0.6
　　　　　　　　　女性：52＋（身高(cm)－152）×0.5

3. 運用成人理想體重範圍表：由衛生福利部公布，見表12-11。

　　利用上述方法獲得個人之理想體重數值後，比較目前實際體重與理想體重之差距，計算公式為：

$$\frac{實際體重(kg)}{理想體重(kg)} \times 100\%$$

　　實際體重在**理想體重±10%為正常範圍**。超過理想體重10~20%為體重過重,超過20%以上為肥胖;反之,低於理想體重10~20%為體重過輕,低於理想體重20%以上為消瘦(表12-12)。

▼ 表12-11　成年人的理想體重範圍

身高(cm)	健康體重(kg)	理想體重範圍(kg) 18.5≤BMI<24	身高(cm)	健康體重(kg)	理想體重範圍(kg) 18.5≤BMI<24
145	46.3	39.0~50.5	166	60.6	51.0~66.0
146	46.9	39.0~51.0	167	61.4	51.5~67.0
147	47.5	40.0~52.0	168	62.1	52.0~68.0
148	48.2	40.5~52.5	169	62.8	53.0~68.5
149	48.8	41.0~53.0	170	63.6	53.5~69.0
154	49.5	41.5~54.0	171	64.3	54.0~70.0
151	50.2	42.0~55.0	172	65.1	54.5~71.0
152	50.8	42.5~55.5	173	65.8	55.0~72.0
153	51.5	43.0~56.0	174	66.6	56.0~72.5
154	52.2	43.5~57.0	175	67.4	56.5~73.5
155	52.9	44.5~57.5	176	68.1	57.0~74.0
156	53.5	45.0~58.0	177	68.9	58.0~75.0
157	54.2	45.5~59.0	178	69.7	58.5~76.0
158	54.9	46.0~60.0	179	70.5	59.0~77.0
159	55.6	46.5~60.5	180	71.3	60.0~77.5
160	56.3	47.0~61.5	181	72.1	60.5~78.5
161	57.0	48.0~62.0	182	72.9	61.0~79.5
162	57.7	48.5~63.0	183	73.7	62.0~80.0
163	58.5	49.0~64.0	184	74.5	62.5~81.0
164	59.2	49.5~64.5	185	75.3	63.0~82.0
165	59.9	50.0~65.0	186	76.1	64.0~83.0

註:
1. 理想體重(kg)=[身高(公尺)]²×22
2. 理想體重範圍為理想體重±10%
資料來源:衛生福利部(2018,1月3日)。*判斷自己是否屬於健康體重*。https://www.hpa.gov.tw/Pages/Detail.aspx?

▼ 表12-12　體重的判讀

體重範圍	判　讀	體重範圍	判　讀
＞120% IBW	肥胖	80~90% IBW	輕度體重過輕
110~120% IBW	體重過重	70~80% IBW	中度體重過輕（消瘦）
90~110% IBW	體重正常	＜70% IBW	嚴重體重過輕（消瘦）

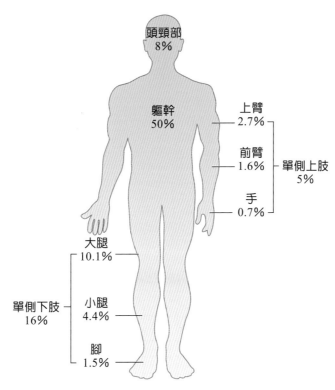

✚ 圖12-5　身體各部位佔體重的百分比

　　計算理想體重時，若病人有截肢的情況，需依截去之身體部位所佔體重之百分比（圖12-5）作調整。計算方式如下：

$$IBW = \frac{（100 - 截肢\%）}{100} \times 以原始身高估算之IBW$$

➲ 比較目前體重與平常體重

　　相對於比較目前體重與理想體重，此法更為實用（表12-13）。

▼ 表12-13　體重減輕程度的判讀(Grodner, Escott-stump., & Dorner, 2016)

時　間	中度體重減輕(%)	嚴重體重減輕(%)
1週	1~2	＞2
1個月	5	＞5
3個月	7.5	＞7.5
6個月	10	＞10

動動腦

　　你有體重方面的困擾嗎？太重還是太輕？你自己期望的體重是幾公斤？有在理想體重範圍內嗎？對於體重的困擾曾試過哪些方法解決呢？

註：衛福部國民健康署提供民眾健康體重管理諮詢服務，諮詢專線「0800-367-100（0800－瘦落去－要動動）」，也可利用國民健康署網站或肥胖防治網問題諮詢專區的網路電話撥入功能，或搜尋LINE ID：0800367100，向客服人員諮詢關於健康飲食、運動生活化及健康體重等相關疑問。

➲ 計算身體質量指數

　　由於理想體重並未考慮年齡的因素，故目前健康專業人員較喜歡用身體質量指數(body mass index, BMI)作為評估的依據。身體質量指數可用來評估肥胖與蛋白質熱量營養不良。其測量步驟為：

1. 測量身高與體重。

2. 計算BMI。BMI公式 $= \dfrac{體重(kg)}{身高平方(m^2)}$

3. 判讀結果：依據衛生福利部為國人所訂的標準判讀（表12-14）。

　　例如：張女士身高150cm，體重60kg，其BMI為：$\dfrac{60}{1.5^2} = 26.6$，判讀其結果為體重過重。

▼ 表12-14　BMI的判讀標準

BMI(kg/m²)	數值判讀結果
＜18.5	體重過輕
18.5~24	**正常（健康體位）**
24~27	**體重過重**
27~30	輕度肥胖
30~35	中度肥胖
≧35	重度肥胖

動動腦

請寫出你的身高及體重，並計算你自己的BMI是否在正常範圍內呢？

⊃ 測量身體的組成

身體攝取過多的熱量會轉化為脂肪組織，儲存於皮下或內臟周圍組織。通常以皮層厚度來估算皮下脂肪含量；而上臂中點環圍、上臂中點肌肉環圍則用來估算骨骼肌質量。

1. 測量皮層厚度(skin fold thickness)：身體約一半的脂肪組織位於皮膚下，所以皮膚的厚度可以反映出身體的總脂肪量。

    (1) 三頭肌皮層(triceps skin fold, TSF)：為臨床上最容易測量的部位，測量方法為以彎角規夾住**上臂中點背側的皮膚皺摺**（圖12-6）。男性正常約為13mm，女性約為17mm。

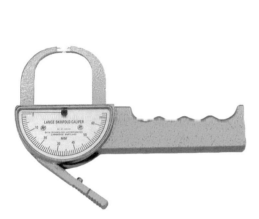
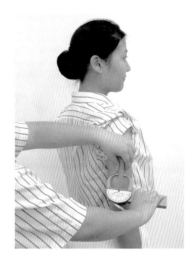

✚ 圖12-6　三頭肌皮層的測量：以彎角規夾住上臂中點背側的皮膚皺摺

    (2) 肩胛骨下皮層厚度(subscapular skinfold, SSS)：方法類似，只是位置在**肩胛骨下方**，單位亦為mm。

    體脂肪佔全身體重百分比的推算公式：

    男性＝0.43×TSF＋0.58×SSS＋1.47
    女性＝0.55×TSF＋0.31×SSS＋6.13

2. 測量上臂中點環圍(mid-upper arm circumference, MAC)：在非慣用側手臂，以捲尺在**肩峰與鷹嘴突的中點**環繞一圈，測量其手臂環圍（圖12-7）。

3. 測量上臂中點肌肉環圍(mid-upper arm muscle circumference, MAMC)：

    MAMC(cm)＝MAC(cm)－3.14(π)×TSF(mm)÷10

    三頭肌皮層、上臂中點環圍上臂中點肌肉環圍的正常值請見表12-15。

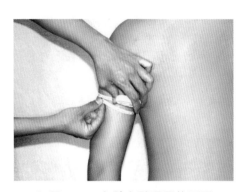

✚ 圖12-7　上臂中點環圍的測量

▼ 表12-15　人體測量之正常值

項 目	男 性	女 性
三頭肌皮層(TSF)	7.3~12.5 mm	9.9~16.5 mm
上臂中點環圍(MAC)	17.6~29.3 cm	17.1~28.5 cm
上臂中點肌肉環圍(MAMC)	15.2~25.3 cm	13.9~23.2 cm

4. 身體脂肪量：目前坊間有各式體脂肪計來測量全身脂肪量（圖12-8），測量結果是以其佔
   體重的百分比來表示，身體脂肪量愈多表示愈肥胖。男性正常值為12~18，20（或25）以
   上屬肥胖；女性正常值為18~24，25（或30）以上屬肥胖。

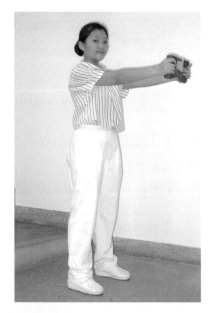

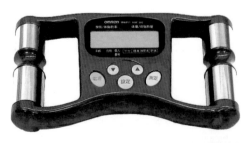

✚ 圖12-8　以體脂肪計測量身體體脂肪量

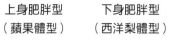

5. 體脂肪之分布：體型依照脂肪堆積的部位可以分為上身肥胖型（又稱為男子型或蘋果型）與下身肥胖型（又稱為女子型或西洋梨型）兩種：(1)**上身肥胖型**，脂肪多堆積在**腹部**，即一般俗稱的鮪魚肚或啤酒肚的「中厚」或「中廣」型身材，罹患冠心病、高血壓、第二型糖尿病等慢性病的機會較高；(2)**下身肥胖型**，脂肪多堆積在**臀部與大腿**，與胰島素抗性增加、代謝症候群有關。上身肥胖的指標為：

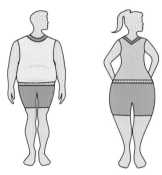

上身肥胖型（蘋果體型）　　下身肥胖型（西洋梨體型）

✛ 體脂肪分布的體型

(1) 腰圍：男性 ≤ 90cm，女性 ≤ 80cm。腰圍測量方法：以皮尺繞過腰部，調整高度使能通過左右兩側腸骨上緣至肋骨下緣之中間點，測量時維持正常呼吸，於呼氣結束時，量取腰圍。

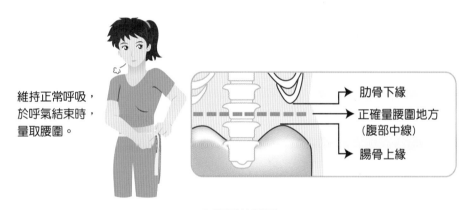

維持正常呼吸，於呼氣結束時，量取腰圍。

肋骨下緣
正確量腰圍地方（腹部中線）
腸骨上緣

✛ 腰圍的測量

(2) 腰臀比(waist to hip ratio)：腰圍除以臀圍所得的比值，男性＞0.9，女性＞0.85。

（五）實驗室檢驗資料 (Laboratory Studies)

許多因素會影響檢驗結果（如：體液的平衡、肝功能、腎功能），所以無法單就某一項目的檢驗結果判斷是否營養不良。常用來判斷營養狀態的項目包括：

1. **血漿蛋白**：白蛋白(albumin)、運鐵蛋白(transferrin)、前白蛋白(prealbumin)、結合蛋白(binding protein)、視網醇結合蛋白(retinol binding protein)、總鐵結合能力(total iron-binding capacity)及血紅素(hemoglubin)。由於它們的代謝半衰期不同（albumin 21天；transferrin 8~9天；prealbumin 2天），所以白蛋白是衡量慢性病營養狀態的良好指標，前白蛋白則是衡量最近營養狀況較好之指標；白蛋白、前白蛋白及淋巴球是蛋白質攝取量的指標；運鐵蛋白可以反映出蛋白質和鐵的儲存（表12-16）。

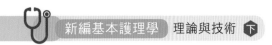

2. 血比容(hematocrit)、血紅素(hemoglobin)、淋巴球總數。

3. 蛋白質代謝：

(1) 氮平衡：24小時尿素氮(24-hour urinary urea nitrogen, UUN)。

(2) **肌酸酐高度指數(creatinine height index, CHI)：是用來評估無脂身體質塊(lean body mass)的方法**，每天約有17%的肌酸分解成肌酸酐，並由尿液排出，可分析24小時尿液中肌酸酐的量。

4. 血糖(glucose, blood sugar)、膽固醇(cholesterol)、三酸甘油酯(triglyceride)、和脂蛋白(lipoprotein)等可顯示病人是否需調整飲食。

▼ 表12-16　評估營養狀態的檢驗報告項目及數值

項目	前白蛋白(prealbumin) (mg/dL)	白蛋白(albumin) (gm/dL)	運鐵蛋白(transferrin) (mg/dL)
半衰期（天）	2	21	8~9
正常	16~30	**3.5~5.0**	200~400
輕度營養不良	10~15	2.8~3.5	150~200
中度營養不良	5~10	2.1~2.7	100~150
重度營養不良	＜5	＜2.1	＜100

（六）營養評估工具

　　臨床上常利用評估篩選工具，找出高風險病人，以做進一步的評估及提供適當的營養介入措施。常用的工具例如：迷你營養評估表(mini nutritional assessment, MNA)（表12-17）、營養危險因子篩檢法(nutritional risk screening, NRS)、營養不良篩檢工具(malnutrition universal screening tool, MUST)（見圖12-9）。

▼ 表12-17　迷你營養評估(Mini Nutritional Assessment, MNA)

篩選項目	計 分
A. 三個月來是否因為沒有食慾、消化道問題、咀嚼或吞嚥困難而使得進食量減少？	0：大量減少攝取量 1：中度減少攝取量 2：未減少食物攝取量
B. 前三個月體重是否減輕？	0：體重減輕＞3公斤 1：不知道 2：體重減輕1~3公斤 3：體重沒有減輕
C. 活動力	0：臥床或只能坐椅子 1：可離開床或椅子，但無法外出 2：可以外出
D. 三個月內有心理壓力或急性疾病	0：有 2：無
E. 神經心理問題	0：嚴重失智或憂鬱 1：輕微失智 2：沒有神經心理問題
F1. BMI(kg/m^2)	0：BMI＜19 1：BMI19~＜21 2：BMI21~＜23 3：BMI≧23 （若無BMI資料，則以F2代替F1，若已回答F1，則不須回答F2之問題）
F2.小腿肚圍（公分）	0：＜31 3：≧31
篩檢總分（0~14分）意義	12~14分：正常 8~11分：高危險營養不良 0~7分：營養不良

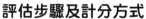

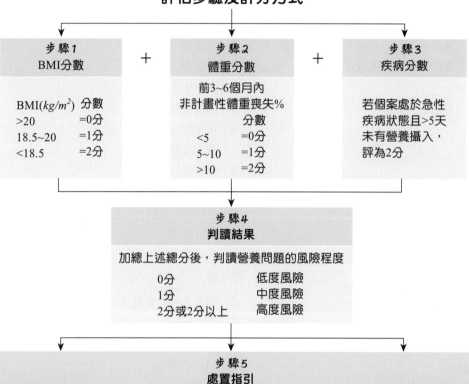

評估步驟及計分方式

步驟1 BMI分數	+	步驟2 體重分數	+	步驟3 疾病分數
BMI(kg/m^2) 分數 >20　　=0分 18.5~20　=1分 <18.5　　=2分		前3~6個月內 非計畫性體重喪失% 　　　　分數 <5　　=0分 5~10　=1分 >10　=2分		若個案處於急性 疾病狀態且>5天 未有營養攝入， 評為2分

步驟4
判讀結果

加總上述總分後，判讀營養問題的風險程度

0分	低度風險
1分	中度風險
2分或2分以上	高度風險

步驟5
處置指引

0分／低度風險 常規性臨床照護	1分／中度風險 觀察	≧2分／高度風險 治療
・定期重新評估： 　a.醫院：每週1次。 　b.長期照護機構：每月1 　　次。 　c.社區：特定族群（例如 　　75歲以上）每年1次。	・記錄個案之飲食3天。 ・若個案有營養改善或已有適當 　的飲食攝入則無需處理；若未 　改善，則須追蹤。 ・定期評估： 　a.醫院：每週1次。 　b.長期照護機構：每月1次。 　c.社區：每2~3個月1次。	・照會營養師、營養治療小組 　或啟動機構處理流程。 ・增進營養攝取量。 ・監測和檢討治療計畫： 　a.醫院：每週1次。 　b.長期照護機構：每月1次。 　c.社區：每日1次。 註：除非營養支持是有害或沒有預期性 　　的益處，如瀕死病患。

・治療潛在原因，視個案需求提供有關食物 　選擇及飲食相關訊息的諮詢及建議。 ・記錄營養不良的種類。 ・記錄所需要的特殊飲食。	肥胖： ・記錄肥胖現況與潛在的 　原因及之前所用過的控制 　方法。

個案在照顧機構的轉介過程中，需重新評估並確認營養風險狀況。

參考資料：引自BADEN (British Association for Parenteral and Enteral Nutntion)。

➕ 圖12-9　營養不良篩檢工具(Malnutrition Universal Screening Tool, MUST)

二、護理診斷（健康問題）

經由評估資料護理人員可以確認與營養有關之的護理診斷如下：

1. 潛在危險性體重過重。
2. 體重過重。
3. 營養不均衡：少於身體需要。
4. 與營養有關的知識缺失。
5. 自我照顧能力缺失：進食。
6. 高危險性吸入。

三、護理目標

依不同護理問題及病人之個別性，訂立不同目標，以作為護理措施之指引；所訂立的護理目標應具體、可評值。

1. 潛在危險性體重過重：
   (1) 能說出均衡飲食的概念。
   (2) 能將自己目前的飲食型態與所建議的健康飲食做比較。
   (3) 能了解運動在體重控制中的重要性。
   (4) 能運用各種不同方式規劃飲食，以達到長期控制體重的目標。
2. 體重過重：
   (1) 能說出造成體重增加的原因。
   (2) 能辨識自己可以控制的飲食行為。
   (3) 能運用各種不同的方式規劃飲食，以達到長期控制體重的目標。
   (4) 在一段適當的時間之中，體重能達到理想的減輕狀況（每週0.5~1kg）。
   (5) 能將可消耗能量的活動納入日常活動中。
3. 營養不均衡：少於身體的需要：
   (1) 能辨識造成體重過輕的因素。
   (2) 能辨識並了解營養需求。
   (3) 能攝取適當的營養。
   (4) 體重能逐漸朝向理想體重。
   (5) 能維持沒有營養不良的徵象出現。

四、護理措施

健康小組成員彼此間共同的合作、交換訊息、討論，才能有效處理病人的營養問題。醫師負責開立飲食處方、實驗室檢驗、診斷及監測；營養師負責監測病人的營養狀態與進食情

形，並根據記錄及特殊疾病，並提供建議與諮詢。藥師則專精於藥物與營養素之間的交互作用；職能治療師則可以提供適當的進食輔助器具或設備。

護理人員具有關鍵性角色，主要的責任是協調及執行整個照顧計畫，由於與病人接觸的時間最長，較能了解其狀況，而能作通盤的考慮，如：經濟狀況、對食物的喜好、對營養的信念和對治療飲食的反應等，加強衛教，並創造進食氣氛、協助進食、觀察病人的食慾及食物攝取情形、提供腸道或非腸道營養，隨時和醫師及營養師作討論，使其達到最佳的營養狀態。而護理人員在飲食治療工作上之職責包括：

（一）促進食慾

疾病、藥物、治療、不習慣的食物、環境、身體不舒服、疼痛、和心理的憂慮、悲傷都會影響病人的食慾，特別是住院病人，護理人員應關心了解其進食狀況。改善食慾的方法如下：

1. 在用餐前緩解疾病的症狀，如：協助疲憊者獲得休息、依醫囑給予發燒者退燒藥、疼痛者止痛藥。
2. 避免在用餐前後立即給予不愉快或不舒服的治療。
3. 提供愉快、清潔、舒適的用餐環境，移除令人不舒服的物品或氣味，如：使用過之便盆、嘔吐物或髒的衣物。
4. 用餐前鼓勵或提供口腔護理，以增進味覺的能力。
5. 用餐前可給予少量的果汁，以促進其食慾。
6. 降低其心理壓力，對治療及病情的不了解、害怕，會使其沒有食慾，可以透過和病人討論其感覺並提供相關資訊，以減低其壓力。
7. 協助安排舒適的用餐姿勢。
8. 鼓勵和家人朋友一起用餐。
9. 提供少量多餐飲食。
10. 避免用餐時攝取過多水分。
11. 提供病人喜好且熟悉的色香味俱全食物，必要時可請其親友帶來。
12. 評估病人是否有使用促進食慾藥物之需求，例如Megestrol(Megace)、Cyproheptadine (Periactin)等。

（二）噁心嘔吐者的護理原則

⊃ 噁心的護理

1. 查看並移除可能引起噁心的不好氣味或事物，避免看到、聽到、聞到令人噁心的東西或事情，如：不好的味道、正在嘔吐的人。

2. 協助病人做深呼吸，並運用轉移注意力的方式，如：欣賞音樂、閱讀或談論病人有興趣的話題。

3. 提供清淡、冷食或室溫之食物。

4. 可以嘗試酸的食物，如：檸檬汁。

5. 避免油膩、過鹹、辛辣或氣味過度刺鼻的食物。

6. 避免劇烈的移動或活動。

7. 噁心發生時，暫時避免攝取食物及液體，因胃部擴張易刺激嘔吐中樞。

● 嘔吐的護理

1. 暫時限制病人攝取飲食。

2. 協助病人將頭側向一邊，避免肺吸入。

3. 將室溫、空調、燈光及聲音調整在最舒適的狀態。

4. 必要時可用冷毛巾敷在病人前額或頸後(Timby, 2017)。

5. 病人嘔吐後，儘快協助病人清潔口腔或行口腔護理。

6. 儘速移除嘔吐物並運用空氣流通排除不好的氣味。

7. 觀察並記錄嘔吐次數、嘔吐物的性狀及量。

8. 依醫囑給予止吐劑。

（三）教導獲得適當營養的正確方式

1. 提供有關營養正確的訊息。

2. 依個別情況教導其如何攝取足夠的熱量與營養素。

3. 盡量保持理想體重。

4. 依病人的喜好及經濟狀況提供替代性食物種類。

5. 辨認食物包裝上的營養標示（見圖12-3）與安全期限，以選擇適當的食物。

6. 注意食物在清洗、烹調、保存過程的清潔衛生。

你在購買食品時，會注意哪些標示呢？

（四）提供適當的飲食種類

依病人的病情不同而有不同的營養需求，需要由不同的飲食來提供，適當的飲食可使病人早日恢復健康。其目的有：(1)恢復或維持病人良好的營養狀況；(2)增加或減輕體重；(3)矯

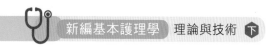

正營養素的不足，恢復健康或預防疾病；(4)調節飲食以改善病人代謝某種營養素的功能；(5)調整飲食使病變的器官獲得休息。

　　飲食的種類可依食物質地及所含成分作區分。

1. 依食物質地區分，請見表12-18。
2. 依食物成分作區分，請見表12-19。

▼ 表12-18　飲食的種類－依食物質地與特性作區分

種　類	特　點	適用情況	食物類型舉例
常規飲食(regular or full diet)	1. **醫院最常用之飲食** 2. **營養均衡**，色香味俱全 3. 製備簡單 4. 可依病人喜好及習慣製備	無特殊飲食限制	
細碎飲食 (ground diet or pureed diet)	1. 將食物切成細碎小塊並煮爛 2. 食物種類無特殊限制	無牙者、咀嚼困難、吞嚥困難	
溫和飲食 (bland diet)	1. **減少使用刺激胃酸分泌的食物**及調味品，例如酒、咖啡因、辣椒、碳酸飲料等 2. **低纖維**、易消化之均衡飲食 3. 避免過冷、過熱或高油脂食物	**消化性潰瘍、胃潰瘍**、腹瀉、潰瘍性結腸炎、胃部手術後	以蒸煮燉方式烹調、糊泥狀食物
軟質飲食 (soft diet)	1. **低纖維，容易咀嚼和消化** 2. **避免質地堅硬、纖維粗糙之食物** 3. 多以蒸煮的烹調方式使食物軟化 4. 許多食物都可透過烹煮、攪拌及切細製成軟質食物 5. 纖維質較少易有便祕問題	**咀嚼或吞嚥困難**、消化不良、身體虛弱	稀飯、煮軟的麵條、蔬菜、水果、起司
半流質飲食 (semi-liquid diet)	將食物經機械方式處理絞碎，做成**不需咀嚼即可吞嚥之飲食**	**學習吞嚥、無牙、咀嚼或吞嚥困難、腸胃道疾病、身體虛弱**	較稠之液態食物，如：粥、米漿、布丁、豆花、嫩豆腐、呈液態之其他食品
全流質飲食 (full liquid diet)	1. 食物為**液體型態**或遇到體溫會變成液體狀（如冰淇淋） 2. **質地細、纖維含量少、易消化** 3. 此飲食的鐵、蛋白質含量及熱量較低，若要長期使用需額外補充熱量、營養素	**無法咀嚼或吞嚥固體食物、處於疾病之急性期**	豆漿、牛奶、果汁等

▼ 表12-18　飲食的種類－依食物質地作區分（續）

種　類	特　點	適用情況	食物類型舉例
清流質飲食 (clear liquid diet)	1. 作為從靜脈營養轉換到腸道營養之第一階段飲食 2. 提供1000~1500mL/天的液體食物，預防脫水與減少腸胃道刺激，但僅提供水分和簡單的醣類，無法提供足夠的營養素與熱量，使用時間最好勿超過48小時 3. **完全無渣、不產氣、不刺激腸道蠕動**，可減少殘渣及糞便至最少量，幫助腸道功能恢復，使病人盡早使用正常飲食	腸道檢查或腸道手術前之準備、腸道手術後、急性腸炎、嚴重腹瀉	無渣、清澈如米湯（適合剛排氣之病人）、**去油**之清湯、**過濾**之果汁。牛奶、豆漿不適用
管灌飲食 (N-G diet tube feeding)	1. 依病人需求可調配不同配方 2. 食物須經過濾、無顆粒、呈液態狀	昏迷、意識不清、無法咀嚼、吞嚥、兔唇、腭裂、口咽氣管手術	管灌專用配方，不可用一般奶粉

▼ 表12-19　飲食的種類－依食物成分作區分

食物成分	飲食種類	適用情況
熱量	1. 糖尿病飲食(DM diet)	糖尿病患者
	2. 減重飲食(low calorie diet)	體重過重、肥胖者
蛋白質	1. 低蛋白飲食(low protein diet)（攝入量為20~40克／天）	**肝硬化或肝昏迷、尿毒症、慢性腎臟疾病或腎功能不全患者**
	2. 高蛋白飲食(high protein diet)（攝入量為1.5~2克／公斤）	**營養不良、發燒、感染、肝炎患者**、燒傷
脂肪	1. 低脂飲食(low fat diet) 2. 低膽固醇飲食(low cholesterol diet)	肥胖、**高血脂、膽囊炎、胰臟病變、心血管**疾病、動脈硬化患者
礦物質	1. **低鹽飲食(low salt diet)**	水腫、高血壓、心臟病、腎臟病患者
	2. 高鉀飲食(high potassium diet)	發燒、嘔吐、燒傷48小時後患者
	3. 高鐵飲食(high iron diet)	出血、缺鐵性貧血、腸切除、吸收不良症候群患者
纖維質	1. **低渣飲食(low residue diet)**[註1]	**腸道手術前後、嚴重腹瀉**、結腸炎患者
	2. 高纖飲食(high fiber diet)	便秘、痔瘡、憩室症、預防結腸癌者
普林	低普林飲食(low purine diet)[註2]	**高尿酸血症、痛風患者**

註：
1. 低渣飲食宜避免刺激性及產氣食物；**牛奶及豆漿**雖屬流質食物，但**易產氣**，不適合低渣飲食者食用。
2. 低普林飲食宜避免普林成分高的食物，高普林食物（150~1,000毫克／100公克）例如：發芽豆類、黃豆、內臟、海鮮海產類、肉汁、紫菜、香菇、蘆筍、酵母（如啤酒）等。

（五）協助進食障礙者獲得營養

● 由口進食

需要協助進食者，通常有兩類－極度虛弱者（如：病情嚴重的老人）與失能者（如：中風、眼盲、失智等），病人可能會覺得困窘，應盡量維護其自主性與自尊，可以利用一些輔助器具，可以增進其獨立性；且不要讓病人感受到時間很急迫，讓其可以安心咀嚼、吞嚥與進食。

● 腸道營養法 (Enternal Nutrition)

當病人的腸胃功能完好，但無法由口取食，例如昏迷、中風、嚴重燒傷等，採用管灌飲食，可保留腸道結構與功能的完整，是一種比較安全又經濟提供營養素的方法。

將導管自鼻腔或口腔插入，經食道到達胃或十二指腸，或經由腹腔在胃或空腸的造瘻口，利用導管將液體食物送至腸胃道，稱為「管灌食(tube feeding)」。

1. 管灌食的適應症：凡是無法由口進食但腸道仍具功能者。
   (1) 口咽或食道障礙：創傷或骨折、惡性腫瘤、頭頸部放射線治療、姑息性化學治療。
   (2) 腸胃道異常：發炎性腸道疾病、惡性腸道疾病、瘻管。
   (3) 慢性胰臟炎。
   (4) 神經或精神異常：腦血管意外、中樞性神經系統異常、厭食、嚴重憂鬱症。
   (5) 燒傷、創傷等生理壓力。

2. 管灌食的種類（圖12-10）：
   (1) **鼻胃管灌食法**(nasogastric tube feeding, N-G feeding)：將管子由鼻腔插入，經食道到胃，施予灌食，可以留置較長時間。
   (2) 口胃管灌食法(orogastric tube feeding)：將管子由口腔插入，經食道到胃，施予灌食。適於鼻中膈彎曲、無硬腭者，只能短期留置。

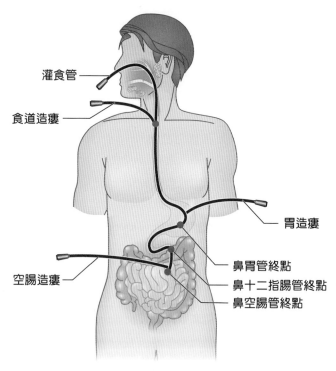

灌食管
食道造瘻
胃造瘻
鼻胃管終點
鼻十二指腸管終點
鼻空腸管終點
空腸造瘻

✚ 圖12-10　管灌食的種類及其部位

(3) 鼻腸管灌食法：管子由鼻腔插入，經食道、胃，到達十二指腸，稱為鼻十二指腸管灌食法(nasoduodenal tube feeding)；若到達空腸，則稱為鼻空腸管灌食法(nasojejunal tube feeding)。

(4) 造瘻灌食法：將管子置入食道、胃或空腸等造瘻口，所進行的灌食方法。包括：

① 食道造瘻管灌食法(esophagostomy tube feeding)：適於頭頸部手術者。

② 胃造瘻管灌食法(gastrostomy tube feeding)：適於食道狹窄、阻塞或手術者。

③ **空腸造瘻管灌食法**(jejunostomy tube feeding)：適於**幽門以上部位**且需長期治療者。

(5) **經皮內視鏡胃造瘻**(percutaneous endoscopic gastrostomy, PEG)：**以造口灌食法提供腸道營養之途徑**，若灌食時間超過4週、神經功能障礙（例如中風後）、食道癌或口鼻損傷者可考慮用此方法。此法不需全身麻醉，危險性也低，比鼻胃管更為方便與舒適，歐美國家很常用。

3. 灌食方法：

(1) 批次式(bolus feeding)：為最常採用之方法，乃利用灌食空針，藉推力或重力使液體食物流入胃內。通常每隔3~6小時灌食一次，**每次灌食量約250~350c.c.，以不超過500c.c.為原則**。

(2) 間歇式(intermittent feeding)：此法不需灌食幫浦，將液體食物放入灌食袋，利用重力原埋緩緩流入胃內，於白天或夜晚連續8~16小時，不需24小時連續灌食，故個案有較多時間可以活動。灌食期間也須採半坐臥式，以幫助胃排空及預防肺吸入。

(3) 連續滴注式(continuous feeding)：利用灌食幫浦(feeding pump)（圖12-11）控制灌食速度的連續式灌食方式，可以降低腹瀉、腹脹、吸入性肺炎等合併症之發生率。灌食期間須採半坐臥式，以幫助胃排空及預防肺吸入，流速約40~50c.c./hr。

4. 管灌食的合併症：管灌食的常見合併症、造成的原因及其護理措施如表12-20所示。

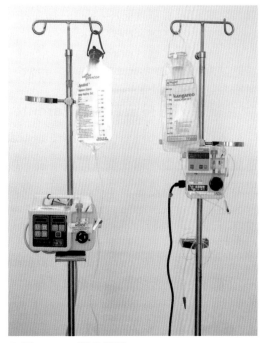

✚ 圖12-11　灌食幫浦

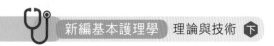

▼ 表12-20 管灌食常見合併症的原因及其護理措施

合併症	造成的原因	護理措施
肺吸入 (pulmonary aspiration)	1. 導管移位（尤其是病人發生嘔吐或劇烈咳嗽後） 2. 灌食時採平躺姿勢 3. 胃排空延緩 4. 食物逆流 5. 作嘔反射缺損	1. 灌食前檢查管子是否固定在原本的長度(AACN, 2018) 2. 灌食前先反抽以確認導管在胃內，而非在肺或捲曲於咽喉。若反抽胃容物超過120c.c.，應暫停2小時再灌食 3. 灌食前抬高床頭30~45度，並維持30分鐘至2小時 4. 減緩灌食速度或改採連續性灌食或改用較細之鼻胃管
噁心、嘔吐 (nausea and vomiting)	1. 灌入的速度過快或量過多 2. 灌入太多空氣 3. 灌食時採平躺姿勢 4. 胃排空速度太慢	1. 灌食前抬高床頭30~45度，並維持30分鐘至2小時 2. 灌食前若反抽胃容物超過120c.c.，應暫停2小時再灌食 3. 減慢灌食速度 4. 改採連續性灌食 5. 勿灌入空氣
腹絞痛 (abdominal cramping) 腹瀉(diarrhea)	1. 高濃度配方 2. 配方受到細菌汙染 3. 灌食速度過快或溫度過低 4. 乳糖不耐症	1. 稀釋配方濃度，再逐漸增加濃度 2. 灌食配方應保持新鮮，勿久置於室溫下 3. 製備、儲存、灌食過程，應注意清潔衛生 4. 減慢灌食速度，維持250~300c.c./20分鐘 5. 使用低脂或低乳糖配方
便秘 (constipation)	1. 纖維質、水分不足 2. 活動量不足	1. 使用含纖維質的灌食配方 2. 增加灌入液體量 3. 鼓勵增加活動
導管阻塞(tube occlusion)	1. 飲食配方或藥物沉積或附著於管壁 2. 導管沖洗量不足	1. 灌食及給藥前後以20~50c.c.的溫水沖洗管路 2. 藥物盡可能採溶液狀或充分溶解後再灌入 3. 避免將藥物直接加入灌食配方中

⊃ 全腸道外營養法 (Total Parenteral Nutrition, TPN)

當病人無法由腸胃道消化吸收營養素，或所得到的營養不足以供應身體之需要時，**將含各種營養素之製劑輸注進入靜脈系統，以改善病人的營養狀態，此種方法稱為靜脈營養、非腸道營養或腸道外營養法。**此法可能會發生**空氣栓塞、感染、高血糖、高血鉀**等合併症，需特別注意。腸道外營養靜脈注射進入人體的途徑有二種方式，分別為周邊靜脈營養與中央靜脈營養：

1. **周邊靜脈營養法**(peripheral parenteral nutrition, PPN)（圖12-12(a)）：適用於**短期**（5~7天）需要由腸道外提供營養者。因為周邊靜脈血管較細且血量少，高張溶液會對其造成刺激，通常只能接受滲透壓不超過600mOsm/L、較低濃度的醣類(＜10% dextrose)、蛋白質(<5%)、脂質(lipid)及胺基酸(amino acid)溶液，**無法提供足夠的熱量與營養素**（表12-21），通常是作為輔助性的營養治療。

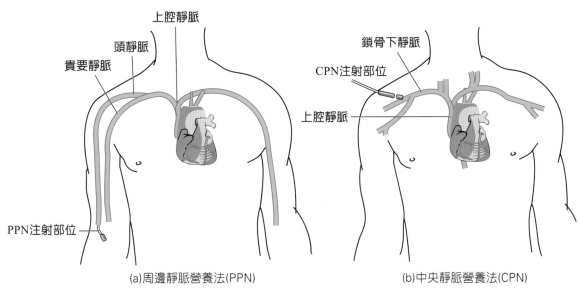

(a)周邊靜脈營養法(PPN)　　　　　　(b)中央靜脈營養法(CPN)

✚ 圖12-12　腸道外營養法的靜脈注射部位

2. **中央靜脈營養法**(central parenteral nutrition, CPN)（圖12-12(b)）：適用於需**長期**（7 天以上）由腸道外提供營養或需高張營養液者。因為中心靜脈（主要使用鎖骨下靜脈或內頸靜脈）管徑粗、血量大，故**可以使用高熱量、高濃度之營養製劑**，獲得比周邊靜脈營養法更高濃度之營養素，這種方式通常可以提供完全的營養，因此，中央靜脈營養與全腸道外營養(TPN)通常被畫上等號；但是中央靜脈營養也具有較大之感染風險，須密切地監控。醫院自行配置的靜脈營養溶液，未使用時須置放冰箱冷藏室儲存，於輸注前二小時於室溫下回溫，預防冰冷靜脈營養液進入病人體內發生寒顫。

▼ 表12-21　非腸道營養成分的熱量計算

成分種類	熱量
葡萄糖(Dextrose)	3.4 Kcal/gm
10%脂質乳劑(10% lipid emulsion)	1.1 Kcal/gm
20%脂質乳劑(20% lipid emulsion)	2.2 Kcal/gm
胺基酸(amino acid)	4.0 Kcal/gm

五、護理評值

　　護理人員在執行護理措施後，應針對護理目標，與病人及家屬一起評值病人的營養改善狀況並作討論。如果未能達成目標，應檢討整個護理過程，重新評估、分析原因、或修正護理目標，再繼續執行。護理目標應該有個別性，以下是一些參考的例子。

1. 病人的飲食攝取符合其身體的需要量並能促進健康：
   (1) 6/10病人可以依其性別、年齡、體重及生理狀況敘述出符合「國人膳食營養素參考攝取量(Dietary Reference Intakes, DRIs)」的飲食。
   (2) 6/12病人可以說出其利用飲食建議表使用適當的飲食。
   (3) 6/17病人的體重增加1公斤。
   (4) 6/18病人的檢驗報告（如：白蛋白、葡萄糖、三酸甘油酯等）在正常範圍內。
   (5) 出院時病人的皮膚及指甲已無營養缺乏的臨床表徵。

2. 病人的體重維持在理想體重範圍：
   (1) 6/10說出造成自己體重增加或減輕的原因。
   (2) 6/13已能調整自己的飲食行為。
   (3) 6/13能說出運動在體重控制中的重要性。
   (4) 6/17病人體重能達到理想的減輕狀況（每週0.5~1kg）。
   (5) 6/17能運用各種不同的方式規劃飲食，以達到長期控制體重的目標。

3. 病人能遵守飲食治療：
   (1) 在衛教課程後病人能列出特殊飲食應避免之食物。
   (2) 出院前病人能描述如何改變生活型態。
   (3) 出院前病人能討論其在出院後可能面臨的實際困難。

▼ 附表：常見的食物熱量與運動消耗熱量所需時間

食物名稱	熱量（大卡）	消耗熱量的運動時間
珍珠奶茶700mL	410	123分鐘
可樂 350mL	170	51分鐘
柳橙原汁 236mL	110	33分鐘
低糖茶 350mL	100	30分鐘
炸雞腿飯	810	243分鐘
三寶飯	960	288分鐘
蔥燒牛肉飯	670	201分鐘
糯米飯糰	250	75分鐘
小籠包	70	21分鐘
火腿蛋餅	380	114分鐘
廣東粥	310	93分鐘
起司加蛋漢堡	470	141分鐘
薯條（中）	250	75分鐘

參考資料：國民健康署(2018)，食物熱量換算運動熱量。https://www.hpa.gov.tw/Pages/Detail.aspx?nodeid=168&pid=724

技術 12-1 餵食法
General Oral Feeding

先備知識

1. 了解消化系統的解剖生理。
2. 了解營養素的種類與功用。
3. 了解營養評估的內容。
4. 了解影響攝食的因素。

應用目的

協助軟弱或無法自行進食的病人經由口獲得適當的營養。

操作步驟與說明

操 作 步 驟	說　　　明
工作前準備	
1. 了解病人習慣的用餐時間、是否安排檢查。	1-1. 有些檢查（例如胃鏡檢查）須禁食。
2. 核對病人護理治療卡與醫囑單之飲食種類。	2-1. 注意是否採特殊飲食。
3. 核對床頭卡及手圈，並詢問病人全名及出生年月日。	
4. 評估病人的意識程度與合作能力。	4-1. 以決定需協助的程度。
5. 向病人及家屬解釋目的與過程。	5-1. 目的在取得其合作。
6. 洗手：採內科無菌洗手法。	6-1. 預防交叉感染。
7. 準備用物：	
(1) 適合病人的飲食或治療餐	(1)-1. 視病人情況，可將**食物絞細**或可**軟質飲食**，以利吞嚥。
(2) 食具（筷子、湯匙、吸管、碗）	
(3) 餐巾（自備圍兜、毛巾或衛生紙代替）	
(4) 床上桌	
(5) 清潔口腔用具	
8. 將用物攜至病人單位。	

操 作 步 驟	說 明
工作過程	
1. 再次核對床頭卡及手圈，詢問病人全名及出生年月日。	
2. 整理單位環境，安排輕鬆氣氛。	2-1. 以促進病人食慾。
3. 協助病人洗手及清潔口腔。	3-1. 清潔口腔可促進口腔炎病人之食慾。
4. 協助病人採取舒適的姿勢，**盡量採坐姿或搖高床頭至少30~40°**，視情況準備床上桌。	4-1. 亦可協助病人下床坐於床旁椅，以利吞嚥。 4-2. 坐姿可促進吞嚥和消化，並降低食物誤入呼吸道的危險性。
5. 圍餐巾於病人胸前。	
6. 將餐盤置於床上桌或床旁桌。	
7. 協助進食：	
(1) 能自行進食者：協助其進食並觀察進食狀況。	(1)-1. 注意是否有不良飲食習慣，並給予相關衛教。注意是否有吞嚥問題。
(2) 眼盲、軟弱或無法自行進食者：依其習慣或喜好使用筷子或湯匙由健側餵食。	(2)-1. 餵食時湯匙以盛滿1/3的食物較適合咀嚼。 (2)-2. 以避免發生嗆到或吸入肺部之危險。
(3) 若個案有單側肌肉無力，協助個案頭轉向患側。	(3)-1. 保護呼吸道。
(4) 臥床者：進食流質飲食時，應支撐並抬高病人頭部，予使用吸管或由碗邊慢慢喝。	(4)-1. 須確保液體流速是可控制的。
8. 餵食中需等病人細嚼嚥下後再餵下一口。	8-1. 給予病人充足的時間咀嚼和吞嚥，避免讓病人感覺催促。
9. 進食中注意勿使食物翻倒或外溢；隨時用衛生紙擦淨病人嘴巴周圍。	9-1. 以維護病人尊嚴。
10. 於病人進食過程中，應隨時觀察是否出現嗆到之徵象，如：咳嗽、臉色改變等。	10-1. 若出現嗆到徵象，須馬上停止餵食。
工作後處理	
1. 用完餐後，觀察餐盤中剩餘之食物量，收拾餐具。	
2. 協助病人洗手及清潔口腔。	

操 作 步 驟	說　　明
3. 整理病人單位，並調整病人姿勢，以獲得休息。 4. 用物處理。 5. 洗手：採內科無菌洗手法。 6. 記錄：食慾、進食情形、食物種類、量、進食後之反應。	3-1. 進食後可**抬高床頭**，預防**吸入性肺炎**。 視情況可協助病人下床步行。

＋ 附 註

1. 若病人需記錄攝入及排出量，應在進食前將食物秤重，進食後再秤重，二者相減，並將進食的食物量詳細記錄在攝入及排出記錄單。
2. 協助視覺障礙者進食，應事先告知餐盤內的食物及位置，**可依時鐘的時間位置，描述其餐盤內食物所在位置**。例如飯在6點鐘的位置，魚在12點鐘的位置，青菜在3點鐘的位置（圖12-13），以利其進食。
3. 傳染病病人的餐具，盡量採用丟棄式，並依傳染病廢棄物處理。

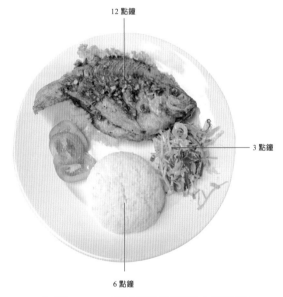

＋ 圖12-13　描述食物在餐盤中的位置

記錄範例

時　間	用藥及治療	生命徵象	護理記錄
12：00			食慾佳，主訴：「肚子很餓。」午餐予協助餵食一碗稀飯、兩匙肉鬆、一塊豆腐及一碟青菜，咀嚼吞嚥能力不錯，進食過程順利，餵食後主訴有飽足感，無不適反應，協助其抬高床頭，臥床休息中。 ／N1陳美

技術 12-2 協助鼻胃管插入法
Insertion of Nasogastric Tube

先備知識

1. 了解鼻胃管的種類與功用。
2. 了解上腸胃道的解剖生理學。

應用目的

1. 由鼻胃管提供無法由口進食者之營養與藥物。
2. 協助腸胃減壓。
3. 進行胃灌洗。
4. 協助診斷。

操作步驟與說明

操 作 步 驟	說 明
工作前準備	
1. 核對醫囑。	1-1. 醫囑：insert N-G tube。
2. 評估病人：	2-1. 確認管子的類型（圖12-14）與是否需要連接引流瓶或抽吸器。
(1) 評估病人，插鼻胃管的原因。	
(2) 查看病人的病史。	
(3) 心理狀態。	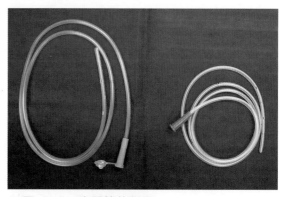
	✚ 圖12-14　鼻胃管的類型
3. 核對床頭卡及手圈，詢問病人姓名及出生年月日。	3-1. 確認病人資料，至少三項，確保病人安全。
4. 向病人及家屬解釋插入鼻胃管的目的、過程及注意事項。	4-1. 向病人解釋，包括：鼻胃管插入的過程會有不舒服的感覺，過程中若有不舒服或作嘔，可用食指朝上表示。
	4-2. 減低病人的焦慮並取得其合作。

操 作 步 驟	說　　明
5. 評估病人：	
（1）視診鼻腔，是否有任何刺激物、阻塞或出血。	
（2）評估作嘔反射(gag reflex)。	(2)-1. 確認病人吞嚥的能力與吸入的危險性。
（3）交替塞住每一側鼻孔，觀察病人呼吸是否受影響。	(3)-1. 以決定使用何側之鼻孔。
（4）了解病人的鼻部病史。	
6. 詢問病人是否需使用便盆。	6-1. 避免過程中病人想如廁。
7. 洗手：採內科無菌洗手法。	
8. 準備用物（圖12-15）：	
（1）治療盤及治療巾	
（2）丟棄式治療巾1條	
（3）細棉枝1包	
（4）鼻胃管1條	(4)-1. **成人用12~16 Fr.；兒童用8~12 Fr.；嬰兒用5~8 Fr.。**
	(4)-2. 選擇合適大小的管子，細的管子較舒適但較易阻塞。
	(4)-3. 若目的為腸胃道減壓，管腔不能太細，否則無法移除濃稠之分泌物。
（5）60mL灌食空針1支	
（6）無菌手套1付	
（7）壓舌板1支	
（8）筆燈(penlight)1支	
（9）聽診器1付	
（10）水溶性潤滑劑少許	
（11）衛生紙或紗布數張	
（12）溫開水1杯	
（13）彎盆1個	
（14）1吋膠布或專用膠布1捲	
（15）剪刀1把	
（16）安全別針1個	
9. 將用物攜至病人單位。	

操 作 步 驟	說　　　明

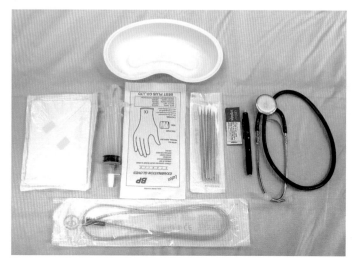

✚ 圖12-15　所需用物

工作過程

1. 再次核對床頭卡及手圈，詢問病人全名及出生年月日。

　　1-1.　再次確認病人。

2. 圍屏風或床簾。

　　2-1.　維護病人隱私。

3. 準備病人：

　　(1) 以筆燈檢視鼻腔黏膜的完整性和有否阻塞或畸形，以決定插管部位。

　　　(1)-1.　避免插進先前有手術或損傷的那一側。鼻息肉、鼻中隔彎曲、鼻黏膜損傷者應由口腔插入。

　　(2) 協助病人**採坐姿**，並將枕頭置於頭、頸、肩部；**無法坐起者**，可調高床頭**45~60°**(High Fowler's Position)或採**右側臥**。

　　　(2)-1.　此姿勢有利於病人之吞嚥動作並可藉**重力原理**使鼻胃管較易向下滑動，並**降低吸入的危險**。

　　(3) 將丟棄式治療巾圍於病人胸前。

　　　(3)-1.　保護病人衣服及床單之清潔。

　　(4) 將彎盆及衛生紙置於病人易拿取之處。

　　(5) 協助病人取下眼鏡或活動性假牙。

　　　(5)-1.　防止假牙不慎脫落而吞入。

　　(6) 以細棉枝清潔鼻孔。

4. 打開鼻胃管包裝，露出鼻胃管末端。

　　4-1.　若為橡膠製鼻胃管則需先泡**冰水**數分鐘使管子變硬，以利插入。

5. 醫師戴上手套後，取出鼻胃管並纏繞於手上。

操 作 步 驟	說 明

6. 測量鼻胃管所需插入長度並黏貼膠布作記號。

  (1)　成人測量方式：

  ①　測量**鼻尖經耳垂至劍突與肚臍中間點之距離**（圖12-16）。

  ②　(NEX－50)÷2＋50　公分

    N(nose)：鼻尖

    E(ear)：耳朵（耳垂）

    X(xiphoid)：劍突

  (2)　兒童測量方式：

  ①　眉間至劍突之距離。

  ②　眉間至肚臍之距離的中點。

(1)-1. 一般成人約**45~55公分**，平均為50公分。

①-1. 此距離約相當於鼻子至胃的長度，若要達十二指腸或空腸則需再加20~30公分。

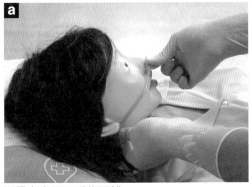

測量鼻尖至耳垂的距離

✛ **圖12-16　測量鼻胃管插入所需長度**

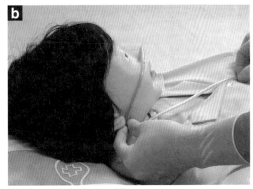

測量耳垂至劍突的距離

7. 將前段管子10~15公分環繞於食指後放開，使鼻胃管呈彎曲狀而易於插入。

8. 將**水溶性潤滑劑**擠在紗布上，潤滑鼻胃管前端約**7.5~10公分**。

7-1.　若管子太硬，易導致粘膜損傷。

8-1.　潤滑管子可以減少摩擦力，避免損傷鼻黏膜及利於管子插入。**不可使用油性潤滑劑**，因其無法溶解，若**誤插氣管易造成吸入性肺炎**。

8-2.　若需抽取胃液做細胞學檢查，則改用**生理食鹽水**或開水當潤滑劑，以免影響檢查結果。

操作步驟	說明
9. 請病人先將頭部往上仰並張口呼吸（頸部過度伸展），插管者手持鼻胃管前端約8~10公分處，輕輕將管子插入鼻腔，勿強行用力。	9-1. 頸部過度伸展可降低鼻咽連接處的角度，使鼻咽呈一直線。
10.當管子進入鼻咽部時，可朝後、朝下稍加施力使管子通過。	10-1. 此時有些病人眼眶會有淚水，此為黏膜受刺激的自然反應，視需要給予面紙。
11.當管子到達口咽部時，病人會有作嘔反射，此時**請病人頭部彎曲朝向胸前**。	11-1. 若病人持續作嘔可暫停插入，讓病人休息作幾次呼吸和吸啜少量的水。
	11-2. 頭部朝前可使管子容易進入後咽部及食道。
12.鼓勵病人**作吞嚥動作**；配合吞嚥動作將管子插入。	12-1. **吞嚥動作可使插管順利並使聲門關閉，避免誤入氣管**。視需要可提供少量的水或碎冰塊，協助病人作吞嚥動作。
	12-2. 不可強行插入，以免造成損傷。
	12-3. 若有阻力或病人出現**咳嗽、嗆到、呼吸困難或發紺時**，可能是管子誤入氣管，**應拔出管子**重新潤滑，從另一鼻孔重插。
13.盡可能溫和、快速地再繼續插入管子，至先前做好的標記處，將管子末端放在耳旁，注意聽是否有氣流的聲音。	13-1. 若聽到氣流音，表示誤入氣管，應移除管子。
14.以一條膠布暫時固定於臉頰處。	14-1. 以免移位或滑脫。
15.以筆燈及壓舌板檢查管子在喉部的位置。	15-1. 避免管子發生盤繞、扭結或誤入氣管情形。
16.檢查管子是否在胃內：	
(1) **以灌食空針反抽出10mL胃內容物並測試其pH值**。若無法抽出可請病人躺向另一側，重試一次。	(1)-1. pH值≤4表示為胃內容物，pH值≥6表示**為腸內容物**。
	(1)-2. **抽出之液體應再打回胃內**，以防電解質不平衡並幫助消化。
	(1)-3. 若無法抽出，可能是管子的開口抵住胃壁，可轉動管子後再試一次。
(2) 將聽診器放在病人腹部上腹區(epigastric area)，以灌食空針快速打入約5~10mL的空氣，若聽到空氣進入胃內的聲音(whooshing or popping sound)，表示位置正確（圖12-17）。	(2)-1. **聽診不如(1)、(3)的方法可靠，因為管子插入肺部、咽或食道也會產生類似的聲音，但它是一種最簡單的測試方法**。

操 作 步 驟	說　　明
(3) 安排照射胸部X光。	(3)-1. 用此法確認管子的位置最精確可靠，未確認前不可使用管子灌食。

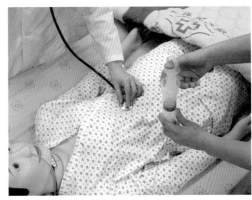

✛ 圖12-17　聽診空氣進入胃內的聲音

17. 將鼻胃管的栓子塞入管子末端開口即可。若鼻胃管沒有栓子，則可將鼻胃管末端一段反摺塞入管中（圖12-18）。

17-1. 防止胃內液體流出，或空氣進入胃中引起腹脹。

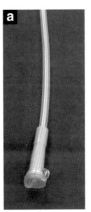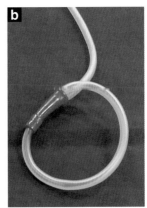

✛ 圖12-18　鼻胃管末端之處理：a.塞住　b.反摺

18. 以膠帶固定鼻胃管：

18-1. 若病人為油性皮膚，可以先以酒精擦拭鼻部。

(1) 取1吋寬之膠帶剪約7.5公分長，再由中間剪開約5公分，以形成「Y」字型。

(1)-1. 若為一人執行插管，可事先將膠帶準備好。

(2) 將未剪開端黏貼在鼻樑上，剪開之膠帶，一條直貼在鼻胃管，另一條則螺旋纏繞其上。

(2)-1. 避免對鼻孔形成壓力，以防組織壞死。

(3) 視需要再取約5公分膠帶在鼻樑上作加強固定（圖12-19）。

19. 以安全別針將管子固定在病人衣服上（圖12-20）。長度需足夠讓病人頭部可以自由活動。

19-1. 避免懸吊或拉扯管子，引起病人不適或滑脫。

操　作　步　驟	說　　　明

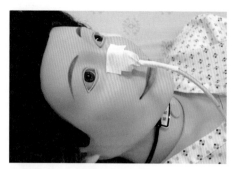

圖12-19　鼻胃管之固定

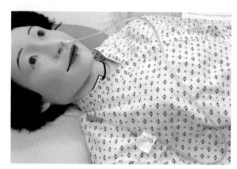

圖12-20　以安全別針將鼻胃管固定於衣服上

20.維持床頭抬高30度（除非醫師另有醫囑）。	20-1. 預防食道逆流並降低管子對後咽部的刺激。

工作後處理

1. 移去丟棄式治療巾。

2. 整理病人單位並回復病人舒適臥位。

3. 視診病人鼻腔及口咽部插管後是否有任何刺激並詢問病人的感受。

3-1. 向病人解釋管子所造成的不適感會隨著時間改善。

4. 處理用物。

5. 洗手：採內科無菌洗手法。

6. 記錄：插管時間、鼻胃管的類型、尺寸、胃內容物的性狀及病人反應。

✚ 附 註

1. **插管後應休息15~20分鐘後再灌食。**

2. 插完後**每隔4小時**，需重新**檢查管子的位置**。

3. 鼻胃管應依醫院常規定期更換，更換鼻胃管時應改插另一鼻孔。

4. 若病人需行減壓術，則依醫囑接上引流管或抽吸器給予減壓。

5. 視情況需要給予口腔護理。

記錄範例

時　間	用藥及治療	生命徵象	護理記錄
11：00	Insert N-G tube c̄ free drainage		協助王大為醫師插入16 Fr.的鼻胃管，插入過程病人不斷有作嘔反射，插入後反抽出10mL的胃內容物，呈草綠色，pH值為3，固定於Mark II處，目前接引流瓶free drainage中。／N1陳美

技術 12-3 鼻胃管灌食法
Nasogastric Tube Feeding

先備知識

1. 了解營養素的種類與功用。
2. 了解特殊飲食的種類。
3. 了解腸道營養法的類型。
4. 了解灌食的注意事項。

應用目的

由鼻胃管提供病人營養或藥物。

操作步驟與說明

操 作 步 驟	說　　明
工作前準備	
1. 核對醫囑與護理治療卡（或飲食通知單）。	1-1. 醫囑：on N-G diet。
2. 查閱護理記錄。	2-1. 了解之前灌食情形。
3. 核對床頭卡及手圈，詢問病人全名及出生年月日。	3-1. 確認病人。
4. 向病人及家屬解釋灌食目的與過程。	4-1. 以取得合作。
5. 洗手：採內科無菌洗手法。	
6. 準備用物：	
（1）治療盤及治療巾	
（2）灌食空針1支	(2)-1. 灌食空針與一般靜脈注射空針不同，不可誤用。
（3）丟棄式治療巾1條	
（4）清潔手套1付	
（5）灌食的食物或藥物	(5)-1. 需維持食物溫熱，若食物自冰箱取出，可放在熱水中隔水溫熱。
	(5)-2. 灌食的溫度大約為37.8~40.5℃(100~105℉)。過熱易造成胃黏膜損傷；過冷易造成胃痙攣。

操作步驟	說明
	(5)-3. 開封過的灌食食品，若超過24小時須丟棄。
	(5)-4. 藥物則先磨碎溶於溫開水中。
(6) 溫開水1杯	
(7) 紗布1塊	
(8) 彎盆1個	
7. 將用物攜至病人單位。	

工作過程

1. 再次以床頭卡及手圈核對病人，並詢問病人全名及出生年月日。
2. 準備病人：
   (1) 評估病人有否腹脹、噁心或疼痛情形。
   (2) 檢查鼻胃管的固定位置是否有滑脫。

   (2)-1. 未確認固定的位置，可能導致肺吸入、損傷及其他問題。

   (3) 協助病人採坐姿(High-Fowler's Position)或半坐臥(semi-Fowler's position)，無法坐起者，則搖高床頭30~45度或更高，並使頭部轉向一側。

   (3)-1. 使頭部高於胃部，可降低發生吸入性肺炎的危險。

   (4) 圍丟棄式治療巾於病人胸前。
3. 鬆開安全別針。
4. 戴上清潔手套。
5. 鬆開鼻胃管栓蓋接上灌食空針並**反抽**，觀察胃內容物殘留情形。

   5-1. **確定鼻胃管位置正確**，每次灌食前均應確認。

   5-2. **評估食物消化情形**，若胃內容物**超過100mL**，表示胃排空延遲，則**暫停灌食**，並於1小時後再次檢查胃內容物之殘留量。

6. **將反抽物打回胃內。**

   6-1. 反抽物若為未消化食物或胃液，可直接打回胃內；若為咖啡色抽出物(coffee ground)，則將之抽出。

   6-2. **避免發生體液電解質不平衡**或代謝性鹼中毒(metabolic alkalosis)。

7. 反摺鼻胃管末端。

   7-1. 避免空氣進入胃內。

操 作 步 驟	說　明
8. 取下空針，抽出針心，再將針筒接上鼻胃管。	
9. **倒入30~50mL溫開水**於針筒內，使其緩緩流下。	9-1. 灌食前先灌溫開水的目的包括：(1)確定管路是否通暢；(2)潤溼鼻胃管，以防食物黏附管壁。 9-2. 若無法流下，可請病人側向左邊試試看。
10. 當溫開水流至灌食空針頸部前，以小指反摺鼻胃管末端，再將食物倒入針筒內（圖12-21）。	10-1. 避免空氣進入鼻胃管內。

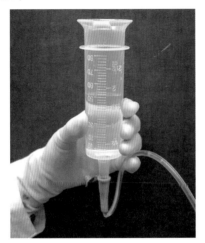

✛圖12-21　以小指反摺鼻胃管末端

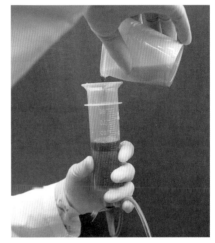

✛圖12-22　將食物倒入針筒內

11. 一手持針筒，**高度保持距離胃部30~45公分**，小指放開管子，使食物緩緩流入。	11-1. 藉由**重力原理**使食物流入胃內；升高針筒高度可加快流速，降低針筒高度可減慢流速。 11-2. 速度太快易引起腹部不適、嘔吐、腹瀉或吸入。
12. 當食物流至針筒頸部時，需摺起鼻胃管或繼續將食物倒入針筒內（圖12-22）。	12-1. 避免空氣進入鼻胃管內。
13. **每次灌食量約250~300mL，灌食時間約10~15分鐘。**	13-1. 一次灌食總量**不可超過500mL**，以免引起嘔吐、腹瀉、腹脹或胃痙攣。
14. **食物灌完後，倒入15~30mL的溫開水** (Yosst & Crawford, 2023)。	14-1. **灌食後灌溫開水的目的包括：**(1)清潔鼻胃管，以防食物留在管內發酵；(2)維持管路通暢避免阻塞；(3)使病人能獲得全部食物。

操 作 步 驟	說　　明
15. 溫開水流至針筒頸部時，將管子反摺，取下針筒放於彎盆內。	
16. 將管子的栓子塞住開口處。	16-1. 預防空氣進入胃部。
17. 以安全別針將管子固定於衣服上。	
18. 觀察病人的反應。	
19. **灌食後維持**坐姿或**半坐臥姿**，或**右側臥至少1小時**(Yoost & Crawoford, 2023)。	19-1. 避免食物逆流至食道，預防肺吸入。
工作後處理	
1. 取下丟棄式治療巾。	
2. 整理病人單位。	
3. 處理用物。	
4. 洗手：採內科無菌洗手法。	
5. 記錄：胃內容物殘留情形、灌食種類、量及病人反應。	

✚ 附 註

1. 在灌入任何食物或藥物前，皆要先確認鼻胃管的位置；在病人發生嘔吐、躁動、抽搐後應重新確認管子是否移位。
2. 灌食前應先反抽胃內容物，若反抽物多於100mL，則1~2小時後再灌食。
3. 灌食物應調製成為等張性溶液(300~400 mOsm)。
4. 灌食過程中應避免氣體進入。
5. 灌食的速度應視液體濃度及病人反應而定。
6. 行胃減壓引流(N-G decompression)者需等30分鐘後再給予減壓引流。
7. 若病人痰多，應先予抽痰再灌食。
8. 鼻胃管易造成張口呼吸及口乾，應定時作口腔護理，以保持口腔黏膜濕潤，並降低吸入性肺炎的發生。

記錄範例

時 間	用藥及治療	生命徵象	護理記錄
12：00			灌食前腹部柔軟無腹脹，反抽無未消化食物，予灌食300mL的N-G diet，灌食後病人無不適反應。／N1陳美

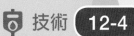 技術 12-4 **鼻胃管護理**
Nasogastric Tube Care

掃描

觀看技術影片

先備知識

1. 了解鼻胃管的種類。
2. 了解鼻胃管的固定方式。

應用目的

1. 避免鼻胃管滑脫。
2. 減少皮膚刺激。
3. 提供病人舒適清潔。

操作步驟與說明

操 作 步 驟	說 明
工作前準備	
1. 核對床頭卡及手圈，並詢問病人全名及出生年月日。	1-1. 確認病人。
2. 向病人與家屬解釋目的及過程。	2-1. 以取得合作。
3. 洗手：採內科無菌洗手法。	
4. 準備用物：	
(1) 治療盤及治療巾	
(2) 生理食鹽水少許	
(3) 棉枝1包	
(4) 彎盆1個	
(5) 膠布1捲	
(6) 剪刀1把	
5. 將用物攜至病人單位。	
工作過程	
1. 再次核對床頭卡及手圈，詢問病人全名及出生年月日。	
2. 視診鼻孔是否有分泌物或受刺激。	
3. 準備好新的膠布。	3-1. 先將膠布剪裁好，置於隨手可取得處以方便作業。

操 作 步 驟	說 明
4. 一手固定管子,一手由下往上撕開膠布; 動作須輕柔。	4-1. 避免管子脫出。
5. 每日將管子**順時鐘轉45度**(圖12-23)。	5-1. 避免管子長時間壓迫局部之胃黏膜。
6. 以沾生理食鹽水之棉枝清除鼻胃管上的膠 布痕跡。	
7. 再以沾生理食鹽水之棉枝,清潔病人鼻 腔、管子及鼻樑(圖12-24)。	

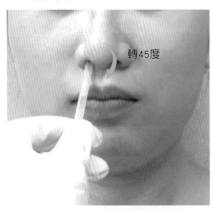

◆圖12-23　將管子順時鐘轉45度

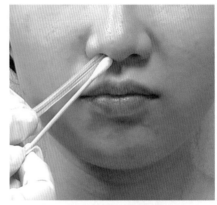

**◆圖12-24　一手固定鼻胃管,另一手以棉枝
清潔病人鼻腔與管子**

8. 更換位置重新貼上膠布(圖12-25)。	8-1. 預防皮膚受損。
9. 給予口腔護理。	9-1. 因病人可能由口呼吸而無法由口進食。

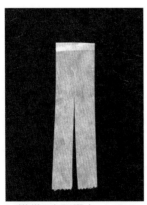

(a)準備Y字形膠布

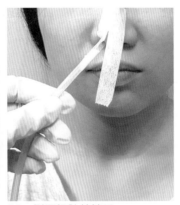

(b)一側平行貼於管子

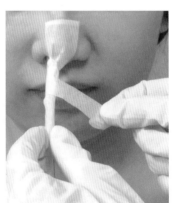

(c)另一側以螺旋狀黏貼

◆圖12-25　固定鼻胃管

操 作 步 驟	說　　　明
工作後處理	
1. 收拾用物並整理病人單位。	
2. 處理用物。	2-1.　將手套、棉枝、膠布依感染性可燃性廢棄物處理。
3. 洗手：採內科無菌洗手法。	
4. 記錄：口腔、鼻腔周圍皮膚狀況及病人反應等。	

✚ 附 註

若鼻胃管不小心滑出，應報告醫師，重新插管，不可直接推入。

記錄範例

時　間	用藥及治療	生命徵象	護理記錄
09：00			病人右側鼻樑固定鼻胃管處的皮膚有發紅情形，給予使用低敏感透氣膠帶並更換部位至左側，重新固定，病人主訴感覺較舒服。／N1 陳美

技術 12-5 移除鼻胃管法
Removing Nasogastric Tube

先備知識

1. 區辨終止鼻胃管灌食或腸胃減壓的時機。
2. 了解更換鼻胃管的方法。

應用目的

1. 中止鼻胃管有關之治療。
2. 鼻胃管留置時間到期。
3. 增進病人舒適。

操作步驟與說明

操 作 步 驟	說 明
工作前準備	
1. 核對醫囑並了解移除原因。	1-1. 醫囑：remove N-G tube。
	1-2. 鼻胃管留置的使用期限，視材質及醫療機構的政策而定。若是塑膠材質在醫院的使用期限為一週，在護理之家則為二週；若為矽膠材質，則使用期限為一個月。
2. 核對床頭卡及手圈，詢問病人全名及出生年月日。	2-1. 確認病人。
3. 向病人及家屬解釋拔除鼻胃管的原因與過程，並告知移除管子時可能有短暫的不舒服。	3-1. 以取得合作。
4. 評估腹部情形。	4-1. 評估是執行技術前的首要工作。
5. 洗手：採內科無菌洗手法。	5-1. 避免交互感染。
6. 準備用物：	
(1) 治療盤及治療巾	
(2) 丟棄式治療巾1條	
(3) 丟棄式塑膠袋1個	
(4) 清潔手套1付	
(5) 灌食空針1支	
(6) 紗布1包	
(7) 生理食鹽水少許	
(8) 棉枝1包	
7. 攜帶用物至病人單位。	

操 作 步 驟	說　　　明

工作過程

1. 再次核對床頭卡及手圈，詢問病人全名及出生年月日。
2. 圍床簾；將床升高至手肘的高度；協助病人**採半坐臥式（30~45度）**；若病情許可，**可採坐姿**。

3. 圍丟棄式治療巾於病人胸前。
4. 慣用右手者，站在病人之右側；慣用左手者，站在病人之左側。
5. 丟棄式塑膠袋置於適當處。
6. 移除安全別針及固定鼻胃管的膠布。
7. 戴上清潔手套。
8. 反摺鼻胃管，接上灌食空針，打入10mL的溫開水或30~50mL的空氣。
9. 確定鼻胃管開口塞住，並請病人作緩慢深呼吸，並在拔管時閉氣。手持紗布包住近鼻端之管子並捏緊；**請病人深吸氣後閉氣，平順快速地抽出鼻胃管**（圖12-26）。

1-1. 再次確認病人。

2-1. 維護隱私。
2-2. 方便執行移除。
2-3. **避免**拔管過程胃內容物進入呼吸道，**造成吸入性肺炎**。
3-1. 保護病人衣服及床單清潔乾燥。
4-1. 以方便操作。

8-1. 溫開水或空氣可清除管子的內容物。

9-1. 捏緊管子可以避免管子內容物流入病人喉部或氣管。
9-2. **閉氣可使聲門緊閉，預防吸入。**
9-3. 小心移除，以減輕損傷或不舒服。

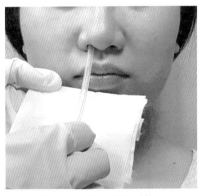

✚ 圖12-26　拔除鼻胃管

10. 以清潔手套反包拔出之管子（圖12-27），置於丟棄式塑膠袋內。
11. 清除膠布痕跡，並協助清潔鼻腔、口腔及臉部。
12. 提供口腔護理。

10-1. 盡速將管子置入塑膠袋，以免造成微生物的散播。
11-1. 維護個人衛生，並促進舒適。

操 作 步 驟	說　明

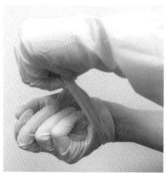 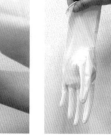

(a)手套脫除反包　　　(b)包住管子

✚ 圖12-27　以手套反包拔出的管子

工作後處理	
1. 移除丟棄式治療巾並收拾用物。	
2. 整理病人單位。	
3. 處理用物。	3-1.　鼻胃管屬於感染可燃性垃圾。
4. 洗手：採內科無菌洗手法。	
5. 記錄：移除時間、過程、病人反應。	

✚ 附 註

1. 拔除鼻胃管後，仍應持續觀察病人是否有攝食不足、腹脹或腹部不適等症狀。
2. 若病人行鼻胃管引流，應將引流中的引流物倒出測量再丟棄，須記錄引流物的量及外觀。

記錄範例

時 間	用藥及治療	生命徵象	護理記錄
14：00	Remove N-G tube		病人已能自己進食，於14:00移除其鼻胃管，進食狀況良好。／N1陳美

情境模擬案例分析

劉女士，57歲，信奉一貫道，為蛋奶素食者。先生在半年前去世，她極度憂鬱，三個月前開始接受憂傷輔導。目前生命徵象正常，體重低於理想體重22%，身體質量指數(BMI)為17，這半年內體重減輕了10公斤。劉女士說：「我對食物沒什麼興趣，也沒有胃口」、「很容易就飽了」、「很容易感到疲倦」。其毛髮粗糙易斷裂，皮膚乾燥，臉色、結膜蒼白，雙側踝關節水腫。實驗室檢驗值如下：Albumin: 2.5gm/dL, Hb: 11.0gm/dL, Hct: 29%, TSF: 13mm。

有關資料	護理診斷	護理目標	護理措施	護理評值
S1：(6/13)「我對食物沒什麼興趣，也沒有胃口。」	營養不均衡：少於身體需要／與憂鬱有關	1. 6/14病人能說出均衡飲食及飲食原則。	1-1 向病人解釋均衡飲食及其重要性。 1-2 向病人說明飲食原則。 1-3 與醫師、營養師、心理師及病人一起討論飲食計畫。	1. 6/14病人能說出醣類、蛋白質、脂肪等食物均衡攝取的重要性。
S2：(6/13)「很容易就飽了。」				2. 6/14病人能說出自己所需的食物份量。
S3：(6/13)「很容易感到疲倦。」		2. 6/15病人能攝取1,800 Kcal/day的熱量。	2-1 在用餐前後協助病人執行口腔衛生。 2-2 利用少量多餐原則在兩餐間補充點心。 2-3 於用餐前和用餐後30分鐘休息。 2-4 和病人一起討論菜單。	3. 6/14病人能說出每天所需的熱量與蛋白質量。
O1：(6/13)體重低於理想體重22%。				
O2：(6/13)身體質量指數(BMI)為17。				
O3：(6/13)這半年內體重減輕了10公斤。		3. 一週後體重增加0.5kg。	3-1 每天測量病人體重。 3-2 鼓勵每天做適度的運動。	4. 6/15病人已能攝取1,800 Kcal/day的熱量。
O4：(6/13)毛髮粗糙易斷裂，皮膚乾燥，臉色、結膜蒼白。		4. 二週後Hb上升至13gm/dL。	4-1 衛教攝取富含鐵質的食物，如：深綠色蔬菜、堅果類、豆類、紫菜等。	5. 6/20病人體重增加0.6公斤。
O5：(6/14)雙側踝關節水腫。			4-2 教導利用互補的原理，搭配不同種類的植物性食物，提升營養價值。	
O6：(6/14) Albumin: 2.5gm/dL, Hb: 11.0gm/dL, Hct: 29%, TSF: 13mm。			4-3 追蹤其Hb的檢驗值。	

課後活動

1. 試著寫自己的飲食日記三天，並根據自己的體重、活動狀況，評估飲食攝取（熱量、各種營養素）是否適當。

2. 同學間互相評估彼此的營養狀況，練習如何收集有關資料，並實際觀察是否出現營養問題的徵象或症狀。

3. 根據上面所收集之資料，分析影響其營養狀況之因素，討論如何改善。

4. 如果有人想減重，你會做哪些評估，會給哪些建議？

5. 每位同學準備一份簡單的食物和一杯飲料，彼此交換餵食，被餵食者在過程中不可以說話。然後討論以下問題。

    (1) 當你被餵食時有何感覺？

    (2) 當你在被餵食飲料時，容易喝嗎？

    (3) 當你無法自行進食且無法說話時，感覺像什麼？

    (4) 當病人無法自行進食、無法說話，無法坐直、咀嚼及吞嚥，你想他會有什麼感覺？

    (5) 經由這次的體驗，在臨床照顧病人時，你會更注意什麼？

6. 同學可利用下表為老年人作營養問題的篩檢，以了解其是否有營養上的危機。

題目	是	否
我因為生病而使得進食的食物種類和（或）數量有所改變。	2	0
我每天進食的餐數少於兩餐。	3	0
我吃很少的水果、或蔬菜、或乳製品。	2	0
我每天幾乎都會喝三杯或更多的啤酒、甜酒或烈酒。	2	0
我因為牙齒和口腔的問題，所以吃東西有困難。	2	0
我並非總是有足夠的錢可以買我需要的食物。	4	0
我多數時間都一個人用餐。	1	0
我每天服用三種或更多種的處方或非處方藥物。	1	0
在最近半年內，我的體重不經意地減輕或增加5公斤。	2	0
我的身體狀況通常無法自行購物、烹調和（或）進食	2	0
總分		

(1) 結算營養總分：

分 數	意 義
0~2分	很好，六個月後再檢查你的營養分數。
3~5分	有中度的營養危機。看看你可以怎樣做來改善你的飲食習慣和生活型態，老人中心或衛生部門可以提供協助。三個月後再檢查你的營養分數。
6分或以上	有高度的營養危機。

資料來源：Kozier, Erb, Berman & Burke (2000). *Nutrition screening initiative*, a project of the American Academy of Family Physician, the American Dietetic Association, and funded in part by a grant from Ross Division, Abbott Laboratories Inc.

(2) 此量表的評估結果，可作為健康專業人員改善個案營養問題之依據。

（   ）1. 護理師為謝女士進行營養評估，謝女士出現下列哪一項資料表示異常？(A)實際體重比理想體重高出8% (B) BMI：21 kg/m² (C)腰圍：85公分 (D) Albumin：4.1 g/dL

（   ）2. 護理師為病人執行鼻胃管灌食，下列措施何者錯誤？(A)食物剛從冰箱拿出應隔水加熱，溫度以接近體溫為宜 (B)灌食前，反抽出現150 mL咖啡色未消化食物，將其打回，暫不餵食 (C)每次灌食量不超過500 mL，灌食時間約20分鐘 (D)灌食後抬高床頭約30~60分鐘，2小時內不可抽痰

（   ）3. 短腸症病人以全靜脈營養(TPN)方式供給營養，下列敘述何者錯誤？(A)全靜脈營養溶液瓶口應採雙重消毒，預防感染 (B)連續輸注過程中，如營養配方來不及送達，可用10%葡萄糖溶液代替 (C)輸注管路需72小時更換，並觀察穿刺處有無感染 (D)發生空氣栓塞時應採頭部放低，並採左側臥位

（   ）4. 有關鼻胃管灌食造成的副作用，下列敘述何者正確？(A)液體攝入過多會造成便祕 (B)高濃度配方多會造成便祕 (C)配方中鈉太少會造成水腫 (D)灌入速度太快易造成腹瀉

（   ）5. 對於胺基酸的敘述，下列何者錯誤？(A)動植物的蛋白質都需要分解成胺基酸才能供人體應用 (B)非必需胺基酸是指人體不一定需要的胺基酸 (C)必需胺基酸是指必須由食物中攝取，人體無法自己合成 (D)激素和酶都是由胺基酸所合成

（   ）6. 有關體脂肪的敘述，下列何者錯誤？(A)女性體脂肪占體重的22%屬於肥胖 (B)男性腰圍大於90公分表示為肥胖 (C)上身肥胖型（蘋果型）較易罹患慢性病 (D)女性腰臀比大於0.85表示為肥胖

（   ）7. 管灌食物的注意事項，下列何者錯誤？(A)管灌配方開封後，放置冰箱應於24小時內食用完畢 (B)灌食食物應盡量提高濃度，減少胃容量負荷 (C)食物與藥物灌食間隔時間需為30分鐘 (D)一次灌食的總量不超過500 c.c.

（   ）8. 楊先生為慢性腎臟疾病病人，其飲食下列何者最為適宜？(A)高鉀飲食 (B)低蛋白飲食 (C)高纖飲食 (D)低普林飲食

（   ）9. 下列各類營養素中，何者可幫助維生素D的吸收及利用？(A)醣類 (B)蛋白質類 (C)脂肪 (D)菸鹼酸

（   ）10. 評估病人是否慢性營養不良，下列生化檢驗資料中，何者是最佳的評估指標？(A)血清白蛋白(Albumin) (B)丙胺酸轉胺酶(GPT) (C)高密度脂蛋白(HDL) (D)三酸甘油酯(TG)

解答

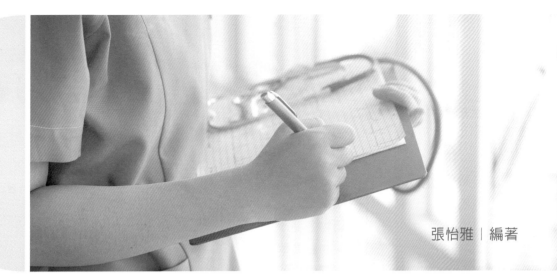

張怡雅｜編著

給藥法
Administering Medications

13 CHAPTER

 學習目標 Objectives

1. 了解藥物使用應具有的知識。
2. 了解護理人員於給藥時所扮演的角色
   與應有的職責。
3. 正確執行給藥步驟之三讀五對。
4. 了解各種不同給藥的方法與目的。
5. 維護病人用藥的安全。

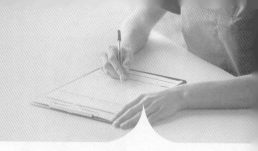

STUDY GUIDE

學習指南

對藥物應有的認識 ─── 給藥的目的
　　　　　　　　├── 藥物來源
　　　　　　　　├── 藥物名稱
　　　　　　　　├── 藥物動力學
　　　　　　　　├── 藥物使用的結果
　　　　　　　　├── 藥物合併使用的結果
　　　　　　　　├── 藥物治療劑量的單位及換算
　　　　　　　　└── 常用給藥的縮寫意義

給藥者及藥物使用者的角色與職責 ─── 醫師的職責
　　　　　　　　├── 護理人員的職責
　　　　　　　　├── 藥師的職責
　　　　　　　　└── 病人及其家屬的權利及義務

給藥系統、藥物及藥櫃的管理原則 ─── 給藥系統的管理原則
　　　　　　　　└── 藥物及藥櫃的管理原則

給藥的護理過程 ─── 護理評估－行為評估、影響用藥劑量的因素
　　　　　　　├── 護理診斷（健康問題）
　　　　　　　├── 護理目標
　　　　　　　├── 護理措施 ─── 備藥及給藥的工作重點
　　　　　　　└── 護理評值 ─── 給藥途徑 ─── 口服給藥
　　　　　　　　　　　　　　　　　　├── 注射給藥－肌肉、皮下、皮內注射
　　　　　　　　　　　　　　　　　　└── 其他方式－吸入法、栓塞法、滴入法、皮膚塗抹法、舌下含服法

技　術 ─── 技術 13-1　口服給藥法
　　　　├── 技術 13-2　肌肉注射法
　　　　├── 技術 13-3　皮下注射法
　　　　├── 技術 13-4　皮內注射法
　　　　├── 技術 13-5　滴入法
　　　　├── 技術 13-6　栓塞法
　　　　└── 技術 13-7　應用條碼給藥法

給藥是護理人員於臨床工作時，每天都必須執行的**非獨立性**護理功能的工作，必須與醫師和藥師一起完成。因此，護理人員在給藥時應確實執行三讀五對的步驟，以完成正確的給藥；且護理人員也需具備足夠的藥物知識及評估能力，以指導病人的用藥及監測病人用藥後的效果及反應，進而維護病人用藥的安全。

13-1 對藥物使用應有的認識

一、給藥的目的

1. **預防疾病**：如：B型肝炎疫苗及流行性感冒疫苗的注射。
2. **治療疾病與減輕症狀**：如：發燒頭痛時給予鎮痛解熱劑的使用。
3. **協助診斷**：如：腸胃道X光攝影前所喝的鋇劑。
4. **維持正常的生理功能**：如：嚴重腹瀉時補充體液電解質。

二、藥物來源

藥物的製造來源，主要可以歸類為五種：

1. **化學合成**：成本低，為最普遍的製造來源，約佔50%，在了解藥物的化學結構後，以人工合成的方式大量生產，如安眠藥及鎮痛劑等。
2. **植物提煉**：是天然藥物的重要來源，約佔25%，如：嗎啡(Morphine)可從罌粟的果實中提煉及毛地黃(Digitalis)可從毛地黃的葉子中萃取。
3. **微生物製造**：主要為遺傳生物工程技術及生物發酵，約佔12%，如：大腸桿菌可製造胰島素及黴菌可產生抗生素等。
4. **礦物純化**：為無機藥物的主要來源，約佔7%，如：10%KCl（氯化鉀）。
5. **動物製造**：可直接或間接從動物身上取得，目前較少使用，僅佔約6%，如：甲狀腺素由甲狀腺取得。

三、藥物名稱

一種藥物會有多種名稱，所以認識藥物的名稱極為重要。藥物的命名有以下四種方法：

1. 化學名(chemical name)：化學家依藥物的化學組成及原子排列的方式命名，因名稱繁複較難記憶，較難普遍使用，如：Morphine的化學名為7,8-didehydro-4, 5α-epoxy-17-methylmorphinan-3, 6α-diol；Aspirin的化學名為Acetylsalicylic acid。

2. 學名(generic name)：由研發藥物的廠商命名，並經由食品藥物管理局(FDA)或世界衛生組織(WHO)認可，又稱公定名(nonproprietary name)或俗名(common name)，第一個字母以小寫起頭，有些以大寫來提醒讀者，如：Morphine、Furosemide及Diazepam等。

3. 商品名(brand name)：為藥商向政府申請許可證，經商標登記後所用之專屬名稱，第一個字母須以大寫，右上角有®之標記。如有多家廠商生產相同藥理作用的藥物，則會造成一種藥物有多種名稱，如：Valium®為Diazepam之商品名；Viagra®、威爾剛®為Sildenafil之商品名；Prozac®、百憂解®為Fluoxetine之商品名。

4. 代碼名(code name)：藥物在研發上市前，常暫時使用的代碼，通常用英文字母（開發藥廠英文名稱簡稱）及數字表示，如：RU 486，學名為Mifepristone。

四、藥物動力學

藥物動力學(pharmacokinetics)是研究藥物進入人體後，在體內的吸收、分布、代謝及排泄的過程變化（圖13-1）。若能了解藥物在人體之變化，再給予適當的藥物劑量、給藥時間、給藥途徑及給藥次數，即可達到最佳的藥物治療效果。

1. 吸收(absorption)：藥物進入全身血流的過程，給藥的途徑、藥物的劑型、藥物的理化特性、藥物吸收環境及人體的生理狀態皆會影響藥物的吸收速率。

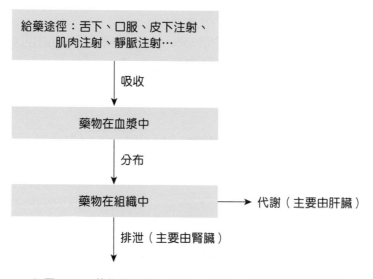

✚ 圖13-1　藥物動力學－吸收、分布、代謝及排泄的過程

(1) 給藥的途徑及藥物的劑型：對同一藥物而言，不同的給藥途徑，其**吸收速度之比較為：靜脈＞吸入＞肌肉＞皮下＞直腸或舌下＞口服＞皮膚**，而口服劑型的吸收比較為溶液＞懸浮劑＞粉劑＞膠囊＞錠劑。

(2) 藥物的理化特性：細胞膜為雙層磷脂質之構造，藥物具有高脂溶性、非極性、非離子狀態及分子量小者較易通過細胞膜被吸收，所以藥物在腸胃道多數以被動擴散的方式吸收。

(3) 藥物吸收環境：藥物的吸收會受體內酸鹼值（pH值）影響，如：Aspirin屬於弱酸性藥物，在酸性的環境中較易被吸收。

(4) 人體的生理狀態：疾病會影響藥物的吸收，如：燒傷患者使用肌肉注射效果不佳。

2. 分布(distribution)：進入血流後，再由血液循環輸送至體內的組織。藥物分布會受以下因素所影響：

(1) 血漿蛋白結合率：藥物與血漿蛋白結合後，則不具活性而暫時失去藥理作用，但卻不被代謝排出而導致半衰期延長；而未結合的游離型式藥物則可至標的器官與組織結合產生藥效。因此藥物與血漿蛋白結合率愈高時，藥效愈小。

(2) 體內特殊的生理屏障：血腦屏障(blood-brain barrier, B.B.B.)可維持腦內環境恆定，以保護中樞神經系統不受外物（如：非脂溶性藥物）侵入，如：治療巴金森氏症的首選藥物L-Dopa為高脂溶性藥物可通過B.B.B.。

3. 代謝(metabolism)：代謝主要發生於**肝臟**中，多數藥物經代謝後會失去藥理活性。影響藥物代謝的因素有性別、年齡、激素及個人體質。嬰幼兒、老年人及孕婦對藥物的代謝能力較差，因此用藥上應特別注意。

4. 排泄(elimiation)：多數藥物之代謝產物主要由**腎臟**排泄，其他的排泄管道有汗腺、唾腺及乳汁，如：Morphine及Codeine會經由乳汁排泄而影響嬰幼兒的健康。

五、藥物使用的結果

1. 治療作用(treatment effect)：藥物達到**期待中**的生理反應，一種藥物可能會有多種的治療效果，如：普拿疼有鎮痛及解熱之效果。

2. 副作用(side effect)：藥物產生了**非期待中**的生理反應，如：抗組織胺藥物有嗜睡的效果。

3. 過敏反應(allergy)：是一種不良的免疫反應，常出現於第二次用藥。出現的症狀常出現於皮膚、黏膜及血管方面，輕微於於皮膚上可見紅疹，而嚴重時會出現氣管肌肉收縮、喉頭水腫及呼吸急促而死亡。因此，臨床給藥時，若需使用青黴素G或稱盤尼西林(Penicillin G)治療前，會先進行盤尼西林皮膚試驗(Penicillin skin test, PST, PCT)，以確保病人對青黴素不會過敏。

4. 毒性作用(toxicity)：長期使用某種高劑量的藥物，因代謝或排泄過程有缺失而造成血液中積聚過多的藥物，如：使用治療心律不整的藥物－毛地黃(Digitalis)，需確認其在病人的血中濃度。

5. 耐藥性(tolerance)：**長期使用相同的藥物後，藥物效果會逐漸降低**，而為了達到相同的治療效果，**必須增加藥物的劑量。**

6. 習慣性(habituation)：長期連續使用後所產生**精神**上的依賴性，如：吸菸、大麻及咖啡因。

7. 成癮性(addiction)：長期使用某種藥物後，對該藥物產生了**生理**及**精神**上的依賴性，一旦停藥會產生戒斷現象(withdrawal syndrome)，如：嗎啡(Morphine)、安非他命(Amphetamine)及古柯鹼(Cocaine)等作用於中樞神經系統的藥物。

六、藥物合併使用的結果

1. **加成或相加作用(summation; addition)**：兩種作用相同的藥物合併使用時，所產生的藥效為兩種作用之和，如藥物甲之藥效是4而藥物乙之藥效是1，則其效果為甲＋乙＝5。

2. **協同作用(synergism)**：兩種藥物合併使用時，所產生的**藥效大於各藥物單獨使用**時之總和，則其效果為甲＋乙＞5。

3. **拮抗作用(antagonism)**：兩種藥物合併使用時，所產生的藥效不如單獨使用藥物的總和，則其效果為甲＋乙＜5。

七、藥物治療劑量的單位及換算

（一）劑量的單位及換算

1. 公制單位的換算：重量：1公斤(kg)=1,000公克(gm)

   1公克(gm)=1,000毫克(mg)=1×10^6微克(μg)=1×10^9ng

   1公升(L)=1,000毫升(ml; c.c.)

2. 英美制單位的換算：重量：1磅(lb)=16盎斯(oz)

   　　　　　　　　　容量：1加侖(gallon)=4夸脫(quart)

3. 公制及英美制常用單位的換算：重量：1公斤(kg)=2.2磅(lb)

   　　　　　　　　　　　　　　1磅(lb)=454公克(gm)

   　　　　　　　　　　　　1盎斯(oz)=28.35公克(gm)

4. 常用量器與容（重）量的換算：1茶匙(t)=5c.c.=5克；1湯匙(T)=15c.c.=15克；1量杯(C)=240c.c.=240克。

5. 滴管與容（重）量的換算：用量少的液體藥物，其劑量可用滴數來計算，標準的滴管外徑是3mm，因為液體會有熱漲冷縮之故，因此在15℃時滴出20滴的蒸餾水，其容積為1c.c.，重量為1公克。

（二）藥物的治療劑量

適用於一般人的有效劑量，針對病人的症狀以達到治療效果的劑量，稱為**治療劑量**。劑量不足無法達到治療效果，而劑量過多則會造成毒性。因此護理人員需依醫囑換算所需的藥物劑量，以達給藥的正確性，其計算公式如下：

$$給藥量(c.c.) = 醫囑劑量(mg) \times \frac{現有量(c.c.)}{現有劑量(mg)}$$

1. 醫囑預給靜脈滴注60mg的Gentamicin，現Gentamicin每瓶的劑量為80mg/2c.c.，請問應準備多少c.c.的劑量？
2. 醫囑預給靜脈注射Cefamezine 1gm，現Cefamezine每瓶的劑量為500mg，請問應準備多少瓶的Cefamezine？

解答：1. 1.5c.c.　2. 2瓶

八、常用給藥的縮寫意義

醫囑上常以縮寫代表給藥的劑型、方式及時間等，詳見表13-1與13-2。

▼ 表13-1　給藥縮寫的意義

縮　寫	原　文	中　文
a̅a̅	of each	各
ac	before meals	飯前
ad	and or add	加，加至
aq.	distilled water	蒸餾水
AD	**right ear**	**右耳**
AS	left ear	左耳
AU	both ears	兩耳

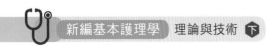

▼ 表13-1 給藥縮寫的意義（續）

縮 寫	原 文	中 文
c̄	with	和，與
cap	**capsule**	**膠囊**
CM	coming morning	明晨
gtt	**drop**	**滴**
ID; IC	intradermic; intracutaneous (injection)	皮內注射
IM; Ⓜ	intramuscular (injection)	肌肉注射
IV; Ⓥ	intravenous (injection)	靜脈注射
MN	midnight	午夜
NPO	nothing by mouth	禁食
OD	right eye	右眼
OS	**left eye**	**左眼**
OU	Both eyes	兩眼
pc	after meals	飯後
PO	by mouth	口服
prn	**as needed**	**需要時給予**
SC; Hypo; Ⓗ	subcutaneous; hypodermic (injection)	皮下注射
SL	sublingual	舌下含服
SOS	**once if necessary**	**如有需要時給予一次（12小時內）**
ss	half	半
st; stat	immediately	立刻給予
Supp.	**suppository**	**栓劑**
susp	suspension	懸浮液
syr	**syrup**	**糖漿**
s̄	without	無

▼ 表13-2 常用給藥時間之縮寫及其給藥時間

時 間	中 文	給藥時間
QD PC	每日一次，飯後給藥	9
QOD PC	每隔一日一次，飯後給藥	9
BID PC	每日兩次，飯後給藥	9-5或9-6
TID PC	每日三次，飯後給藥	9-1-5或9-1-6

▼ 表13-2　常用給藥時間之縮寫及其給藥時間（續）

時　間	中　文	給藥時間
QID PC	每日四次，飯後給藥	9-1-5-9或9-1-6-9
BID AC	每日兩次，飯前給藥	7-4
TID AC	每日三次，飯前給藥	7-11-4
q4h	每隔4小時一次	9-1-5-9-1-5
q6h	每隔6小時一次	6-12-6-12或9-3-9-3
q8h	每隔8小時一次	9-5-1
q12h	每隔12小時一次	9-9或12-12
qhs	每天睡前	9
q4h/prn	需要時，每隔4小時一次	依據病人狀況
q6h/prn	需要時，每隔6小時一次	依據病人狀況

註：qw為每週之意，如：qw1為每週一，qw2為每週二，依此類推。

13-2 給藥者及藥物使用者的角色與職責

　　整個給藥的過程需由醫師、藥師、護理人員共同合作，由醫師開立醫囑及處方箋並經由護理人員核對醫囑與處方箋後，再將處方箋送到藥局給藥師。經藥師調配病人所需的藥物後，由護理人員執行給藥的三讀五對並協助病人服藥（圖13-2）。因此，**給藥並不是獨立的護理功能**，護理人員在整個給藥過程中扮演協同者的角色。

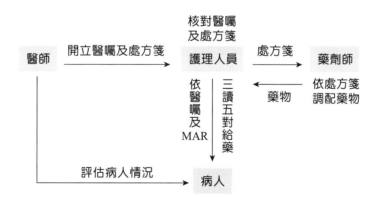

✚ 圖13-2　醫師、護理人員及藥劑師在給藥過程中之職責

一、醫師的職責

醫師評估病人後，會視其情況開立適當的醫囑或修改醫囑，並將醫囑內容上的用藥書寫於處方箋後，才將處方箋送至藥局領藥。其處方箋的內容包含：病人的姓名、床號、病歷號、藥物名稱、藥物劑量、藥物使用途徑、藥物使用時間、開立處方箋的時間及醫師的簽名和蓋職章。醫師應有的職責包括：(1)收集及評估病人的病情；(2)確定病人的診斷；(3)開立或修改適當的醫囑；(4)隨時監控病人的病情及藥物使用後之反應。

醫師所開的醫囑類型有以下五種（圖13-3ab）：

1. **長期醫囑(standing orders)**：藥物需持續使用，直到期限為止或醫師開立停止使用的醫囑。
2. **臨時醫囑(stat orders)**：常用於病人緊急或必須立刻處理的情形，如：病人已三天未解便，醫師開立軟便劑使用。
3. **視需要時醫囑(prn orders)**：當病人出現特殊情形，才需執行的給藥，如：手術後止痛劑Demerol的給藥。
4. **單次醫囑(single orders)**：僅在某一特定的時間給予一次藥物使用，如：手術前的給藥。
5. **口頭醫囑**：當病人有危急狀況時必須即刻處理，醫師會先以口頭指示相關藥物之治療，並於事後補臨時醫囑，如：急救。

二、護理人員的職責

護理人員需核對醫師所開立的醫囑及處方箋後，**依各醫院規定於醫囑及處方箋上的指定位置簽上日期、時間、職稱及姓名**，再將處方箋送至藥局給藥師調配藥物。為維護病人用藥上的安全，護理人員於給藥過程中應有的職責包括：

1. 熟悉藥物的保存方式及管理政策。
2. 評估病人的情形，包括：疾病史、用藥史、過敏史、用藥知識及目前狀況。
3. **了解病人的用藥原因、藥物名稱及其劑量、給藥途徑、治療作用、副作用及毒性反應等。**護理人員亦可將藥物的相關知識寫成藥卡（圖13-4），以方便快速了解該藥物，部分醫療機構將藥品資料建立於電腦中，護理人員點選給藥記錄單的藥物名稱就可以看到藥物的圖片及相關資料。
4. 依照正確的三讀五對方式執行給藥技術。
5. 教導病人及家屬正確的用藥知識。
6. 監測病人用藥的安全並評估病人對藥物的反應。

醫囑單 Order sheet

姓名	王美莉	病歷號	1234567	床號	5A01C	性別	女	出生日期	50/01/10

[1234567 王美莉]

醫囑名稱   用法／方向檢體／部位

✓ Admission Order ✓

✓ Admitted to the service of Dr.林大明 ✓

✓ Diagnosis: Peptic Ulcer ✓

✓ On full diet ✓

✓ Activity: guarded ✓

✓ Vital Signs: as ward routine ✓

	藥品名稱	劑量	用法	飯前後	途徑	數量	流速
✓ New	Gasgel 282mg/ tab	1 pc	QID	PC	PO	7天✓	
✓ New	Magnesium oxide 250mg/ tab	1 pc	TID	PC	PO	7天✓	
✓ New	Acetaminophen 250 mg/ tab	1 pc	TID	PC	PO	7天✓	

醫師 [MR8833 王大為 醫字第92312] (王大為, MR8833, G 70831) 執行護士：陳小萍 時間：*1XX/11/12 at 10:10*

[1234567 王美莉]

	藥品名稱	劑量	用法	飯前後	途徑	數量	流速
✓ New	Bisacodyl 10mg/ supp	1 pc	STAT		SUPP	1天✓	

醫師 [MR8833 土大為 醫字第92312] (王大為, MR8833, G 70831) 執行護士：張美美 時間：*1XX/11/13 at 10:05*

[1234567 王美莉]

@@@@@@@@@@@@@@@@@@@@Pre-op order@@@@@@@@@@@@@@@@@@@@@@@@@

	藥品名稱	劑量	用法	飯前後	途徑	數量	流速
✓ New	Metocolpramide	2mg	STAT		IM	2天✓	
	100mg/2ML/Ampule before						
	sent patient to OR						

醫師 [MR8833 王大為 醫字第92312] (王大為, MR8833, G 70831) 執行護士：張美美 時間：*1XX/11/14 at 7:00*

[1234567 王美莉]

	藥品名稱	劑量	用法	飯前後	途徑	數量	流速
✓ New	Demerol 100mg/2ML/Ampule	40mg	Q4H/P		IM	2天✓	
	if patient c/o pain		RN				

醫師 [MR8833 王大為 醫字第92312] (王大為, MR8833, G 70831) 執行護士：陳小萍 時間：*1XX/11/14 at 15:00*

✚ 圖13-3(a) 醫囑的種類

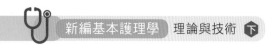

醫　囑　單

姓　名	王美莉	病歷號碼	000001	床號	B102	☐ 男 ☑ 女	出生日期	年 月 日

年	月	日	長	期　　　醫　　　囑
				臨　　時　　醫　　囑
				Admission Order
1××	6	30		✓Admitted to the service of Dr.林大明✓
				✓Diagnosis：Peptic Ulcer✓
				✓On Full Diet✓
				✓Activity：as tolerance✓
				✓Vital Signs as ward routine✓
				✓Medications：✓
				✓Gasgel 282mg/tab 1pc Qid PC PO × 7 days✓
				✓AMG 10c.c. Q4h PC PO × 7 days R1 王大為 〔王大為 R89005〕✓
				1××.06.30 at 10:30 N1 陳美
1××	7	2		✓Bisacodyl 10mg 1pc STAT SUPP R1 王大為 〔王大為 R89005〕✓
				1××.07.02 at 11:30 N2 李小萍
1××	7	3		✓Pre-OP Order✓
				✓Metocolpramide 2mg IM STAT Before sent Patient
				✓to OR R1 王大為 〔王大為 R89005〕✓
				1××.07.03 at 18:30 N2 李小萍
1××	7	4		✓Demerol 40mg IM Q4h/prn if Patient C/O Pain R1 王大為 〔王大為 R89005〕✓
				1××.07.04 at 19:00 N3 王惠美
				Order Renew
1××	7	8		✓Gasgel 282mg/tab 2pc Tid PC PO × 7 days✓
				✓AMG 15c.c. Qid PC PO × 7 days R1 王大為 〔王大為 R89005〕✓
				1××.07.08 at 11:00 N2 李小萍

✤ 圖13-3(b)　醫囑的種類

7. 有獨立的判斷能力及評估醫師所開立之處方用藥的療效，若**有疑問應與醫師或藥師討論藥物之使用**。

8. 計畫及評估病人藥物使用的護理措施。

9. 避免非法的販賣藥物。

10. 若發生**給藥錯誤**之情形，應**據實向相關人員（包括護理長、當班護理長及醫師）報告**，並**隨時監控病人的生命徵象及其他反應，依醫囑給予適當之處理**以降低對病人的傷害。且應**於事後書寫意外事件報告**，檢討給藥錯誤的原因以警惕自己。

 小組討論

　　給錯藥會對病人造成何種傷害？護理人員會有何感受呢？

		Acetaminophen	解 熱 鎮 痛 劑
		劑型： 錠/ 80, 250, 300, 325, 500mg 糖漿/ 15, 125mg/mL; 24mg/mL 栓劑/80, 100, 125, 200, 300, 600mg 酏劑/24, 32mg/mL	

劑型：
錠/ 80, 250, 300, 325, 500mg
糖漿/ 15, 125mg/mL; 24mg/mL
栓劑/80, 100, 125, 200, 300, 600mg
酏劑/24, 32mg/mL

藥物作用：
(1) 解熱：體溫升高時，不採取抑制的方式，而是以流汗的方式達到散熱、降體溫的效果。對於正常體溫不具影響，不會影響其恆定狀態。
(2) 鎮痛：主要是抑制大腦因興奮而引起的痛覺，對CNS產生選擇性的止痛作用。由於它能迅速被胃腸吸收，並與血漿白蛋白結合，而產生效用，但也很容易被排泄出體外，因此治療輕型、中型疼痛效果較佳。
本藥適於對Aspirin過敏的患者，因為在同一劑量與濃度下，兩者的效果是十分接近的。

治療項目：解熱、鎮痛。如頭痛、肌肉痛、關節痛、風濕痛、神經痛、月經痛、牙痛之緩解。

用法用量：此藥劑通常是要在需要止痛或是退燒的情況下才能使用。
　　　　　成人：1次1~2錠。
　　　　　孩童：7~12歲者，1次半錠~1錠；7歲以下之孩童按年齡、體重遞減。

副作用：
(1) 用藥期間，偶有噁心、嘔吐、食慾不振、血小板減少症等症狀。
(2) 若出現過敏症應停止用藥。
(3) 血小板減少症、顆粒白血球減少症、**肝腎障礙患者需慎重給藥**。

注意事項：
(1) 本藥藥性強烈，務必切實依所定方法及劑量使用與醫師指示。
(2) 如正使用其他解熱、鎮痛或感冒藥劑時，請避免重複使用。
(3) 如服用數次後仍未見症狀改善時，需立即停止用藥。
(4) 避免長期使用。

護理指引：
(1) 評值及藥效：監測病患的症狀與徵象，即使服用一般劑量之Acetaminophen仍得監測其肝毒性，尤其是營養不良、長期飲酒者、誤食或自殺的中毒者、心理依賴性之潛在濫用者（停藥即有焦躁和激動的反應）。
(2) 病患及家屬的衛教：若無醫囑，勿再服用含Acetaminophen的其他製劑（如：感冒製劑），因過量或長期使用可能會造成肝毒性及其他毒性；若未詢問過醫師，成人勿為緩解疼痛而擅自使用本藥超過10天，孩童則勿超過5天。

＋ 圖13-4　藥卡

三、藥師的職責

依據醫師的處方箋調配病人用藥。當藥師對處方箋的用藥有存疑時可與醫師討論，以確保病人用藥的安全，並可提供病人、醫師及護理人員於藥物治療上的諮詢。

四、病人及其家屬的權利及義務

因為藥物治療有潛在的危險性，所以病人有使用藥物的權利及應盡的義務。

1. 權利：
   (1) 可接受及拒絕藥物的治療。
   (2) 使用實驗性藥物前，應徵求病人的同意並簽署同意書。
   (3) 知道所使用藥物的目的、作用及副作用。
2. 義務：
   (1) 如發生不適情形，應主動告知醫護人員。
   (2) 應遵守醫囑的藥物治療計畫，如藥物劑量、使用途徑及使用時間。
   (3) 未經醫師許可，不可任意更改藥物治療計畫，如自行服用中藥或偏方藥物。

13-3　給藥系統、藥物及藥櫃的管理原則

一、給藥系統

1. **單一劑量系統(unit dose system)：由藥師依病人的處方箋調配病人24小時內的用藥，將每次的用藥以個別包裝的方式**。以病房為單位由專人送至病房，再由護理人員依醫囑及給藥記錄單(MAR)發給病人藥物。可減少護理人員準備藥物的時間，是目前醫學中心廣為採用的住院病人給藥方式。
2. 自我給藥(self-medication)：用於出院病人或需長期使用藥物的病人，醫護人員需先評估病人具有此能力，再教導病人自我給藥的方式，可增加病人自我的照顧能力。如：注射胰島素的糖尿病人。
3. 個人藥櫃系統(individual system)：於護理站中設置每位病人的藥櫃，內存放病人數日的用藥，再由護理人員從其藥櫃中取藥發放給病人。
4. 庫存給藥系統(stock supply system)：為舊式的給藥方式，於護理站中設置一個大型藥櫃，護理人員依醫囑從藥櫃中取出所需的藥，再發給病人使用。

臨床新知

智慧型手機行動藥物衛教系統

　　藥師：「李阿姨，您這吸入劑如果回去忘記怎麼用，可以拿手機掃描藥袋上的條碼，就會播放藥物使用方式的影片喔～」。李阿姨：「現在這麼方便喔，這樣我就可以隨時看衛教影片，不用怕忘記了啦。」

　　目前已有許多醫院打造智慧型手機行動藥物衛教系統，病人僅需用智慧型手機掃描辨識藥袋上QR Code條碼，就可以在手機上即時播放藥物使用方式衛教影片。

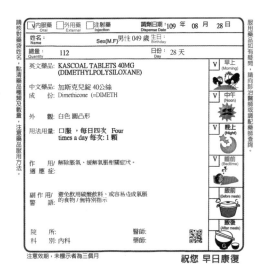

二、藥物及藥櫃

（一）藥　物

1. 裝置藥物的容器需是可**密蓋**，並需**於容器外貼有正確明顯的標籤**，不可使用無標籤或標示不清的藥物。

2. 藥物應保存於避光、避熱及密閉的容器中，**易受光線破壞的藥物，應放於深色的瓶中**，如：棕色瓶。

3. **一般藥物置於室溫下保存；栓劑（如：Inteban, Dulcolax）應放在低於25℃的陰涼處，肝素(Heparin)、疫苗、稀釋後的抗生素及油劑應放於冰箱中冷藏**。而為使醫療用冰箱能發揮醫療設備效用，**冰箱內的溫度需維持於2~8℃**，每班會由指定的上班護理人員負責點班，並逐項完成冰箱內查核表內的記錄。而胰島素未開封時應保存在2~8℃，可保存到效期結束；已開封時保存在室溫(15~30℃)，可降低注射的疼痛感，若放在2~8℃時應在注射前回溫，開封後有效期限為28天。

4. 急救車上的**急救用藥，需注意其有效使用日期並需於使用後補充**。

5. 藥物若有變質（變色、變味、潮溼）、破損或有雜質，則不可使用。

6. 藥物使用後應該物歸原處。

7. 應教導出院病人認識藥物的作用和使用的劑量、時間及方法。

（二）藥　櫃

1. 藥櫃內的藥物應分類存放，將口服藥及外用藥分開。
2. 藥櫃應保持整齊清潔，將藥物標籤朝外並依英文字母的排列順序存放。
3. 藥櫃大小應適宜，以存放病房內常用的藥物為原則。
4. 應定期檢查藥櫃內之藥物的有效使用日期。
5. **法定的管制藥物（如：Demerol, Morphine, Codeine）應鎖於專屬的藥櫃中存放**，由每班的專人負責保管鑰匙及清點藥物的數量。

 小組討論

　　為何Demerol, Morphine, Codeine這些藥物需要鎖於藥櫃中呢？

13-4　給藥的護理過程

一、護理評估

（一）行為評估

1. 收集醫藥史：因某些藥物具有副作用，因此需收集病人目前的疾病史及服藥史，以確保用藥安全。如：Aspirin具抗凝血作用，若用於胃潰瘍患者，則會增加其出血情形。
2. 過敏史：收集病人對藥物及食物過敏之情形，若有對藥物過敏之情形，應將之記錄於護理記錄單上及病歷明顯處，且可以標示在手圈及床頭卡上。
3. 服藥史與對服藥的態度：收集病人目前或最近使用藥物之情形，如：高血壓患者是否有定期服用降血壓藥物，並評估其使用藥物的配合情形。
4. 對藥物治療的認知：病人對藥物的認識程度會影響其服藥的意願及態度，因此護理人員可藉由一些問題來評估其對藥物治療的認知。如：你為什麼要服用此藥物？服用此種藥物的目的為何？你是否有按時服藥？
5. 藥物使用常識：需評估病人對藥物使用的情形，如：藥物的存放方式與使用方式。
6. 飲食狀況：了解病人之飲食狀況，以提供護理計畫之參考。如：教導糖尿病病人飯前及飯後之藥物使用。
7. 自我服藥能力：需評估病人是否有自行服藥的能力，如：中風癱瘓者無法自行服藥。

（二）影響用藥劑量的因素

1. **年齡**：因兒童對藥物敏感性較成人高，老年人的肝腎代謝功能較成人差，所以兒童與老年人所需的**劑量較成人低**。基本原則如下：

   (1) 12歲以上可以使用成人的劑量。

   (2) **60~80歲**的老年人使用**成人劑量**的4/5。

   (3) **80歲**以上的老年人使用**成人劑量**的1/2。

   (4) 嬰幼兒藥物使用劑量的計算如下：

   ① 克拉克法則(Clark's rule)：依**體重**計算為最準確，適用於各年齡層。

   $$兒童的使用劑量 = 成人劑量 \times \frac{體重（磅）}{150}$$

   ② 佛氏法則(Fried's rule)：依月數計算，適用於1歲以內之嬰兒。

   $$嬰兒的使用劑量 = 成人劑量 \times \frac{出生月數}{150}$$

   ③ **楊氏法則**(Young's rule)：依足歲之年齡計算，適用於1歲以上之兒童。

   $$兒童的使用劑量 = 成人劑量 \times \frac{兒童年齡}{兒童年齡 + 12}$$

   ④ 考林氏法則(Cowling's rule)：依虛歲之年齡計算，適用於3歲以上之兒童。

   $$兒童的使用劑量 = 成人劑量 \times \frac{1 + 兒童年齡}{24}$$

   ⑤ 體表面積法(surface arfa)：此法是臨床上最準確的方法（圖13-5）。

   $$兒童的使用劑量 = 成人劑量 \times \frac{兒童體表面積(M^2)}{1.73（成人體表面積）}$$

2. **性別**：通常女性所需的劑量少於男性，且女性於懷孕及哺乳時需特別注意藥物的使用，因為有些藥物會通過胎盤影響胎兒或會隨母乳排出，因此**女性於懷孕及哺乳**期間應注意藥物的使用，以確保胎兒及嬰兒的安全。

3. **體重**：用藥劑量與體重成**正比**，所以體重較重者其所使用的劑量較高。

4. **給藥途徑**：每種給藥的方式在人體內的吸收速率都不同，給藥的方式也會因病人的情況而有所不同。

5. **給藥時間**：藥物依其特性及病人的需要會有不同的給藥時間。

   (1) **飯前給藥**：於**飯前30分鐘**服用，如：Primperan的目的為增進食慾及幫助消化。

   (2) **飯後給藥**：於**飯後30分鐘**服用，目的在於減少藥物的副作用、減少或延長胃酸分泌，如：鐵劑。

   (3) **睡前給藥**：於睡前30分鐘服用，如：鎮靜安眠藥、緩瀉劑及**驅蟲劑**。

   (4) **按時給藥**：目的在於維持血中的有效治療濃度，如：**抗生素及磺胺類藥物**。

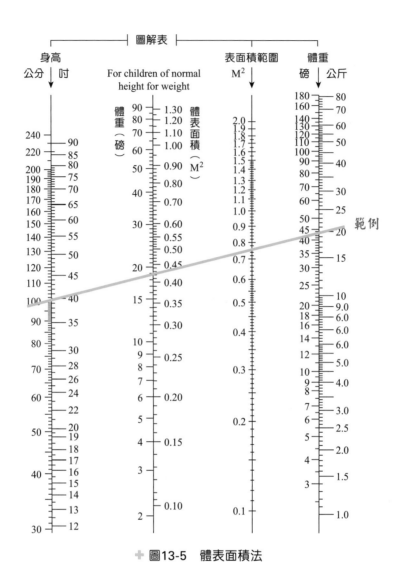

■ 圖13-5　體表面積法

📝 動動腦

1. 8歲的王小明，需使用Ampicillin，而Ampicillin於成人使用的藥物劑量是500mg，依楊氏法則請問王小明所需的劑量為何？

2. 當護理師收到醫囑Ampicillin 250 mg iv 時，請問應該如何抽取Ampicillin 500mg/vial的粉劑藥物？

3. 體重5公斤重的王小香，需使用Panadol，而Panadol於成人使用的藥物劑量是300mg，請問王小香所需的劑量為何？

解答：1. 200mg。　2. 注入稀釋液5c.c.至vial後，抽出等量空氣；待藥物溶解，再打入2.5c.c.空氣，抽取2.5c.c. Ampicillin。　3. 22mg。

6. **疾病狀況**：心臟、肝臟及腎臟疾病病人，因**對藥物的排泄能力較差**，因此在**藥物的使用劑量上應酌減**，以防藥物的蓄積作用。

7. **心理因素**：當病人使用藥物時，對其藥效有期待的心態，即使給予**安慰劑**(placebo)也可能達到療效。

8. **環境因素**：環境的不同會影響藥物的使用劑量，如：高血壓患者使用的血管擴張劑，在夏天時因氣溫較高會促進藥物的作用，所以可酌量減少使用劑量，而冬天則相反。

二、護理診斷（健康問題）

由資料收集的過程中評估病人的用藥情形、年紀及自行服藥的能力，從中發現病人有無現存或潛在的護理診斷。與給藥相關的護理診斷如下：

1. 知識缺失(deficient knowledge)：對於藥物的使用途徑及時間或對藥物作用與副作用缺乏足夠的認識，而有不適當的藥物使用的情形。

2. 身體活動功能障礙(impaired physical mobility)：例如：中風及脊髓損傷患者，會因為其行動能力受到限制，以致於在服用口服藥物上會有困難。

3. 進食自我照顧能力缺失(feeding self-care deficit)：例如：在手部功能不完整的病人，無法自行進食時，亦會影響自行口服藥物的能力。

4. 潛在危險性損傷(risk for injury)：例如：接受化學治療治療的病人，免疫力下降，易導致病人受到傷害的危險狀態。

三、護理目標

經由護理評估及護理診斷後，應擬定適當的護理目標，以完成一份完善的護理計畫。因此給藥的護理措施，可以下列為其護理目標：

1. 病人及家屬能了解所使用藥物的作用及副作用。

2. 病人能自行正確的服用藥物。

3. 病人及家屬具有正確的用藥常識。

四、護理措施

（一）備藥及給藥的工作重點

護理人員在準備藥物及給病人藥物的過程中，於備藥前、備藥時、給藥時及給藥後皆有不同的工作重點（表13-3），於備藥前及備藥時需核對五對的內容，護理人員應確實遵守這些原則以達正確的給藥。**五對包含：病人對、藥物對、劑量對、時間對、途徑對。**

▼ 表13-3　備藥及給藥期間之工作重點

時　間	紙本MAR給藥工作重點	電子化給藥工作重點
備藥前	1. 核對醫囑與MAR單五對的內容 2. 檢查醫囑單上是否有完整的醫囑 3. 正確辨識病人 4. 適當的說明給藥目的並收集給藥的相關資料	1. 正確辨識病人，並以掃描器掃描病人手圈上的條碼確認病人 2. 適當的說明給藥目的並收集給藥的相關資料
備藥時	1. 執行三讀五對 2. 於MAR單上所給的藥物之時間上逐一打半勾	執行三讀五對（以掃描器掃描藥袋上的條碼）
給藥時	1. 確認病人 2. 向病人說明藥物的作用、副作用及注意事項 3. 確認病人服下藥物	1. 確認病人 2. 向病人說明藥物的作用、副作用及注意事項 3. 確認病人服下藥物
給藥後	1. 於MAR單上逐一完成全勾並簽職稱及全名 2. 30分鐘後評估藥效及是否有藥物副作用產生	1. 電子簽章 2. 30分鐘後評估藥效及是否有藥物副作用產生

1. **病人對**：需核對病人的姓名、床號、病歷號，以避免發生給錯病人的情形。

2. **藥物對**：核對藥物的名稱，若發現藥物名字不同時可查藥典以確認是否為商品名之不同，如：鎮痛解熱劑Acetaminophen的商品名有Scanol®及Panadol®。

3. **劑量對**：核對藥物的使用劑量（**包括毫克量及數量**），如：Inderal有10mg及40mg兩種製劑，**使用一顆或二顆之數量**。

4. **時間對**：核對使用藥物的時間，於使用藥物時間的前後30分鐘皆是被允許的服藥時間，如：6pm的藥物，可於5:30~6:30pm服用。

5. **途徑對**：核對使用藥物的使用方式，如：瀉劑Dulcolax有口服錠劑及栓劑的使用方式。

⊃ 備藥前的工作重點

1. 需先評估病人目前的狀況。

2. 當病人有緊急狀況時（如急救），護理人員可以接受醫師的口頭醫囑或電話醫囑，但由於**護生**的經驗不足，所以**不可以接受醫師的口頭醫囑或電話醫囑**。

3. 依醫院規定將醫囑謄寫MAR（見表4-15）、護理治療卡(Kardex)（見表4-16）及小藥牌上（圖13-6）；若為單一劑量系統會由藥局以電腦打字列印出MAR。每次備藥前需將MAR或Kardex核對醫囑上五對的內容，再將小藥牌與MAR或Kardex核對五對的內容，無誤後再根據小藥牌備藥。若醫院並無使用小藥牌，則可依據MAR或Kardex備藥。已使用電子

床號：01A

姓名：陳明明

病歷號碼：1234567

藥物：Gentamicin

劑量：40mg

途徑：IV

次數：q8h

時間：9-5-1

✚ 圖13-6　小藥牌

病歷的醫院護理人員在確認醫囑後，電腦系統會將給藥醫囑轉成MAR，可縮短時間並減少謄寫的錯誤。

4. 核對醫囑時需核對五對的內容，並確認醫囑單上有醫師的簽名或蓋章才是完整的醫囑。

5. 核對醫囑時需注意醫師所開處方之有效時效，如：一般醫囑為7天、prn醫囑有效期間為2~3天（有些醫院針劑2天，口服藥3天），**SOS醫囑有效期間為12小時。**

6. 若醫囑有更改需馬上更正MAR、Kardex及小藥牌以免發生給錯藥的情形。

7. 給予prn或st的藥物時應確認其他護理人員是否已備藥或給藥，以避免發生重複給藥的情形。

8. 核對完醫囑後需洗手，以準備備藥，因為備藥的過程需遵守清潔、乾淨的原則。

⊃ 備藥時的工作重點

於病人單位準備藥物時需執行三讀五對，三讀是指在三種不同的時間去核對MAR與藥袋內的藥卡上五對的內容，執行三讀後於MAR上所給藥物的時間上**逐一打半勾**。此外，於取藥時需注意藥物是否有變質，如：顏色改變、發霉、潮解。

1. **一讀：從藥盒（藥櫃）取出藥袋（藥罐）時**，核對一次MAR與藥袋內的藥卡（藥罐上的藥名）五對的內容。

2. **二讀：藥物從藥袋（藥罐）拿出時**，核對一次MAR與藥袋內的藥卡五對的內容。

3. **三讀：藥物要放回藥盒（藥櫃）時**，核對一次MAR與藥袋內的藥卡五對的內容。

電子化給藥系統執行步驟（以長庚醫院的電子化給藥系統為例）：

1. 一讀：從藥盒取出時段內需要給的藥物之藥袋，核對螢幕上的MAR中五對之內容，並檢查藥物（藥物外觀）。

2. 二讀：藥物從藥袋拿出前核對螢幕上MAR中五對之內容後，再以掃描器掃描藥袋上的條碼(Barcode)，若該藥物是該病人該時段的藥物，則掃描器會「嗶」一聲，且該藥物欄位會出現粉紅色底色，則可從藥袋取出正確藥物劑量至藥杯中。

3. 三讀：藥袋要放回藥盒時核對螢幕上MAR中五對之內容。

⊃ 給藥時的工作重點

可核對病人的床頭卡並詢問病人姓名或核對病人的手圈，確認病人無誤後才可給藥，並需向病人說明目前所使用藥物之治療目的。**若病人不在病房內，不可將藥物放於床旁桌上，也不可請他人代為轉交藥物給病人，以避免發生給錯藥的情形。**

⊃ 給藥後的工作重點

在協助病人使用藥物後需於MAR上逐一完成全勾並簽職稱及全名，**若病人因為某些原因未能使用藥物，應於MAR上註明其原因代號。**應於病人服藥30分鐘後評估藥效及是否有藥物副作用產生。

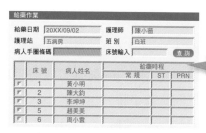

❶ 於行動護理工作車之電腦中,進入護理師個人的給藥作業系統

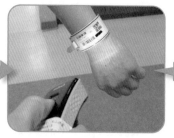

❷ 用掃描器掃描病人手圈條碼

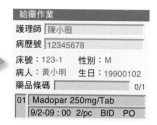

❸ 掃描後電腦會出現病人藥單

電子化給藥系統
(以長庚醫院為例)

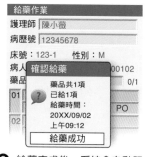

❽ 給藥完成後,系統會自動記錄給藥項目及給藥時間

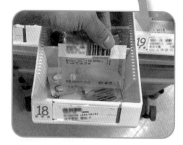

❹ 從藥盒取出藥袋,核對藥袋與電腦上病人的藥單五對內容(一讀)

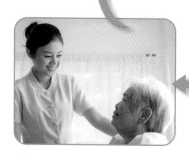

❼ 給藥前,進行病人身分確認

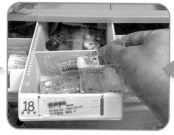

❻ 藥袋要放回藥盒時,再核對藥袋與電腦上病人的藥單五對內容(三讀)

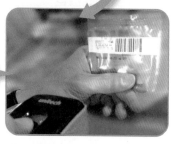

❺ 用掃描器掃描藥袋上的條碼(由電腦確認病人藥物的資料),確認藥物正確後,從藥袋取出藥物至藥杯中(二讀)

(二)給藥途徑-口服給藥

口服藥物主要在**胃及小腸**吸收,教導病人**以開水吞服口服藥最佳**,因為有些藥物會與牛奶及果汁發生協同作用或拮抗作用,如:鎮靜劑Serenesil與牛奶合用產生協同作用,而抗生素Ampicilline與果汁合用會產生拮抗作用。

口服給藥是較簡單、方便、經濟、安全的給藥方式,較不易引起病人的焦慮。不會造成皮膚及黏膜的損傷,且作用時間較慢,效果持久。口服給藥的禁忌症包括:噁心、嘔吐者、

吞嚥困難或無法吞嚥者、昏迷或意識不清者、拒絕服藥者、處於禁食狀態者、病情危急者、腸胃道疾病或功能改變者。

不過有些藥物會被胃酸破壞，或者是對腸胃道過於刺激或使牙齒變色，而有些藥物味道不佳。口服給藥的注意事項如下：

1. 協助病人採坐姿或半坐臥姿服藥，以利吞嚥，避免嗆到。

2. 準備藥物時，應注意清潔，可以藥匙取藥至藥杯或包藥紙，**避免以手接觸藥物**。

3. 需注意藥物是否可磨成藥粉，不可磨粉的藥物通常是怕遭胃酸破壞藥效的腸衣錠或緩慢釋放藥效的劑型，若磨成藥粉，很可能造成藥效濃度過高或無效情形。

4. 會造成牙齒變色或傷害琺瑯質的藥物，如：**稀酸類、鐵劑、碘劑**等，可**加水稀釋**，以**吸管吸取的方式吸取藥物**，並於服用後立即漱口。

5. 若有味道不佳的藥物，可以下列的方式掩飾，可避免其不佳的味道。

   (1) **油類的藥物（如蓖麻油）可先冰冷後再使用，或於使用後食用飲料、餅乾。**

   (2) **服藥前於口中含冰塊，可麻痺神經。**

   (3) 水劑可以空針吸取後置於舌後，因為此處的味蕾較少，但需避免刺激病人的作嘔反射。

   (4) **在許可下，服完藥後可食用大量的開水或果汁，以沖淡其味道。**然而Ampicillin不可與果汁併服，因為果汁會降低其藥效。

   (5) 服完藥後可給予口腔清潔。

6. **5歲**以下的兒童較不會吞服錠劑或膠囊，故藥物劑型多為粉劑或水劑。給藥時應注意：

   (1) 12歲以上的兒童即可採用成人劑量。

   (2) 使用滴管餵藥，可避免兒童嗆到。**若以空針給藥，給藥劑量刻度對準針心前端黑色圈上緣。**

   (3) **勿將藥物混入食物中**，可避免兒童對食物產生排斥感。

   (4) 對於年齡較大者，可解釋藥物味道不佳或有苦味，以免造成對護理人員的不信任感。

   (5) **服完藥後，可給予適當的獎勵。**

7. 老年人給藥的注意事項：

   (1) 因器官老化，所以動作較遲緩，所以給藥時應多些耐心；且其代謝及排泄功能較差，所以應注意藥物劑量之使用。

   (2) 因吞嚥能力較差，可將藥物磨成粉狀。

   (3) 因記憶力較差，會忘記吃藥或吃錯劑量，因此需提醒家屬及病人藥物使用方式或教導病人以自我提醒的方式吃藥，如以不同的藥盒－週藥盒的方式。

   (4) 常合併有多種慢性疾病，需注意其所使用的藥物是否有藥物的交互作用、副作用及毒性反應發生。

8. 若病人有不能同時服用的藥物，兩者服藥之時間應間隔30分鐘，以避免有相互作用之後果。

9. 茶水與鐵劑不能與一起服用，會形成鞣酸鐵，鐵離子便不容易被身體吸收。

10. 因牛奶與制酸劑會抑制胃酸，使得腸衣錠的藥物在胃中提早崩解，無法在腸道中被吸收，所以喝完牛奶或制酸劑1小時內不可服用Bisacodyl(Dulcolax®)。牛奶也會抑制四環黴素的吸收，降低抗生素藥效。

11. **酒精會促進鎮靜劑、抗組織胺對中樞神經之抑制作用**，造成極度疲倦與思睡。

12. 青花菜、菠菜、豬肝等含**維生素K**的食物，會拮抗Warfarin而降低藥效。

13. 若發現病人上一餐的藥物忘記服用，**應將上一餐藥物收回**，並做護理記錄及交班。

（三）給藥途徑－注射給藥

注射給藥是藥效迅速的給藥方式，為**侵入性治療之一**，因此需**嚴格遵守無菌原則**，以免發生感染之情形。而護理人員可執行的注射給藥途徑有肌肉、皮下、皮內及靜脈注射，因此護理人員應熟知各種注射部位及注射技巧，以達正確且安全的注射給藥。

由於注射給藥的劑量較精確，藥效快，可完全吸收，適用於急症患者。無法以口服給藥者，可採注射法。但其缺點包括：

1. 藥效發揮快速，當給錯藥時急救不易。且注射不當會造成組織或骨膜受損。

2. 造成病人的不適感，如：焦慮、疼痛。

3. 易感染，如：針頭、空針、藥物遭汙染或皮膚消毒不完全。

4. 準備時較花費時間。

⊃ 針頭、空針及裝藥的容器認識

1. 針頭(needle)：為**不鏽鋼**材質，針頭結構如圖13-7a所示，針頭的號碼大小來決定針的管徑大小及長度，**號碼愈大則管徑愈小且愈短**，以G(gauge)代表其號碼。如：23G的針頭比27G粗且長，如圖13-7b所示。

2. 空針：空針分為針筒及針心，其材質有玻璃及塑膠兩種，目前大多使用塑膠可拋棄式的空針以減少感染發生。空針結構及各式的空針請見圖13-7cd。臨床上常會使用已備有藥物的針筒，可免去抽藥的步驟及攜帶藥瓶的不便，進而節省備藥的時間並精確的使用劑量（圖13-8）。

3. 裝藥的容器：裝藥的容器可分為vial及ampoule (amp)，vial是藥瓶上有橡皮塞，而ampoule則為壺腹狀玻璃瓶（圖13-9a），可能需使用銼刀或ampoule折斷器（圖13-9b）才能開啟。

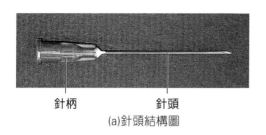

針柄　　　　　　　針頭

(a)針頭結構圖

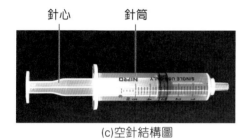

(b)針頭

27G

25G

23G

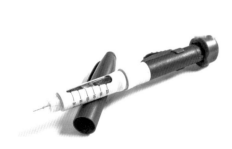

針心　　　　針筒

(c)空針結構圖

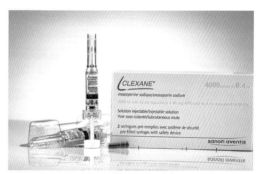

胰島素空針

1c.c.

3c.c.

5c.c.

10c.c.

(d)空針

✚ 圖13-7　針頭及空針

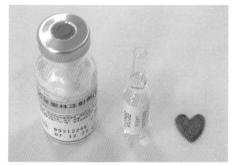

(a)胰島素注射筆

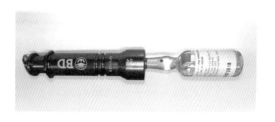

(b)抗凝血注射器

✚ 圖13-8　已備有藥物的針筒

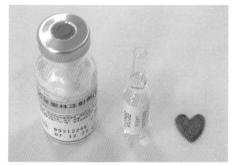

(a)Vial、Ampoule及銼刀（由左至右）

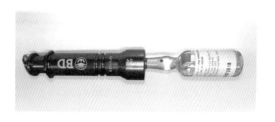

(b)Ampoule折斷器

✚ 圖13-9

4. 選擇空針及針頭的原則：

(1) 藥物愈黏稠，可選擇針頭號碼愈小的針頭以利抽藥。

(2) 注射途徑不同，會使用不同的空針。如：肌肉注射可選擇3~5c.c.的空針，胰島素的皮下注射可選擇胰島素空針（BD空針），皮內注射則選擇1c.c.的空針。

(3) 不同的注射劑量，會使用不同的空針。

(4) 體型較瘦者，可選較短的針頭。

⊃ 注意事項

1. **遵守無菌原則**，可避免感染的發生，包括：洗手、抽藥、注射部位的消毒及注射過程。

2. 選擇適當的針頭及正確的注射部位。

3. 為減少病人注射時的焦慮與疼痛，可以採用下列的措施：

(1) 從vial抽藥後，針頭會變鈍，可更換新的針頭，以減少疼痛。

(2) 教導深呼吸、哈氣或會談的方式轉移病人的注意力。

(3) 協助採放鬆的姿勢，如：施打背臀肌時，病人不宜採站姿，而應協助病人採俯臥並將髖關節內旋。

(4) 於注射前可**冰敷或輕拍**注射部位以減輕疼痛。

(5) 注射時應以**快速及平穩的方式下針及拔針**；以**緩慢的推藥**方式，可避免組織受壓而造成疼痛，但兒童例外。

(6) 針頭插入組織後，應確實**固定針頭**。

4. 應**避免重複注射同一部位**，以減少組織的耗損，如：糖尿病病人的胰島素(Insulin)注射。

5. 護理人員於注射後應小心處理針頭，以**避免針扎**的意外事件發生，因此須**直接將針頭與空針直接丟於收集桶中或使用安全針具，切勿回套**。

6. 若不小心發生針扎的意外，應主動報告護理長並做緊急處理，以降低因針扎而感染其他疾病，如：肝炎、AIDS。

⊃ 肌肉注射法 (Intramusclar Injection, IM)

1. 目的：將藥物注入肌肉層中。

2. 注射部位：

(1) **上臂三角肌(deltoid muscle)**：注射於**肩峰突起下三橫指處**（圖13-10），此處肌肉塊較小，較不適合肌肉發育尚未完全的嬰幼兒，其**注射量不超過2c.c.為宜**。注射此處時可協助病人將**手採插腰**的方式，以放鬆其肌肉。不注射上臂之下方1/2~1/3處，可避免傷害到**橈神經**。

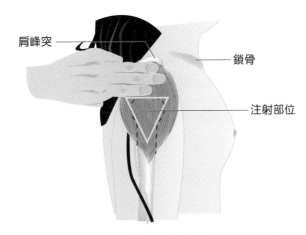

✚ 圖13-10　上臂三角肌的注射部位：肩峰突起下三橫指處

(2) 背臀肌(dorsogluteal muscle)：注射於臀中肌，附近有坐骨神經及大血管通過，注射時應尋找正確的注射位置，以避免危險。注射部位為**臀部的外上1/4處**（圖13-11a）或**髂骨後上棘及股骨大粗隆連線的外上處**（圖13-11b）。進行注射時，**應避免病人採站姿注射**，因肌肉較緊張，易造成疼痛增加。合宜的注射姿勢為：

① 側臥姿：將病人欲注射處之同側膝蓋稍微往胸部彎曲。

② 俯臥姿：協助病人將**腳趾向內(toe in)使髖關節內旋**（圖13-12），使股骨大粗隆突出。

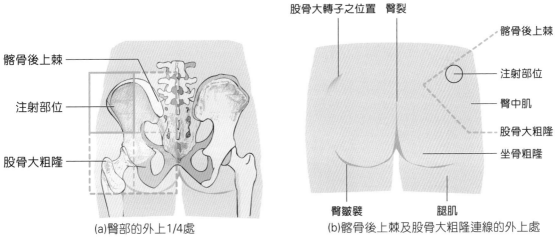

(a)臀部的外上1/4處　　　　　　　　　(b)髂骨後上棘及股骨大粗隆連線的外上處

✚ 圖13-11　背臀肌的注射部位

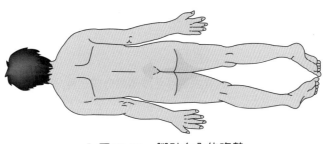

✚ 圖13-12　腳趾向內的姿勢

(3) 腹臀肌(ventrogluteal muscle, VG)：注射於臀中肌，是7個月大以上者可注射的部位(Beyea & Nicoll, 1996)，可協助病人採側臥或俯臥姿進行注射，尋找注射部位的方法為將左手的手掌放於病人的右側**股骨大粗隆**上，將食指放於**髂骨前上棘**並將中指滑過**髂骨嵴**上，兩指所形成的**V字型區**即為注射處（圖13-13）。

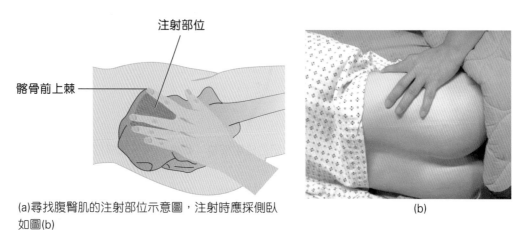

注射部位

髂骨前上棘

(a)尋找腹臀肌的注射部位示意圖，注射時應採側臥如圖(b)

(b)

➕ 圖13-13　腹臀肌的注射部位：髂骨前上棘位於髂骨嵴前緣、腹股溝皺摺之上外側末端，髂骨嵴位於髖骨的髂骨上緣，在第4腰椎棘突的高度

(4) **股外側肌**(vastus lateralis muscle)：此處肌肉塊較大、血管及神經分布較少，對臀肌或上臂三角肌發育不全的**2歲以下嬰幼兒**而言，是**最佳的注射部位**。可協助病人採坐姿或仰臥膝微屈的方式，將股骨大粗隆至膝蓋間分成三等分，**中間部分的外側或前側**（圖13-14），皆為此處之注射部位。

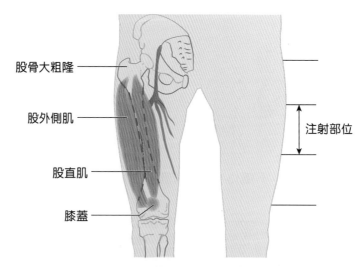

股骨大粗隆

股外側肌

注射部位

股直肌

膝蓋

➕ 圖13-14　股外側肌的注射部位：股骨大粗隆至膝蓋間分成三等分，中間部分的外側或前側處

3. 消毒方式：於注射處以75%酒精（或碘酒）**由內向外環形消毒3吋**，使其自然乾燥。

4. 注射角度：針頭與皮膚**呈90度**的角度插入肌肉中。

5. 注射深度：常選擇21~23G針頭注射(Clinical Skill, 2003)，**插入2/3的針頭深度**，若病人是兒童或較瘦者可選擇較短的針。

6. 注射量：**成人最多不超過5c.c.**。

7. 注意事項：

    (1) 下針時應**繃緊**注射處的皮膚並快速下針以減輕病人的疼痛。

    (2) 需**回抽針心的目的為確認針是否進入血管中**，若有回血應拔出針頭，並更換新的針頭**及藥物**(Covington & Trattler, 1997)。

    (3) **推藥時應慢慢的推**，以避免組織一時無法吸收藥物，造成組織腫脹而增加病人的疼痛。

    (4) 新冠肺炎疫苗於肌肉注射後不可用力按壓也不可按摩，因為腺病毒為載體的AZ疫苗或脂肪載體的mRNA疫苗，經用力按壓或按摩，可能會破裂而影響吸收。

動動腦

楊先生因自發性氣胸接受手術，其BMI為20 kg/m²，術後給藥Pethidine (Demerol) (50 mq/ml/amp) 40 mg I.M. q.4h. p.r.n. (if pain)，請問其護理處置為何？

解答：

1. 每次給藥劑量為 0.8 ml，採肌肉注射。

2. 若疼痛，每間隔4小時給藥。

3. 注射藥物前反抽針心，如有回血應拔除針頭。

⊃ 肌肉特殊注射－留泡注射法 (Air-lock Technique)

注射方法並無特殊處，其不同處是以留泡注射法抽取所需的注射藥物後，需**再反抽0.2~0.3c.c.的空氣於針筒內**，準備注射時**針頭朝下**，此時0.2~0.3c.c.的空氣會於針尾處形成一個氣栓，於注射時此氣栓會將針頭內所殘留的藥物**完全注入肌肉中**，且針頭拔出時可**避免藥物回滲到皮下組織**，常見的注射藥物為**鐵劑**(ferrous lactate)、**百日咳疫苗**、**破傷風類毒素**。

⊃ 肌肉特殊注射－ Z 型注射法 (Z-tract Injection)（圖 13-15）

將注射處之皮膚輕壓並拉向一側，持針以**90度**的角度注射，反抽後停約5~10秒鐘，無回血後再以約1c.c.需以10秒鐘的緩慢速度進行注射，使組織有足夠的時間去吸收藥物，完成注射後需**等10秒鐘才鬆開牽拉的皮膚**，將針頭拔出（使藥物可擴散至肌肉中），**輕壓**注射處而**不需按摩**，避免藥物回滲而造成皮下組織受損。

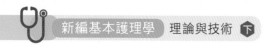

皮下注射法 (Subcutaneous / Hypodermic Injection, SC; Hypo)

1. 目的：將藥物注入皮下的脂肪層中，讓藥物慢慢吸收。

2. 注射部位：選擇血管少、神經少、皮膚完整及無骨突之部位注射，如：**上臂外側、大腿前側及外側、肩胛骨下方、下腹部、腹臀肌、背臀肌及股外側肌**。若需**長期注射Insulin可採輪流注射部位的方式**（見表13-19），**以防吸收不良或皮下脂肪組織嚴重耗損**。

3. 消毒方式：於注射處以75%酒精（或碘酒）**由內向外環形消毒3吋**，使其自然乾燥。

4. 注射角度：依針頭的長度而定，如以胰島素空針注射，因其針頭只有1/2吋（如胰島素空針）可採90度的角度插入真皮之內。若以5/8吋的針頭則採45度的角度插入真皮之內。

5. 注射深度：依針頭的長度而定，如以胰島素空針注射可將針頭完全插入，若以5/8吋的針頭則將針頭插入2/3的深度。

6. 注射量：**最多不超過1.5c.c.**。

7. 注意事項：

   (1) 注射時**若病人較瘦應輕捏起皮膚，以免注射至肌肉層**。

   (2) **注射肝素(Heparin)時不需反抽**，因反抽會形成血腫。

   (3) **注射Heparin及Insulin後不需按摩**，因按摩會加速藥物的吸收。

   (4) **疫苗之注射**，例如：德國麻疹疫苗、水痘疫苗屬於皮下注射，注射後不需按摩。

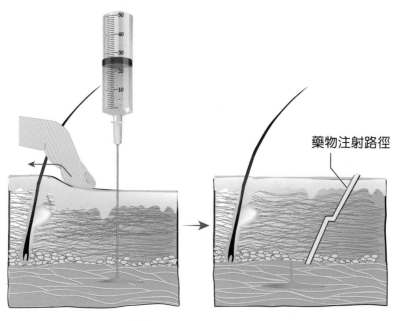

藥物注射路徑

+ 圖13-15　Z型注射法

● 皮內注射法 (Intradermic Injection, ID)

1. 目的：將藥物注入表皮與真皮之間以協助診斷，如：**結核菌素試驗**(Tuberculin test, TT; PPD test)及**盤尼西林皮膚試驗**(Penicillin skin test, PST; PCT)。

2. 注射部位：選擇**皮膚較薄、顏色較淺、毛髮較少及血管較少之完整皮膚**，最常見的注射部位為**前臂中段內側**，或三角肌外側、前胸的鎖骨下方和背部肩胛骨及其下方。

3. 消毒方式：於注射處以**75%酒精由內向外環形消毒3吋**，使其自然乾燥，**勿使用褐色的碘酒或優碘。**

4. 注射角度：**針頭斜面向上，以5~15度的角度插入真皮之內。**

5. 注射深度：**將針頭斜面完全插入真皮**中即可。

6. 注射量：**最多不超過0.1c.c.。**

7. 注意事項：
   (1) 注射時**不需反抽**，因為真皮內並無血管。
   (2) 注射後**不需按摩**，以免加速藥物吸收而影響判讀結果。
   (3) 注射後於注射處如未形成小水泡，應選擇其他部位重新注射一次。

8. 觀察注射後的反應：
   (1) **結核菌素試驗**(PPD test)：於**注射0.1c.c.的PPD後48~72小時觀察注射部位。若注射部位出現≧10mm的硬節則為陽性反應**，代表病人曾經感染過結核桿菌或已產生抗體（施打過卡介苗(BCG)），需接受胸部X光檢查或痰液檢查以確認是否有感染結核桿菌。
   (2) **盤尼西林皮膚試驗**(PST; PCT)：於**注射0.1c.c.的盤尼西林試劑**（注射劑量為100 單位，圖13-16）後的**15~20分鐘由醫師判讀注射部位，若注射部位>15mm且呈現發紅、周圍不規則、紅暈中間有蒼白現象，即為陽性反應**，代表病人對盤尼西林過敏，所以不適合接受盤尼西林類的藥物治療。若病人有過敏情形發生，可能會導致**過敏性休克**，可使用1/1,000的Epinephrine(Bosmin)皮下注射0.3~0.4c.c.急救，所以**執行PCT時需將急救車推至病人單位。**

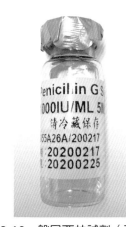

✚ 圖13-16　盤尼西林試劑（已稀釋）

Penicillin稀釋法的步驟（以300萬U/Vial為例）：

1. 取Penicillin 300萬U/Vial及稀釋用的蒸餾水一瓶。
2. 以5c.c.空針抽取3c.c.蒸餾水注入Penicillin瓶中，將藥瓶置於手中來回搓揉使藥物溶解，此時1c.c.＝100萬U Penicillin。
3. 以1c.c.空針抽取0.1c.c.的稀釋液，再抽0.9c.c.蒸餾水於空針中，並搓揉空針使液體混勻，此時1c.c.＝10萬U Penicillin。
4. 打掉0.9c.c.的稀釋液，再抽0.9c.c.蒸餾水於空針內，搓揉空針使液體混勻，此時1c.c.＝1萬U Penicillin。
5. 打掉0.9c.c.的稀釋液，再抽0.9c.c.蒸餾水於空針內，搓揉空針使液體混勻，此時1c.c.＝1,000 U Penicillin。
6. **執行PCT皮內注射時注入0.1c.c.，此時0.1c.c.＝100U Penicillin。**

各種注射法的注射角度及注射給藥途徑的比較，請見表13-4。

▼ 表13-4　各種注射法的注射角度及注射給藥途徑的比較

給藥途徑	肌肉注射(IM)	皮下注射(SC; Hypo)	皮內注射(ID)
注射部位	肌肉	皮下	真皮中
注射角度	90度	45~90度	5~15度
注射深度	插入2/3的針頭長度	依針頭的長度而定	將針頭斜面完全插入真皮中
每次最大注射量	成人5c.c.（上臂三角肌2c.c.）	1.5c.c.	0.1c.c.
消毒用物	75%酒精（或碘酒）	75%酒精（或碘酒）	75%酒精
注射後是否需按摩	是（但留泡注射法及Z型注射法除外）	Heparin和Insulin不可按摩	否

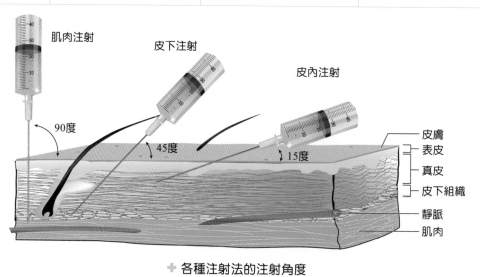

＋ 各種注射法的注射角度

真相與迷思

酒精濃度愈高消毒效果愈好？

臨床上於各種注射前常會使用75%酒精，其主要原因為75%酒精具有消毒效果最佳及揮發性佳的優點，不會損害表皮及人體，且對親脂性強的病毒具有較佳的殺菌功能，所以當酒精自然乾燥後，即可發揮消毒的效果。而95%酒精殺菌效果雖好，但因其揮發速度太快，反而會降低其消毒的效果。於使用酒精時需注意，自然乾燥的殺菌效果最好。

（四）給藥途徑－其他方式

⊃ 吸入法 (Inhalation)

吸入法是**非侵入性治療方法中藥效最快**的方式。可藉鼻套管(nasal cannula)、面罩(mask)、噴霧器(nebulizer)、乾粉式吸入器、**定量式吸入器**(meterd-dose inhalers, MDI)等器材（圖13-17），經由口鼻吸入氣體或噴霧狀的藥物，經呼吸到肺部，由肺泡微血管吸收後，達到全身或局部之治療效果。如慢性阻塞性肺疾病的病人使用鼻套管或面罩，以提供氧氣治療；氣喘病人發作時，可吸入支氣管擴張劑Berotec®以快速緩解其呼吸道的症狀。

1. 種類及目的：
   (1) 乾吸入法：藥物以氣體或煙的方式被吸入。如：氧氣(O_2)或支氣管擴張劑Berotec®。
   (2) 溼吸入法：將藥物與蒸氣混合潮溼化後再被吸入，過程中也可經由加熱的方式處理，以攜帶更多的水氣進入呼吸道。如：支氣管擴張劑Bricanyl®。

2. 注意事項：
   (1) 若病人使用氧氣治療，應教導病人及其家屬勿自行調整氧氣流量。
   (2) 若病人於家中使用氧氣治療，應教導病人及其家屬注意環境四周火燭之使用。

定量式吸入器(MDI)使用方式

1. **用藥時宜採取坐姿或站姿。**
2. 使用前須充分搖動定量式吸入器，垂直握住吸入器，視需要套入噴霧吸入延伸管。
3. 請病人緩慢深吸氣後，吐氣到底，含緊吸入器吸嘴。
4. 壓下吸入器時深吸氣，然後閉氣10秒。
5. 如要再吸第二劑，請間隔30秒鐘~1分鐘後重複上述步驟。
6. **含類固醇的藥物吸入器，於吸入口腔後需漱口**，以減少藥物殘留於口腔，避免因念珠菌感染而形成鵝口瘡。

7. 噴霧吸入延伸管使用後需清洗乾淨，自然風乾。

8. 檢查吸入器剩餘容量，若無計量器則建議病人自行記錄使用次數，以確保下次有足夠使用劑量。

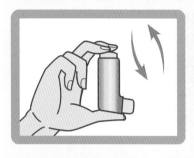
(a) 使用前須充分搖動

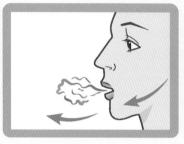
(b) 請病人緩慢深吸氣後，吐氣到底

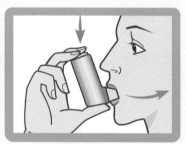
(c) 壓下吸入器時深吸氣，然後閉氣10秒

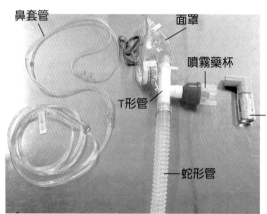
(a)鼻套管及面罩

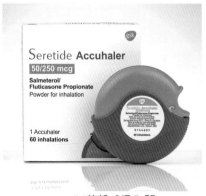
(b)乾粉式吸入器

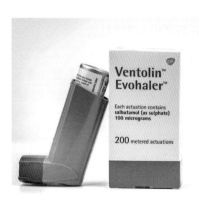
(c)定量式吸入器

➕ 圖13-17　鼻套管、面罩及吸入器

⊃ 栓塞法 (Supposition)

　　此法是將固體塞入肛門或陰道，利用**體溫**將藥物溶解以達直腸或黏膜吸收的目的。

1. 種類及目的：

    (1) 肛門栓劑：如：解熱劑Inteban及緩瀉劑Dulcolax，協助病人採**左側臥**，戴上手套以食指將藥物塞進**肛門內2.5~3吋**（圖13-18），使栓劑完全通過肛門括約肌，**維持原姿勢15分鐘**，以免藥物流出。

    (2) 陰道塞劑：如：抗黴菌劑Nystatine，於**睡前**使用較佳，協助病人採**屈膝仰臥**姿，戴上手套以食指將藥物塞進**陰道穹窿**處（圖13-19a）或以推進器將藥物塞進陰道穹窿處（陰道長約8~10cm）（圖13-19b），**維持原姿勢15分鐘**，以免藥物流出。

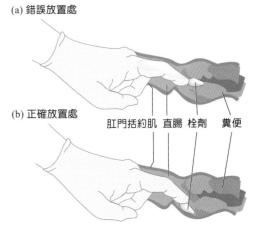

(a) 錯誤放置處

(b) 正確放置處

肛門括約肌　直腸　栓劑　　糞便

✛ 圖13-18　放置肛門栓劑的方式

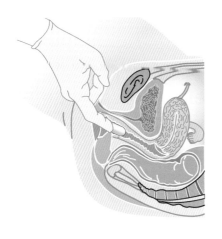 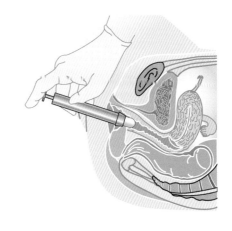

(a) 以食指推進　　　　　　　　　　　　(b) 使用推進器

✛ 圖13-19　放置陰道塞劑的方式

2. 注意事項：

    (1) 需將塞劑**置於陰涼處或冰箱中冷藏**以免溫度過高而軟化，如：解熱劑Inteban及緩瀉劑Bisacodyl(Dulcolax)。

    (2) 於**塞入塞劑之前以潤滑劑**（如：K-Y Jelly）**潤滑**之，可減少摩擦力及降低病人不舒服的感覺。若使用塞劑前病人感到腹部絞痛不適，**需暫停給藥**，測量生命徵象後通知醫師再評估是否給藥。

(3) 給藥時可請病人**張口哈氣以降低腸道壓力**。

(4) 若腸道內有糞團可先執行小量灌腸將糞便清除，**使藥物接觸直腸黏膜**，促進吸收。

⊃ 滴入法 (Instillation)

臨床上常見的滴入法有：眼滴藥、耳滴藥及鼻滴藥，將分別介紹其執行步驟（包含給藥方式與給藥部位）及注意事項。

1. 眼滴藥：

(1) 執行步驟：

① 協助病人由內眥往外眥擦拭眼睛分泌物後，請病人將頭往後仰並將眼睛向上（眉毛）看。

② 將下眼瞼往下撥，將眼滴藥滴於**下眼瞼的穹窿處**後（圖13-20a），請病人**轉動眼睛**以利藥物擴散（**勿滴於角膜上**，以免造成眼睛疼痛）。

③ 請病人以乾棉球按於**淚囊處**（圖13-20b）約30~60秒，以免藥物進入鼻腔或口腔。

(2) 注意事項：

① 如為眼藥膏則將藥膏由內眥往外眥擠。

② 交互感染(cross-contamination)是眼滴藥的一個潛在性問題，因此必須正確的將眼滴藥滴於需治療的眼睛上。

③ **每位病人皆需使用獨立的眼滴藥**，以避免互相感染之情形發生。

④ 若病人**同時需使用油劑和水劑**之眼藥水時，應**先點水劑**後再點油劑或藥膏。

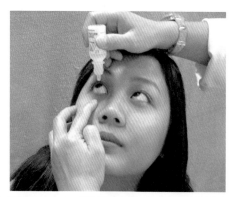

➕ 圖13-20(a) 將眼滴藥滴於下眼瞼的穹窿處

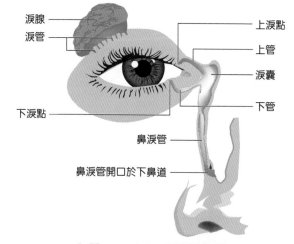

➕ 圖13-20(b) 淚囊的位置

2. 耳滴藥：

(1) 執行步驟：協助病人將**患耳朝上**，並將耳道拉直。成人者**將耳翼向上向後拉**（圖13-21a），3歲以下的嬰幼兒則**將耳垂向下向後拉**（圖13-21b）。將藥滴入，維持原姿勢10分鐘，以免藥物流出。

(2) 注意事項：

① 為達耳滴藥之有效療效，於滴藥前需先評估耳道內之情形。

② 若有耳膜破損之情形應以無菌的棉枝擦拭耳道內的引流物後，再滴耳滴藥。

③ 每位病人皆需使用獨立的耳滴藥，以避免互相感染之情形發生。

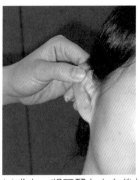 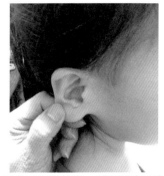

(a)成人：將耳翼向上向後拉　　(b)3歲以下嬰幼兒：將耳垂向下向後拉

➕ 圖13-21　執行耳滴藥的準備姿勢

3. 鼻滴藥：

(1) 執行步驟：協助病人將頭往後仰，使其**鼻孔朝上**，滴管置入鼻孔內約1/3吋，將藥滴入（圖13-22），維持原姿勢10分鐘，以免藥物流出。

(2) 注意事項：

① 鼻滴藥可能會進入口咽喉處而引起患者的刺激，而引起咳嗽、嗆到及噁心嘔吐的情形。

② 可教導病人於給鼻滴藥前，先吞口水或於給鼻滴藥後刷牙，減少對病人的刺激，以減少嗆到及噁心嘔吐的情形產生。

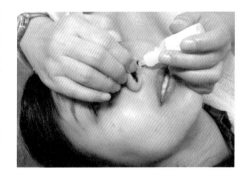

➕ 圖13-22　鼻滴入法

③ 每位病人皆需使用獨立的鼻滴藥，以避免互相感染之情形發生。

➲ 皮膚塗抹法 (Skin Applications)

將藥物塗於皮膚上，藉由**皮脂腺**吸收以達治療效果。如有開放性傷口，應以外科無菌技術執行。

➲ 舌下含服 (Sublingual, SL)

舌下含有**豐富的血管網**，所以藥物的**吸收速度較口服給藥快**，於協助病人使用舌下含服藥物時，需教導病人**勿喝水服用或咀嚼而吞下藥物**，以避免降低藥物發揮的速度。如：治療心肌梗塞的硝化甘油(Nitroglycerin, NTG)及降低血壓的Adalat。

⊃ 貼片

貼片式藥物經由皮膚的吸收以達到治療效果,使用方式為選擇一處較無毛髮且完整的皮膚表面黏貼。如:Fentanyl貼片於黏貼皮膚後,按壓約30秒以確保貼片完全黏貼於皮膚上;於更換貼片時,應避免貼在同一部位。

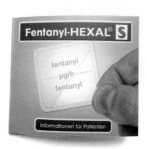
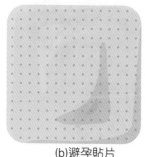

(a)Fentanyl貼片　　　　(b)避孕貼片

✚ 貼片式藥物

五、護理評值

護理人員需具備足夠的能力去評值病人於藥物使用後,是否有達到藥物的預期反應或出現藥物的副作用和毒性反應。應與醫師討論病人用藥的情形,並教導病人正確及安全的用藥方式。

1. **評值藥物是否達到治療效果:於用藥後30分鐘至1小時**,可詢問或監測病人是否達到治療效果,緩解其症狀。**如心肌梗塞病人於胸痛時給與Nitroglycerin,則可評值疼痛部位及程度、血壓情形**,以了解藥物療效。

2. 評值用藥的安全性:
   (1) 監測病人於用藥後,是否出現藥物的副作用、過敏反應或毒性作用。
   (2) 監測病人的生命徵象,如:降血壓的藥物及高滲透壓性的藥物,其作用會使血壓下降,因此於藥物使用前及使用後皆需測量病人的血壓,以確保用藥的安全性。

3. 評值病人自我給藥的能力及對藥物治療的認識:
   (1) 觀察病人是否在正確的時間使用藥物。
   (2) 觀察病人是否以正確的藥物途徑使用藥物。
   (3) 病人是否可說出藥物治療的作用、副作用及注意事項。

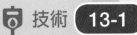 技術 13-1 口服給藥法
Administering Oral Medications

 掃描

觀看技術影片

先備知識

1. 了解給藥前應如何評估病人。
2. 了解三讀的核對時間。
3. 了解五對的核對內容。
4. 了解藥物的治療作用、副作用及相關注意事項。
5. 教導病人認識藥物的治療作用、副作用及相關注意事項。
6. 了解當病人不在病房時的給藥處理方式。

應用目的

1. 藥物由口攝入後到達胃及小腸，經消化道吸收以達到治療效果。
2. 是最方便的給藥方式，較不易造成病人焦慮。

操作步驟與說明

操 作 步 驟	說 明
工作前準備	
1. 在護理站以醫囑（表13-5）核對給藥記錄單(MAR)，並在MAR的藥名前做記號（表13-6）。	1-1. 長期醫囑每一班（白班、小夜班及大夜班）的護理人員需核對五對的內容（病人床號、姓名、病歷號、藥名、劑量、給藥時間、給藥途徑），並於MAR的藥名前做記號。

▼ 表13-5　醫囑單範例（備藥前）

醫囑單　Order sheet

第1頁

姓名	向芸	病歷號	123456	床號	15B	性別	女	出生日期	80/01/01

[123456 向芸]

	藥品名稱	劑量	用法	飯前後	途徑	數量	流速
✓New	Acetaminophen 250mg/ tab	1 pc	TID	PC	PO	7天✓	

醫師　[MR8833 王大為 醫令章92312]　(王大為, MR8833, G 70831) 執行護士: *陳美* 時間：*109/09/12 at 09:15*

操 作 步 驟	說 明

▼ 表13-6　給藥記錄單範例（備藥前）

給 藥 記 錄 單

姓　名：**向芸**　　　　　　　　　醫　師：**王大為** 科　別：
病歷號：123456　　　　　　　　疾病名稱：
床　號：15B　　　　　　　　　　過敏記錄：
性　別：**女** 年　齡：○○ □病人開刀　　日　期：　年　月　日　　　第　頁

類別	藥 品 說 明	用法、用量	本日給藥量	時間	給藥時間及說明												退藥量
					1	2	3	4	5	6	7	8	9	10	11	12	
✓ M	Acetaminophen 250 mg	1# po TID		PM	1					6							
		每日量：	尚存：	AM									9				
				備註													

類　別	M—口服藥　P—注射藥　E—外用藥	未 服 藥	△—檢查(NPO)	X—病人拒服
代　號	S—水　藥　*—管制藥	原因代號	□—病人不在	☆—暫停其他
特殊註記	【!!】高警訊藥品	禁N—不可由護理人員執行靜脈注射		跌—應預防病人跌倒

退藥原因	A.禁食　　B.病人不在外出　C.病人拒服　　D.病人產生不良反應　　E.處方停用　　F.用法用量改變 G. P. R. N.醫囑未使用　H.加入大量點滴用藥餘量　I.首日量溢領　J.醫囑重整　　K.藥物自備 L.處方劑量計算錯誤　M.藥囑開錯病人　N.開錯藥　　O.病人出院　　P.其他

2. 至病人單位核對床頭卡及手圈，詢問病人全名及出生年月日。

3. 向病人及家屬解釋給藥目的及注意事項，且需評估病人目前之情形及特殊用藥之評估，並視需要準備茶杯、吸管及水壺於床旁桌上。

3-1. 給藥前的評估，可了解病人是否曾經對藥物過敏。

3-2. 特殊用藥之評估：給予**降壓藥物**前需確認病人目前的血壓狀況，**收縮壓>100mmHg及舒張壓>60mmHg**，以免發生危險。

3-3. 特殊用藥之評估：給**抗心律不整藥**前，需確認病人目前**心跳速率在正常的範圍（60~100次／分鐘）**且無心房纖維顫動(atrial fibrillation, Af)。

4. 洗手：採內科無菌洗手法。

5. 準備用物：藥車、小藥杯數個、彎盆、衛生紙、藥匙、藥杯架、病人的藥盒、研缽及杵（視需要）（圖13-23）。

5-1. 不同的水劑需放於不同的藥杯中，**小藥杯的數量為（1+水劑的種類）個**。

操 作 步 驟	說 明
6. 攜帶用物至病人單位。	

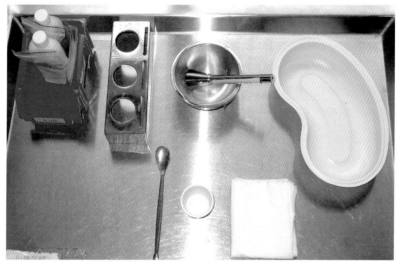

✚ 圖13-23 所需用物

工作過程

（一）備藥過程

1. 以MAR核對給藥車藥盒上的床號。
2. 取出病人藥盒，依MAR取出該時段需服用
   的藥物。

■ 藥片的取出方式

一讀：自藥盒內取藥時，以MAR核對藥袋
　　　標籤，讀一次五對的內容。

二讀：藥物置入藥杯前，以MAR核對藥袋
　　　標籤，讀一次五對的內容。

三讀：藥袋放回藥盒前，以MAR核對藥袋
　　　標籤，讀一次五對的內容。

■ 水劑的取出方式

一讀：自藥盒內取藥時，以MAR核對藥袋
　　　標籤，讀一次五對的內容並**檢查藥
　　　液有無過期、變質或異常沉澱物。**

2-1. 取出每一種藥物時均需進行三讀五對，
　　　五對包括：**病人對、藥物對、劑量對、
　　　時間對、途徑對。**

可以藥匙取出或以手擠出藥片的方式，將藥片
置入藥杯內，勿用手直接抓取。

操 作 步 驟	說　　明
二讀：倒藥液於藥杯前，以MAR核對藥袋標籤，讀一次五對的內容。將藥液上下輕輕的搖勻，打開瓶蓋，蓋口朝上置桌面，手握藥瓶的標籤處，**以拇指指出藥杯應倒之刻度處並與視線呈水平**（圖13-24），將藥水倒置所需要之刻度，以衛生紙擦拭瓶口後，蓋上瓶蓋。	將藥液上下輕輕搖勻的目的在於使藥劑達到完全混合的狀態。 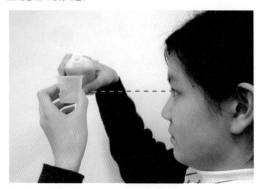 ✚ 圖13-24

三讀：藥液放回藥盒前，以MAR核對藥袋標籤，讀一次五對的內容。

3. 在MAR上的給藥時間數字上打半勾（表13-7）。

▼ 表13-7　給藥記錄單範例（完成備藥）

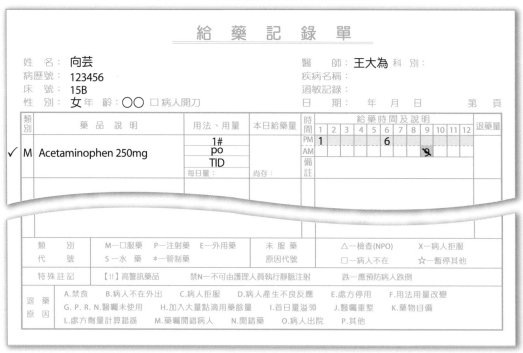

操 作 步 驟	說　　明
（二）執行口服給藥	
1. 再次核對床頭卡及手圈，詢問病人全名及出生年月日。	
2. 置藥物於床旁桌上，協助病人採坐臥或半坐臥姿。	2-1. 先搖高床尾再搖高床頭，以免病人自床尾滑下。
3. 倒好所需開水，協助病人喝水服藥。	3-1. 需確認病人確實服用藥物。
4. 待病人服藥完畢後，將藥杯棄於彎盆。	4-1. 若病人仍需再使用藥杯，亦可清洗後放於床旁桌上。
5. 協助病人回復舒適臥位，整理周圍環境。	5-1. 若病人要恢復平躺姿勢，則可先搖低床頭再搖低床尾。

工作後處理

操 作 步 驟	說　　明
1. 處理用物，將用物歸回原位。	1-1. 教導病人將藥杯清洗後可重複使用，若藥杯不再使用則丟棄於感染性可燃的垃圾桶中。
2. 洗手：採內科無菌洗手法。	
3. 記錄：	
(1) 在MAR上的給藥時間數字上逐一完成全勾及簽職稱、全名（表13-8）。	
(2) 視病人情形於護理記錄單上記錄。	(2)-1. 若病人有特殊情況未能服藥，須於護理記錄單及給藥記錄單上記錄。
	(2)-2. 若為臨時給藥需於護理記錄單記錄服用的藥名、劑量、給藥時間、給藥途徑及服藥後病人的反應並簽全名。
4. 給藥後的評估：詢問病人感受。	4-1. 給藥30分鐘後，需評估藥物對病人的效果為何，是否有藥物副作用產生。

操 作 步 驟	說　　　明

▼ 表13-8　給藥記錄單範例（給藥後）

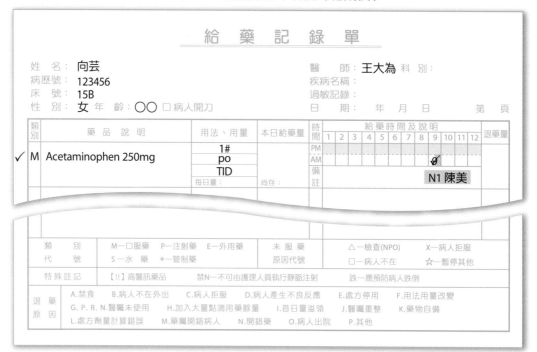

記錄範例

時　間	用藥及治療	生命徵象	護理記錄
09：00			主訴有頭痛現象，依醫囑給予口服止痛藥物 Acetaminophen 250mg 1# po TID使用，繼續觀察中。／N1陳美
09：30			病人口頭表示疼痛現象已減輕，目前臥床休息中，無不適的情形。／N1陳美

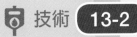

技術 13-2　肌肉注射法
Administering an Intramuscular Injection

觀看技術影片

先備知識

1. 熟悉肌肉注射常見的注射部位。
2. 了解正確的消毒方式。

應用目的

1. 將藥物注入肌肉組織，以達到治療效果。
2. 較口服藥物快達到藥物治療的效果。

操作步驟與說明

操 作 步 驟	說　　　明
工作前準備	
1. 在護理站依醫囑（表13-9）內容謄寫給藥記錄單(MAR)（表13-10），並於醫囑前打半勾或全勾（依醫院之規定執行）。	1-1. 需核對五對的內容（病人床號、姓名、病歷號、藥物名稱、劑量、給藥時間、給藥途徑）。
2. 至病人單位核對床頭卡及手圈，詢問病人全名及出生年月日。	
3. 向病人及家屬解釋肌肉注射的目的，且需評估病人目前之情形。	3-1. 給藥前的評估，可了解病人是否曾經對藥物過敏。
4. 洗手：採內科無菌洗手法。	

▼ 表13-9　醫囑單範例（備藥前）

醫囑單　Order sheet

第1頁

姓名	向洋	病歷號	123450	床號	17A	性別	男	出生日期	80/01/01

[123450 向洋]

	藥品名稱	劑量	用法	飯前後	途徑	數量	流速
✓New	Novamin 5mg/ml/amp	1 pc	ST		IM	2天	

醫師　（王大為, MR8833, G 70831）　執行護士：　　時間：

操 作 步 驟	說 明

▼ 表13-10　給藥記錄單範例（備藥前）

給 藥 記 錄 單

姓　名：**向洋**　　　　　　　　醫　師：**王大為**　科　別：
病歷號：**123450**　　　　　　　疾病名稱：
床　號：**17A**　　　　　　　　過敏記錄：
性　別：**男** 年　齡：○○ □病人開刀　　日　期：　年　月　日　　　第　頁

類別	藥 品 說 明	用法、用量	本日給藥量	時間	給藥時間及說明												退藥量
					1	2	3	4	5	6	7	8	9	10	11	12	
P	Novamin	1 Amp IM st		PM													
				AM											11		
		每日量：	尚存：	備註													

類　別	M─口服藥　P─注射藥　E─外用藥	未 服 藥	△─檢查(NPO)　　　X─病人拒服
代　號	S─水 藥　＊─管制藥	原因代號	□─病人不在　　　☆─暫停其他
特殊註記	【!!】高警訊藥品　　禁N─不可由護理人員執行靜脈注射		跌─應預防病人跌倒
退藥原因	A.禁食　B.病人不在外出　C.病人拒服　　D.病人產生不良反應　　E.處方停用　　F.用法用量改變 G. P. R. N.醫囑未使用　　H.加入大量點滴用藥餘量　　I.首日量溢領　　J.醫囑重整　　K.藥物自備 L.處方劑量計算錯誤　　M.藥囑開錯病人　　N.開錯藥　　O.病人出院　　P.其他		

5. 確認工作車內用物：病人的藥盒、注射藥物、3~5c.c.空針1支、75％酒精、碘酒（視病人情形準備）、棉枝1包或棉球數個、銼刀（視情形準備）、彎盆及空針收集筒（圖13-25）。

6. 攜帶用物至病人單位。

5-1. 75％酒精及棉枝，也可以75％酒精棉球代替。

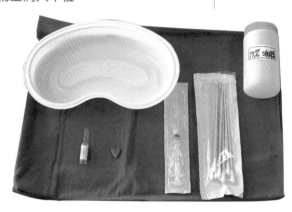

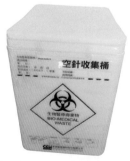

✚ 圖13-25　所需用物

操 作 步 驟	說　明

工作過程

（一）備藥過程

1. 以MAR核對給藥車藥盒上的床號。

2. 取出病人藥盒，進行三讀五對：

    (1) 一讀：自藥盒中取藥時，以MAR核對藥袋標籤，讀一次五對的內容，把藥瓶推於藥袋上端並**檢查藥瓶上的藥名及有效日期**。

    (2) 二讀：將藥瓶自藥袋取出前，以MAR核對藥袋標籤，讀一次五對的內容。

2-1. 取藥過程均需進行三讀五對。

（二）抽藥過程

1. 進行Ampoule消毒：

1-1. 準備抽藥前先消毒Ampoule。
1-2. 先準備Ampoule，後備空針。

    (1) 持Ampoule上段**輕輕旋轉**或以**手指輕彈**，使藥水流至下端。

    (2) 以第一枝75％酒精棉枝，一面消毒Ampoule頸部，另一面消毒銼刀，並以消毒過的銼刀鋸Ampoule頸部約1/2圓周處。

    (3) 第二枝75％酒精棉枝擦拭Ampoule頸部一圈。

    (4) 第三枝乾棉枝墊於Ampoule頸部（未用銼刀切割的那一面），捏住Ampoule適當處（或使用Ampoule折斷器）（圖13-26），將Ampoule上段折斷棄於彎盆中，將Ampoule瓶身置於桌上備用。

(2)-1. 若Ampoule頸部處有顏色的線或點則表示不需使用銼刀，可於消毒Ampoule頸部後，以乾棉枝墊於Ampoule頸部或以紗布包住Ampoule頸部，捏住Ampoule適當處，將Ampoule上段折斷。

操 作 步 驟	說　　明

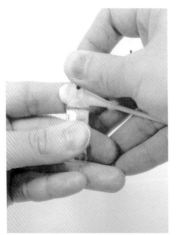

(a)使用乾棉枝折斷

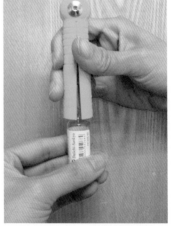

(b) 使用Ampoule折斷器折斷

✚ 圖13-26　將Ampoule上段折斷

2. 準備空針：

(1) 取出空針前，將針頭與針筒鎖緊。

(2) 撕開空針包裝袋封口，取出注射空針，調整針斜面，打開針頭套（圖13-27）。

(2)-1. 要**抽Ampoule**用的，需**將刻度與針斜面呈相反方向**（刻度朝上，針斜面朝下）以利抽取藥液。

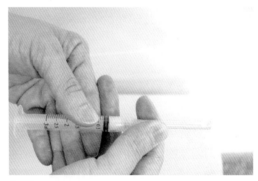

✚ 圖13-27

3. 進行抽藥：

(1) 以非慣用手的食指與中指夾住Ampoule，以慣用手的拇指與食指持空針，將針斜面朝下而刻度朝上，插入Ampoule的藥液中（圖13-28a）。

(1)-1. 慣用手的拇指與食指持空針插入Ampoule時，慣用手的中指、無名指及小指可放於非慣用手的掌心中，以利於平穩的將針頭插入Ampoule內。

操 作 步 驟	說 明

(2) 以夾Ampoule的手之拇指與無名指固定
針筒，慣用手持針心尾端環狀處，緩緩
的將針心反抽至所需的藥量之刻度（圖
13-28b）。

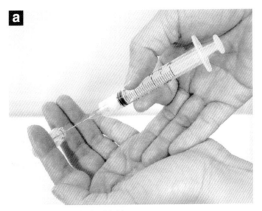

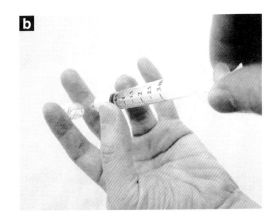

＋ 圖13-28　進行抽藥

4. 進行排氣：

(1) 針頭朝上，以慣用手的指頭於針筒處有
空氣的部位輕輕敲打。

(2) 將針心往後抽，取一乾棉枝墊於針柄
處，接著排出針內的空氣。

(2)-1. 將針心往後抽的目的在於將針心內藥物
確實抽入針筒內，以免排氣時會有藥物
噴出。

(2)-2. 乾棉枝墊於針柄處的目的是可吸取排出
的藥物。

(3) 排氣完畢後，雙手以安全回套針頭的
方式（圖13-29）將抽好藥物的針，以
針頭朝外的方式放入空針的包裝袋中
（圖13-30）。

(3)-1. **未接觸病人前的針頭不具感染**，故以**雙
手回套**的方式回套針頭。

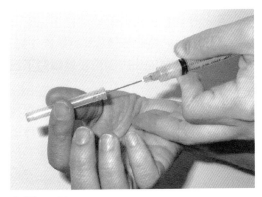

＋ 圖13-29

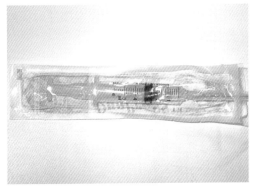

＋ 圖13-30

操 作 步 驟	說 　 明
5. 進行三讀：以MAR核對藥袋標籤，讀一次五對的內容。	5-1. 於抽藥及排氣完成後進行三讀。
6. 於MAR的給藥時間數字上打半勾（表13-11）。	

▼ 表13-11　給藥記錄單範例（完成備藥）

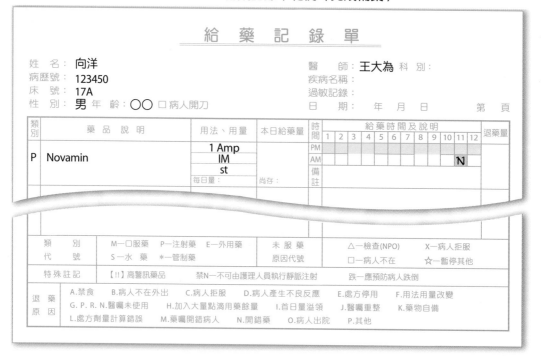

（三）執行注射給藥

1. 再次核對床頭卡及手圈，詢問病人全名。	
2. 環境布置：固定床輪、調整空調及圍上屏風或床簾。	2-1. 以維護病人隱私。
3. 注射前的評估：觀察及觸摸選擇注射部位（以上臂三角肌為例）。	3-1. 目的在評估此部位的皮膚是否完整、此部位的肌肉塊是否適合執行肌肉注射。
	3-2. 上臂三角肌的注射部位在**肩峰突下三橫指處下方**。
4. 以75％酒精（或碘酒）棉枝消毒注射部位，棉枝需轉動以**由內往外**且均勻的方式環形消毒注射處皮膚約**直徑3吋**。	4-1. 若病人抵抗力較差，可先以碘酒棉枝由內向外環形消毒注射處皮膚2分鐘後，再以75％酒精消毒。
5. 檢查空針內是否有氣泡，若有需排氣。	

操 作 步 驟	說　　　明

6. 取一乾棉枝（球）夾於慣用手小指間，將針頭套去除放於彎盆中。

7. 以非慣用手**繃緊**注射部位皮膚，持針之慣用手的掌根平貼固定於病人適當的皮膚上（圖13-31）。

7-1. 繃緊注射部位皮膚可讓針頭較易插入皮膚內。

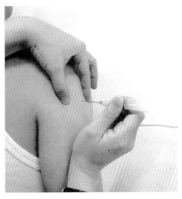

✚ 圖13-31

8. 將針頭以**90度**的角度，快速插入肌肉組織中，插入深度約**針頭的2/3長度**。

8-1. 針頭的快速插入可減輕病人疼痛的感覺。

9. 持針的慣用手不動，以非慣用手反抽針心，以確定沒有回血。

9-1. 若有**回血**表示針頭已插入血管中，需將針頭拔出，將之**丟棄**再**重新備藥**。

10. 慢慢的推針心，直到藥液注入完畢，非慣用手將夾於慣用手的乾棉枝（球）取出輕壓在下針處，慣用手將針快速拔出。

10-1. 推藥速度太快，較易造成病人的疼痛。且推藥的過程中，需注意針頭不可被拔出或全部沒入肌肉內。

11. 以乾棉枝輕壓注射處，並以非慣用手的掌根處肌肉輕揉注射部位30~60秒。

11-1. 仍需視藥物而定。

12. 使用空針收集桶將針頭與針筒分開並丟棄（圖13-32）。

12-1. 丟棄針具過程中須注意避免針扎。

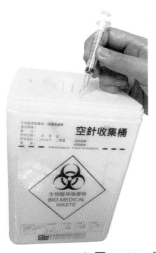
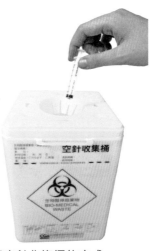

✚ 圖13-32　使用空針收集桶的方式

操 作 步 驟	說　　　明
13. 詢問病人感受。 14. 協助病人回復舒適臥位，整理周圍環境。	

工作後處理

1. 處理用物，將用物歸回原位。	1-1.　Ampoule及棉枝需依醫院的規定處理。
2. 洗手：採內科無菌洗手法。	
3. 記錄：	
(1) 完成醫囑（表13-12）。	(1)-1.　於醫囑後面打全勾或醫囑前完成全勾，並註明執行日期、時間及簽職稱、全名。
(2) 在MAR上的給藥時間數字上完成全勾及簽職稱、全名（表13-13）。	
(3) 視病人情形於護理記錄單上記錄。	(3)-1.　若為臨時給藥需於護理記錄單記錄使用的藥名、劑量、給藥時間、給藥途徑及給藥後病人的反應並簽全名。
4. 給藥後的評估：詢問觀察病人感受。	4-1.　給藥30分鐘後，需評估藥物對病人的效果為何，是否有藥物副作用產生。

▼ 表13-12　醫囑單範例（給藥後）

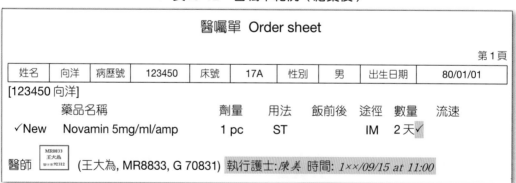

操 作 步 驟	說　　明

▼ 表13-13　給藥記錄單範例（給藥後）

給 藥 記 錄 單

姓　名：**向洋**　　　　　　　　　　醫　師：**王大為** 科　別：
病歷號：123450　　　　　　　　　　疾病名稱：
床　號：17A　　　　　　　　　　　過敏記錄：
性　別：**男** 年　齡：○○ □病人開刀　　日　期：　年　月　日　　　第　頁

類別	藥 品 說 明	用法、用量	本日給藥量	時間	給藥時間及說明												退藥量
					1	2	3	4	5	6	7	8	9	10	11	12	
P	Novamin	1 Amp IM st		PM													
		每日量：	尚存：	AM										∨			
				備註	N1 陳美												

類　別	M—口服藥　P—注射藥　E—外用藥	未 服 藥	△—檢查(NPO)　　X—病人拒服
代　號	S—水　藥　*—管制藥	原因代號	□—病人不在　　☆—暫停其他
特 殊 註 記	【!!】高警訊藥品　　禁N—不可由護理人員執行靜脈注射		跌—應預防病人跌倒
退 藥 原 因	A.禁食　B.病人不在外出　C.病人拒服　D.病人產生不良反應　E.處方停用　F.用法用量改變 G. P. R. N.醫囑未使用　H.加入大量點滴用藥餘量　I.首日量溢領　J.醫囑重整　K.藥物自備 L.處方劑量計算錯誤　M.藥囑開錯病人　N.開錯藥　O.病人出院　P.其他		

記錄範例

時 間	用藥及治療	生命徵象	護理記錄
11：00	Novamin 1Amp IM st	37^5, 90, 21	主訴有噁心及嘔吐的現象，發現淡黃色嘔吐物約100mL，依醫囑給予止吐劑肌肉注射後，協助病人採平躺姿勢休息，繼續觀察其情形。／N1陳美
11：30			主訴已無嘔吐現象，病人臥床休息中，無不適的情形。／N1陳美

技術 13-3 皮下注射法
Administering a Subcutaneous Injection

先備知識

1. 熟悉皮下注射常見的注射部位。
2. 了解正確的消毒方式。

應用目的

將藥物注入皮下組織,以達到治療效果。

操作步驟與說明

操 作 步 驟	說 明
工作前準備	
1. 在護理站依醫囑(表13-14)內容謄寫給藥記錄單(MAR)(表13-15),並於醫囑前打全勾或半勾。	1-1. 需核對五對的內容(病人床號、姓名、病歷號、藥物名稱、劑量、給藥時間、給藥途徑)。
2. 至病人單位核對床頭卡及手圈,詢問病人全名及出生年月日。	
3. 向病人及家屬解釋皮下注射的目的及過程。	
4. 洗手:採內科無菌洗手法。	

▼ 表13-14　醫囑單範例(備藥前)

醫囑單　Order sheet

第 1 頁

姓名	何天晴	病歷號	012345	床號	12B	性別	女	出生日期	80/01/05

[102345 何天晴]

	藥品名稱	劑量	用法	飯前後	途徑	數量	流速
✓New	Actrapid HM	5u	ST		SC	2天	

醫師 (王大為, MR8833, G 70831) 執行護士:　　時間:

MR8833
王大為
醫字第92312

操 作 步 驟	說　明

▼ 表13-15　給藥記錄單範例（備藥前）

給 藥 記 錄 單

姓　名：**何天晴**　　　　　　　醫　師：**王大為** 科　別：
病歷號：012345　　　　　　　疾病名稱：
床　號：12B　　　　　　　　過敏記錄：
性　別：**女** 年　齡：○○ □病人開刀　　日　期：　年　月　日　　　第　頁

類別	藥 品 說 明	用法、用量	本日給藥量	時間	給藥時間及說明												退藥量
					1	2	3	4	5	6	7	8	9	10	11	12	
P	Actrapid HM	5u		PM													
		sc		AM										10			
		st		備註													
		每日量	尚存：														

類　別	M一口服藥　P一注射藥　E一外用藥	未 服 藥	△一檢查(NPO)　　　X一病人拒服
代　號	S一水 藥　*一管制藥	原因代號	□一病人不在　　☆一暫停其他
特殊註記	【!!】高警訊藥品　　禁N一不可由護理人員執行靜脈注射		跌一應預防病人跌倒

退藥原因	A.禁食　　B.病人不在外出　　C.病人拒服　　D.病人產生不良反應　　E.處方停用　　F.用法用量改變 G.P.R.N.醫囑未使用　　H.加入大量點滴用藥餘量　　I.首日量溢領　　J.醫囑重整　　K.藥物自備 L.處方劑量計算錯誤　　M.藥囑開錯病人　　N.開錯藥　　O.病人出院　　P.其他

5. 確認工作車內用物，病人的藥盒、注射藥物、胰島素注射空針50u 1支、75％酒精、碘酒（視病人情形準備）、棉枝1包或棉球數個、螺絲起子、彎盆及空針收集桶（圖13-33）。

6. 攜帶用物至病人單位。

5-1.　75％酒精及棉枝也可以酒精棉球代替。

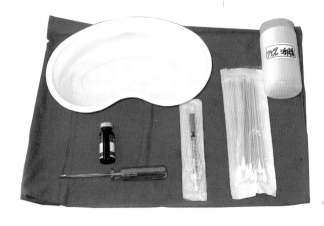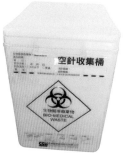

✛ 圖13-33　所需用物

操 作 步 驟	說　明

工作過程

（一）備藥過程

1. 再次以MAR核對給藥車藥盒上的床號。

2. 取出病人藥盒，進行三讀五對：

    (1) 一讀：自藥盒中取藥時，以MAR核對藥袋標籤，讀一次五對的內容，把藥瓶推於藥袋上端並檢查藥瓶上的藥名及有效日期。

    (2) 二讀：將藥瓶自藥袋取出前，以MAR核對藥袋標籤，讀一次五對的內容。

（二）抽藥過程

1. 進行Vial消毒：

    (1) 以螺絲起子撬起Vial上的鋁片。

    (2) 以75％酒精（或碘酒）棉枝**由內向外**的方式環形消毒瓶塞中央至瓶頸處。

2. 準備空針：

    (1) 取出空針前，將針頭與針筒鎖緊。

    (2) 撕開空針包裝袋封口，取出注射空針，調整針斜面。

3. 進行抽藥：

■ Vial－水劑

    (1) 用空針抽取所需藥量的空氣後，先以非慣用手的食指與中指夾住Vial，再以慣用手持空針平行插入Vial後，將空氣注入Vial中（圖13-34）。

技術示範　　　　**抽取Vial藥物**

2-1. 注射藥物Actrapid HM為胰島素，一般可放室溫(15~30℃)保存，若置於冰箱中冷藏，應回溫後再注射。

2-2. 取藥過程均需進行三讀五對。

1-1. 準備抽藥前先消毒Vial。

1-2. 先準備Vial，後備空針。

(2)-1. 若病人抵抗力較差，可先以碘酒由內向外環形消毒2分鐘後，再以75％酒精消毒。

(2)-1. 若是要**抽Vial**用的，**刻度與針斜面呈相同方向**（刻度與針斜面都朝上）。

3-1. 抽取兩種胰島素時，**先抽短效型胰島素**（清澈），**後抽長效型胰島素**（混濁）。

(1)-1. **抽取藥液前，必須先注入與劑量相等的空氣量以平衡壓力。**

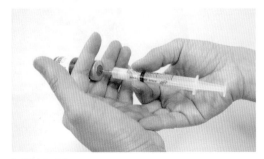

✚ 圖13-34

操 作 步 驟	說　　　明

(2) 將Vial倒立，**針頭必須於藥液下**，慣用手將針心反抽至所需藥量的刻度（圖13-35），並在Vial內排氣。

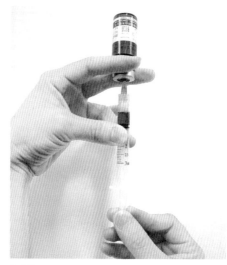

✚ 圖13-35

■ **Vial－粉劑**

(1) 抽取適量的蒸餾水或稀釋液於空針內。

(2) 以非慣用手的中指與食指夾住Vial，以慣用手持空針。

(3) 空針與Vial呈水平角度後插入，並注入蒸餾水或稀釋液。

(4) 於Vial內抽出等量的空氣後，拔出針頭，將針套套入針頭並將針以針心朝內的方式放入空針的包裝袋中（見圖13-30）。

(5) 將Vial置於兩手間來回搓揉（圖13-36），使粉劑充分溶解，溶解後，進行Vial消毒。

(6) 從空針的包裝袋中取出空針，以慣用手持空針，以非慣用手的中指與食指夾住Vial。

(7) 抽取所需藥量的空氣後，以空針平行插入Vial，將Vial倒立並打入空氣後，針頭必須保持於藥液下，將針心反抽至所需藥量的刻度，並在Vial內排氣（見圖13-35）。

(3)-1. **打入多少的稀釋水劑進去，一定要由Vial內抽出等量的空氣。**

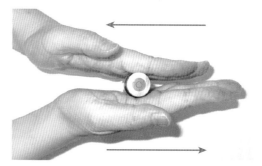

✚ 圖13-36

操 作 步 驟	說　　明
4. 進行排氣： (1) 以非慣用手的食指與中指夾住Vial，以拇指、無名指及小指夾住空針，且針頭需朝上，以慣用手的指頭於針筒處有空氣的部位輕輕敲打。 (2) 排氣完畢後，雙手以安全回套針頭的方式將抽好藥物的針，以針心朝內的方式放入空針的包裝袋中（見圖13-29）。 5. 進行三讀：以MAR核對藥袋標籤，讀一次五對的內容。 6. 於MAR的給藥時間數字上打半勾（表13-16）。	 (2)-1. 未接觸病人前的針頭不具感染性，可以雙手回套的方式回套針頭。 5-1. 於抽藥及排氣完成後進行三讀。

▼ **表13-16　給藥記錄單範例（完成備藥）**

給 藥 記 錄 單

姓　名： **何天晴**　　　　　　　　　　　醫　師： **王大為** 科　別：
病歷號： **012345**　　　　　　　　　　疾病名稱：
床　號： **12B**　　　　　　　　　　　　過敏記錄：
性　別： **女** 年　齡：○○ □病人開刀　　日　期：　年　月　日　　　第　　頁

類別	藥 品 說 明	用法、用量	本日給藥量	時間	給藥時間及說明												退藥量
					1	2	3	4	5	6	7	8	9	10	11	12	
P	Actrapid HM	5u		PM													
		sc		AM										8			
		st		備註													
		每日量：	尚存：														

類　別	M—口服藥　P—注射藥　E—外用藥	未 服 藥	△—檢查(NPO)　　X—病人拒服
代　號	S—水 藥　*—管制藥	原因代號	□—病人不在　　☆—暫停其他

特殊註記	【!!】高警訊藥品　　禁N—不可由護理人員執行靜脈注射　　跌—應預防病人跌倒

退藥原因	A.禁食　　B.病人不在外出　　C.病人拒服　　D.病人產生不良反應　　E.處方停用　　F.用法用量改變 G. P. R. N.醫囑未使用　　H.加入大量點滴用藥餘量　　I.首日量溢領　　J.醫囑重整　　K.藥物自備 L.處方劑量計算錯誤　　M.藥囑開錯病人　　N.開錯藥　　O.病人出院　　P.其他

（三）執行注射給藥

1. 再次核對床頭卡及手圈，詢問病人全名及出生年月日。

操 作 步 驟	說 明
2. 環境布置：固定床輪、調整空調及圍上屏風或床簾。	2-1. 以維護病人隱私。
3. 注射前的評估：觀察及觸摸選擇注射部位（以上臂外側為例）。	3-1. 目的在評估此部位的皮膚是否完整、是否適合執行皮下注射。
4. 以75％酒精（或碘酒）棉枝消毒注射部位，棉枝需轉動以**由內往外**且均勻的方式環形消毒注射處皮膚約**直徑3吋**。	4-1. 若病人抵抗力較差，可先以碘酒棉枝由內向外環形消毒注射處皮膚2分鐘後，再以75％酒精棉枝消毒。
5. 檢查空針內是否有氣泡，若有氣泡，則需先排氣。	
6. 取一乾棉枝（球）夾於慣用手小指間，將針頭套去除放於彎盆中。	
7. 以非慣用手的拇指及食指繃緊注射部位皮膚，持針之慣用手的中指、無名指及小指平貼固定於病人適當的皮膚上（圖13-37a）。	7-1. 若病人較瘦，可捏起注射部位皮膚，**避免將藥物注入肌肉層中**（圖13-37b）。

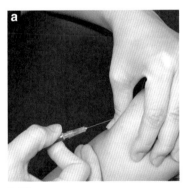 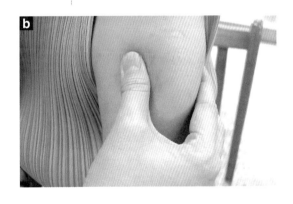

✦ 圖13-37

8. 將針頭快速插入皮下組織中。	8-1. 插入角度及深度仍需視病人實際的狀況而定。
	8-2. 針頭的快速插入可減輕病人疼痛的感覺。若使用**胰島素空針1/2吋長之針頭注射**，可以**90度將針頭完全插入皮膚內**。
	8-3. 若使用5/8吋長的針頭，則採**45~60度角**插入皮膚（圖13-37a），插入深度約針頭的1/2。

操　作　步　驟	說　　　明
9. 持針的慣用手不動，以非慣用手反抽針心，以確定沒有回血。	9-1. 若有**回血**表示針頭已插入血管中，需將針頭拔出，**將之丟棄再重新備藥**。 9-2. 注射肝素不需反抽。
10.慢慢的推針心，直到藥液注入完畢，非慣用手將夾於慣用手的乾棉枝（球）取出輕壓在下針處，慣用手將針快速拔出。	10-1. 推藥速度太快，較易造成病人的疼痛。且推藥過程中，需注意針頭不可被拔出或全部沒入肌肉內。
11. 以乾棉枝（球）輕壓注射處。	11-1. 若注射藥物為**肝素(Heparin)**及**胰島素(Insulin)**者，則**不可按摩**，以免加速藥物的吸收。
12.使用空針收集桶將針頭與針筒分開並丟棄（見圖13-31）。	12-1. 丟棄針具過程中須注意避免針扎。
13.詢問病人感受。	
14.協助病人回復舒適臥位，整理周圍環境。	

工作後處理

1. 處理用物，將用物歸回原位。	1-1. Vial及棉枝需依醫院的規定處理。
2. 洗手：採內科無菌洗手法。	
3. 記錄：	
(1) 完成醫囑（表13-17）。	(1)-1. 於醫囑後面打全勾，並註明執行日期、時間及簽職稱、全名。
(2) 在MAR上的給藥時間數字上完成全勾及簽職稱、全名（表13-18）。	

▼ 表13-17　**醫囑單範例（給藥後）**

醫囑單 Order sheet

第1頁

姓名	何天晴	病歷號	102345	床號	12B	性別	女	出生日期	80/01/05

[102345 何天晴]

	藥品名稱	劑量	用法	飯前後	途徑	數量	流速
✓New	Actrapid HM	5u	ST		SC	2天✓	

醫師　[MR8833 王大為 醫字第92312]　(王大為, MR8833, G 70831)　執行護士: *陳美* 時間: *1××/10/16 at 10:00*

操 作 步 驟	說　　明

▼ 表13-18　給藥記錄單範例（給藥後）

給 藥 記 錄 單

姓　名：**何天晴**　　　　　　　　　　醫　師：**王大為**　科　別：
病歷號：012345　　　　　　　　　　疾病名稱：
床　號：12B　　　　　　　　　　　　過敏記錄：
性　別：**女**　年　齡：○○　□病人開刀　　日　期：　年　月　日　　第　頁

類別	藥 品 說 明	用法、用量	本日給藥量	時間	給藥時間及說明												退藥量
					1	2	3	4	5	6	7	8	9	10	11	12	
P	Actrapid　HM	5u		PM													
		sc		AM									✓				
		st		備註								N1 陳美					
		每日量：	尚存：														

類　　別	M─口服藥　P─注射藥　E─外用藥	未 服 藥	△─檢查(NPO)　　　X─病人拒服
代　　號	S─水　藥　＊─管制藥	原因代號	□─病人不在　　　☆─暫停其他
特殊註記	【!!】高警訊藥品　　禁N─不可由護理人員執行靜脈注射		跌─應預防病人跌倒

退藥原因	A.禁食　　B.病人不在外出　　C.病人拒服　　D.病人產生不良反應　　E.處方停用　　F.用法用量改變
	G.P.R.N.醫囑未使用　　H.加入大量點滴用藥餘量　　I.首日量溢領　　J.醫囑重整　　K.藥物自備
	L.處方劑量計算錯誤　　M.藥囑開錯病人　　N.開錯藥　　O.病人出院　　P.其他

(3)　視病人情形於護理記錄單上記錄。

(3)-1. 若為臨時給藥需於護理記錄單記錄使用的藥名、劑量、給藥時間、給藥途徑及給藥後病人的反應並簽全名。

(3)-2. 若是注射胰島素(Insulin)，還需在胰島素注射記錄表（表13-19）內記錄。因為需**長期注射胰島素**者，其注射部位需採**輪流注射**的方式，以免皮下組織嚴重耗損。

4. 給藥後的評估：詢問病人感受。

4-1.　給藥30分鐘後，需評估藥物對病人的效果為何，是否有藥物副作用產生。

4-2.　若因血糖過高注射胰島素，需詢問醫師是否須再測一次血糖。

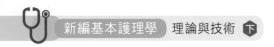
操 作 步 驟	說　　明

▼ 表13-19　胰島素注射記錄單範例（給藥後）

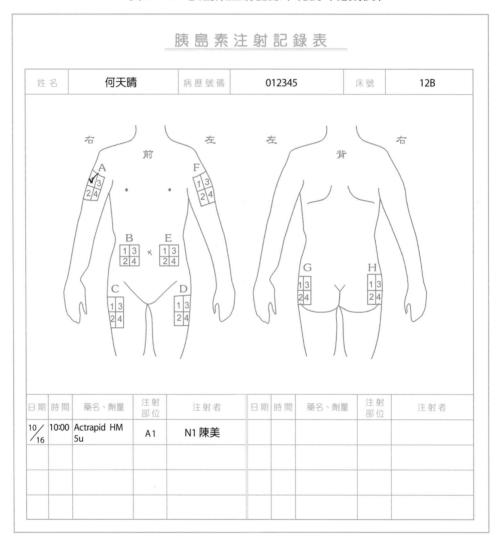

胰 島 素 注 射 記 錄 表

姓　名	何天晴	病歷號碼	012345	床　號	12B

日期	時間	藥名、劑量	注射部位	注射者	日期	時間	藥名、劑量	注射部位	注射者
10/16	10:00	Actrapid HM 5u	A1	N1 陳美					

記錄範例

時　間	用藥及治療	生命徵象	護理記錄
10：00	Sugar: 350 mg/dL Actrapid HM 5u SC st		飯後血糖值過高，主訴有頭暈現象，依醫囑給予胰島素皮下注射，病人臥床休息，繼續觀察中。／N1陳美
10：30			主訴已無頭暈現象，病人臥床休息中，無不適的情形。／N1陳美

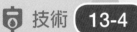 技術 13-4

皮內注射法
Administering an Intradermal Injection

掃描

觀看技術影片

先備知識

1. 熟悉皮內注射常見的注射部位。
2. 了解正確的消毒方式。

應用目的

1. 進行盤尼西林皮膚試驗(Penicillin skin test, PST; PCT)：將 0.1c.c. 盤尼西林試劑注入皮內組織，以檢驗病人對盤尼西林藥物有無過敏反應。
2. 進行結核菌素試驗(tuberculin test, PPD test)：將0.1c.c.結核菌素試劑注入皮內組織，以檢驗病人體內是否有接觸過結核桿菌。
3. 進行預防注射接種：皮內注射法(intradermal injection, ID)為預防注射接種的方式之一，如施打卡介苗(BCG)。

操作步驟與 說明

操 作 步 驟	說　　　明
工作前準備	
1. 在護理站核對醫囑（表13-20），並於醫囑前面打全勾或半勾。	1-1. 需核對五對的內容（病人床號、姓名、病歷號、藥物名稱、劑量、給藥時間、給藥途徑）。 1-2. 皮內注射屬於臨時醫囑(stat order)，若是進行PST則需確認醫師在護理站以利其結果的判讀。

▼ 表13-20　醫囑單範例（備藥前）

醫囑單 Order sheet

第1頁

姓名	何時雨	病歷號	612345	床號	3B	性別	女	出生日期	80/05/01

[612345 何時雨]

	藥品名稱	劑量	用法	飯前後	途徑	數量	流速
✓New	PST	0.1c.c.	ST		ID	2天	

醫師 (王大為, MR8833, G G 70831) 執行護士:　　　時間:

操作步驟	說明
2. 至病人單位核對床頭卡及手圈，詢問病人全名及出生年月日。	
3. 向病人及家屬解釋皮內注射的目的及過程。	
4. 洗手：採內科無菌洗手法。	
5. 確認工作車內用物：病人的藥盒、丟棄式治療巾、注射藥物、1c.c.空針2支、75%酒精、棉枝1包、彎盆、生理食鹽水20c.c. 1瓶、空針收集桶（圖13-38）。	5-1. 進行PST可能會引起病人產生**過敏性休克**，所以於**注射時需將急救車推至病人單位**，直到醫師判讀結果完成為止。

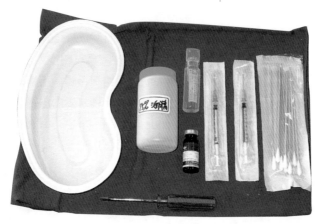
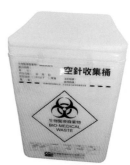

✚ 圖13-38　所需用物

工作過程

（一）備藥及抽藥過程

藥物抽取的方法請見技術13-3工作過程中的步驟（二）。

1. 取一空針抽取**0.2c.c.**的注射藥劑後，將**針頭斜面與刻度調成同一平面**。

2. 另一空針抽取0.2c.c.的生理食鹽水後，將針頭斜面與刻度調成同一平面。

3. 攜帶用物至病人單位。

（二）執行注射給藥

1. 再次核對床頭卡及手圈，詢問病人全名及出生年月日。

操 作 步 驟	說　　明
2. 環境布置：固定床輪、調整空調及圍上屏風或床簾。	2-1. 以維護病人隱私。
3. 注射前的評估：觀察及觸摸選擇注射部位。	3-1. 觀察注射部位的目的為評估此部位的皮膚是否完整、血管少及毛髮少的特性。 3-2. 一般選擇**前臂中段內側**處注射（圖13-39）。 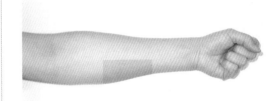 ✚ 圖13-39
4. 鋪丟棄式治療巾於注射部位下，以75％酒精棉枝消毒注射部位，棉枝需轉動以**由內往外**且均勻的方式環形消毒注射處皮膚約**直徑3吋**。	4-1. **勿以褐色的碘酒或優碘消毒**，以免影響結果的判讀。
5. 檢查空針內是否有氣泡，若有氣泡，則需排氣。	5-1. 排氣方法請見技術13-2工作過程中的步驟（二）4.。 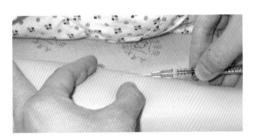 ✚ 圖13-40
6. 取一乾棉枝（球）夾於慣用手小指間，將針頭套去除放於彎盆中。	
7. 以非慣用手的拇指及食指繃緊注射部位皮膚，持針之慣用手的指面平貼固定於病人適當的皮膚上（圖13-40）。	
8. 將針頭以**小於15度**的角度，將**針頭斜面**完全插入真皮內。	
9. 慢慢的推針心，直到**注入藥液0.1 c.c. (100U)後**，注射處皮膚有一直徑約0.8公分的小泡。	
10. 慣用手將針快速拔出。	
11. 以非慣用手將夾於慣用手的乾棉枝（球）取出，**輕壓**在下針處輕拭水泡旁的藥水。	11-1. **切記不得按摩**，以免影響結果的判讀。
12. 使用空針收集桶將針頭與針筒分開並丟棄（見圖13-32）。	12-1. 丟棄針具過程中須注意避免針扎。

操 作 步 驟	說　明
13.以**藍色**油性原子筆將突起的水泡周圍圈起，並於圈起皮膚附近**註明注射的日期**及**時間**（圖13-41）。	13-1. **勿用紅色筆**，以免影響結果的判讀。若是注射卡介苗(BCG)則不需將突起的水泡圈起來做記號。

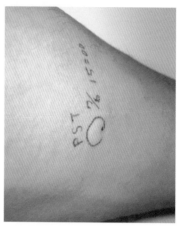

✚ **圖13-41**

14.以相同的方式注射生理食鹽水0.1c.c.於另一側的手臂為對照組。	
15.詢問病人感受並觀察是否有不適之情形。	
16.教導病人於注射後的注意事項。	16-1. **PST結果判讀**所需的時間為**注射後15~20分鐘**，而**PPD結果判讀**所需的時間為**注射後48~72小時**，皆由**醫師**判讀結果。
	16-2. 教導病人勿碰觸注射部位及勿擦拭記號處，以免影響結果之判讀，有任何不適需立即通知醫護人員等。
17.協助病人回復舒適臥位，移除丟棄式治療巾，整理周圍環境。	

工作後處理

1. 處理用物，將用物歸回原位。	1-1. Vial及棉枝需依醫院的規定處理。
2. 洗手：採內科無菌洗手法。	
3. 依照檢查項目之不同，通知醫師判讀結果。	3-1. PST的結果需於注射後15~20分鐘判讀。
	3-2. PPD test的結果需於注射後48~72小時判讀。
	3-3. **卡介苗(BCG)**於注射後**三個月**，應會有一個疤，如沒有則由醫師判斷是否需要重新注射。

操 作 步 驟	說　　明

4. 記錄：

(1) 於醫囑單上打全勾，並記錄注射日期、時間及注射者職稱、全名（表13-21）。

(2) 確認醫囑單上醫師所填寫的結果，將檢查結果記錄於護理治療卡(Kardex)上（表13-23）。

(1)-1. 醫囑單上陽性(positive)或陰性 (negative)的結果需由醫師填寫（表13-22）。

(2)-1. PST(positive)以**紅色筆**記錄代表對盤尼西林類藥物過敏，PST (negative)以**黑色筆**記錄則代表無過敏反應。

▼ 表13-21　**醫囑單範例（給藥後）**

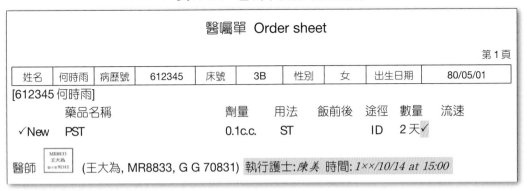

▼ 表13-22　**醫囑單範例（給藥後）**

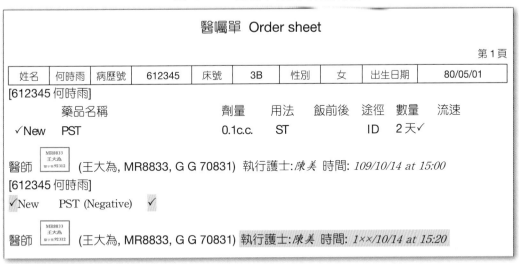

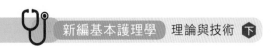

操 作 步 驟	說　　　明

▼ 表13-23　護理治療卡範例

護 理 治 療 卡

生命徵象測量時間	攝入排出測量時間	飲食類別	靜脈點滴給予法

引流管類別及測量時間	呼吸治療方法	活動方式	

其　　　　他	治　療　項　目
體重：　　頭圍：　　腹圍：	

手術日期	月　　日	手術名稱					
醫師	／	診斷					
入院日期	月　　日	轉床日期	月　　日	血型		過敏記錄	PST (Negative)
姓名	何時雨	病歷號碼	612345	床號	3B	□男　☑女	○○歲

記錄範例

時 間	用藥及治療	生命徵象	護理記錄
15：00	PST 0.1c.c. ID st		血液培養檢查結果發現病人有感染情形，依醫囑給予盤尼西林皮內注射，教導病人勿搔抓注射部位，續觀察病人情形。／N1陳美
15：20			王大為醫師判讀PST結果為陰性反應。／N1陳美

技術 13-5 滴入法
Instillation

先備知識

1. 了解眼滴藥之滴入位置。
2. 清楚耳滴藥將耳道拉直的方法。
3. 明白鼻滴藥滴入之病人姿勢。
4. 熟記滴藥滴入後維持原姿勢之時間。

應用目的

將藥物滴入治療部位，經黏膜吸收後，產生治療效果。

操作步驟與說明

操 作 步 驟	說 明
工作前準備	
1. 在護理站以醫囑核對給藥記錄單(MAR)，並在MAR內的藥名前做記號。	1-1. 以眼滴入法為例，請見表13-24，13-25。

▼ 表13-24 醫囑範例（備藥前）

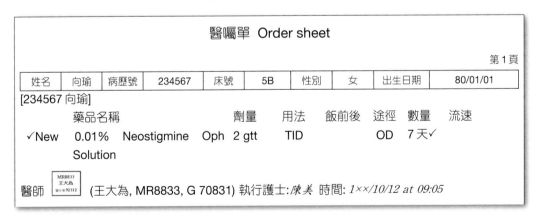

醫囑單 Order sheet

第1頁

姓名	向瑜	病歷號	234567	床號	5B	性別	女	出生日期	80/01/01

[234567 向瑜]

	藥品名稱		劑量	用法	飯前後	途徑	數量	流速
✓New	0.01% Neostigmine Solution	Oph	2 gtt	TID		OD	7天✓	

醫師 (王大為, MR8833, G 70831) 執行護士:*陳美* 時間: *1××/10/12 at 09:05*

操 作 步 驟	說　明

▼ 表13-25　給藥記錄單範例（備藥前）

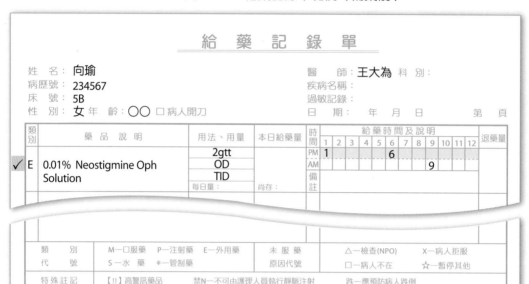

給 藥 記 錄 單

姓　名：向瑜　　　　　　　　　　醫　師：王大為　科　別：
病歷號：234567　　　　　　　　　疾病名稱：
床　號：5B　　　　　　　　　　　過敏記錄：
性　別：女　年　齡：○○　□病人開刀　　日　期：　年　月　日　　　第　頁

類別	藥 品 說 明	用法、用量	本日給藥量	時間	給藥時間及說明												退藥量
---	---	---	---	---	1	2	3	4	5	6	7	8	9	10	11	12	
✓ E	0.01% Neostigmine Oph Solution	2gtt OD TID 每日量：	尚存：	PM 1	1					6							
				AM								9				
				備註												

類　別 代　號	M－口服藥　P－注射藥　E－外用藥 S－水　藥　*－管制藥	未服藥 原因代號	△－檢查(NPO)　　X－病人拒服 □－病人不在　　☆－暫停其他
特殊註記	【!!】高警訊藥品　　禁N－不可由護理人員執行靜脈注射　　跌－應預防病人跌倒		
退藥 原因	A.禁食　B.病人不在外出　C.病人拒服　D.病人產生不良反應　E.處方停用　F.用法用量改變 G. P. R. N.醫囑未使用　H.加入大量點滴用藥餘量　I.首日量溢領　J.醫囑重整　K.藥物自備 L.處方劑量計算錯誤　M.藥囑開錯病人　N.開錯藥　O.病人出院　P.其他		

2. 至病人單位核對床頭卡及手圈，詢問病人全名及出生年月日。

3. 向病人及家屬解釋給藥之目的與途徑，且需評估病人目前之情形。

4. 洗手：採內科無菌洗手法。

5. 準備用物：病人的藥盒、無菌乾棉球或紗布（圖13-42）。

6. 攜帶用物至病人單位。

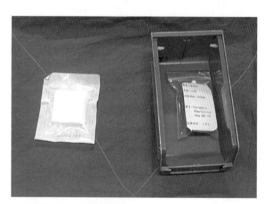

✚ 圖13-42　所需用物

工作過程

（一）備藥過程

1. 以MAR核對藥物。

(1) 一讀：自藥盒內取藥時，以MAR核對藥袋的標籤，讀一次五對的內容，並檢查藥瓶上上的藥物名稱及有效日期。

操 作 步 驟	說　　　明

(2) 二讀：藥瓶自藥袋取出前，以MAR核對藥袋的標籤，讀一次五對的內容後再取出藥瓶。

(3) 三讀：藥袋放回藥盒前，以MAR核對藥袋的標籤，讀一次五對的內容。

2. 在MAR上的給藥時間數字上打半勾（表13-26）。

▼ 表13-26　給藥記錄單範例（完成備藥）

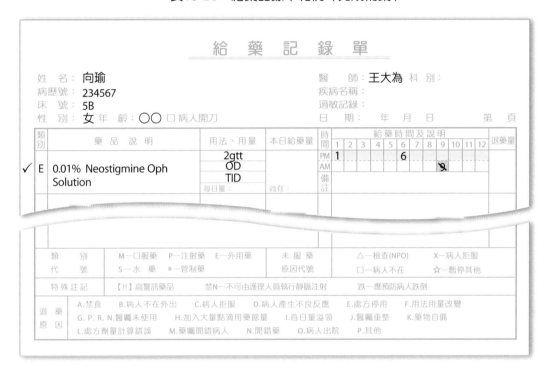

（二）給藥過程

1. 再次核對床頭卡及手圈，詢問病人全名。

2. 進行滴藥：

■ 眼滴入法（見圖13-20）

　(1) 協助病人採**坐姿**，並將**頭往後仰**，或者是採仰臥姿。

　(2) 護理人員站於身旁或床頭，取棉球**由眼內眥往外**擦拭分泌物。

操 作 步 驟	說 　 明
(3) 一手拿眼滴藥之藥瓶置於病人前額，並將手固定於頭部，另一手將下眼瞼輕輕往下拉。	(3)-1. 固定頭部可避免因突然移動而造成眼睛的傷害。
(4) 請病人**眼睛向上（眉毛）看**，於距離眼睛約2公分之高度依醫囑滴入正確藥水劑量於**下眼瞼穹窿處**。	(4)-1. 滴藥水時**勿滴在角膜上**及藥瓶勿碰觸到眼球，避免造成不適。 (4)-2. 若是點藥膏則**由眼內眥往外擠壓**。 (4)-3. 若需於同一時間給予藥水與藥膏時，要**先滴藥水約3~5分鐘後，再點藥膏**。
(5) 請病人閉眼並轉動眼球。再以紗布（或乾棉球）**按住淚囊處**約30~60秒。	
■ **鼻滴入法**（見圖13-22）	若鼻腔內有分泌物，需先清除分泌物，再給予鼻滴藥。
(1) 協助病人採**坐姿**，或是採**仰臥**姿，並於肩膀下墊上枕頭。	
(2) 護理人員站於身旁或床頭，請病人**將頭往後仰**，讓鼻孔與地面呈90度之姿。	
(3) 護理人員一手持鼻滴藥之藥瓶並將手固定於頭部，另一手固定前額。依醫囑滴入正確藥水劑量於鼻孔內。	
(4) 請病人**維持原姿勢（頭往後仰）10分鐘**，以免藥水流出。	
■ **耳滴入法**	
(1) 協助病人採坐姿或平躺姿，並將**患耳朝上**。	
(2) 護理人員站於身旁或床頭，一手拿耳滴藥之藥瓶並將手固定於頭部，另一手則將耳道拉直，依醫囑滴入正確藥水劑量於外耳道內。	(2)-1. 3歲以上及成人可將耳翼向上向後拉以拉直耳道（見圖13-21(a)）。 (2)-2. **3歲以下幼兒需將耳垂向後向下拉**以拉直耳道（見圖13-21(b)）。
(3) 請病人**維持原姿勢（患耳朝上）10分鐘**，以避免藥水流出。	

工作後處理

1. 觀察與詢問病人反應。
2. 洗手：採內科無菌洗手法。
3. 記錄：

操 作 步 驟	說 　 明
(1) 在MAR上的給藥時間數字上完成全勾，並於MAR上簽職稱及全名（表13-27）。 (2) 視病人情形於護理記錄單上記錄。	
4. 給藥後的評估：詢問病人感受。	4-1. 給藥30分鐘後，需評估藥物對病人的效果為何，是否有藥物副作用產生。

▼ 表13-27　給藥記錄單範例（給藥後）

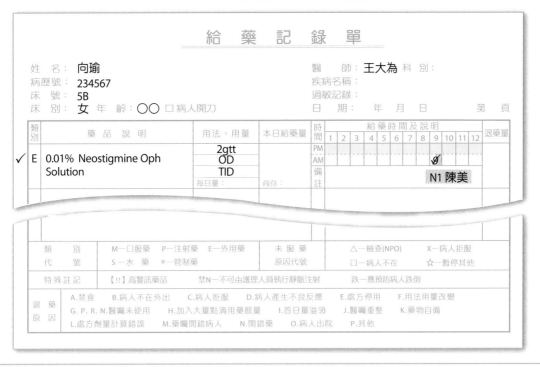

記錄範例

時　間	用藥及治療	生命徵象	護理記錄
09：00			主訴右眼有一些黃色分泌物，有癢癢的感覺，觀察其右眼有紅腫之情形，依醫囑給予0.01% Neostigmine Oph Solution O.D. 2gtt TID使用，繼續觀察中。／N1陳美
10：00			主訴右眼仍有少許癢癢的感覺，並無藥物之副作用產生。／N1陳美

技術 13-6 栓塞法
Supposition

先備知識

1. 了解三讀五對之步驟。
2. 了解肛門或陰道之深度
3. 了解塞劑塞入肛門或陰道之深度。

應用目的

將栓劑塞入肛門或陰道內，利用體溫將藥物溶解以達到黏膜吸收之治療效果。

操作步驟與說明

操 作 步 驟	說 明
工作前準備	
1. 在護理站依醫囑內容謄寫給藥記錄單 (MAR)，並在醫囑前打全勾或半勾。	1-1. 以肛門栓塞法為例，請見表13-28, 13-29。

▼ 表13-28　醫囑範例（備藥前）

醫囑單 Order sheet

第 1 頁

姓名	向陽	病歷號	723456	床號	10B	性別	女	出生日期	80/01/01

[723456 向陽]

	藥品名稱	劑量	用法	飯前後	途徑	數量	流速
✓New	Dulcolax 10mg/supp	1pc	ST		supp	2 天	

醫師　[MR8833 王大為 醫字第92312]　(王大為, MR8833, G 70831) 執行護士:　　時間:

操 作 步 驟	說 明

▼ 表13-29　給藥記錄單範例（備藥前）

給 藥 記 錄 單

姓　名：**向陽**　　　　　　　　　　　醫　師：**王大為**　科　別：
病歷號：723456　　　　　　　　　　疾病名稱：
床　號：10B　　　　　　　　　　　　過敏記錄：
性　別：**女**　年　齡：○○ □病人開刀　　日　期：　年　月　日　　　第　頁

類別	藥 品 說 明	用法、用量	本日給藥量	時間	給藥時間及說明												退藥量
					1	2	3	4	5	6	7	8	9	10	11	12	
E	Dulcolax	1PC supp st		PM													
				AM											11		
		每日量：	尚存：	備註													

類　別	M—口服藥　P—注射藥　E—外用藥	未 服 藥	△—檢查(NPO)　　　X—病人拒服
代　號	S—水 藥　*—管制藥	原因代號	□—病人不在　　☆—暫停其他
特 殊 註 記	【‼】高警訊藥品　　禁N—不可由護理人員執行靜脈注射		跌—應預防病人跌倒
退　藥 原　因	A.禁食　　B.病人不在外出　　C.病人拒服　　D.病人產生不良反應　　E.處方停用　　F.用法用量改變 G.P.R.N.醫囑未使用　　H.加入大量點滴用藥餘量　　I.首日量溢領　　J.醫囑重整　　K.藥物自備 L.處方劑量計算錯誤　　M.藥囑開錯病人　　N.開錯藥　　O.病人出院　　P.其他		

2. 至病人單位核對床頭卡及手圈，詢問病人全名及出生年月日。

3. 向病人及家屬解釋給藥之目的與途徑，且須評估病人目前之情形。

　　3-1.　可以詢問病人是否需要先排空膀胱。

4. 洗手：採內科無菌洗手法。

5. 準備用物：病人的藥盒、丟棄式治療巾、栓劑、清潔手套（若是塞陰道栓劑可備陰道栓劑推進器）、潤滑劑、衛生紙、彎盆（圖13-43）、便盆（視需要）。

　　5-1.　油性的栓劑可保存於室內陰涼處或冰箱中冷藏，可避免溫度過高而軟化。

6. 攜帶用物至病人單位。

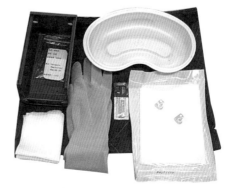

✚ 圖13-43　所需用物

操 作 步 驟	說　明

工作過程

（一）備藥過程

1. 以MAR核對藥物。

    (1) 一讀：自藥盒內取藥時，以MAR核對藥袋的標籤，讀一次五對的內容，並檢查栓劑上的藥物名稱及有效日期。

    (2) 二讀：栓劑自藥袋取出前，以MAR核對藥袋的標籤，讀一次五對的內容後再取出栓劑。

    (3) 三讀：藥袋放回藥盒前，以MAR核對藥袋的標籤，讀一次五對的內容。

2. 在給藥記錄單(MAR)上的給藥時間數字上打半勾（表13-30）。

▼ **表13-30　給藥記錄單範例（完成備藥）**

給　藥　記　錄　單

姓　名：**向陽**　　　　　　　　　醫　師：**王大為**　科　別：
病歷號：**723456**　　　　　　　疾病名稱：
床　號：**10B**　　　　　　　　過敏記錄：
性　別：**女**　年　齡：○○ □病人開刀　日　期：　年　月　日　　　第　頁

類別	藥 品 說 明	用法、用量	本日給藥量	時間	給藥時間及說明														退藥量
					1	2	3	4	5	6	7	8	9	10	11	12	
E	Dulcolax	1PC supp st		PM													
				AM											☑		
		每日量：	尚存：	備註													

類　別	M一口服藥　P一注射藥　E一外用藥	未 服 藥	△一檢查(NPO)　X一病人拒服
代　號	S一水　藥　＊一管制藥	原因代號	□一病人不在　☆一暫停其他

特殊註記	【!!】高警訊藥品　　禁N一不可由護理人員執行靜脈注射　　跌一應預防病人跌倒

退藥原因	A.禁食　B.病人不在外出　　C.病人拒服　D.病人產生不良反應　　E.處方停用　F.用法用量改變 G.P.R.N.醫囑未使用　　H.加入大量點滴用藥餘量　I.首日量溢領　J.醫囑重整　　K.藥物自備 L.處方劑量計算錯誤　　M.藥囑開錯病人　N.開錯藥　　O.病人出院　P.其他

操 作 步 驟	說 明

（二）給藥過程

1. 再次核對床頭卡及手圈，詢問病人全名及出生年月日。

2. 拉上窗簾。　　　　　　　　　　2-1. 維護病人隱私。

3. 協助病人將褲子脫到膝蓋處。

4. 進行給藥：

■ **肛門栓塞法**

  (1) 協助採**左側臥**，並鋪丟棄式治療巾於臀下。

  (2) 撕開栓劑之藥物包裝（圖13-44）後，雙手戴上手套，於栓劑前端塗少量潤滑劑。　　　　　　(2)-1. 在栓劑前端塗少量潤滑劑可降低病人不適感。

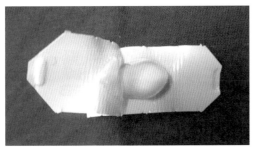

✚ 圖13-44　撕開栓劑包裝後

  (3) 一手撥開肛門，另一手將栓劑置於肛門，請病人說「啊」，以食指**將栓劑推入肛門內約6.35~7.62公分（2.5~3吋）**。栓劑必須完全通過肛門括約肌。

    (3)-1. 請病人說「啊」可以轉移其注意力，降低腸道壓力，放鬆肛門括約肌，以減少塞入栓劑之不適感。

    (3)-2. 嬰兒及孩童推入之深度約5公分（2吋）。

  (4) 以衛生紙**壓住肛門**，直到病人之便意感減少。

  (5) 請病人維持原姿勢（左側臥）約15分鐘，以避免藥物流出。

  (6) 若病人再次感受到便意增強，可協助病人使用便盆或至廁所解便。

操 作 步 驟	說　　　明
■ **陰道栓塞法** (1) 協助採**屈膝仰臥式**，鋪丟棄式治療巾於之臀下。 (2) 撕開栓劑之藥物包裝後，雙手戴上手套，於栓劑前端塗少量潤滑劑。 (3) 請病人說「啊」，以食指或陰道栓劑推進器將栓劑推入陰道內2吋。 (4) 請病人靜臥**約15分鐘**，以使藥物充分被吸收。	陰道栓劑於睡前使用效果較佳。

工作後處理

1. 移除病人臀下之丟棄式治療巾，脫手套棄於彎盆或垃圾袋。
2. 觀察與詢問病人反應。
3. 協助病人穿妥衣褲，恢復舒適姿位，整理病人單位。
4. 洗手：採內科無菌洗手法。
5. 記錄：
   (1) 完成醫囑（表13-31）。
   (2) 在ＭＡＲ上的給藥時間數字上完成全勾，並簽職稱及全名（表13-32）。
   (3) 視病人情形於護理記錄單上記錄。
6. 給藥後的評估：詢問病人感受。

6-1. 給藥30分鐘後，需評估藥物對病人的效果為何，是否有藥物副作用產生。

▼ 表13-31　**醫囑範例（給藥後）**

醫囑單　Order sheet

第1頁

姓名	向陽	病歷號	723456	床號	10B	性別	女	出生日期	80/01/01

[723456 向陽]

	藥品名稱	劑量	用法	飯前後	途徑	數量	流速
✓New	Dulcolax 10mg/supp	1pc	ST		supp	2天✓	

醫師　[MR8833 王大為 印章92312]　(王大為, MR8833, G 70831)　執行護士：*陳美*　時間：*1××/11/19 at 11:00*

操 作 步 驟	說 明

▼ 表13-32　給藥記錄單範例（給藥後）

給 藥 記 錄 單

姓　名：**向陽**　　　　　　　　　　　醫　師：**王大為** 科 別：
病歷號：723456　　　　　　　　　　疾病名稱：
床　號：10B　　　　　　　　　　　　過敏記錄：
床　別：**女**　年 齡：○○ □病人開刀　　日　期：　年　月　日　　第　頁

類別	藥 品 說 明	用法、用量	本日給藥量	時間	給藥時間及說明													退藥量
						1	2	3	4	5	6	7	8	9	10	11	12	
E	Dulcolax	1PC supp st		PM														
				AM												√		
		每日量：	尚存：	備註	N1 陳美												

類　別 代　號	M—口服藥　P—注射藥　E—外用藥 S—水　藥　*—管制藥	未服藥 原因代號	△—檢查(NPO)　　　X—病人拒服 □—病人不在　　　☆—暫停其他
特殊註記	【!!】高警訊藥品　　禁N—不可由護理人員執行靜脈注射		跌—應預防病人跌倒
退藥 原因	A.禁食　 B.病人不在外出　C.病人拒服　 D.病人產生不良反應　　E.處方停用　 F.用法用量改變 G. P. R. N.醫囑未使用　　H.加入大量點滴用藥餘量　I.首日量溢領　 J.醫囑重整　　K.藥物自備 L.處方劑量計算錯誤　　M.藥囑開錯病人　　N.開錯藥　　O.病人出院　　P.其他		

記錄範例

時 間	用藥及治療	生命徵象	護理記錄
11：00	Dulcolax 1pc supp stat		主訴已經三天未解便，觸診病人腹部之左下象限發現有腹脹情形，叩診為鼓音，聽診腸蠕動音1次／分，依醫囑給予肛門栓劑之藥物使用，繼續觀察中。／N1陳美
12：00			病人表示已經解出黃色糊糊的大便，量跟平時差不多，腹脹不舒服的感覺已經消失，目前臥床休息中。／N1陳美

技術 13-7 應用條碼給藥法（以口服給藥為例）
Bar Code Medication Administration

先備知識

1. 了解給藥前應如何評估病人。
2. 了解三讀的核對時間。
3. 了解五對的核對內容。
4. 了解藥物的治療作用、副作用及相關注意事項。
5. 教導病人認識藥物的治療作用、副作用及相關注意事項。

應用目的

1. 透過條碼給藥系統加強病人辨識、給藥核對與醫囑異動等作業，提高病人安全與醫療照護品質，並協助護理人員作業流程管理，避免人為疏失。
2. 給藥應正確執行三讀五對，以維護病人安全。

操作步驟與說明

操作步驟	說明
工作前準備	
1. 於行動護理工作車之電腦中，進入護理師個人的給藥作業系統（圖13-45）。	

給藥作業					
給藥日期	20XX/09/02		護理師	陳小薇	
護理站	五病房		班別	白班	
病人手圈條碼			床號輸入		查詢

	床號	病人姓名	給藥時程		
			常規	ST	PRN
☐	1	黃小明			
☐	2	陳大鈞			
☐	3	李坤坤			
☐	5	趙美美			
☐	6	周小雲			

✚ 圖13-45　給藥作業系統模擬畫面

操作步驟	說明
2. 至病人單位核對床頭卡及手圈，詢問病人全名及出生年月日。	
3. 向病人及家屬解釋給藥目的及注意事項，且需評估病人目前之情形及特殊用藥之評估，並視需要準備茶杯、吸管及水壺於床旁桌上。	3-1 給藥前的評估，可了解病人是否曾經對藥物過敏。 3-2. 特殊用藥之評估：給予降壓藥物前需確認病人目前的血壓狀況，收縮壓>100 mmHg及舒張壓>60 mmHg，以免發生危險。 3-3. 特殊用藥之評估：給抗心律不整藥前，需確認病人目前心跳速率在正常的範圍（60~100次／分鐘）且無心房纖維顫動 (atrial fibrillation, Af)。

4. 用掃描器掃描病人手圈條碼後（圖13-46），螢幕出現個案的電子MAR (e-medication administration record)（圖13-47）。

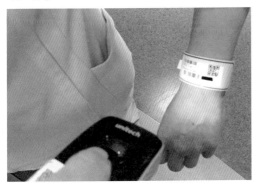

✚ 圖13-46　掃描病人手圈條碼

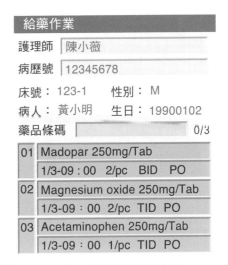

給藥作業

護理師　陳小薇

病歷號　12345678

床號：123-1　　性別：M
病人：黃小明　生日：19900102
藥品條碼 _____ 0/3

01	Madopar 250mg/Tab
	1/3-09：00　2/pc　BID　PO
02	Magnesium oxide 250mg/Tab
	1/3-09：00　2/pc　TID　PO
03	Acetaminophen 250mg/Tab
	1/3-09：00　1/pc　TID　PO

✚ 圖13-47　病人給藥記錄模擬畫面

5. 洗手：採內科無菌洗手法或以75%酒精進行乾洗手。

操 作 步 驟	說 明

6. 準備用物：行動護理工作車（含病人的藥盒、小藥杯、彎盆、藥匙）、視需要準備研缽及杵（圖13-48）。

6-1. 不同的水劑需放於不同的藥杯中，小藥杯的數量為（1＋水劑的種類）個。

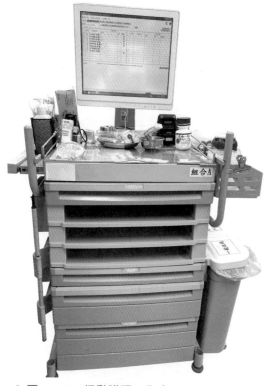

➕圖13-48　行動護理工作車

7. 攜帶用物至病人單位。

工作過程

（一）備藥過程

1. 以電子MAR核對給藥車藥盒上的床號。

2. 取出病人藥盒，依電子MAR取出該時段需服用的藥物。

2-1. 取出每一種藥物時均需進行三讀五對，五對包括：病人對、藥物對、劑量對、時間對、途徑對。

操 作 步 驟	說 明

■ **藥片的取出方式**

一讀：自藥盒內取藥時，以螢幕上電子MAR核對藥袋標籤，讀一次五對的內容。

二讀：用掃描器掃描藥袋上的條碼後，確認病人與藥物資料正確後（圖13-49），從藥袋取出藥物至藥杯中。

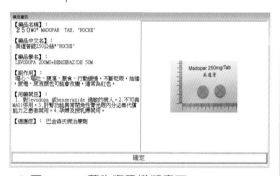

✚ 圖13-49　藥物資訊模擬畫面

三讀：藥袋放回藥盒前，以螢幕上電子MAR核對藥袋標籤，讀一次五對的內容。

● 二讀由掃描器掃描藥袋上的條碼，由電腦進行病人與藥物資料的確認。

● 有些醫院的給藥系統，在刷藥袋時電腦螢幕會有提醒畫面及聲音警示的設計。

(1) 掃描器掃描藥袋上的條碼時，螢幕上電子MAR的該藥物欄位會以不同顏色顯示，可提醒護理師目前準備的藥物（圖13-50）。

(2) 若拿出的藥物是目前給藥時間所需的藥物，則會發出「嗶」的聲音；若拿出的藥物並非目前給藥時間所需的藥物，則會發出警示的聲音，電腦螢幕也會出現警示畫面。

● 以藥匙取出或以手擠出藥片的方式，將藥片置入藥杯內，勿用手直接抓取。

給藥作業

護理師　陳小薇

病歷號　12345678

床號：123-1　　性別：M

病人：黃小明　　生日：19900102

藥品條碼　11223344　　　　1/3

01	Madopar 250mg/Tab
	1/3-13：00　2/pc　BID　PO
02	Magnesium oxide 250mg/Tab
	1/3-09：00　2/pc　TID　PO
03	Acetaminophen 250mg/Tab
	1/3-09：00　1/pc　TID　PO

✚ 圖13-50

操 作 步 驟	說 　 明

（二）執行口服給藥

1. 再次核對床頭卡及手圈，詢問病人全名及出生年月日。

2. 置藥物於床旁桌上，協助病人採坐臥或半坐臥姿。

    2-1. 先搖高床尾再搖高床頭，以免病人自床尾滑下。

3. 倒好所需開水，協助病人喝水服藥。

    3-1. 需確認病人確實服用藥物。

4. 待病人服藥完畢後，將藥杯棄於彎盆。

    4-1. 若病人仍需再使用藥杯，亦可清洗後放於床旁桌上。

5. 協助病人回復舒適臥位，整理周圍環境。

    5-1. 若病人要恢復平躺姿勢，則可先搖低床頭再搖低床尾。

工作後處理

1. 處理用物，將用物歸回原位。

    1-1. 教導病人將藥杯清洗後可重複使用，若藥杯不再使用則丟棄於感染性可燃的垃圾桶中。

2. 洗手：採內科無菌洗手法。

3. 電子記錄：

    (1) 給藥完成後，護理師需在電腦腦螢幕上按儲存，系統會自動記錄給藥項目及給藥時間（圖13-51）。

    (1)-1. 依各家醫院系統建置而有所不同，有些系統在使用掃描器刷藥袋條碼後，即已具備儲存功能。

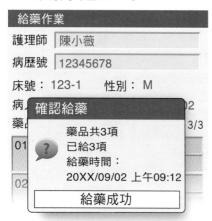

⊕ 圖13-51　給藥系統會自動記錄給藥項目及給藥時間

操 作 步 驟	說　明
(2) 視病人情形於護理記錄單上記錄。	(2)-1. 若病人有特殊情況未能服藥，須於護理記錄單及給藥記錄單上記錄。 (2)-2. 若為臨時給藥需於護理記錄單記錄服用的藥名、劑量、給藥時間、給藥途徑及服藥後病人的反應並簽章。
4. 給藥後的評估：詢問病人感受。	4-1. 給藥30分鐘後，需評估藥物對病人的效果為何，是否有藥物副作用產生。

記錄範例

時 間	用藥及治療	生命徵象	護理記錄
09：00			主訴有頭痛現象，依醫囑給予口服止痛藥物 Acetaminophen 250mg 1# po TID使用，繼續觀察中。／N1陳美
09：30			病人口頭表示疼痛現象已減輕，目前臥床休息中，無不適的情形。／N1陳美

本書以長庚醫院為例，處理醫囑的方式為：

長期醫囑：

1. 護理人員處理長期醫囑時，於該醫囑前、後打「✓」並緊接著簽上職稱、全名、日期及時間。

2. 執行長期醫囑前必須將醫囑與MAR核對，確認無誤在MAR藥名前打「　」表示已核對。備完藥時在時間欄打半勾「＼」，給完藥後，於MAR的正確給藥時間內以藍筆完成全勾「　」並簽上給藥護理人員全名。

臨時醫囑：

　　護理人員處理臨時醫囑時，先在該項醫囑前打「✓」，並核對MAR；備完藥時在時間欄打半勾「＼」，給完藥後，於MAR的正確給藥時間內以藍筆完成全勾「✓」並簽上給藥護理人員全名，並再於醫囑後打一全勾「✓」，同時簽上職稱、全名、日期、時間。執行後需將病人反應、結果記錄於護理記錄單上。

　　電子病歷的醫囑處理方式及給藥方式為（以長庚醫院為例）：醫囑經過確認後，電腦系統會將醫囑轉成MAR，於電子化給藥系統中，給藥前，先以條碼機刷病人手圈上的條碼以確認病人（或輸入病人的病歷號），完成病人確認後再進行三讀五對之給藥（內容見技術13-7），完成給藥後進行電子簽章。各家醫院因為設計的程式不盡相同，但大同小異，目的都是為了能夠縮短護理時數並達成正確的給藥以維護病人用藥上的安全。

課後活動

1. 請練習找出上臂三角肌及背臀肌的肌肉注射區域。
2. 請練習給成人及幼童滴耳藥的方式。

( ) 1. 下列住院醫囑，何者是護理師於給藥前，必須提出質疑？(A) Cefazolin (1,000 mg/vail) 1,000 mg qd IV　(B) Acetaminophen 500 mg/tab 1# PO prn for pain　(C) 15% KCl (10 mEq/5mL/Amp) 20 mL qd IV drip　(D) NTG (Nitroglycerin) 0.6 mg/tab 1# SL St.

( ) 2. 有關藥物與食物服用禁忌的說明，下列敘述何者錯誤？(A)甘草與毛地黃一起合用可能引發高血鉀　(B)鎮靜劑避免以茶水一起服用，以免降低藥效　(C)葡萄柚汁會干擾鈣離子阻斷劑在肝臟的代謝　(D)酒精會促進抗組織胺對中樞神經之抑制作用

( ) 3. 護理師依醫囑給予劉先生Cefazolin 1,000 mg q12h IV drip，應於何時執行備藥的第二讀？(A)由藥車取出Cefazolin時　(B)用空針抽取無菌注射用水稀釋Cefazolin前　(C)用空針抽取稀釋後的Cefazolin前　(D)將Cefazolin空瓶丟棄前

( ) 4. 有關行動護理車給藥的敘述，下列何者正確？(A)至病人床邊以條碼掃描機感應病人手圈條碼，進行備藥程序　(B)「三讀五對」的程序可省略為「一讀三對」　(C)相差2小時內的藥物可同時交給病人　(D)備藥後，到病人床邊給藥時，可省略核對病人程序

( ) 5. 執行背臀肌肌肉注射時，以四分法選擇注射部位，最上方的假想線會通過下列哪一處？(A)髂骨嵴　(B)髂骨後上棘　(C)臀弧線　(D)股骨大粗隆

( ) 6. 醫囑「Digoxin 125 mcg PO qd」，Digoxin錠劑每顆的劑量為0.25 mg，給藥時護理師應發給此病人多少顆Digoxin？(A)半顆　(B) 1顆　(C) 2顆　(D) 5顆

( ) 7. 有關使用直腸栓劑以助排便的敘述，下列何者錯誤？(A)應將栓劑塞入直腸中約7公分深　(B)藥物須留置體內約15~30分鐘　(C)為利用胃結腸反射，宜於飯後1小時塞入　(D)栓劑平時應儲存於冰箱

( ) 8. 護理師依照醫囑給予病人Inteban 1# Supp. St.退燒時，下列敘述何者正確？(A)配合乙狀結腸及降結腸的解剖位置，故協助採右側臥位　(B)請病人深呼吸閉氣，將藥物塞入肛門內約2公分　(C)當發現腸道有糞團時，應避開糞團或小量灌腸將糞便清除，以免影響藥物吸收　(D)當病人主訴頭痛、冒冷汗時，請病人忍耐並取衛生紙壓住肛門口，以促進藥物吸收

( ) 9. 醫囑：Unasyn 750 mg IVD q6h，現有Unasyn 2 gm/vial粉劑，以無菌蒸餾水稀釋粉劑成總量4c.c.後，應抽出多少c.c.才符合此次注射劑量？(A) 1 c.c.　(B) 1.25 c.c.　(C) 1.5 c.c.　(D) 2 c.c.

( ) 10. 依衛生福利部疾病管制署公告資料，關於藥物的管理及保存，下列何者錯誤？(A) Pethidine (Demerol)針劑應置於上鎖的櫃中　(B)未開封的胰島素，可置於室溫中保存　(C)稀釋後之Penicillin G置於2~8℃藥物冰箱　(D)流感疫苗置於2~8℃專用冰箱

( ) 11. 為四肢水腫嚴重病人執行盤尼西林皮膚試驗時，下列何者為最適合的注射部位？(A)上臂三角肌外側　(B)大腿中段外側　(C)前臂中段內側　(D)前胸鎖骨下方

( ) 12. 協助病人使用口頰溶片Painkyl® (Fentanyl citrate) (Buccal soluble films/200 mcg) 1 Buccalfilm控制疼痛，下列何者最適當？(A)將藥片放置於舌下　(B)使用前，協助病人潤濕口腔兩頰　(C)藥片使用後，4小時內完全禁食　(D)藥片置入後30分鐘內，應避免飲用液體

( ) 13. 林女士術後傷口痛，醫囑：Pethidine (Demerol) 50 mg IM stat.，為減少注射過程中疼痛與不適，下列措施何者不適當？(A)注射前，熱敷注射部位　(B)下針時，繃緊注射部位　(C)注射後，迅速拔出針頭　(D)注射後，按摩注射部位

( ) 14. 10：00 am開立一臨時醫囑：Oxacillin sodium (500 mg/vial) 2,000mg IVF stat.，然護理師於01：00 pm給予Oxacillin sodium (500 mg/vial) 2 vial IVF，上述給藥過程，不符合哪幾項給藥原則：(1)時間　(2)途徑　(3)劑量　(4)藥物。(A) (1)(4)　(B) (2)(3)　(C) (1)(3)　(D) (2)(4)

( ) 15. 一位10公斤重的病童，服用Amolin susp.® (Amoxicillin) 30 mg/kg q12h PO，藥瓶標籤顯示25 mg/mL、60 mL／瓶，單次給藥劑量應為多少？(A) 5 mL　(B) 10 mL　(C) 12 mL　(D) 24 mL

( ) 16. 李先生是使用Digoxin治療的病人，下列何者是護理師依醫囑繼續給藥的最重要依據？(A)心率64次／分鐘　(B)血壓120/80 mmHg　(C)心率52次／分鐘　(D)呼吸18次／分鐘

( ) 17. 給予幼兒左耳耳滴藥治療時，應採取的姿勢，下列敘述何者正確？(1)頭側向右側　(2)頭側向左側　(3)將耳翼向上向後拉　(4)將耳垂向下向後拉。(A) (1)(3)　(B) (1)(4)　(C) (2)(3)　(D) (2)(4)

( ) 18. 為一位二歲病童執行醫囑Ofloxacin 5 gtts q12h AD，其給藥方式，下列何者正確？(A)將左耳廓向下往後拉　(B)將左耳廓向上往後拉　(C)將右耳廓向上往後拉　(D)將右耳廓向下往後拉

( ) 19. 有關肌肉注射法的敘述，下列何者正確？(A)以95%的酒精消毒部位　(B)由內向外消毒直徑約3吋　(C)針頭與皮膚45度角插入2/3長度　(D)迅速將藥物推入且快速拔出針頭

( ) 20. 病人出院攜帶數種藥物回家，下列何者應置放於冰箱？(A) Brown Mixture Liquid (120 mL)/ Bot　(B) Neomycin Oint (28 gm)/ Tube　(C) Bisacodyl (10 mg)/ Supp.　(D) Gentamicin Eye Drops (5 mL)/ Bot

解答

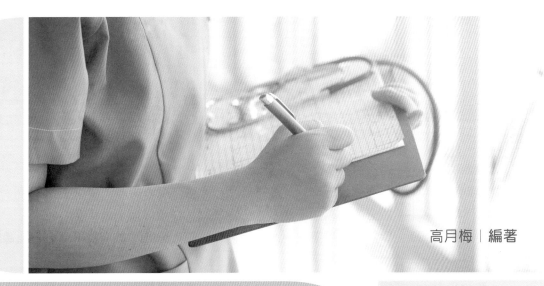

高月梅｜編著

體液的供給
Administration of Body Fluid

14 CHAPTER

 學習目標 Objectives

1. 區分體液種類及分布。
2. 說出四種體液輸送方式。
3. 說出水分攝取及排出途徑與量。
4. 說出電解質在體內分布、攝取與排出。
5. 解說三種酸鹼平衡的調節機轉。
6. 說明體液不平衡之原因、症狀及徵象。
7. 說出五種影響水分與電解質平衡的因素。
8. 執行五種評估水分與電解質平衡的方法。
9. 確立病人水分與電解質不平衡之各種護理診斷。
10. 訂定病人水分與電解質不平衡之護理目標。
11. 說出五項體液供給一般護理原則。
12. 說出各種輸液成分、作用及注意事項。
13. 熟練使用各種輸液設備。
14. 說出七項影響輸液吸收之因素。
15. 說出五項選擇輸液注射部位之注意事項。
16. 選擇正確擴大靜脈方法。
17. 依醫囑算出正確靜脈輸液之滴數。
18. 說出靜脈輸液各種不良反應。
19. 說出四項健康供血者的標準。
20. 說出各種血液治療成分及注意事項。
21. 說出各種輸血不良反應與處置。

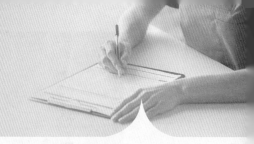

體液的 ┬ 體液的種類
相關概念 ├ 體液輸送的方式－滲透作用、過濾作用、擴散作用、主動運輸
　　　　 ├ 水分的意義與平衡－水分的攝取與排出、水分的平衡
　　　　 └ 電解質的意義與平衡－體內電解質的分布、攝取及排出、各種電解質的
　　　　　 濃度與功能

酸鹼平衡 ┬ 緩衝系統－重碳酸鹽緩衝系統、磷酸鹽緩衝系統、蛋白質緩衝系統、
　　　　 │ 血紅素－氧基紅血球緩衝系統
　　　　 ├ 呼吸調節作用
　　　　 ├ 腎臟排泄作用－NH_3的產生與分泌、H^+的產生與分泌、HCO_3^-的再吸收
　　　　 └ 酸鹼平衡

體液的 ┬ 體液不平衡的原因－水分與電解質不足、水分與電解質過多、水分與電
不平衡 │ 解質需求量增加、體液積聚於異常體腔內
　　　 └ 體液不平衡的症狀與徵象

體液供給的 ┬ 護理評估－確認影響體液平衡的因素、執行相關行為評估
護理過程 ├ 護理診斷（健康問題）
　　　　 ├ 護理目標
　　　　 └ 護理措施 ┬ 體液供給的一般護理原則
　　　　　　　　　　 ├ 輸液措施
　　　　　　　　　　 ├ 影響輸液吸收的因素
　　　　　　　　　　 └ 腸胃外體液補充法 ┬ 腸胃外高營養法
　　　　　　　　　　　　　　　　　　　　 └ 靜脈輸注治療

技　術 ┬ 技術 14-1　協助醫師靜脈注射法
　　　 ├ 技術 14-2　更換輸液法
　　　 ├ 技術 14-3　輸液瓶（袋）加藥法
　　　 ├ 技術 14-4　更換普通輸液套管為精密輸液套管（附bag）法（含更換穿刺部位敷
　　　 │ 　　　　　　料之技術）
　　　 ├ 技術 14-5　使用精密輸液套管（附bag）加藥法 之技術）
　　　 ├ 技術 14-6　結束給液法
　　　 ├ 技術 14-7　靜脈採血法
　　　 ├ 技術 14-8　間歇性靜脈留置管的建立與護理
　　　 │ 　　　　　　（含靜脈注射帽及T型連接管）
　　　 └ 技術 14-9　輸血

前言 FOREWORD

　　體液(body fluid)是指體內所含的水分與溶於其內的物質（主要為電解質），約佔體重的45~75%，是維持人體健康與生理機能的重要條件，因此人體內水的含量及分布需達平衡，電解質的濃度需維持恆定，且體液的酸鹼值也需要維持在正常範圍內。人們在正常情況下，能自行平衡體液的量和成分些微的變化或障礙的發生，但嬰幼兒、老年人及嚴重疾病的患者則無法維持恆定；因此臨床上護理人員宜了解體液在人體的種類、重要性、分布、來源、代謝及平衡機轉，方能運用護理過程，評估影響病人體液平衡的因素，操作預防或提供病人體液平衡之相關技能，以避免或減少病人因體液不平衡而造成體內更嚴重的系統反應。

14-1 體液的相關概念

一、體液的種類

　　體液的分布（圖14-1）為：(1)有位於細胞內者稱**細胞內液**(intracellular fluid, ICF)，約佔身體總水量70%，是由水、蛋白質、**大量鉀離子**及磷酸鹽與其他微量物質所組成；(2)位於細胞外者稱**細胞外液**(extracellular fluid, ECF)，**約佔身體總水量30%**，如血漿(6%)、組織間液(24%)，主要由水、離子（**鈉離子、氯離子、重碳酸根離子**）及其他微量物質組成。

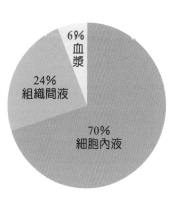

+ 圖14-1　體液的分布

二、體液輸送的方式

　　體液在細胞、血漿與間質液間不斷的運動，且通過微血管膜來維持體液的平衡，即使外在環境發生巨大的變化，身體內在環境仍需保持相當的恆定，其重要過程包括**滲透**(osmosis)、**過濾**(filtration)、**擴散**(diffution)**及主動運輸**(active transport)。其中水分進入或移出細胞中（或血管中）是經由滲透與過濾作用；而粒子的移動是經由擴散、過濾及主動運輸作用。

1. **滲透作用：**指水分子經由選擇性半透膜，從低滲透壓區擴散至高滲透壓區的現象（圖14-2），即水分子會由水分子較多移到水分子較少的溶液中，其所成的壓力就是滲透壓。而**人體內血漿、組織間液及細胞內液的滲透莫耳濃度**(osmolality)**介於275~295mOsm/L**，滲透壓與血漿滲透壓相當之溶液稱等張溶液(isotonic solution)、高於295mOsm/L的溶液稱高張溶液(hypertonic solution)、低於275mOsm/L的溶液稱低張溶液(hypotonic solution)。

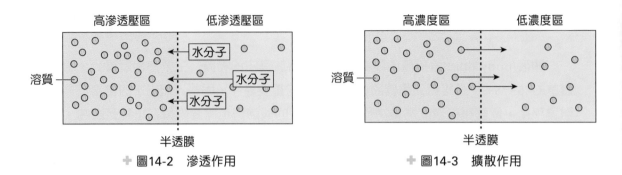

| 圖14-2　滲透作用 | 圖14-3　擴散作用 |

2. **過濾作用**：指水分子在區域間的移動，且由較大的壓力流向較小的壓力。**液體靜力壓(hydrostatic pressure)是由水柱所產生的壓力**，動脈內的液體靜力壓大於動脈外的壓力，使水分及物質由血管細胞壁進入組織間隙中，靜脈系統則相反；液體靜力壓會受到由血漿蛋白產生的滲透壓－**膠體滲透壓（colloid osmotic pressure；為將液體推入血液內的壓力）**的影響，因此液體靜力壓減去膠體滲透壓即為過濾壓(filtration pressure)，如：腎臟內鮑氏囊的過濾作用。

3. **擴散作用**：指溶解於氣體或液體的粒子經由半透膜從高濃度移至低濃度處，到兩邊粒子分布相當為止（圖14-3）。半透膜的兩邊濃度差稱為擴散梯度(diffusion gradient)，梯度愈大其粒子移動愈快，如：肺泡微血管中氧氣與二氧化碳的交換就是利用擴散作用。

4. **主動運輸**：粒子經由半透膜**從低濃度移至高濃度**的過程相當困難，必須有「能量」方能完成稱之，而「能量」是用於對抗電化學梯度（濃度差、電位差及壓力差之總合）的，如：Na^+-K^+ pump存在於人體所有細胞中，負責維持細胞內外Na^+、K^+濃度差，建立起細胞內負電位（約3個Na^+跑至細胞外，2個K^+跑入細胞內）及細胞外高Na^+、細胞內高K^+之狀態，圖14-4即可見細胞內液中的Na^+(10mEq/L)移至細胞外液(140mEq/L)中。

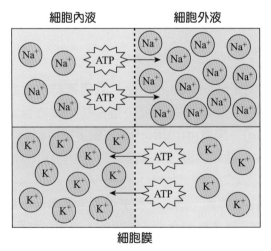

圖14-4　主動運輸(Na^+-K^+ pump)

▼ 表14-1　各年齡層水分佔體重的百分率

年齡層	水分佔體重的百分率
胚胎期	97%
新生兒	70~80%
1歲	64%
青少年至39歲	男：60%；女：55%
40~60歲	男：55%；女：47%
60歲以上	男：52%；女：46%

三、水分的意義與平衡

水分(water)是體液的主要組成，是構成身體的第一要素；在人體總體重(total body weight, TBW)的百分率（表14-1）會因**性別、年齡、體型胖瘦**而有所不同，如體內水分在**肌肉及皮膚組織分布較多、骨骼及脂肪組織則較少**；老年者亦因皮膚細胞萎縮且汗腺數目減少，故其所佔百分率較成人低；**正常成年男性平均含水量為體重的60%，女性為55%**（可參見圖12-2）。

而體內水分的功能包括：作為體內代謝與排泄廢物的介質、維持細胞內液及細胞外液物理性與化學性恆定、運送物質出入細胞、調節體溫、協助食物消化等。

（一）水分的攝取 (Intake) 與排出 (Output)

成年人一般每日水分平均總攝取量為2,500c.c.，其中主要**由口攝入**水分或飲料約有1,500c.c.（佔2/3的量），另攝入食物內所含的水分約有750c.c.，及體內各種營養物質氧化的水分約250c.c.。

水分每日總排出量亦約為2,500c.c.，是經由**腎臟、腸胃道、肺臟、皮膚**等途徑排出。**腎臟是調節水分平衡的主要器官**，約每小時每公斤體重形成1c.c.的尿液，成年人**每日尿液量約為1,500c.c.**，尿量受體內兩種激素影響：

1. **抗利尿激素(antidiuretic hormone, ADH)**：是由腦下垂體後葉分泌，當體內水分不足、細胞外液滲透壓增加時，刺激腦下垂體後葉分泌抗利尿激素，並作用於腎小管再吸收水分，而減少尿量。

2. **留鹽激素(aldosterone)**：亦稱**醛固酮**，是由腎上腺皮質分泌，當水分不夠時，刺激分泌產生並作用於腎小管以**留鈉排鉀**，使**水分再回收**至血液中，以減少尿量，**增加血液體積、維持細胞外液滲透壓**。

另每日因肺臟呼吸而排出的水分為300c.c.，皮膚水分經蒸發而排出的水分約400c.c.，以上所述皆稱**無感性喪失**(insensible losses)或**無知覺性排出**(insensible outputs)，而因流汗所排出的水分則約有100c.c.，稱為**有感性喪失**(sensible losses)。一般由腸胃道排出的糞便所含水分約有200c.c.，想想看，你認為是有感性或無感性喪失呢？

（二）水分的平衡

正常人水分的攝取量與排出量是相等的，藉以保持人體的固定體積，若攝取與排出量在24小時內不相等，在三天內仍會達至相等量。一旦發生水分不足或過量時，身體會有調節過程以恢復原來的恆定狀態。

1. 當體內水分不足時：刺激下視丘口渴中樞產生口渴、增加抗利尿激素及留鹽激素的分泌，以增加水分攝取、鈉離子再吸收，致使尿量減少，直到體內水分恢復正常。

2. 當體內水分過多時：抑制口渴、減少抗利尿激素及留鹽激素的分泌，以減少水分攝取、鈉離子再吸收，致使尿量增加，直到體內水分恢復正常。

四、電解質的意義與平衡

體液中含有各種溶解的化學物質，如：含有一個以上離子鍵的化合物，像酸、鹼及鹽類之電解質(electrolyte)，當溶於水時，會解離成陽離子(cation)及陰離子(anion)，二者數量相當，因此體內的電荷為中性；另外有以共價鍵結合的化合物與非電解質的有機化合物，像葡萄糖(glucose)、尿素(urea)、肌酸等。**多數電解質在細胞內液及細胞外液的濃度是有差異的，此差異對維持膜的可興奮性與傳遞衝動性是非常重要的**，因此體液中電解質濃度若發生細微的變化，則可能導致程度不一的病理變化。

電解質在體內的主要功能為：**體內必要的礦物質、協助神經肌肉傳導衝動、調節控制體內水分的滲透壓、調節體液、調節細胞膜的通透性及協助維持正常細胞活動的酸鹼平衡**。

（一）體內電解質的分布、攝取及排出

於細胞內液(ICF)中，最主要的離子為**鉀離子、磷酸根離子、蛋白質陰離子**，其次為鈉離子、鎂離子，但幾乎不含鈣離子；細胞外液(ECF)中最主要離子是**鈉離子、氯離子、重碳酸根離子**。大部分電解質的攝取來源為飲食，而電解質的穩定是受到由飲食攝入的電解質與腎臟排泄及再吸收電解質之平衡來調控，表14-2為一般成年人平均每日重要電解質攝取量及食物來源。

▼ 表14-2　電解質攝取量及食物來源

物質	每日攝取量	食物來源與含量
鈉	6g（食鹽量），約2,400mg（鈉量） （每日攝取食物中含鈉量約400~500mg，天然食物中以動物性食品含鈉量較高，尤其內臟及貝殼類）	1. 1茶匙食鹽(5g)＝2湯匙醬油＝5茶匙味精：2,000mg（鈉量） 2. 全脂奶（1杯）：120mg 3. 豆、魚、蛋、肉（1份）：25mg 4. 全穀雜糧類（1碗）：20mg 5. 油脂類（1份）：微量 6. 蔬菜類（1份）：9mg 7. 水果類（1份）：少量
鉀	約2,430~3,120mg（60~80毫克當量）（每日需3~5份蔬菜及2~4份水果）	1. 蔬菜類：紅蘿蔔、筍、莧菜、芥藍菜、菠菜、空心菜、龍鬚菜、豌豆苗、豆芽、香菇 2. 水果類：香蕉、釋迦、芭樂、枇杷、柿子、桃子、哈密瓜、木瓜、草莓、楊桃
鈣	1,000mg	脫脂奶、豆製品、芝麻、髮菜、紫菜、吻仔魚、金針、九層塔
磷	800mg	堅果、豆莢類、奶製品、瘦肉、糠和穀類
鎂	300~380mg	堅果、蔬菜、魚和穀類

（二）各種電解質的濃度與功能

　　測量電解質濃度的單位為每公升中有多少毫克當量(mEq/L)，或每100毫升有多少毫克，就是mg/100mL。表14-3列出體內主要電解質的濃度與功能。

▼ 表14-3　電解質的濃度（單位：mEq/L）、功能及調節因子

電解質	ICF濃度	ECF濃度	功能	調節因子
• 陽離子				
鉀離子 (potassium, K^+)	141	3.5~5.5	1. 維持ICF體液容積 2. 於ICF中與氫離子(H^+)交換，改善酸鹼平衡 3. 維持神經及肌肉功能	醛固酮
鈉離子 (sodium, Na^+)	10	135~145	1. 調節ECF體液容積 2. 維持細胞內外滲透壓 3. 增加細胞膜通透性 4. 酸鹼緩衝系統的必要陽離子 5. 協助神經肌肉傳導衝動	醛固酮、抗利尿激素及心房利鈉因子
鈣離子 (calcium, Ca^{2+})	微量	4.0~5.0 或 8.5~10.5 mg/dL	1. 構成骨骼與牙齒的主要成分 2. 協助血液凝固 3. 神經衝動的傳導 4. 調控肌肉收縮 5. 維持正常心跳	副甲狀腺素、降鈣素

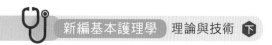

▼ 表14-3 電解質的濃度（單位：mEq/L）、功能及調節因子（續）

電解質	ICF濃度	ECF濃度	功 能	調節因子
鎂離子 (magnesium, Mg^{2+})	58	1.5~2.5	1. 協助Na^+-K^+ pump作用 2. 活化產生細胞能量有關的酵素系統 3. 活化肝臟與骨骼內與基本代謝有關的酵素系統 4. 維持肌肉及神經系統的激動性	醛固酮、副甲狀腺素
• 陰離子				
氯離子 (chloride, Cl^-)	4	100~106	1. **維持血漿電荷中性** 2. **維持血漿酸鹼平衡** 3. **鹽酸形成的主要物質**	醛固酮
重碳酸根離子 (bicarbonate, HCO_3^-)	10	22~26	**維持血漿酸鹼平衡的重要離子**	─
磷酸根離子 (phosphates, HPO_4^{2-})	75	4	1. 構成骨骼牙齒主要成分 2. 組成核酸的來源 3. 合成高能化合物 4. 酸鹼緩衝的必需物質	副甲狀腺素、降鈣素
硫酸根離子 (sulfate, SO_4^{2-})	2	1	調節酸鹼平衡	
胺基酸(amino acid)	65	16	1. 產生熱量、修補及建造組織 2. 構成身體酵素、抗體、血漿蛋白質等物質	─
有機酸	微量	6	─	─

14-2 ❤ 酸鹼平衡

　　電解質除能控制水的含量與運動外，也能協助調節身體的酸鹼平衡(acid-base balance)。而酸鹼平衡的維持是調節體液的氫離子(H^+)濃度，**通常血漿中（細胞外液）pH值保持在7.35~7.45之間**。為了達到體內酸鹼平衡，人體有三種恆定的調節機轉：**緩衝系統、呼吸調節作用及腎臟排泄作用**。

一、緩衝系統

緩衝系統為包含兩種或多種化合物的溶液，大多由弱酸及弱鹼所組成。其功能為將強酸或強鹼，在不到1秒的時間內變為弱酸或弱鹼，防止H^+濃度的顯著變化（許，1996），而對人體造成影響。人體主要的緩衝系統有：碳酸－重碳酸鹽緩衝系統、磷酸鹽緩衝系統、血紅素－氧基血紅素、蛋白質緩衝系統，現分述如下。

1. **重碳酸鹽緩衝系統**(carbonic acid-bicarbonate buffer system)：為細胞外液中最重要之緩衝系統，它是由一弱酸（主要為**碳酸**）及一弱鹼（主要是**重碳酸鈉**）為基礎的緩衝溶液。其化學反應式如下：

   $HCl + NaHCO_3$ ⇔ $H_2CO_3 + NaCl$
   強酸　弱鹼　　　　　　弱酸　　鹽
   　　（重碳酸鈉）　　（碳酸）
   $NaOH + H_2CO_3$ ⇔ $NaHCO_3 + H_2O$
   強鹼　　弱酸

2. **磷酸鹽緩衝系統**(phosphate buffer system)：是細胞內一個重要的緩衝系統，是紅血球及腎小管內重要的調節者，其作用方式與碳酸鹽緩衝系統相似。以酸性磷酸鹽（二氫磷酸鈉，NaH_2PO_4）和鹼性磷酸鹽（單氫磷酸鈉，Na_2HPO_4）為基礎。其化學反應式如下：

   $HCl + Na_2HPO_4$ ⇔ $NaH_2PO_4 + NaCl$
   強酸　弱鹼　　　　　　弱酸　　　鹽
   $NaOH + NaH_2PO_4$ ⇔ $Na_2HPO_4 + H_2O$
   強鹼　弱酸　　　　　　弱鹼　　　水

   當腎小管內H^+濃度增加，過多的H^+與單氫磷酸鈉結合，而釋出Na^+，Na^+被吸收回血液內，結合後產生的二氫磷酸鈉進入尿中，以達緩衝作用。

3. **蛋白質緩衝系統**(protein buffer system)：為人體內體細胞及血漿中含量最多的緩衝系統，胺基酸(amino acid)為蛋白質的組成成分，為一有機化合物，其包含一個羧基(-COOH)與一個胺基(-NH_2)，羧基能解離出H^+，視為一種酸；胺基能從H_2O解離出-OH與H^+結合，而視為一種鹼，因此蛋白質同時能做酸和鹼的緩衝劑。

   $$\begin{array}{c} R \\ | \\ NH_2-C-COO^- + H^+ \\ | \\ H \end{array}$$

4. **血紅素－氧基血紅素緩衝系統**(hemoglobin-oxyhemoglobin buffer system)：是緩衝血中碳酸濃度最有效的方法，當血液由微血管動脈端流至靜脈端時，細胞會釋出CO_2進入

紅血球與H_2O結合成H_2CO_3，此時，紅血球內的氧合血紅素放出O_2進入細胞內，形成帶負電荷的還原血紅素，並緩衝酸性，HCO_3^-可留在細胞內與K^+結合或移至細胞外與Na^+結合，使很多CO_2以$KHCO_3$或$NaHCO_3$之形式帶至肺臟。

二、呼吸調節作用

肺臟排出CO_2是維持身體pH值重要的角色。因呼吸作用造成體液內CO_2濃度增加（呼吸速率減慢所致）或減少（呼吸速率增快所致），而降低或增加pH值；另體液的pH值也會影響呼吸的速率。其化學方程式如下所示。即當血液pH值下降，刺激延腦的呼吸中樞，以增加呼吸速率，加速CO_2排除，降低H_2CO_3及H^+的形成，使血液pH值升高，恢復恆定狀態。

$$CO_2 + H_2O \Leftrightarrow H_2CO_3 \Leftrightarrow H^+ + HCO_3^-$$

三、腎臟排泄作用

腎臟除了有重碳酸鹽緩衝系統及磷酸鹽緩衝系統外，其腎小管維持體內酸鹼平衡的角色更是重要，主要是藉著吸收HCO_3^-來排除H^+。正常狀況下，人體每日產生約有100mEq H^+的酸，進入到細胞外液，使等量之H^+將由尿中排泄以維持恆定狀態。其調節血液pH值之重要機轉包括：

1. **NH_3的產生與分泌**：氨(NH_3)可自近側、遠曲小管及集尿管分泌出來，與H^+結合成銨(NH_4^+)，再將NH_4^+分泌至過濾液中，與Cl^-結合成氯化銨(NH_4Cl)，此銨鹽分子大無法再通過腎小管細胞，隨著尿液排出，使尿液pH值降低。當一個NH_4^+分泌時，則一個Na^+被置換再吸收，此Na^+可擴散至細胞內與HCO_3^-結合成$NaHCO_3$，使血液pH值升高。

2. **H^+的產生與分泌**：CO_2由腎小管周圍微血管擴散至腎小管管壁之上皮細胞，經由碳酸酐酶活化產生H^+（即$CO_2+H_2O \rightarrow H_2CO_3 \rightarrow H^++HCO_3^-$），當血液pH值降低時，$H^+$被分泌至過濾液中，在近曲小管會置換$Na^+$，使$Na^+$到上皮細胞內，使血液pH值升高，$HCO_3^-$則被再吸收到血液中。

3. **HCO_3^-的再吸收**：另H^+在過濾液中會與HCO_3^-結合成H_2CO_3，然後再分解成CO_2+H_2O，擴散至上皮細胞，以產生更多的H^+而分泌至過濾液中，或擴散至腎小管周圍微血管再經由肺呼出；HCO_3^-則在近曲及遠曲小管被再吸收回血液中。

四、酸鹼不平衡

當體內的緩衝系統無法維持體內酸鹼平衡時，即會出現酸鹼不平衡的現象，此可藉由抽取動脈血液的檢驗得知目前病人體內的酸鹼狀況，以作為治療的依據（表14-4）。

▼ 表14-4　動脈血液氣體分析值的正常值

檢　體	項目及其正常值	
動脈血	• pH值	7.35~7.45
	• 氧分壓	80~100mmHg
	• 二氧化碳分壓	35~45mmHg
	• 重碳酸根	22~26mEq/L
	• 氧飽和度	95~99%

▼ 表14-5　動脈血液氣體分析值的判讀

酸鹼平衡障礙	檢驗結果	導　因	症狀與徵象
呼吸性酸中毒	pH＜7.35 $PaCO_2$＞ 45mmHg HCO_3^-正常	• 肺部大量CO_2滯留所致，如通氣速率減低或通氣量不足 • 延腦呼吸中樞功能受損：麻醉藥、鎮定劑、頭部外傷 • 胸部創傷、呼吸肌無力、呼吸道阻塞、慢性阻塞性肺部疾病	呼吸與脈搏加速、視乳突水腫、頭痛（$PaCO_2$增加，腦血管擴張）、昏睡、血鉀過高
代謝性酸中毒	pH＜7.35 $PaCO_2$正常 HCO_3^-＜ 22mEq/L	• 酸的積存：酮酸中毒、乳酸中毒、飢餓、甲狀腺機能亢進 • 鹼(HCO_3^-)的流失：腹瀉、腎衰竭	**乾熱、潮紅的皮膚、頭痛、失去定向感、衰弱無力、昏迷、血鉀偏高。呼吸快而深，出現庫斯莫耳氏呼吸(Kussmaul's breathing)**
呼吸性鹼中毒	pH＞7.45 $PaCO_2$＜ 35mmHg HCO_3^-正常	• 換氣過度：心理（如緊張焦慮）、環境、生理因素 • 代謝過度：發燒、中樞神經疾病、甲狀腺機能亢進	注意力不集中、四肢末梢麻木刺痛感、頭痛（神經肌肉的應激性增加及腦血流減少）、嚴重會有強直性痙攣及抽搐（低血鈣）、低血鉀
代謝性鹼中毒	pH＞7.45 $PaCO_2$正常 HCO_3^-＞ 26mEq/L	• 低血鉀：最常見之原因（常見於排鉀性利尿劑與類固醇的使用、aldosterone分泌增加） • 酸(HCl)的流失：胃液經抽吸與嘔吐流失	意識混亂、四肢末梢麻木刺痛感、過度反射、呼吸變淺而慢（代償性的換氣不足）、低血鈣、低血鉀、低血氯

14-3 ❤ 體液的不平衡

　　了解體液的意義與恆定及酸鹼平衡後，護理人員應清楚臨床上病人常發生體液不平衡的原因及徵候，以及時預防或矯正體液的不平衡或更嚴重的併發症。

一、體液不平衡的原因

1. 水分與電解質不足
   (1) 喪失過多
   ① **腸胃道功能障礙**：人體消化腺分泌大量消化液於腸胃道中，大部分消化液在消化過程中，會再吸收回腸胃細胞內或間質液中，若**大量嘔吐（造成酸的流失，形成代謝性鹼中毒）**或**長期嘔吐（鈉及氯離子流失）**、抽吸胃液、腹瀉（水分、鹼性腸液、氯離子、**鈉離子、鉀離子**等的流失）時會造成體液的不足（表14-6）。
   ② **失血**：當大量失血時亦伴隨水分的喪失，使身體總循環血量減少，致調節機轉無法負荷甚至造成休克。
   ③ **廣範圍燒傷或身體創傷**：即留存於組織間隙的體液隨著循環喪失，如水分、鈉、鉀及蛋白質等。
   (2) **攝取失能或不足**：如重度中風、昏迷或吞嚥困難者不能自行或無法攝食，而導致水分與電解質的不足。

2. **水分與電解質過多**：經腸胃道或腸胃道外途徑攝取過多的體液，或因疾病或其中一個恆定調節系統發生衰竭，而無法適當排出體液，如內分泌障礙、腎功能障礙等，致使水分與電解質過多，超出身體所需。

3. **水分與電解質需求量增加**：如：發燒、感染、流汗過量或蒸發過多時，或外傷或創傷的癒合過程，均會致使水分與電解質需求量增加。

4. **體液聚積於異常體腔內**：如：因下腸胃道功能障礙，體液異常聚積於腸胃道內；因肝功能障礙或肝硬化，造成體液積存於腹腔或組織間隙中（圖14-5）。

▼ 表14-6　消化液pH值、含水量及可能發生的不平衡徵象

消化液	pH值	含水量	可能發生的不平衡徵象
唾液	6.7	1,500c.c.	鈉、鉀不足、細胞外液容積不足
胃液	1.0~2.0	2,000c.c.	鈉、鉀、氯及鎂不足、細胞外液容積不足、代謝性鹼中毒
腸液	7.8~8.0	1,500c.c.	鈉、鉀及氯不足、細胞外液容積不足、代謝性酸中毒
膽汁	7.8	500c.c.	鈉不足、代謝性酸中毒
胰液	8.0~8.3	1,500c.c.	鈉及鈣不足、細胞外液容積不足、代謝性酸中毒

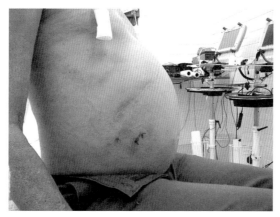

✚ 圖14-5　腹水的病人

二、體液不平衡的症狀與徵象

　　臨床上病人發生一種體液不平衡，易引發另一種的不平衡，且一旦發生即影響全身的系統，加上其症狀相似（表14-7），因此護理人員應敏銳的觀察及細心的判斷，有系統的分析所收集資料，以確認引發病人體液不平衡的因素，給予適當的護理措施。

▼ 表14-7　體液不平衡的類型

體液不平衡類型	導　因	症狀與徵象
脫水 (dehydration) 體液容積缺失 (deficient fluid volume) 檢驗結果：**血清鈉＞145mEq/L**（可能）	• 水分攝取減少：吞嚥困難、腦傷致下視丘口渴中樞受損、生理限制無法取得足夠水分 • 水分流失過多：大量出汗、大量出血、嚴重噁心嘔吐、腹瀉、腎臟或內分泌疾病 • 高張的胃灌洗液、攝入過多蛋白質、靜脈注射高濃度葡萄糖液	• Hb↑、Hct↑ • **皮膚飽滿度減少**、乾、粗糙 • **眼瞼凹陷** • **黏膜乾裂**、黏液黏稠 • **口渴增加** • **體溫上升** • **脈率增快**、微弱 • **呼吸速率與深度增加** • **血壓下降** • **靜脈充盈時間延長** • **快速喪失體重** • **尿比重＞1.030**。**少尿**或無尿，尿液顏色變深 • 容易疲勞 • 意識改變或混亂

▼ 表14-7 體液不平衡的類型（續）

體液不平衡類型	導 因	症狀與徵象
過度水化 (overhydration) **循環負荷過量** (circulatory overload) **體液容積過量** (excess fluid volume) 檢驗結果：血清鈉＜ 135mEq/L（可能）	• 水分攝入過多 • 無法排出過多水分：腎臟疾病、心臟疾病、肝硬化、內分泌疾病（如抗利尿激素分泌過多、Cushing's症候群） • 過多低張溶液胃灌洗或灌腸、攝入或靜脈注射大量鈉離子	• Hb↓、Hct↓ • 皮膚溫暖、潮溼 • 水性及稀薄黏液 • 脈搏速率增加 • 呼吸速率增加、短促、水泡音 • 血壓上升 • 頸靜脈膨脹 • 快速增加體重 • 尿比重＜1.010。尿量增加，尿液顏色變淡 • 容易疲勞、意識改變 • 出現水腫
低血鈉 (hyponatremia) 檢驗結果：血清鈉＜ 135mEq/L	• 細胞外液容積增加：心肝腎衰竭、使用低張溶液灌洗體腔、ADH分泌增加 • 鈉離子排出增加：大量出汗但只補充水分	• Hb↓、Hct↓ • 呼吸淺快 • 骨骼肌無力、深腱反射減退 • 精神混亂、嗜睡 • 尿比重↓、尿量增加
高血鈉 (hypernatremia) 檢驗結果：血清鈉＞ 145mEq/L	• 鈉離子增加：攝入過多、腎功能障礙、腎上腺皮質功能亢進 • 體液喪失過多：發燒、ADH分泌減少	• 皮膚乾燥、黏膜黏稠、口渴 • 心收縮力下降 • 深部肌腱反射增強→肌肉抽動 • 躁動不安、意識障礙 • 尿比重↑ • Hb↑、Hct↑
低血鉀 (hypokalemia) 檢驗結果：血清鉀＜ 3.5mEq/L	• 鉀離子排出異常：嘔吐、腹瀉、長期腸胃道引流、代謝性鹼中毒、aldosterone分泌增加、使用類固醇或**排鉀性利尿劑** • 大量鉀離子移向細胞內：代謝性鹼中毒、TPN（血中胰島素分泌過量） • 鉀離子攝入不足	• 心電圖異常 • 尿比重↓ • 噁心嘔吐、腸道運動減弱、腹脹、便祕 • 脈率增加且微弱 • 呼吸淺而弱 • 焦慮不安、骨骼肌無力 • 深部肌腱反射喪失、弛緩性麻痺

▼ 表14-7　體液不平衡的類型（續）

體液不平衡類型	導　因	症狀與徵象
高血鉀 (hyperkalemia) 檢驗結果：血清鉀＞5.5mEq/L	• 鉀離子滯留：腎功能障礙、Addison's病、使用留鉀性利尿劑、輸注儲存超過二週的全血 • 大量鉀離子自細胞內釋出：燒傷（休克期）、代謝性酸中毒 • 鉀離子攝入過量：靜脈或口服	• 脈搏不規則、脈率變慢 • 心跳減慢 • 心室纖維顫動→死亡 • 肌肉抽動感覺異常→軟弱無力→弛緩性麻痺
低血鈣 (hypocalcemia) 檢驗結果：血清鈣＜4.5mEq/L	• 腸胃吸收減少：攝入不足、維生素D缺乏、腸胃道疾病 • 骨骼釋出減少：因缺乏副甲狀腺素(PTH)所致 • 鈣離子結合增加：鹼中毒、檸檬酸鹽(citrate) • 鈣離子排出增加：腹瀉、傷口引流、利尿劑	• Chvostek's徵象：於耳前2公分處敲擊，同側臉部肌肉會抽搐 • Trousseau's徵象：上臂繫血壓壓脈帶，加壓超過病患的收縮壓2分鐘，病人手腕肌肉呈現強直痙攣性收縮(carpopedal spasm) • 腸蠕動變快 • 指（趾）麻木感、肌肉痙攣 • 異位性鈣化、血壓下降、心律不整、QT延長、心跳停止
高血鈣 (hypercalcemia) 檢驗結果：血清鈣＞5.5mEq/L	• 鈣離子自骨骼中釋出增加：副甲狀腺素(PTH)增加、腫瘤疾病、**長期臥床** • 攝入鈣離子過多 • 代謝性酸中毒	• 噁心、厭食、易腸胃道出血 • 肌肉軟弱無力、骨質疏鬆 • 心律不整、毛地黃中毒、Sulkowitch test(＋)（收集24小時尿液，測尿中鈣含量）
低血鎂 (hypomagnesemia) 檢驗結果：血清鎂＜1.5mEq/L	• 腸胃吸收減少：攝入不足、腹瀉、瘻管、腸胃道疾病、小腸切除 • 缺乏副甲狀腺素 • 酗酒、酒精中毒；使用利尿劑、毛地黃	• Chvostek's徵象(＋)、Trousseau's徵象(＋) • 易受刺激、抽搐、過度反射 • 血壓下降、心搏過速 • 幻覺、喪失定向感
高血鎂 (hypermagnesemia) 檢驗結果：血清鎂＞2.5mEq/L	• 慢性腎病、副甲狀腺素(PTH)增加、腫瘤疾病、缺乏留鹽激素 • 重度脫水、使用制酸劑或瀉藥	• 體熱、冒汗 • 肌腱反射降低、遲緩性麻痺 • 血壓下降、心律不整 • 嗜睡、昏迷、呼吸功能衰竭

14-4 體液供給的護理過程

一、護理評估

在評估期間，護理人員應確認病人是否有高危險性或現存性的體液不平衡徵候、所執行的治療是否有效，以提供適當的護理照護。因此了解影響體液平衡因素、收集護理病歷、執行相關身體檢查、攝入及排出量的測量、協助收集及追蹤檢驗報告，以確認高危險因子病人是護理人員應具備的基本技能。

（一）確認影響體液平衡的因素

1. 年齡：年齡會影響液體與電解質的分布，也會隨著生長與發育而產生正常的改變，但罹患疾病的病人卻無法調適這些的改變。現將主要年齡層之體液變化，敘述如下。

   (1) 嬰兒及兒童期：**嬰兒身體總水量較多**且體表面積較大，相對的排出量也多於成人，加上**腦下垂體後葉（抗利尿激素(ADH)）功能未成熟**，因此每公斤體重所喪失水分較多，而易產生體液不足（**脫水**）；孩童一旦生病，平衡的調節及代償能力均差，尤其容易持續發燒，而增加無感性水分喪失。

   (2) 青春期：其歷經快速成長過程中，增加新陳代謝產物－水分，尤其女性因經期荷爾蒙的影響，易產生液體滯留的改變。

   (3) 孕產婦：妊娠期間因留鹽激素分泌增加而易造成液體的滯留；當胎兒長大及骨盆血管充血而增加下腔靜脈壓力，致使微血管壁增加通透性產生下垂性水腫。第10週時即增加45~50%的循環血量，及在**妊娠後期平均增加6.5公升的體液**。另產後由於體內荷爾蒙下降，也造成體液存留的變化。

   (4) 老年期：因其**腎功能降低及缺乏濃縮尿液能力、罹患一種或一種以上慢性病（如：心臟血管及癌症）及身體總水量減少約6%**或合併使用利尿劑或軟便劑與灌腸等治療，在在影響其體液的平衡。

2. 身體體積大小：身體體積大小會影響身體總水量。由於脂肪不含水分，**肥胖者身體所含水分的比率較少**；女性較男性含有較多的脂肪成分（如：乳房、臀部），所以同年齡的女性所含的水分較男性為少。

3. 環境：水分與電解質的不平衡常與外在環境的溫度及相對溼度有關，溫度一旦超過28~30℃，經由出汗喪失的水分會增加，可助於體溫降低。例如：一個健康的成年人每小時可出汗1公升，如此2小時約喪失5%總體重，尚無大礙。

4. 生活型態：

   (1) 飲食：食物中所攝取的液體、鹽分、鉀、鈣、鎂及必需營養素（如：碳水化合物、脂肪及蛋白質），有助於身體維持正常水分與電解質的平衡。當各類營養素攝取不足，

身體會分解儲存的糖原質、脂肪及蛋白質，其中造成血漿中蛋白質低於正常形成**低白蛋白血症(hypoalbuminemia)**，使得循環血量移至組織間隙而產生水腫。

(2) 壓力：**壓力會增加抗利尿激素、留鹽激素與糖皮質酮分泌，使尿量排出減少，鈉及水分滯留**，因此壓力反應的結果包括：增加體液容量，使得心輸出量、血壓以及灌注到主要器官的血流均增加。

(3) 活動：運動能增加經由出汗所致的有感性水分喪失，運動者也能對口渴機轉有所反應而增加液體的攝取，以維持液體與電解質的平衡。

5. 疾病狀況：整體健康情況會影響水分與電解質的平衡。健康狀況良好時，較能耐受水分與電解質的改變。護理人員應能評估高危險或現存水分與電解質不平衡的危險因素。

(1) 手術：手術前中後皆會造成體液的流失，但不管手術大小皆對病人來說是一不小的壓力，由於壓力的反應，增加體內留鹽激素、糖皮質酮及抗利尿激素分泌，其中留鹽激素及糖皮質酮會造成鈉與氯的滯留及鉀的排出，而利尿激素則減少尿液排出量，讓手術期間仍能維持適當的血循容量與血壓。**身體對手術損傷所產生的壓力反應通常發生在手術後2~5天**，愈是廣泛性的手術身體的反應就愈大。

(2) 燒傷：二至三度燒傷會導致體液及蛋白質的喪失，燒傷的面積愈大則體液喪失的愈多。

(3) 心臟血管疾病：心臟衰竭導致心輸出量減少，致使腎臟血流灌注下降而減少尿液排出量。鈉與水分滯留則會形成水腫、循環負荷過重及肺水腫。

(4) 腎臟疾病：因腎臟功能異常使細胞外液的鈉、氯、鉀及水分滯留，而影響水分與電解質的平衡，腎功能衰竭的程度與水分及電解質不平衡的嚴重度呈正比。

(5) 癌症：因腫瘤的生長造成解剖上的歪斜與功能障礙，及腫瘤所致營養攝取與吸收、代謝性與內分泌的異常，致使所有癌症病人均會發生水分與電解質的不平衡。

(6) 特殊治療：藥物使用（如：類固醇、利尿劑）、多日禁食、鼻胃管或其他**引流管抽吸或引流**、靜脈給液等治療皆容易造成體液的不平衡，宜密切觀察其治療效果。

（二）執行相關行為評估

⊃ 健康史評估

綜合影響體液平衡的因素，了解及收集容易造成水分與電解質不平衡的危險因子有：

1. **須依賴提供水分及食物者**：如：年幼者、年老人、肢體障礙者。

2. **無法由口進食者**：如：NPO多日。

3. **體重快速喪失或增加5%以上者。**

4. **治療**：藥物使用（如：類固醇、利尿劑）、存留導尿管、鼻胃管或其他引流管抽吸或引流、人工造口、靜脈給液。

5. 曾發生體液不平衡症狀者，或者須限制水分者。

6. 慢性疾病者：如：癌症、心臟血管疾病（充血性心衰竭）、內分泌障礙（糖尿病或庫欣氏徵候群）、營養不良、慢性肺部疾病、腎臟疾病及意識不清。

7. 燒傷、損傷者（如：壓傷及頭部外傷）。

⊃ 身體檢查

運用身體評估檢查技巧（評估項目請見表14-7），以系統性的判斷病人是否出現體液不平衡的情形。

⊃ 攝入及排出量的測量

測量並記錄24小時期間內水分的攝入與排出量（見上冊表4-13），為完成評估水分與電解質是否平衡的基本資料。**水分的攝入**，包括經由口、管灌及腸胃外攝入的所有液體，例如由口攝取的液體（如：凝膠、冰淇淋、湯及開水）、經由鼻胃管灌食、引流管灌洗及給予

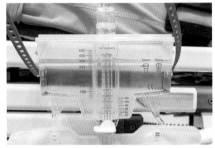

✚ 圖14-6　尿量測量

靜脈點滴液、血液與其成品；至於**水分的排出**則包括尿液、腹瀉、嘔吐、胃部抽吸及手術或**傷口引流液**。一般而言，需記錄輸入與排出量的有手術中後、病況不穩定、發燒、限制液體或接受利尿劑與靜脈輸液治療、慢性心肺或腎臟疾病者。

⊃ 實驗室檢查資料

經由實驗室檢查可得到更進一步有關水分與電解質是否平衡的客觀資料，包括：血清電解質（表14-3）、血清滲透壓、全血球計數(CBC)（表14-8）、血清尿素氮(BUN)、血清肌酸酐值(creatinine)、尿比重（表14-9）及動脈血液氣體分析（表14-4~14-5）。

▼ 表14-8　全血球計數檢驗項目

項　目	正常值	異常發現之臨床意義
紅血球 (RBC)	男：4.5~5.2 女：4.0~4.5 （百萬／mm^3）	• 偏低：貧血、營養不良（缺鐵、維生素B$_{12}$、葉酸等）、血球製造受抑制（如骨髓病變）、服用免疫抑制劑、溶血性疾病、出血情形 • 偏高：腫瘤、缺氧、脫水、中毒、心肺功能欠佳
血色素 (Hb)	男：14~16 女：12~15 (gm/dL)	• 偏低：貧血、慢性炎症、出血、營養不良 • 偏高：脫水、居住高山者、可能患COPD或嚴重肺氣腫者、紅血球增多症
血比容 (Hct)	男：40~50 女：35~45(%)	• 偏高：脫水、手術、糖尿病酸中毒、嚴重肺氣腫 • 偏低：貧血、休克、懷孕
白血球 (WBC)	5,000~10,000 (mm^3)	• 偏低：惡性貧血、病毒或細菌感染、自體免疫疾病、腫瘤化學或放射線療法 • 偏高：白血病、急性感染、組織壞死

▼ 表14-8　全血球計數檢驗項目（續）

項 目	正常值	異常發現之臨床意義
淋巴球	20~30(%) （約1,800~ 4,000/μL）	• 偏低：免疫機能障礙、Hodgkin's disease、腎衰竭、淋巴球減少症、淋巴性白血病 • 偏高：病毒感染、淋巴性白血病、梅毒、甲狀腺毒症
單核球	2~6(%)	• 偏低：惡性貧血、淋巴性白血病 • 偏高：病毒感染、細菌感染、骨髓增性疾病、惡性淋巴癌
嗜中性球	60~70(%)	• 偏低：病毒感染、流行性感冒、登革熱、骨髓製造受抑制 • 偏高：組織發炎或壞死、細菌感染、腦膜炎、腹膜炎、急性出血、腫瘤
嗜酸性球	1~3(%)	• 偏低：Cushing氏症候群、腎上腺皮質過高、燒傷、休克 • 偏高：過敏反應、寄生蟲感染、皮膚病、惡性貧血、癌症轉移
嗜鹼性球	0~0.5(%)	• 偏低：癌症化療或放射線治療後、急性感染、壓力 • 偏高：慢性骨髓性白血病、溶血性貧血、真性紅血球增多症、Hodgkin's disease
血小板 (Platelet)	15~40 （萬／mm³）	• 偏低：低於2萬／mm³時（會自發性出血）、特異性血小板減少性紫斑(ITP)、瀰漫性血管內凝血(DIC)、自體免疫疾病、白血病、藥物使用如Heparin、Quinine等 • 偏高：白血病、真性紅血球增多症、慢性感染、急性出血、脾臟切除後症候群、肝硬化

資料來源：薛承君、Seak, J. C. K. (2012)．全方位醫學縮寫辭典．新文京。

▼ 表14-9　尿液檢查

項 目	正常值	異常發現之臨床意義
鈉離子	24小時尿液：40~220mEq/day 單次尿液：＜15mEq/L（低尿鈉）＞15mEq/L（高尿鈉）	• 偏低：鹽分攝取不足、腎前性氮血症、高醛固酮症、大面積燒傷、流汗過多、腹瀉 • 偏高：使用利尿劑、高鹽飲食、愛迪生氏病、甲狀腺功能低下、低醛固酮症
鉀離子	25~100 mEq/day	• 偏低：慢性腎臟病、使用留鉀利尿劑、腹瀉、低血鉀症 • 偏高：高醛固酮症、使用皮質類固醇、高血鉀症
氯離子	110~250mEq/day	• 偏低：流汗過多、低血氯症、嘔吐、慢性腎臟病 • 偏高：使用利尿劑、使用皮質類固醇、代謝性酸中毒
pH值	4.6~8.0	• 偏低：攝入大量的肉類或維生素C、酸中毒或大腸桿菌造成的泌尿道感染 • 偏高：變形桿菌造成的泌尿道感染、鹼中毒、攝取大量蔬菜
滲透壓	50~1,200mOsm/Kg	• 偏低：液體攝取過量、腎小管壞死、嚴重腎盂腎炎、尿崩症 • 偏高：休克、肝硬化、心衰竭
比重 (Sp.gr.)	1.010~1.030	• 偏低：攝入水量或IV過多、利尿劑使用、尿崩症、腎臟疾病 • 偏高：攝水不足、尿糖高、充血性心衰竭

資料來源：薛承君、Seak, J. C. K. (2012)．全方位醫學縮寫辭典．新文京。

⊃ 收集血液標本

正確收集相關標本，能檢驗出可靠的數據、恰當的疾病診斷及治療的效果性，因此護理人員宜了解血液標本收集步驟及方法，以期正確判斷病人體液平衡狀況。

1. 血液檢查種類：
   (1) 形態學檢查：血液常規檢查(blood routine)，試管內含抗凝劑。
   (2) 生化檢查：腎及肝功能檢查(renal function test, liver function test, SMA-12)、各類電解質檢查，試管內不含抗凝劑。
   (3) 細菌學檢查：**血液培養檢查**(blood culture)，**做為抗生素選擇的依據**。
   (4) 血清學檢查：如：性病檢查(VDRL)，試管內不含抗凝劑。

2. 一般檢體收集的職責：
   (1) 收集前：
   ① 核對相關醫囑，確認檢驗單（目前已為電腦列印單）檢驗項目之勾選。
   ② 向病人解釋目的、方法及注意事項。
   ③ 備妥正確試管或容器（圖14-7），貼好病人基本資料的標籤貼紙。
   (2) 收集時：按照醫囑及院規之時間內收集適當的標本量並避免染汙。
   (3) 收集後：
   ① 協助病人回復舒適臥位。
   ② 盡快送檢，若無法立即送檢，宜妥善保存之。
   ③ 按院規處理登記手續及護理記錄。
   ④ 注意檢驗報告的結果，如有異常立即通知醫師。

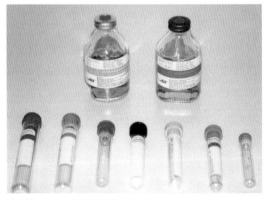

✚ 圖14-7　各種試管

3. 收集方法：
   (1) 靜脈穿刺(veno-puncture)：以安全空針或真空採血器（圖14-8）穿刺靜脈（常選取肘前靜脈），取得血液標本，以減少血栓靜脈炎形成。若為愛滋、肝炎或肝癌病人，則選用安全針具，以免受到感染。
   (2) 血液培養(blood culture)：臨床上依個案是否已進行抗生素治療，其血液培養瓶是不同的；通常抽取**靜脈血**10c.c.，**更換針頭**注入**第一瓶**培養瓶內5c.c.（**為厭氧培養**，anaerobic），再更換針頭注入**第二瓶**培養瓶內5c.c.（**為嗜氧**，aerobic，如圖14-9所示）完成後貼妥標籤立即送檢。

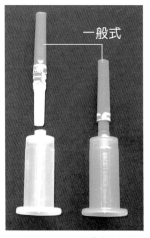

一般式

+ 圖14-8　真空採血器

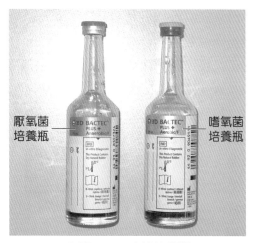

厭氧菌培養瓶　　嗜氧菌培養瓶

+ 圖14-9　血液培養瓶

(3) 動脈穿刺(arterial puncture)：以空針穿入動脈內取得動脈血（圖14-10），以作為動脈血液氣體分析(arterial blood gas analysis, A.B.G.)之檢驗，常穿刺部位為橈動脈、股動脈，以較小的針頭穿刺，以免產生血管痙攣，穿刺完畢後以無菌紗布加壓穿刺部位至少5分鐘。檢體須避免空氣進入（針頭立即插入橡皮塞內）及置於有冰水的容器內，並立即送檢。

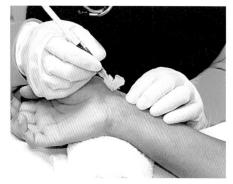

+ 圖14-10　動脈穿刺

(4) 血糖自我測定：以扎手指、耳垂、後腳跟所得血液虹吸於試劑上，以測量血糖值，是快速且易操作的測定法。

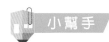

小幫手

艾倫試驗(Allen test)

　　動脈穿刺若擬穿刺橈動脈，需先施行艾倫試驗，如病人手掌於15秒內恢復顏色，為艾倫試驗陽性，才可於橈動脈進行穿刺。

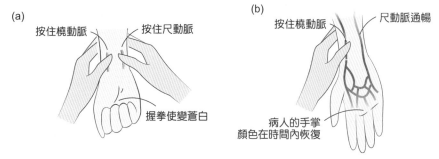

(a) 按住橈動脈　按住尺動脈　握拳使變蒼白

(b) 按住橈動脈　尺動脈通暢　病人的手掌顏色在時間內恢復

+ 艾倫試驗(Allen test)

4. 收集步驟：請見技術14-7。

5. 收集血液檢體應注意事項：

(1) **不可從正在接受靜脈輸液治療、輸血、或靜脈給藥之手臂或腿部抽血**，以免影響檢驗結果；且**避免在感染部位抽取血液檢體，使增加致病菌進入血流之危險性。**

(2) **運用擴大靜脈的方法，以利抽取標本：**

① **重力**：注射前將肢體低於心臟數分鐘。

② **握緊拳頭**：使血管周圍肌肉收縮，使血管顯而易見。

③ **熱敷**：熱敷肢體10分鐘。

④ **輕輕敲打**：以手指輕打，可促使皮下分泌組織胺(histamine)而擴大血管。

⑤ **血壓氣囊**：是擴大靜脈的最佳選擇。例如：個案血壓是120/80mmHg，氣囊壓則為100mmHg。

⑥ **止血帶**：使用橡皮管於穿刺部位上方6~8公分以上。如果是低血壓患者則應綁在盡量接近於穿刺的部位，而高血壓患者則綁在較遠處為宜。

(3) 使用血壓氣囊，當達到病人收縮壓及舒張壓之壓力範圍時，除可擴大靜脈外，亦不會影響動脈血循；而抽取大靜脈部位，其血管路徑多為顯而易見，甚至不需使用止血帶，避免血腫的形成。

(4) 有凝血障礙或接受抗凝劑治療者，須在針頭抽出後至少加壓5分鐘以上以預防血腫。

(5) 護理人員宜避免或引起溶血的原因，包括：**皮膚消毒之消毒溶液未乾、針頭太細（需≤21G）或試管內含水分、止血帶綁太緊或太久、血液從針筒未沿著試管壁呈45度打入試管內或注入速度過快、劇烈搖動血液檢體。**

二、護理診斷（健康問題）

依國際北美護理診斷學會(NANDA-I)提出有關體液平衡問題之護理診斷，如下表所示。

診斷名稱	定　義	定義特徵	相關因素
體液平衡增進的準備度 (readiness for enhanced fluid balance)	一種體液容積與化學成分間達到均衡的狀態，是足以滿足身體的需求並可再增進	1. 表示願意增進體液的平衡 2. 食物及液體的攝取達日常所需量 3. 體重穩定 4. 黏膜溼潤 5. 組織的飽脹度良好 6. 無過度的口渴情形 7. 尿排出量和攝入量相配合 8. 尿液呈稻草色且尿比重在正常範圍內 9. 無水腫或脫水的情形	

診斷名稱	定 義	定義特徵	相關因素
體液容積缺失 (deficient fluid volume)	因脫水或單純的喪水分失而無鈉的改變所致血管內、組織間及（或）細胞間內液體減少	1. 虛弱 2. 口渴 3. 皮膚或舌頭的飽滿度降低 4. 皮膚或黏膜乾燥 5. 體溫上升 6. 脈搏速率加快、血壓下降、脈搏量或脈搏壓減少 7. 靜脈填充度減少 8. 尿量減少 9. 尿濃縮增加 10. 血球容積比上升 11. 心智狀態改變 12. 體重突然下降（第三組織間隙除外）	1. 正在喪失體液 2. 調節機轉功能衰竭
潛在危險性體液容積不平衡 (risk for imbalanced fluid volume)	個體經歷血管、細胞或細胞內脫水的危險狀態	1. 年幼或年老者 2. 體重過重或過輕者 3. 經由正常途徑排出過多體液 4. 經由不正常途徑排出過多體液 5. 處於異常狀況以致於影響體液的獲得、攝取或吸收 6. 影響體液需要的因素有關，如新陳代謝過快 7. 欠缺有關體液容積的知識 8. 服用藥物	
體液容積過量 (excess fluid volume)	等張液體滯留增加	1. 短時間內體重過度增加 2. 攝入量大於排出量 3. 血壓改變、肺動脈壓改變、中心靜脈壓增加 4. 頸動脈怒張 5. 出現肝頸靜脈反射(hepatojugular reflex) 6. 水腫，可能進展為全身水腫 7. 呼吸型態改變、呼吸困難或呼吸短促、端坐呼吸、不正常的呼吸音（囉音或爆裂音）、肺充血、肋膜積水 8. 出現第三心音(S3) 9. 血紅素與血球容積比降低、電解質改變、尿比重改變 10. 少尿、高氮血症 11. 心智狀態改變、不安、焦慮	1. 調節機轉失調 2. 液體攝取過多 3. 含鈉物質攝取過多

三、護理目標

1. 維持及促進水分與電解質的平衡。
2. 預防及克服水分與電解質不平衡因素的產生。
3. 恢復水分與電解質不平衡，及避免治療上合併症的產生。

四、護理措施

依護理目標促進及維持病人水分與電解質的平衡是非常重要的；一旦病人發生不平衡，護理人員盡可能克服及預防不平衡因素的產生或協助治療，以提供矯正不平衡的措施；當然也要注意避免治療上副作用的產生，以維持病人體液恆定之最佳狀態。

（一）體液供給的一般護理原則

1. **每日測量及比較體重的變化**：水分與電解質障礙的病人必須每天測量體重以作比較，可早期發現身體體液有無滯留或過度喪失。**若在24小時內體重改變在0.5公斤（約1磅）以上，通常顯示是獲得或喪失體液的徵象。**正確的測量體重方法是：請病人穿著相同的衣服，於每天同一時間（最好是每天清晨排泄之後及早餐之前），使用同一磅秤來測量。

2. **測量及記錄攝入及排出量(record intake and output)**：攝入及排出量的測量與記錄可作為目前體液狀態是否平衡之評估。若測量出來有不平衡情形，尤其要注意無感性喪失的部分，宜深入了解病人或記錄是否有遺漏，確定攝入與排出量的差異超過期望值時，宜立即報告醫師，並馬上協助病人獲得平衡。

3. **協助病人攝取適當液體量及飲食**：

   (1) 腸道體液補充法：

   ① 由口攝入：只要沒有嘔吐或腸胃機械性阻塞，此為最恰當的方式，除非有禁忌。

   ② 管灌食：用於腸胃道消化吸收功能正常但無法由口進食者，如：口腔手術後即無法吞嚥者可經由鼻胃管、胃造瘻或空腸造瘻管灌入食物，所有的管灌食法都需要醫囑，相關護理原則見第12章「營養的需要」。

   (2) 腸道外體液補充法：詳見本章「（四）腸道外體液補充法」之敘述。

   (3) 須限制水分者：體液過量者（如：充血性心衰竭、腎衰竭、心肺功能衰竭患者），因液體易滯留體內而須限制水分的攝入。限制病人攝取水分是十分困難的，尤其是對口腔與黏膜乾燥者，**護理人員必須向病人解釋限制的原因及說明**可以攝入的量、種類（凝膠、冰淇淋亦屬於液體），或衛教減少口腔乾燥替代方式，**並讓其自行分配**於三餐、三餐間、睡前及服藥時。較合宜的安排是白天攝入所分配1/2液體，因這段期間有較多的活動、服藥及進食二餐；晚上攝入剩下的2/5；睡眠後至次日睡醒，將最後剩下的液體攝入。

4. 觀察有無體液不平衡之症狀與徵象。

5. 分析造成體液與電解質不平衡的因素。

6. 協助矯正體液不平衡，了解體液供給的適應症、禁忌症、合併症及相關護理重點，詳見「（四）腸胃外體液補充法」之敘述。

（二）輸液設施

⇒ 輸液種類

1. 依輸液滲透濃度來分：

   (1) **等張輸液(isonic solution)**：滲透壓介於275~295mOsm/L，輸液進入人體後會留於血管中，**可增加細胞外液量，且不會改變血漿滲透壓，因此適用於燒傷、腸胃道液體喪失、血量不足、脫水之病人，需注意輸液過量會造成循環負荷過量**(circulatory overloading)；常用輸液有**生理食鹽水溶液**(Normal Saline, N/S)、**5%葡萄糖水溶液**(D_5W)、**5%葡萄糖及0.225%食鹽水溶液**($D_{5\ 1/4}S$)、**2.5%葡萄糖及生理食鹽水溶液**($D_{2.5}S$)、**林格氏液**(Ringer's solution)、**乳酸鹽林格氏液**(Lactated Ringer's solution)。

   (2) **低張輸液(hypotonic solution)**：滲透壓少於275mOsm/L，輸液進入人體後，使血漿滲透壓降低，水分會從血管內移至細胞內或組織間液中，因此**適用於細胞脫水或尿崩症病人，若過量則引起水中毒**(water intoxication)，而**顱內壓過高、嚴重燒傷、營養不良者不宜使用**；常用輸液有**2.5%葡萄糖水溶液**($D_{2.5}W$)、**0.33%食鹽水溶液**(0.33% Saline, 1/3S)、**0.45%食鹽水溶液**(0.45% Saline, 1/2S)。

   (3) **高張輸液(hypertonic solution)**：滲透壓高於295mEq/L，輸液進入人體後，使血漿滲透壓上升，水分會從細胞內或組織間液移至血管內中，因此**適用於細胞內或組織間液之水分過多、腦水腫、肺水腫、血量不足、或需熱量補充之病人**，輸液過量亦會造成循環負荷過量及細胞性脫水，而**脫水、心臟血管及腎臟功能不佳病人則不宜使用**；常用溶液有**10~50%葡萄糖水溶液**、**3%食鹽水溶液**(3% Saline)、**5%葡萄糖0.45%食鹽水溶液**($D_{5\ 1/2}S$)、**5%葡萄糖生理食鹽水溶液**(D_5S)、**10%葡萄糖生理食鹽水溶液**($D_{10}S$)。

2. 依輸液成分不同來分（表14-10）：

   (1) 葡萄糖水溶液：$D_{2.5}W$, D_5W, $D_{10}W$, $D_{20}W$, $D_{50}W$。

   (2) 食鹽水溶液：1/3 Saline, 1/2 Saline, N/S, 3% Saline。

   (3) 葡萄糖加食鹽水溶液：$D_{2.5}S$, D_5S, $D_{5\ 1/2}S$, $D_{5\ 1/4}S$。

   (4) 電解質溶液：Ringer's solution, Lactated Ringer's solution。

   (5) 含其他營養成分溶液：蛋白質－5% Amino Acid, 20% Albumin；脂肪－10% Intrafat。

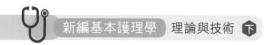

▼ 表14-10 各種輸液成分作用及注意事項

名 稱	簡 稱	成分(gm/L)	滲透壓	熱量	臨床應用	注意事項
● 葡萄糖水(1,000c.c.)						
2.5%葡萄糖水	$D_{2.5}W$	葡萄糖25gm	126 mOsm/L	100 大卡	1. 提供熱量及水分 2. 作為靜脈給藥途徑 3. 輸注高濃度葡萄糖溶液時,當葡萄糖被細胞利用則會帶K^+進入細胞內,因此可治療高血鉀症	1. 輸液速度依醫囑調整,避免過快造成危險 2. 不可與輸血併用,否則會造成溶血 3. 因未含電解質,故需另外補充以矯正電解質不平衡現象
5%葡萄糖水	D_5W	葡萄糖50gm	260 mOsm/L	200 大卡		
10%葡萄糖水	$D_{10}W$	葡萄糖100gm	505 mOsm/L	400 大卡		
20%葡萄糖水	$D_{20}W$	葡萄糖 200gm	1,010 mOsm/L	800 大卡		
50%葡萄糖水	$D_{50}W$	葡萄糖 500gm	2,525 mOsm/L	2,000 大卡		
● 食鹽水						
0.33%食鹽水	1/3S	氯化鈉3.3gm	110 mOsm/L	無	1. 處於鈉耗盡或氯喪失大於等於鈉喪失時使用 2. 補充細胞外液的喪失,如:腸胃液喪失過多者 3. 只能使用N/S於輸血開始、過程及結束後	1. 持續輸入氯化鈉,使細胞外液排出過多的HCO_3^-,而留住過多的H^+,造成酸中毒 2. 避免輸注過多的N/S以造成高血鈉症,2,000c.c.之N/S可提供308mEq/L的鈉,而成人每日需90~250 mEq/L的鈉量,已超過正常耐受值
0.45%食鹽水	1/2S	氯化鈉4.5gm	150 mOsm/L			
0.9%食鹽水	N/S	氯化鈉9.5gm	300 mOsm/L			
3%食鹽水	3% Saline	氯化鈉30gm	1,000 mOsm/L			
● 葡萄糖食鹽水(1,000c.c.)						
2.5%葡萄糖生理食鹽水	$D_{2.5}S$	葡萄糖25gm 氯化鈉9gm		100 大卡	1. 輸注葡萄糖食鹽水溶液,可使細胞利用葡萄糖,預防脂肪產生酮體,及提供水分協助酮體由腎臟排出 2. 可預防因分解代謝,產生K^+與細胞內水分的喪失 3. **提供熱量**、Cl^-、Na^+及水分	注意循環過度負荷、高血鈉、酸中毒等情形
5%葡萄糖 0.225%食鹽水	$D_{5\ 1/4}S$	葡萄糖50gm 氯化鈉 2.25gm	320 mOsm/L	200 大卡		
5%葡萄糖 0.45%食鹽水	$D_{5\ 1/2}S$	葡萄糖50gm 氯化鈉4.5gm	406 mOsm/L	200 大卡		
5%葡萄糖生理食鹽水	D_5S	葡萄糖50gm 氯化鈉9gm	560 mOsm/L	200 大卡		

▼ 表14-10　各種輸液成分作用及注意事項（續）

名　稱	簡　稱	成分(gm/L)	滲透壓	熱量	臨床應用	注意事項
• 電解質						
林格氏液	Ringer's S	NaCl 8.6gm+KCl 0.3gm+CaCl$_2$ 0.33gm	275 mOsm/L		1. 補充水分及各種電解質 2. 用於出血、脫水、創傷、燒傷、大手術或腸胃液喪失過多者 3. L/R S可矯正代謝性酸中毒 4. KCl主要是補充K$^+$的流失	1. 內含Ca^{2+}，會造成**血液凝固**，故**不可用於輸血前後** 2. 肝功能障礙者不適用乳酸鹽溶液 3. **KCl需加入500c.c.輸液中，滴速緩慢進入人體中**
乳酸鹽林格氏液	L/R S	乳酸鹽 3.1gm+KCl 0.3gm+CaCl$_2$ 0.2gm+NaCl 6gm	275 mOsm/L			
15%氯化鉀	15%KCl	40mEq/20c.c. /Amp				

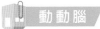

動動腦

　　王先生因嘔吐、腹瀉，經抽血結果：鉀離子：3.4mEq/L，醫師開立醫囑15% KCL (10mEq / 5mL / Amp) 20ml IV push St.。請問針對此醫囑，護理師應提出哪些問題與醫師討論？

解答：藥物劑量、藥物途徑。此個案的血鉀值只略低於正常值(3.5~5.5 mEq/L)，故鉀離子補充劑量需再確認；另15% KCl 臨床以加入大量輸液中靜脈滴注(IV drip)使用，醫囑中的IV push方式需再確認。

⊃ 常用的設備

1. 輸液裝置(IV bottle)：

   (1) **玻璃瓶**（圖14-11a）：由於玻璃瓶內除溶液外，其他部分為真空，且玻璃瓶形狀固定，因此需導入空氣後，造成瓶內壓力改變，才能讓瓶內液體流出。依使用靜脈輸液套管設備之不同可分為：

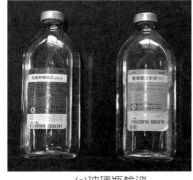

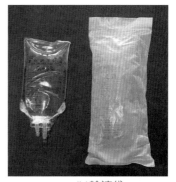

(a)玻璃瓶輸液　　　　　　　　　　　　　　(b)輸液袋

✛ 圖14-11　輸液裝置

① 密閉式：其導氣設備（含過濾網）附著於套管引流端針頭下方，空氣直接由套管本身進入。

② 開放式：套管另附一導氣針頭（含過濾網），可插入瓶塞之「Air」洞印中（圖14-12），導入空氣，使瓶內溶液流動。

(2) **塑膠瓶**：容量多為500c.c.之裝置，運用原理同玻璃瓶，由於塑膠瓶之瓶口較狹窄，因此導氣針頭可插入經75%酒精消毒之瓶座底部，以導入空氣。

(3) **輸液袋**（圖14-11b）：由於其體積隨著溶液流動變形，造成壓力持續改變，不需空氣進入，因此兩種輸液套管皆可使用。

2. 靜脈輸液套管(IV set)：

(1) 普通輸液套管（圖14-13a）：屬大滴套管（macrodrip set，滴係數為10~20gtts/c.c.），其滴定室（馬菲氏滴室；Murphy's drip chamber）水滴較大，故滴係數較少，**一般普通套管為15 或20 gtts/c.c.**。

(2) 小兒輸液套管（圖14-13b）：屬微滴套管(microdrip set)，**滴係數為60gtts/c.c.**，多用於病人靜脈給液需保持通暢(keep vein open, KVO)時。

(3) 精密輸液套管（附IV bag）(volume-controlled set)：屬微滴套管(microdrip set)，滴室之**滴係數亦為60gtts/c.c.**（圖14-14），具流量控制設備(volume-controlled bag)，以協助控制流量，用於需要小量或精密控制給予藥物或液體(IV drip)時，IV bag加藥入口有分持針頭型及非持針頭型。

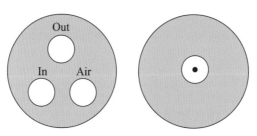

✚ 圖14-12 輸液瓶上的橡皮塞洞印

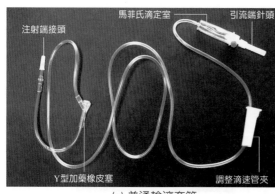

(a) 普通輸液套管

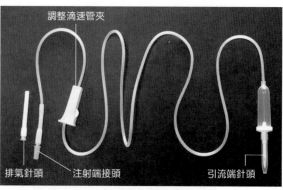

(b) 小兒輸液套管

✚ 圖14-13 靜脈輸液套管

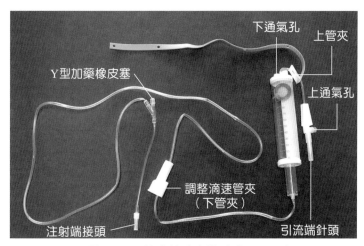

＋ 圖14-14　精密輸液套管（附IV bag）

(4) 輸血套管(blood transfusion set, BT set)：屬大滴套管(macrodrip set)，滴室之**滴係數為10gtts/c.c.**，內含170μm孔徑之濾網，以濾除血液之碎物，且能不破壞及讓完整的血液細胞通過。一般輸血套管有二種型式，一種為單條式輸血套管，直接利用血品做管路的排氣，另一型式為Y型輸血套管，一端接生理食鹽水另一端接血品，管路中氣體的排空可以利用生理食鹽水的充填來完成（圖14-15）。

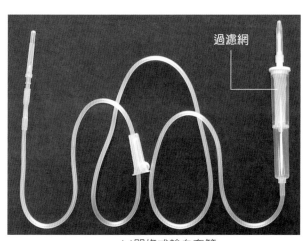

(a)單條式輸血套管

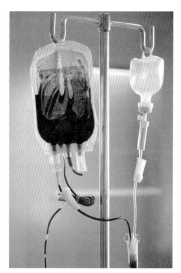

(b)Y型輸血套管

＋ 圖14-15　輸血套管

3. 穿刺針(cannular)：周邊靜脈穿刺針種類如下：

(1) 靜脈留置針(intravenous catheter, IC needle)：包含針頭、針頭套、導管鞘（圖14-16），針頭大小為12~25G（數字愈大則針頭愈細），**14~16G適於器官移植、心臟手術、多發性損傷，18G適於大手術或損傷、輸血**（避免輸注期間血球受破壞），**20G適於小手術或損傷、輸血，24, 25G適於兒科、小靜脈。長度為3/4~2吋**，針尖斜面超過導管鞘，當穿刺進入血管後，針頭一邊慢慢回抽出來丟棄，將柔軟的導管鞘留於血管中，因此可適用於長程輸液治療時。

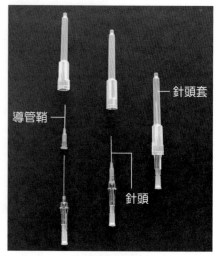

圖14-16　靜脈留置針

(2) 頭皮針（蝴蝶針）(butterfly needle; winged infusion set)：分針頭（為不鏽鋼）、翼狀部分及細管部分（塑膠材質）（圖14-17），針頭號碼為17~27G，長度為½~4¼吋，常用於新生兒(25~27G)、兒童(21~25G)及短程輸液治療者，其不鏽鋼針頭會限制病人活動而造成不適。

(3) 普通針頭（圖14-18）：為18~21G，長度約1~2吋，用於成人或抽血，易穿破血管。

4. 覆蓋無菌半透膠膜(transparent semi-permeable membrance, TSM)：亦稱op-site或tegaderm（圖14-19），以無菌技術覆蓋穿刺部位及輸液套管連接處，當膠膜破損、潮溼或已覆蓋48~72小時時，應予以更換。目前臨床以此覆蓋。

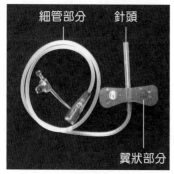

圖14-17　頭皮針

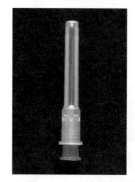

圖14-18　普通針頭

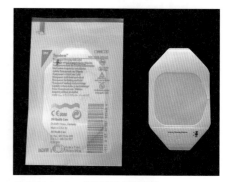

圖14-19　無菌半透膠膜

5. 兩瓶式靜脈給液：即背上型接合套管（旁插；piggyback）（圖14-20），用於同時給予一種以上的輸液時，以間歇輸注方式給予。此副套管之注射針頭可與主要套管上的Y型加藥橡皮塞處銜接，副套管之輸液瓶需高於主要套管的輸液瓶。

6. 自動靜脈輸液幫浦(automatic infusion pump; IV pump)：可穩固架於點滴架上，含特殊之輸液套管(IVAC set)（圖14-21），有各式的機型（圖14-22、圖14-23），接通電源能自行充電，於確保輸注速率維持一定或每一單位時間內注入藥量恆定時使用；當輸液套管卡住、折到、不通、有空氣、阻塞、輸液用完、電力不足等情形出現時，警報聲會自動響起，等處理妥當後才消除。

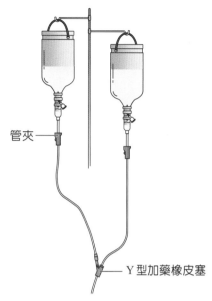

管夾

Y型加藥橡皮塞

➕ 圖14-20　兩瓶式靜脈給液

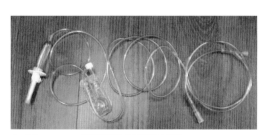

➕ 圖14-21　靜脈幫浦輸液套管(IVAC set)

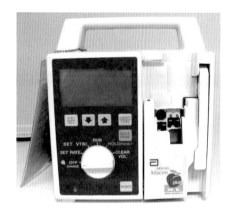

➕ 圖14-22　靜脈輸液幫浦

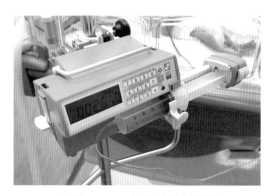

➕ 圖14-23　針筒式注射幫浦

小幫手

醫療法第56條規定,自2012年起5年內醫院需逐步完成全面提供安全針具,以減少醫護人員針扎意外發生。根據臺中榮民總醫院統計,2013~2017年護理人員扎傷事件,由2013年2.6%降至2017年的1.7%,顯示使用安全針具較一般針具的針扎意外發生率來的少(簡、黃、施,2020)。

1 安全護套 空針	**a** **b**

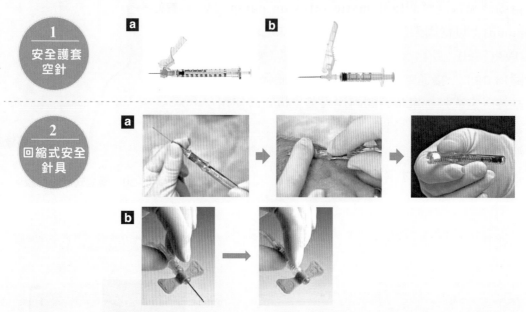

2 回縮式安全 針具	**a** **b**

圖片由必帝醫療器材股份有限公司台灣分公司授權使用

3 輸液套管 (免針式加藥)	

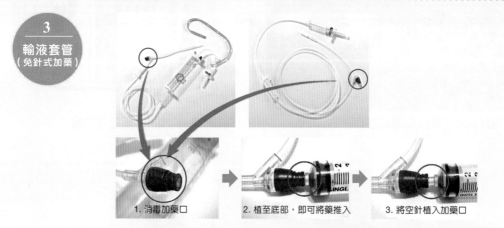

1. 消毒加藥口　　2. 植至底部,即可將藥推入　　3. 將空針植入加藥口

圖片由怡安醫療器材股份有限公司授權使用

➕ 圖14-25　安全針具

4 靜脈注射帽 （免針式）	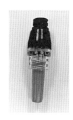	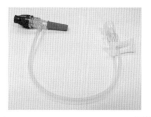

圖片由怡安醫療器材股份有限公司授權使用

5 安全真空 採血器	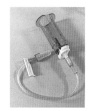

✚ 圖14-25　安全針具（續）

7. 靜脈注射帽(intravenous lock; IV lock)：為間歇性給液方式之一，特點為留置針穿刺進入靜脈後，留置針針柄可接上IV lock（圖14-24），再以膠膜固定之，當進行間歇給液或注射少量藥物時，以套管或注射針頭插入已消毒之IV lock橡皮塞，即可進行給液及給藥。

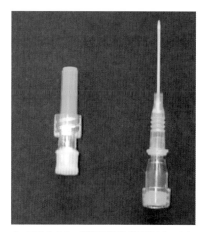

✚ 圖14-24　靜脈注射帽(IV lock)

（三）影響輸液吸收的因素

1. **輸液溫度**：愈接近體溫，愈能吸收，不易傷害組織。
2. **輸液性質**：與血液或體液相近者，越易吸收，而高張性溶液、抗生素及氯化鉀會刺激血管，有時會造成病人疼痛。
3. **靜脈情形**：一條柔軟、有彈性的靜脈吸收情況佳。
4. **治療時間**：一般血管靜脈治療時間**不可超過72小時**，否則易影響吸收。
5. **病人狀況**：病人血容量過低時，會因周圍的靜脈比大靜脈先發生塌陷而無法穿刺；血液循環不佳、水腫者吸收較慢，脫水及消瘦者則反。
6. **病人活動狀況**：活動能促進血循，吸收較快。
7. **留置針的大小**：應盡可能使用較小號的針頭治療，並避免注射在靜脈小於針頭的部位。

（四）腸胃外體液補充法

⊃ 腸道外高營養法 (Total Parenteral Nutrition, TPN)

經由中央靜脈（通常為鎖骨下靜脈或內頸靜脈）輸入含有葡萄糖、胺基酸及電解質與礦物質的高張性溶液，此溶液依不同疾病調配各種不同營養成分、電解質及滲透壓，適用於嚴重營養不良的病人，以重建及維持正氮平衡，獲得及維持體重及矯正代謝性合併症。

⊃ 靜脈輸注治療

1. 目的：

   (1) **預防水分與電解質的不平衡**：提供病人每日需要量。

   (2) **為長期營養支持作準備**：提供胺基酸、葡萄糖、脂肪。

   (3) **改善已存在的體液與電解質的不平衡**：補充先前的喪失或不足或每天所伴隨的喪失。

   (4) **持續或間歇的藥物治療**：如：胰島素、水溶性維生素、抗生素等。

   (5) **輸血或提供急救用藥**：如：中毒休克之急救，以迅速挽救生命。

2. 注射部位：

   (1) 上肢靜脈：包括手部及手臂，如：指靜脈、掌靜脈、手背靜脈弓、頭靜脈、貴要靜脈、正中靜脈、橈靜脈、尺靜脈、肘前靜脈（圖14-26a），上肢**前臂多數靜脈是靜脈輸液舒適安全的位置**。

   (2) 下肢靜脈：有足臂靜脈弓、足臂靜脈叢、大隱靜脈等（圖14-26b），在非不得已時使用，其不易穿刺，且因淺層靜脈常直接連接深層靜脈，若形成血栓則容易移動至深層靜脈，嚴重時會造成肺栓塞之危險。

   (3) 頭皮靜脈：用於嬰幼兒，因小孩頭皮上靜脈多為淺層，且易固定又不受活動限制。

   (4) 中心靜脈：包括頭及軀幹的靜脈，如：外頸靜脈、頭臂靜脈等。

> **分組活動**
>
> 同學在分組後，各組製作止血帶1條，練習綁止血帶技巧，並與同學彼此尋找靜脈血管。並練習持筆靜止不動10秒以上。

3. 選擇注射部位時的注意事項：

   (1) **應選健康及循環良好的靜脈**：由於靜脈留置針會減慢靜脈血流的速度，故應避免選擇有靜脈或淋巴循環障礙的肢體，選擇方法是移動指尖向下觸摸靜脈，以觀察其再填滿情況。**避免在靜脈炎、先前的浸潤及感染的部位注射**，包括曾行靜脈剝離術、分流術、大靜脈曲張或靜脈栓塞、硬化的手臂，若病人靜脈回流不佳的患側也應避免，例如：中風、乳房切除、截肢及手與手臂骨科或整型手術。

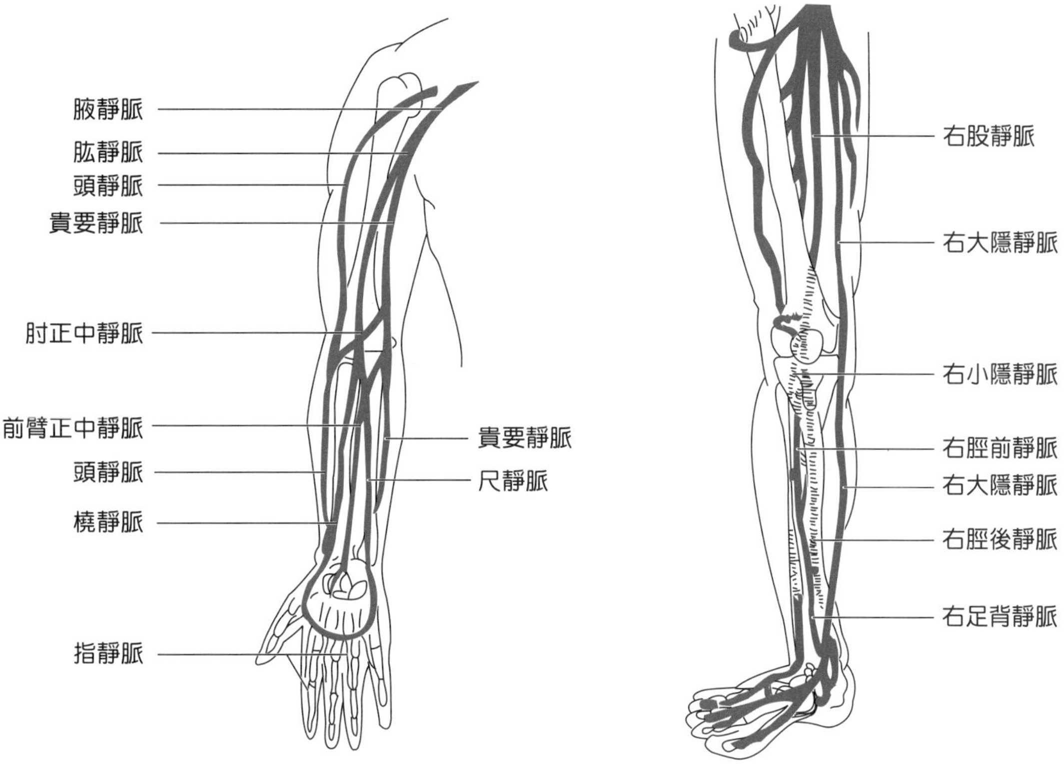

腋靜脈
肱靜脈
頭靜脈
貴要靜脈

肘正中靜脈

前臂正中靜脈
頭靜脈
橈靜脈

指靜脈

貴要靜脈
尺靜脈

(a) 上肢靜脈

右股靜脈

右大隱靜脈

右小隱靜脈

右脛前靜脈
右大隱靜脈
右脛後靜脈

右足背靜脈

(b) 下肢靜脈

✚ 圖14-20　靜脈輸注治療的注射部位

(2) **避免在關節上進行輸注**：雖然關節面上的靜脈可能更為表淺而易見，但除非是在緊急狀況下進行短程治療時，否則將其作為穿刺部位是不切實際且危險的。關節的任何活動均會導致留置針脫落而對周圍組織造成傷害，關節固定後不但降低病人活動範圍及自我照顧能力，另外，因容易損傷橈神經而產生疼痛，所以腕部的掌側亦不宜作為穿刺部位。

(3) **盡量在上肢進行輸注**：上肢靜脈回流比下肢好，因為重力作用及遠離心臟之故，下肢表淺靜脈及深部靜脈的血流速度常較緩慢，降低組織的營養交換，以及增加血栓或栓子形成的發生率（尤其是老年者）。因此一般選擇病人非慣用側手臂或喜好（即考慮病人的需要及感覺）進行靜脈輸注治療，可詢問病人、家屬或觀察病人常用何側手臂吃飯或沐浴，以確定其慣用側手臂。

(4) **應在臂部而非手部靜脈**：手部靜脈比臂部靜脈更為顯而易見（常不需止血帶輔助即很清楚），乃因手背的皮下組織很少，所以靜脈比較明顯，但這些靜脈都很細小且管壁較薄，且皮下組織缺乏使得該部位的靜脈輸注治療較為疼痛，一旦發生滲漏則其造成嚴重組織損傷的可能性也會增加。另外，若於手部靜脈進行靜脈輸注治療會限制病人

手的使用，且手的位置經常變動，因此靜脈輸注套管容易脫落，也會影響到輸液的滴速，故並非最佳選擇（除非已無其他部位可使用）。

(5) **首次靜脈穿刺應選擇臂部遠端**：當選擇臂部靜脈進行穿刺時，其部位盡可能位於遠端及避開腕關節區域，並將稍近端的部位留給下次穿刺用。另應選擇背側的靜脈而非腹側，因為前者比較粗直且不易發生機械性損傷。

4. 固定輸液裝置後予以標記：需標記處有三：

(1) **靜脈穿刺部位**：不可將標示貼於穿刺處，以免影響觀察，應註明日期及時間，**同一靜脈注射部位原則上不可超過3天（72小時）**，更換部位後應於固定膠帶上註明更換日期。

(2) **輸液套管上**：貼上注射日數的標示，可提醒護理人員記得更換，目前方式是於套管滴室下方1/3處黏貼彩虹貼紙（圖14-27a），標籤日期即為到期更換日。根據INS(1990)規定：**周圍及中央輸液套管應每48~72小時更換之**，而**腸胃道外高營養套管必須每24小時更換之**。

(3) **輸液瓶上**：瓶上標籤（IV貼紙，圖14-27b）或靜脈灌注記錄卡（IV小卡）上，應註明病人的姓名、床號、溶液的名稱及劑量、添加藥物名稱及劑量、滴數、目前瓶數／全日瓶數、開始注射的時間及護理人員簽名，範例請見表14-11。

5. 衛教事項：

(1) 避免注射部位不當的活動或用力太久，導致針頭移動或回血凝固。

(2) 若輸液中加入的藥物會導致注射部位不適，宜給予心理支持，必要時更換注射部位。若穿刺的部位發生紅、腫、熱或痛現象時，應立即告知護理人員。

(3) 解釋控制設備的使用方法，如：下床走路時的注意事項、點滴架高度調整、維持持續滴注方法。

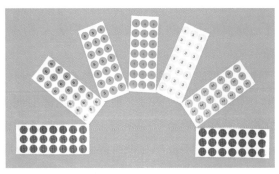

➕ 圖14-27(a)　彩虹貼紙

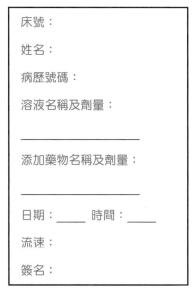

床號：

姓名：

病歷號碼：

溶液名稱及劑量：

_____

添加藥物名稱及劑量：

_____

日期：_____　時間：_____

流速：

簽名：

➕ 圖14-27(b)　IV貼紙

▼ **表14-11　靜脈灌注記錄卡的範例**　　　　　　　　　　（醫囑：0.45% Saline 1,500c.c./day IV）

姓名	李一		床號	12B	
日期	溶液	加藥種類劑量	速度	時間	簽名
5/12	1 # 0.45% Saline 500c.c.		62c.c./hr	7:00	N1王美
	2 # 0.45% Saline 500c.c.				
	3 # 0.45% Saline 500c.c.				

6. 護理人員的注意事項：

(1) 靜脈給液開始30分鐘內，宜再檢視滴數及有無浸潤現象，並每小時觀察輸注的量並確認是否需更換、輸注滴數、留置針頭或套管是否暢通、皮膚溫度及顏色、有無浸潤或靜脈炎現象。

(2) 當病人靜脈給液需保持通暢(keep vein open, KVO)時，約1小時10~15c.c.，每瓶輸液輸注時間不超過24小時。一般流速計算公式：

$$每分鐘滴數(gtts/min) = \frac{給液總量(c.c.) \times 每毫升滴數(gtts/c.c.)}{60分鐘 \times 輸液總時數(hr)}$$

(3) 用物處理：依環境部修正發布的「廢棄物清理法」處理（見上冊表2-5）及為避免扎傷，應置於無法穿透容器內，經特別處置後再丟棄。

(4) 記錄內容：

① 護理記錄：注射或更換輸液時間、注射部位、針頭號碼、輸液種類、輸注量、加藥情形及病人反應。

② 攝入及排出量記錄單：需記錄者，應於記錄單上記錄清楚。

(5) 注意靜脈輸注的不良反應：靜脈輸液治療對人體屬侵入性的治療，護理人員宜了解靜脈輸注不良反應之種類、症狀、原因、預防方法及處理（表14-12），維護病人安全性的體液供給，維持應有之療效。

分組活動

1. 醫囑：D5W IV 3,000c.c./day，請問1小時的IV量是多少？以普通輸液套管輸注，1分鐘調幾滴？又以精密輸液套管輸注，1分鐘調幾滴？

2. 醫囑：1/2 Saline IV 80c.c./hr，請問1天的IV量是多少？以普通輸液套管輸注，1分鐘調幾滴？又以精密輸液套管輸注，1分鐘調幾滴？

3. 醫囑：Gentamicin 60mg in 60 c.c. water IVD 30min q8h，而Gentamicin為80mg/2c.c./vial，請問要抽多少c.c.之Gentamicin？以精密輸液套管（附bag）輸注，1分鐘調幾滴？

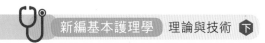

▼ 表14-12　靜脈輸注的不良反應

不良反應	定義及原因	症狀與徵象	預防方法	處理及護理措施
• 局部性				
血腫 (hematoma)	血液滲透至皮下組織造成腫塊；穿刺部位形成的血腫係與穿刺的技術有關。最常見於： 1. 穿刺未成而血管被破壞 2. 拔除針頭後，未在注射部位適當加壓 3. 止血帶綁得太緊	注射部位腫大及變色（瘀斑）	1. 以間接穿刺方法，如此可減少穿破靜脈而使血液滲流至皮下組織 2. 穿刺前再綁上止血帶 3. 老年人、皮膚薄及接受類固醇治療者，宜以20~22G針頭並以血壓壓脈帶代替止血帶來擴大靜脈，且穿刺時動作應輕緩	1. 當靜脈注射導管或針頭拔除後，應以無菌棉球直接加壓針眼處 2. 抬高肢體高過頭部或以枕頭墊高，促靜脈血回流及血腫處吸收
浸潤 (infiltration)	輸液溶液或藥物滲流至周圍皮下組織，因靜脈內針頭移動及靜脈炎的靜脈腔變窄，液體會由皮膚扎入處滲出；另血流緩慢、吸收不佳亦是原因之一	**注射部位周圍皮膚冰冷、蒼白、壓痛、下垂性水腫、點滴瓶高度低於針頭時仍不見回血及輸液流速變緩，且持續的浸潤中**	1. 避免在手臂、腕關節處、肘上貴要正中靜脈接近動脈與神經穿刺 2. 避免重複穿刺某部位 3. 確保輸液套管位置未移動 4. 在以N/S沖洗通路前，應先檢查是否通暢（將點滴瓶低於針頭位置仍無回血或回血速度緩慢時） 5. 衛教病人有燒灼感時，應立即報告 6. 依說明稀釋所有需稀釋的藥物	1. 停止輸液，**更換輸注部位** 2. 抬高肢體 3. **溼熱敷（須有醫囑）** 以促進溶液的再吸收
血栓 (thrombosis)	1. 因壓迫致阻礙流速或流速過慢而使液體無法維持一定的流動 2. 靜脈通路（因回血）有一段長時間的乾枯 3. 靜脈套管的位置，出現以注射溶液的流速改變為主的症狀，如滴數變慢、通路沖洗時有阻力（導管若置於屈曲部位，只要改變姿勢則產生閉塞） 4. 穿刺時推入導管致靜脈受損	靜脈壁的內膜細胞受損，造成血小板的黏附並形成黏塊阻礙血液的循環	1. 使用靜脈輸液幫浦：它能自動監測點滴速度，一旦點滴瓶內空了或流速不對時皆會停止，發出警報聲提示護理人員及時更換 2. 流速＜50c.c./hr時，宜使用微滴套管 3. 避免在屈曲部位使用靜脈留置針	1. 停止輸液，並重新穿刺另一條靜脈 2. 不可用含N/S空針沖洗阻礙的通路，以免將凝塊推入循環系統而造成栓塞

▼ 表14-12 靜脈輸注的不良反應（續）

不良反應	定義及原因	症狀與徵象	預防方法	處理及護理措施
靜脈炎 (phlebitis)	為常見合併症，約20~80％靜脈輸注治療者會發生；靜脈炎是當靜脈壁內膜細胞受刺激且變粗糙，使血小板黏附並引發靜脈發炎	最初徵象是注射部位紅腫或主訴觸痛，靜脈炎的症狀與徵象為：**發紅、局部腫脹、注射部位發熱、沿著靜脈的皮膚冰冷、輸液速度變慢及可能體溫升高**	1. 選擇在較大靜脈處注射高張溶液 2. 長期注射高張性溶液，應採用中央靜脈導管 3. 依輸液種類選用最小靜脈留置針；若選用大的靜脈留置針易造成機械性刺激 4. 每72小時更換注射部位 5. 固定導管以預防機械性刺激 6. 使用含0.22μm過濾器輸液套管，可移除空氣、細菌與有害物質	1. 靜脈治療24小時後是產生靜脈炎的危險時機 2. 所有靜脈輸液設備每48~72小時需更換，並**換部位注射** 3. 因高張葡萄糖水溶液、氯化鉀、抗生素及維生素C均為低pH的溶液，易導致靜脈炎
血栓靜脈炎 (thrombophlebitis)	係由長時間大量灌注時，靜脈處形成血栓且發炎。化學性及機械性的靜脈炎可引起血栓靜脈炎	**靜脈逐漸變硬、疼痛**並伴隨流速緩慢，徵象為**輸液流速緩慢、肢體水腫、靜脈觸痛、注射部位溫暖**及**穿刺部位上方沿靜脈走向出現一條紅線**	1. 依醫囑速度執行輸注治療 2. 依病人需要，選用最小的靜脈留置針（針頭愈細小愈好） 3. 刺激性藥物須稀釋後再注入 4. 注射藥物於前臂靜脈，避免用手部靜脈 5. 不可在關節屈曲部位注射 6. 檢查注射處有否紅、腫、痛的情形	1. 必須**停止輸液**並**更換新設備後重新注射於對側** 2. **不可按摩**，24~48小時內持續以1:1,000黃**藥水溼冷敷**後（須有**醫囑**），再協助溼熱敷，以減輕不適 3. **通知醫師**
局部感染 (local infection)	**發生率僅次於靜脈炎的靜脈治療合併症**，與微生物汙染套管及輸液有關，其中又以套管汙染為最常見的感染來源	注射部位發紅、腫脹、膿性分泌物、白血球增加及體溫上升	操作靜脈輸注治療時應遵守無菌技術及感染控制所訂出操作規範，則可預防發生	1. **停止輸液，更換部位** 2. **抬高肢體，冷敷**以**減輕疼痛及炎症蔓延** 3. 觀察菌血症徵象
靜脈痙攣 (venous spasm)	可因輸入過冷的體液、刺激性或黏性溶液（如：血液）及輸液速度過快等原因而突發	注射部位尖銳疼痛且向上臂移動、流速緩慢	1. 稀釋添加的藥物 2. 保持輸液於室溫溫度 3. 輸液期間肢體四周予以熱敷	1. 熱敷肢體（須有醫囑）及減低流速 2. 重新注射

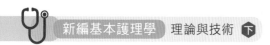

▼ 表14-12　靜脈輸注的不良反應（續）

不良反應	定義及原因	症狀與徵象	預防方法	處理及護理措施
• 全身性				
敗血症 (septicemia)	指微生物進入血流中，與不良的無菌技術及所用設備在製造與儲存時汙染有關。另外，中央或腸道外高營養法較易受汙染、加護病房病人也較其他單位易產生	發燒、大量盜汗、噁心與嘔吐、腹瀉、形成血栓、低血壓、嚴重時產生瀰漫性血管內凝血(disseminated intra-vascular coagulation, DIC)及敗血性休克(septic shock)	1. 輸液應檢查有無混濁不清及包裝是否有破裂及孔洞 2. 僅可使用剛打開的輸液，一旦放置一段時間則不可使用 3. 蛋白質溶液（如：白蛋白）在開瓶後需立即使用 4. 有效的洗手及無菌技術 5. 碘酒類製劑是抑制細菌活動之消毒劑 6. 注射部位應以無菌敷料覆蓋 7. 定時檢查及評估病人情形	1. **通知醫師** 2. **在對側肢體重新注射** 3. 作**血液培養** 4. 依醫囑給予**抗生素治療** 5. **密切觀察病人情況**
循環負荷過量 (circulatory overload)	因**快速輸入過量的輸液**或心肺與腎臟疾病者輸液速度過快所致	體重增加、**水腫、血壓升高、脈搏快而弱、呼吸短促**與水泡音、頸靜脈怒張、中心靜脈壓升高、痰液為粉紅色	1. 密切監測靜脈輸液情形，特別是當輸入N/S或對循環系統有生理影響的溶液時 2. 遵守醫囑規定的流速 3. 記錄攝入及排出量 4. 了解病人的心血管病史	1. **調慢點滴流速** 2. **將頭部抬高** 3. 保持溫暖，以促進周圍的血液循環 4. 監測生命徵象 5. 必要時給予氧氣或依醫囑給予**利尿劑**
肺水腫 (pulmonary edema)	因輸液速度過快，致靜脈壓增加而產生肺部異常聚積液體，導致肺水腫，罹患心血管、腎病及老年者是危險群	同上	同上	同上

▼ 表14-12　靜脈輸注的不良反應（續）

不良反應	定義及原因	症狀與徵象	預防方法	處理及護理措施
空氣栓塞 (air embolism)	是罕見但可致命的合併症。原因有： 1. 輸液套管內含空氣而輸入 2. 套管接合處鬆開，讓空氣進入 3. 溶液瓶內液體滴完、更新溶液時，未使套管內空氣完全排除而使空氣隨輸液輸入體內	初期出現**氧不足、低血壓、呼吸窘迫及心臟與神經功能改變**，若仍**未治療會有偏癱、全身痙攣、昏迷及心跳停止**	1. 將輸液系統接合處予以接緊密 2. 空氣若在套管管狀部分上端，可將套管管狀部分纏繞在筆上，將氣泡向上推入滴室內；或在接近病人注射部位處以止血鉗夾住輸液管，再以針頭插入Y型加藥橡皮塞部位以除去空氣；若管狀部分整條有少許氣泡，則將管子拉垂直，以手指彈管子，可使氣泡往滴定室移動 3. 原有溶液瓶內液體快滴完之前，就需更換新的溶液瓶	1. 採左側躺的垂頭仰臥姿勢，以防空氣進入肺動脈 2. 給予氧氣 3. 監測生命徵象 4. 通知醫師

⊃ 輸　血

　　輸血(blood transfusion, BT)的目的在增**加循環血液量、增加紅血球數目及維持血紅素的濃度、補充凝血因子以控制出血及矯正白蛋白不足（增加膠體滲透壓）造成的水腫或腹水。**以下將介紹基本的免疫血液學概念、收集供血者的方法、輸血步驟及輸血的不良反應。

1. 基本的免疫血液學概念

　　(1) 抗原與抗體

　　① ABO血型：位於紅血球膜表面的抗原分為A及B兩種，是血液中最重要的抗原，其將血型分成四種：A型（含A抗原）、B型（含B抗原）、AB型（含A及B抗原）及O型（既不含A也不含B抗原），見表14-13。

▼ 表14-13　血型的類別

血　型	紅血球上抗原	血漿內抗體	配合的血型
A	A抗原	B抗體	A、O
B	B抗原	A抗體	B、O
AB	A抗原與B抗原	無	A、B、AB及O
O	無	A抗體與B抗體	O

② Rh系統：1940年由Dr. Landsteiner & Wiener所發現，因與恆河猴(Rhesusmonkey)有關而予以命名。凡含有D抗原者為Rh(＋)，若無此抗原者則為Rh(－)，中國人約有99%的人是為Rh(＋)，Rh(－)的受血者必須使用Rh(－)的全血及紅血球進行輸血，否則會產生溶血反應。

③ HLA系統（人類白血球抗原系統，human leukocyte antigen system）：首先由白血球確認出來，但HLA幾乎出現於多數的細胞中，且位於白血球、血小板及組織細胞的表面。HLA的類型對於器官移植或多次輸血及血源鑑定是十分重要的；例如輸血治療時，因受血者發生異免疫作用(alloimmunization)，而對供血者的血小板產生不反應、HLA不合可能造成溶血反應、及在非溶血性反應也發現HLA的抗體。因此，為減少發生HLA的異免疫作用就是做HLA的交叉配合試驗。

(2) 供血者血液的檢查：每一血液單位上應有適當的標示：包括血液成分名稱、量、血型與Rh因子、抗凝血劑種類及劑量、需儲存的溫度、供血者類型（志願、自體）及血袋號碼、失效日期等。同種捐血，血庫必須進行以下各項的試驗：

① **ABO血型**：必須將紅血球與血清抗體A、抗體B，及血清或血漿與A及B紅血球做檢驗，以確認ABO血型。

② **Rh因子**：與抗D血清做化驗，含有D抗原則為Rh(＋)。

③ **血清轉胺酶(ALT)**。

④ 紅血球異體抗體(ABS)。

⑤ **傳染性疾病**：所有供血者必須做以下檢查，以確定有無傳染性疾病。除非結果是無反應、陰性或在正常範圍內，否則不得捐血。

   A. B型肝炎病毒表面抗原(HBsAg)：檢查B型肝炎。

   B. 人類免疫缺乏病毒抗體(anti-HIV)：檢查人類免疫缺乏病毒。

   C. C型肝炎病毒抗體(anti-HCV)：檢查C型肝炎。

   D. 血清學試驗(serologic test)：梅毒血清反應(Syphilis-TP)檢查梅毒。

   E. 人類嗜T淋巴球病毒(anti-HTLV)。

   F. 病毒核酸擴增檢驗(NAT)。

   凡是**妊娠及先前曾輸血的供血者**，都必須做**血清的抗體篩檢**，以防因懷孕及以前輸血而產生對抗的抗體，以免此抗體在輸血後和受血者紅血球產生抗原－抗體反應。

(3) 受血者血液的檢查：輸血時受血者必須接受ABO血型與Rh因子類型的檢查，並做抗體篩檢及交叉配合試驗。**交叉配合試驗(compatibility testing; cross-matching testing)**是將受血者血漿與供血者紅血球間進行交叉配合試驗，以確認所輸入的血液是適於受血者的（**若血球未產生凝集顯示供血者血液是配合的**），當試驗完成之後才可開始輸血治療，如此可預防發生不良的輸血反應。

(4) 輸血手環為美國血庫協會(American Associated Blood Bank, AABB)所規定輸血作業系統必須具備標準作業標準之一，其目的是要增進輸血品質，確保病人輸血安全。輸血

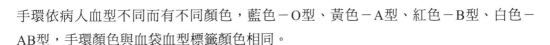

手環依病人血型不同而有不同顏色，藍色－O型、黃色－A型、紅色－B型、白色－AB型，手環顏色與血袋血型標籤顏色相同。

2. 收集供血者的方法
   (1) 同種的捐血(homologous donation)：受血者由他人供給所需的血液成分，多由志願供血者為主要的來源。根據衛生福利部公告，供血者的健康標準如下（台灣血液基金會，2006）：
   ① 年齡：17~65歲的成年人。
   ② 一般健康情形良好：
   　A. 收集健康史（如：疾病、手術、服用藥物及免疫方面的資料）以確認其健康狀況。
   　B. 篩檢疾病：無傳染疾病及不良病史。
   　C. 體重：女性在45公斤以上；男性在50公斤以上。
   　D. 血液檢查：男性血紅素須達13gm/dL以上，女性血紅素須達12gm/dL以上；捐血小板者，其血小板數目應在$15 \times 10,000/mm^3$以上；捐白血球者，其絕對顆粒球數目應在$3,000/mm^3$以上；捐血漿者，應於首次捐血暨每隔半年加驗血漿總蛋白量，其血漿總蛋白應在6g/dL以上。
   　E. 生命徵象：正常穩定；血壓之收縮壓在90~160mmHg，舒張壓在50~95mmHg，如：收縮壓與舒張壓二者之距離低於30或高於90mmHg，需經醫師許可。
   ③ 有適宜靜脈穿刺的部位，且該部位無皮膚損傷。
   ④ 應暫緩捐血者：孕婦或產後6個月以內、6個月內曾患肝炎、現患梅毒、糖尿病、哮喘、活動性結核病、高血壓、心臟病、腎臟病或任何傳染病、有刺青但未滿一年者等。
   ⑤ **永不得供血者：曾患出血不止或昏迷病史者、曾有吸毒、慢性酒精中毒及AIDS患者、曾從事性工作者**等。
   ⑥ 每次捐血以250毫升為原則，但體重60公斤以上者，每次捐血得為500毫升。每次捐血250毫升者，其捐血間隔應為2個月以上；每次**捐血500毫升者，其捐血間隔應為3個月以上**。但男性年捐血量應在1,500毫升以內；女性年捐血量應在1,000毫升以內。
   (2) 自體輸血(autologous trasfusion)：係由病人自己供給所需的血液，可免於產生異免疫作用及暴露於傳染性疾病的危險。

3. 血液製劑的種類：臨床上依輸血目的不同，將血液成分選擇性的輸給需要的病人，以節省血液資源，並達最佳治療效果（表14-14）。在製造過程中，血袋及其附屬袋和注入管構成一個整體的採血單位，是一密閉系統，皆須完全消毒。

4. 輸血的不良反應：**輸血可產生立即反應（係指立即發生於輸血後或48小時內）及延遲反應（發生於輸血後48小時至180天）**（表14-15）。一旦出現就必須立即處理，主要措施包括：**停止輸血、以N/S維持靜脈通路的通暢、通知醫師**。並採取必要處置與護理。

　分組活動

　　醫囑：whole blood transfusion 2u st（共500c.c.），請問使用何種套管？其1c.c.幾滴？每u要2小時輸注完畢，應1分鐘調幾滴？

▶ 表14-14　血液製劑的成分及其注意事項

品名	量／單位	保存溫度／期限	適應症	配合試驗	穿刺針號	輸液套管	輸注速度
全血(whole blood) 由紅血球、血漿、白血球及血小板所組成。將血液和血液保存液CPDA-1混合而成的全血成品，**含所有的血液成分**	260~310c.c. 成年人輸兩單位的全血可增加Hb 1g/dL或Hct 3~4%	通常為1~6℃／35日，若儲存超過一天，血小板、顆粒性白血球產生變性，第5與第8凝血因子減少	1. 急性大出血大於35%身體血量 2. 需要增加攜帶氧氣及重建血量，否則會發生出血性休克者 註：所以全血不適於用來補充血小板及凝血因子；但如因同一血型的血缺乏時，只能輸給不同血型的紅血球濃厚液，而不可輸予全血。**兒科病人如在2~3小時內每公斤體重輸子8~10c.c.全血，可得相同結果**	血型及交叉試驗：ABO血型需完全相同	18~20G	直型或Y型輸血套管並含有過濾網	2~4小時
紅血球濃厚液(packed RBCs, PRBC) 將一單位全血離心分離出血漿，含有與全血相同的紅血球、20~30%血漿、白血球及血小板少許	120~200c.c. 成年人輸入兩單位的PRBC可增加Hb 1~1.2g/dL或Hct 3%	通常為1~6℃／35日	1. 用於以營養、藥物或治療仍無法增加紅血球數量的慢性嚴重**貧血**、肝臟、心臟或腎臟病患者 2. 也可輸給手術失血1,000~2,000c.c.者 註：優點為減少血漿容量而降低產生循環負荷過量的危險及除去大量血漿、鉀、少枸橼酸鹽(citrate)、氨及其他代謝產物的輸入	血型及交叉試驗	同上	同上	1.5~2小時

▼ 表14-14 血液製劑的成分及其注意事項（續）

品名	量／單位	保存溫度／期限	適應症	配合試驗	穿刺針號	輸液套管	輸注速度
洗滌紅血球(washed RBC) 應用機器以無菌食鹽水將PRBC洗滌，除去多數的血漿與血小板、白血球濃度及細胞碎物	110~150c.c. 洗滌過程中喪失紅血球以降低血比容	通常為1~6℃／24小時	1. 對白血球或血漿產生熱病與過敏反應者 2. 有嚴重過敏史者	血型及交叉試驗：ABO血型需完全相同	18~20G	直型或Y型輸血套管並含有過濾網	1.5~2小時
冷凍去甘油紅血球(deglycerolized RBC) 全血在移去血漿後加入甘油將紅血球冷凍	250~350c.c.，為2單位	解凍後1~6℃／24小時，冷凍起來可儲存3年以上	1 對IgA或白血球、血小板抗原敏感者 2. 稀有血型或自體輸血的供應諸存 註：在輸入前，須將甘油洗掉以預防滲透性溶血，同時在洗滌過程中也可將白血球、血小板及血漿除去	同上	同上	同上	同上
減除白血球之紅血球濃厚液(leukocyte-poor RBC) 2單位的紅血球濃厚液、SAGM（CPDA-1亦可），經白血球過濾器(filter)過濾之後的紅血球成品	250~350c.c.，為2單位	1~6℃／製備後24小時之內	1. 本成品之使用可明顯減少由白血球所引起之反應，避免非溶血性輸血反應之發生 2. 可減少HLA抗體之產生	同上	同上	同上	同上

表14-14 血液製劑的成分及其注意事項（續）

品名	量/單位	保存溫度／期限	適應症	配合試驗	穿刺針號	輸液套管	輸注速度
白血球濃厚液（WBC Concentrate） 將室溫(20~24℃)沒放的新鮮血液、在採血後6小時內之白血球、需連離心分離出之buffy coat製成	20~30c.c. 一般之使用量需要每天超過2~3×10^{10}以上之白血球，需連續使用5天、或至臨床狀況獲得改善、不宜超過7天	20~24℃／製備後24小時之內	因白血球減少引起之感染症，包括：1.顆粒球少於500/μL 2.患有敗血症(sepsis)或嚴重感染病，在經抗生素治療24~48小時後仍無法穩定、持續發燒或細菌感染仍無法控制者 3.病人之骨髓造血機能低下但造血機能短期內有恢復之可能者 4.對於顆粒球功能異常患者、當有嚴重感染時亦可使用，不必考慮1.~3.之條件 5.新生兒敗血症	血型及交叉試驗：ABO血型需完全相同	18~20G	直型或Y型輸血套管並合有過濾網	1.5~2小時
血小板濃厚液 (platelet concentrates) 產品分為：1.不特定供血者(random-donor)：血小板濃厚液是由個別全血單位所離心分離出 2.單一供血者(single-donors)：血小板濃厚液係由一位供血者收集、分離術血小板(apheresis platelet) 	30~40c.c. 每輸2單位約增加血小板數5,000/μL，成人輸10~12單位、小孩每10公斤體重輸2單位	儲存於20~24℃持續搖盪下可保存5天，由於血小板半衰期是3~4天，故每1~3天可重複輸入	1.先前輸血以產生HLA抗體及對不特定供血者血小板濃厚液無反應者 2.用於因血小板功能缺乏或異常、以預防或控制出血，如血小板數目少於50,000/cu.mm而致出血、血小板數目少於100,000/cu.mm而須手術者 註：一般輸入6~10單位、治療效果可在輸入後1小時及18~24小時、檢驗血小板的數目即可得知	配合ABO血型、但如果缺乏時可用他型的血小板代替	20~22G	直型或Y型輸血套管並合有過濾網	每一單位5~10分鐘

▼ 表14-14 血液製劑的成分及其注意事項（續）

品名	量／單位	保存溫度／期限	適應症	配合試驗	穿刺針號	輸液套管	輸注速度
新鮮冷凍血漿（fresh frozen plasma, FFP）採血後8小時內分離之血漿，經急速冷凍而成，保存了所有凝血因子，包括第5及第8等不安定性因子 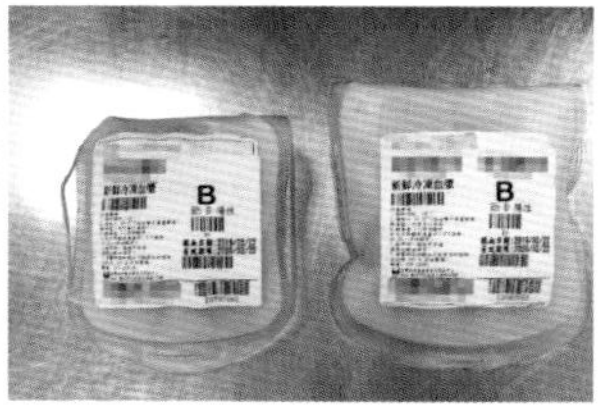	90~120c.c. 通常使用量為一天2~4單位，解凍後不可再行凍結使用	於−20℃下可保存一年，輸入前在30~37℃下搖盪30分鐘解凍，解凍後立即輸用應置於1~6℃保存並於24小時內輸畢	1. 因肝病、瀰漫性血管內凝血(DIC)而續發多種凝血因子缺乏者 2. 須維持血量者 3. 須補充血漿蛋白者	選擇血漿A或B抗體能與病人紅血球ABO血型配合	20~22G	同上	1~2小時

※以上圖片由醫療財團法人台灣血液基金會授權使用。

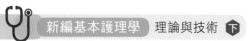
▼ 表14-15 輸血的不良反應

不良反應	特性	造成原因	症狀與徵象	處置與護理
溶血反應 (hemolytic reaction)	• 急性溶血反應 最嚴重且威脅生命的輸血反應，通常在輸入30c.c.以內的血液即可發生溶血反應。溶血反應多數原因為人為錯誤，如：血袋上不正確標記或錯認病人	1. 輸不合的紅血球，致紅血球被破壞，類型有二： (1) 血管內溶血：因ABO血型不合的紅血球，使紅血球直接在血流中發生溶血，最為嚴重並會致死 (2) 血管外溶血：因Rh血型不合紅血球，被抗體披覆而由網狀內皮系統所排除。這些反應會活化凝固系統並釋出血管活化酶，造成血管舒縮的不穩定、心跳及呼吸虛脫或瀰漫性血管內凝血(DIC) 2. 預防方法：在整個確認過程須非常仔細、開始輸入的速度必須緩慢及最初5~10分鐘應陪伴在側	最初是沿著靜脈有燒灼感，當輸入血液後則產生腰及脅腹痛、臉潮紅、胸痛，如果繼續輸入，會有寒顫、發燒、貧血、高膽紅素血症、注射部位滲血、DIC及休克	1. 停止輸血，並重新輸入N/S維持靜脈輸液通路以提供適當的循環血量 2. 立即通知醫師及血庫 3. 監測生命徵象 4. 依醫囑予以利尿劑、升壓劑及強心劑，以維持腎臟、血管及呼吸的功能
	• 延遲性溶血反應 通常在輸血2天或數週後	因紅血球抗原不合而非ABO血型不合，導致輸血後產生紅血球的抗體並產生過敏反應	逐漸發生紅血球破壞：Hb與Hct降低、輕度發燒、間接高膽紅素血症	1. 通知醫師及血庫 2. 依醫囑予以症狀處理
非溶血性熱病反應 (febrile nonhemolytic reaction)	為最常見的急性輸血反應，可在輸血完後立即1~2小時內發生	通常是對白血球或血小板產生抗原抗體反應	寒顫、發燒、頭痛、噁心、嘔吐、低血壓、胸痛、呼吸困難及乾咳（發燒是與此反應最有關的徵象）	1. 停止輸血，以N/S維持靜脈通路 2. 通知醫師及血庫 3. 監測生命徵象 4. 依醫囑給予解熱藥物

▽ 表14-15　輸血的不良反應（續）

不良反應	特 性	造成原因	症狀與徵象	處置與護理
過敏反應 (allergic reaction)	為次常見的輸血反應；輸血完成後立即或1小時內發生	1. 因對血漿蛋白質產生抗體所致，反應的程度可由局部蕁麻疹至全身過敏反應，多數是屬於輕度反應且對抗組織胺有反應 2. 預防方法： (1) 在輸血前注射抗組織胺 (2) 有過敏史者可用洗滌紅血球及去甘油紅血球輸血	蕁麻疹、發癢、皮疹、流眼淚、腸胃障礙、氣喘、呼吸困難、血壓降低、休克、心跳停止與死亡	1. 停止輸血，以N/S溶液維持靜脈通路 2. 通知醫師 3. 監測生命徵象 4. 輕度反應時，依醫囑給予抗組織胺，一旦症狀消除則可繼續輸血。嚴重過敏時，給予體液維持血管內血容量
細菌性熱病反應 (febrile bacterial reaction)	症狀視感染嚴重程度而不同	血液被細菌染汙或操作過程中，無嚴格的無菌技術	寒顫、發燒、頭痛、噁心、腹瀉、休克	1. 停止輸血，以N/S維持靜脈通路 2. 通知醫師及血庫 3. 測量生命徵象及記錄攝入及排出量 4. 依醫囑給予抗生素
循環負荷過量 (circulatory overload)	短期內快速輸入過多血液所致	預防方法為： 1. 以紅血球濃厚液替代全血 2. 對於高危險群應減緩輸入速度或給予利尿劑	噁心、嘔吐、頭痛、脈搏飽滿、脈率增加、咳嗽、呼吸困難、頸靜脈怒張、充血性心臟病及肺水腫	1. 停止輸血，以N/S溶液維持靜脈通路 2. 抬高頭部，測量生命徵象 3. 通知醫師。必要時，予以放血或使用利尿劑

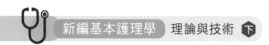
▼ 表14-15　輸血的不良反應（續）

不良反應	特 性	造成原因	症狀與徵象	處置與護理
輸血合併症	**鉀中毒** (potassium intoxication)	此為罕見的合併症，其原因是在血液儲存期間，**紅血球溶解而釋出K^+進入血漿中**，使得受血者增加血內K^+的數量（與血液存放時間及輸入的量有關）	腹瀉、肌肉抽動感覺異常→無力→弛緩性麻痺、脈搏不規則、心室纖維顫動→死亡	1. 隨時觀測高血鉀症狀、徵象與血清值 2. 依醫囑執行排鉀處置
	體溫過低 (hypothermia)	因大量輸入較低溫的血液所致	主訴冷及顫抖不適、體溫降低	在輸血期間使用血液加溫器有助於減少產生體溫過低的危險
	低血鈣 (hypocalcemia)	1. **對保存血液的枸櫞酸鹽產生反應**，因枸櫞酸鹽離子與鈣結合，使鈣不足 2. 因肝病使正常的枸櫞酸鹽代謝過程受阻	手指顫抖、肌肉痙攣、強直痙攣	1. 隨時觀測低血鈣症狀、徵象與血清值 2. 依醫囑執行升高血鈣處置

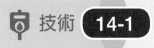

技術 14-1 協助醫師靜脈注射法
Assisting Doctor with Intravenous Infusion

先備知識

1. 區分體液種類及分布。
2. 熟悉水分攝取及排出途徑與量。
3. 熟悉電解質在體內分布、攝取與排出。
4. 熟悉體液不平衡之原因與徵候。
5. 認識各種輸液種類、成分、作用及注意事項。
6. 認識各種輸液裝置。
7. 熟悉靜脈輸液注射部位。
8. 熟悉靜脈輸液流速計算。
9. 熟悉靜脈輸液不良反應。

應用目的

1. 維持或恢復體液電解質的平衡。
2. 供給營養物質或輸血。
3. 輔助靜脈給藥。

操作步驟與說明

操作步驟	說明
工作前準備	
1. 核對及處理醫囑，確認輸液名稱。	
(1) 長期醫囑：處理醫囑，以醫囑核對護理治療卡(Kardex)，填寫（或取出）IV貼紙（見圖14-27(b)）。	
(2) 臨時醫囑：於醫囑前打半勾或全勾，並填寫（或取出）IV貼紙。	
2. 核對床頭卡及手圈，詢問病人全名及出生年月日，並向病人及家屬解釋執行目的與過程。	2-1. 目的在取得病人的合作。 2-2. 評估適合注射部位及過去注射經驗。
3. 詢問病人是否需使用便盆。	3-1. 因輸液時間較長，避免膀胱過脹。
4. 脫錶洗手：採內科無菌洗手法。	
5. 確認工作車內用物：	
(1) 指定輸液溶液（依醫囑及Kardex準備）	

操 作 步 驟	說　明
(2) 無菌靜脈輸液套管1組（見圖14-13、14-14）	(2)-1. 注意包裝是否完整，若為已拆封的套管及留置針，可能已受微生物汙染，需更換。
(3) 靜脈留置針或頭皮針1～2支（見圖14-16、14-17）	(3)-1. 應選擇包裝完整且號碼合宜者。
(4) 止血帶(tourniquet)1條	
(5) 75％酒精(Alcohol)1瓶	
(6) 無菌普通棉枝1~2包	
(7) 丟棄式治療巾1條	
(8) 1吋寬紙膠或有切布膠1捲	
(9) 剪刀1把	
(10) op-site或Tegaderm 1片（無菌透明膠布）（見圖14-19）	
(11) 彎盆1個	
(12) 空針收集桶1個	
(13) 活動式點滴架(IV stand)1個	(13)-1. 確認點滴架功能、輪子活動度。
(14) IV貼紙1張（見圖14-27(b)）	
(15) 彩虹貼紙（到期日期貼紙）各一（見圖14-27(a)）	
(16) 繃帶捲、夾板、棉墊、起子各一（視需要）	
6. 將所有用物（包括Kardex），整齊置入工作車內，攜至病人單位。	6-1. 宜減少汙染及意外的發生。

工作過程

（一）準備輸液

1. 再次核對床頭卡及手圈，詢問病人全名及出生年月日。

2. 以Kardex依三讀五對的原則取出正確輸液並檢查。
   一讀：取出溶液時。
   二讀：拆開外包裝前。
   三讀：掛於點滴架前。

   2-1. 依三讀五對備妥，並檢查輸液：
   a. 有效日期。
   b. 有無沉澱、絮狀物、異物、混濁、變色。
   c. 包裝完整無裂縫、無汙染。
   d. 玻璃瓶溶液者須為真空包裝。

操 作 步 驟	說　明

| | 2-2. 輸液若為玻璃瓶溶液者，由輸液瓶上端套上吊環後，再以起子開啟金屬蓋或以手剝開塑膠蓋。 |

3. 備妥靜脈輸液套管：

(1) 打開套管包裝，取出套管，維持引流端及注射端針頭於無菌狀態（確定兩端針頭套套緊）。

(1)-1. 預防微生物由套管兩處開端進入，以免造成病人血行性感染之合併症。

(2) 將套管管夾移至滴室下2~4公分處，關緊管夾（向狹窄部分推進）。

(2)-1. 管夾接近滴室，可正確調整滴數，而關上管夾是預防當引流端針頭插入輸液瓶（袋）後，輸液與空氣不斷的漏出，造成輸液流失。

4. 將輸液瓶（袋）置於床旁桌上打開後（視需要消毒），取套管引流端針頭插入輸液瓶（袋）內：

4-1. 開放式（需導氣針頭）者進行步驟(1)；密封式（不需導氣針頭）者進行步驟(2)。

4-2. 過程中維持導氣針、套管、輸液瓶、橡皮塞及輸液袋開口之無菌狀態。

(1) 開放式（需導氣針頭）：

① 以75％酒精棉枝消毒輸液瓶橡皮塞及金屬圈（見圖14-12）。

① 1. 輸液瓶之橡皮塞一般印有「Air」、「Out」及「In」，或以三個「○」代表導氣針及套管引流端針頭插入的部位，或無任何標記（此時導氣針可由橡皮塞除中央部位插入，而套管引流端針頭插入橡皮塞中央最薄部分）。

② 取導氣針頭，拔除套子，插入瓶塞「Air」洞印中，需有空氣進入。

②-1. 插入導氣針後，若無空氣進入，表示瓶內為非真空，此輸液瓶不得使用。

③ 拔除套管引流端針頭套子，插入瓶塞「Out」洞印中。

(2) 密封式（不需導氣針頭）：

① 撕開輸液袋開口處之藍色保護蓋，輸液袋開口與輸液袋呈平直。

② 拔除套管引流端針頭套子，平直插入輸液袋開口洞內。

②-1. 需將輸液袋開口拉直，由輸液袋開口中央處插入，否則易刺破輸液袋造成液體滲漏。

5. 將已插入套管之輸液瓶（袋）倒掛於點滴架上，並調整高度。

5-1. 輸液瓶（袋）距穿刺部位約1.5~3呎。

操 作 步 驟	說 明
6. 使套管內充滿溶液（排氣）：	6-1. 執行過程需絕對維持無菌。
(1) 置彎盆於適當處。	
(2) 擠壓滴室，使其**充滿1/3~1/2**溶液。	(2)-1. 以抽吸原理使溶液進入滴室，順利將套管內空氣移除。
(3) 拔除注射端針頭套，持套管注射端於彎盆上方，慢慢打開管夾排出管內氣體至套管針頭處，再關閉管夾，套好針頭套，置於點滴架上之適當處。	(3)-1. 需確保套管內無任何空氣或氣泡，否則大的氣泡如同栓塞物。
7. 剪妥三條約7~8公分長之紙膠，並打開op-site包裝。	7-1. 將固定針頭之用物備好放在隨手可得的地方以利作業。

（二）準備病人及進行穿刺

1. 協助病人採舒適臥位，選擇適當注射部位。	
2. 鋪丟棄式治療巾於穿刺部位下，空針收集筒置於適當位置。	
3. 露出穿刺部位。	3-1. 可置繃帶捲於病人手中。
	3-2. 若注射部位毛髮過多，可剃薙穿刺部位周圍直徑3吋以上的毛髮。
4. 醫師將止血帶綁於穿刺部位上6~8公分處並打一活結，請病人握拳（圖14-28a）。	4-1. 使用止血帶可干擾血液回心臟，使靜脈膨脹，易於看到及觸摸血管走向，利於穿刺。
	4-2. 注意活結尾端須朝上，以免造成染汙。
	4-3. 亦可使用卡扣式止血帶（圖14-28b），操作方便，且可避免造成病人皮膚疼痛。

＋圖14-28a

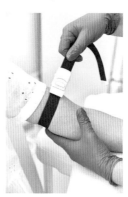

＋圖14-28b

操 作 步 驟	說　　明
5. 確認穿刺部位後，以75%酒精棉枝由穿刺點中心向外環形消毒直徑約3吋。	5-1. 亦可以2%克菌寧(2% Chlorhexidine gluconate)的棉枝消毒皮膚，等皮膚乾燥後，方可注射。

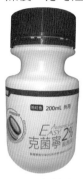

✛ 2%克菌寧

6. 當醫師將留置針（或頭皮針）針頭刺入靜脈見到回血時，請病人鬆開拳頭，醫師則以一手固定留置針針柄處（或頭皮針蝶狀處），另一手鬆開病人止血帶，醫師非持針手按住前端靜脈處（避免血繼續流出，醫師抽出硬針針頭，護理人員立即拔除套管注射端針頭套，與穿刺針末端連接接緊（圖14-29）。	6-1. **連接套管與穿刺針頭時，不可觸及套管針頭入口及穿刺針頭中央內面。若穿刺針末端有血液流出，以無菌紗布擦拭乾淨。固定之一手宜維持至膠布固定妥當時才離開，以免留置針滑脫。**

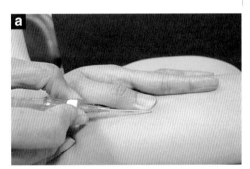
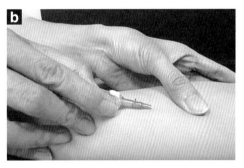

✛ 圖14-29

（三）進行給液、固定及標記

1. 打開管夾開始輸注，觀察穿刺周圍組織有無浸潤。	1-1. 若輸液未能馬上在靜脈內維持流動狀態，即會發生凝血(IV clot)；另針頭穿破靜脈或從靜脈漏出(IV out)，輸液會聚積於附近組織形成浸潤，發生以上狀況時留置針須拔除，另行注射。

操 作 步 驟	說　明
	1-2. 留置針頭斜面如貼著靜脈壁,將阻礙輸液流速且易傷害血管壁。
	1-3. 需要時於留置針頭下方中央處置一小塊紗布,以保持針頭在靜脈中讓輸液流暢之適當位置。
2. 固定針頭及套管注射端:	2-1. 宜維持無菌且固定穩固,讓病人有安全感。
(1) 留置針:op-site**覆蓋以穿刺部位為中心及套管注射端連接處**(圖14-30a)。	(1)-1. 其膠膜黏貼緊密後,套管管狀部分呈J型避免管子扭曲折到,以紙膠固定之(圖14-30b)。
(2) 頭皮針:op-site直接覆蓋穿刺部位及蝶狀部分。	(2)-1. 其細管狀部分捲齊後,以紙膠固定之,而與套管注射端接管處則保持無菌。
3. 進行標記:	
(1) 於op-site或膠布上註明更換注射針之日期或貼上彩虹貼紙(圖14-30c)。	(1)-1. 固定及進行標記時勿覆蓋針眼以利觀察。
(2) 於套管滴室下1/3處註明更換套管日期。	(2)-1. 靜脈留置針及輸液套管使用期限皆為3天。

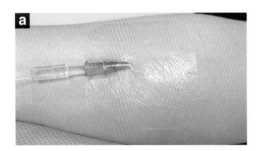

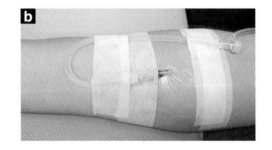

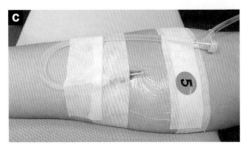

✚ 圖14-30

操 作 步 驟	說 明
4. 依醫囑調整滴數：注意調整滴速時，應以每分鐘總滴數做滴速調整，切記勿以秒調整滴速，以免造成滴速誤差。	4-1. 計算公式： $$每分鐘滴數(gtts/min) = \frac{給液總量(c.c.) \times 每毫升滴數(gtts/c.c.)}{60分鐘(min) \times 輸液總時數(hr)}$$ 如病人之醫囑一天須輸注靜脈輸液量為1,500c.c.，使用輸液套管滴係數為60gtts/c.c.，其流速為（1,500c.c.×60gtts/c.c.）÷（60min ×24hrs）＝62~63 (gtts/min)
5. 於IV貼紙上註明給液時間、輸注速度並簽名。	

工作後處理

1. 協助病人採舒適臥姿，說明進行靜脈給液時應注意事項，並整理病人單位。

2. 依醫院規定處理用物。

3. 洗手：採內科無菌洗手法。

4. **靜脈給液開始30分鐘內，宜再檢視滴數及有無浸潤現象；並每小時觀察以下事項：**

   (1) **輸注的量，是否更換。**

   (2) **輸液滴數。**

   (3) **留置針頭或套管是否暢通。**

   (4) **有無浸潤或靜脈炎發生。**

5. 記錄：

   (1) 護理記錄單：注射時間、注射部位、針頭號碼、輸液種類、輸液量、加藥情形及病人反應。

   (2) 攝入及排出量記錄單：需記錄者，應於記錄單上記錄清楚。

記錄範例

時 間	用藥及治療	生命徵象	護理記錄
09：00	D51/2S 1,000c.c. IV drip 60c.c./hr		主訴口乾不適、最近幾日進食差，容易疲勞，觀察其皮膚乾燥且飽滿度減少、口腔黏膜乾裂、尿液顏色深、少尿，評估為體液容積缺失，通知王大為醫師，依醫囑協助王大為醫師靜脈注射後，主訴口乾及皮膚乾燥有減輕情形。／N1 陳美

輸液套管排氣法

注 意 事 項	說　　明

1. 靜脈注射時，若輸液套管內出現空氣，有以下幾種方式可以將空氣排出：

    (1) 空氣（氣泡）量小時且靠近滴定室端時：

    ① 非慣用手在空氣（氣泡）下方拉直輸液管，慣用手在空氣（氣泡）下方輕彈輸液管，使空氣（氣泡）往滴定室方向（圖14-31a）。

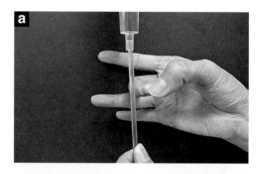

    ② 用筆在空氣（氣泡）下方由下往上纏繞輸液管，使空氣（氣泡）往滴定室方向（圖14-31b）。

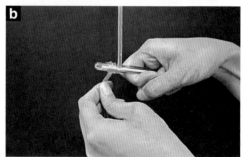

＋圖14-31

注 意 事 項	說　明
(2) 空氣（氣泡）量大時或靠近病人端時：	
① 關上調整滴速管夾，消毒Y型加藥橡皮塞，反折病人端輸液管，打開調整滴速管夾，以空針於Y型加藥橡皮塞處抽出空氣（圖14-32a）。	①-1. 依據實際狀況選取合適空針。 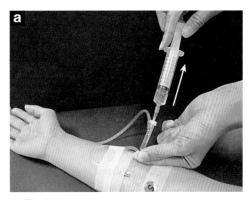 ＋圖14-32a
(3) 空氣（氣泡）量大時或靠近滴定室端時：	
① 消毒輸液瓶橡皮塞，以空針抽取靜脈輸液，關上調整滴速管夾，消毒Y型加藥橡皮塞，反折病人端輸液管，打開調整滴速管夾，以空針於Y型加藥橡皮塞處打入溶液，使空氣往滴定室方向跑（圖14-32b）。	①-1. 若打入溶液後滴定室太滿，可關緊調整滴速管夾（或反折輸液管），將輸液瓶取下倒置，擠壓滴定室使溶液流至輸液瓶，掛回輸液瓶，並確認輸液管中沒有空氣（氣泡）。 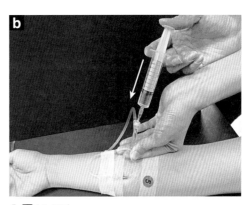 ＋圖14-32b
2. 再確認輸液管中沒有空氣（氣泡），並調整滴速。	

技術 14-2 更換輸液法
Change IV Fluid

先備知識

1. 區分體液種類及分布。
2. 熟悉水分攝取及排出途徑與量。
3. 熟悉電解質在體內分布、攝取與排出。
4. 熟悉體液不平衡之原因與徵候。
5. 認識各種輸液種類、成分、作用及注意事項。
6. 認識各種輸液裝置。
7. 熟悉靜脈輸液注射部位。
8. 熟悉靜脈輸液流速計算。
9. 熟悉靜脈輸液不良反應。

應用目的

1. 維持或恢復體液電解質的平衡。
2. 供給營養物質或輸血。
3. 輔助靜脈給藥。

操作步驟與說明

操 作 步 驟	說　　明
工作前準備	
1. 以醫囑核對Kardex，並查閱護理記錄，確認輸液名稱。	
2. 核對床頭卡及手圈，詢問病人全名及出生年月日，並向病人及家屬解釋執行目的與過程，確認要更換的輸液名稱。	
3. 脫錶洗手：採內科無菌洗手法。	
4. 確認工作車內用物：	4-1.　依Kardex準備用物。
(1)　指定輸液溶液（依醫囑及Kardex準備）	
(2)　75%酒精(Alcohol)1瓶	
(3)　無菌普通棉枝1~2包	
(4)　彎盆1個	
(5)　簽字筆、起子各一（視需要）	
5. 將用物攜至病人單位。	

操 作 步 驟	說　明

工作過程

1. 再次核對床頭卡及手圈，詢問病人全名及出生年月日。
2. 輸液依三讀五對原則備妥並檢查有效日期、有無異物、沉澱或變色、包裝是否完整等。
3. 彎盆置於適當處。
4. 更換輸液：

  4-1. 更換輸液袋者，進行步驟(1)；更換輸液瓶者，進行步驟(2)。

  (1) 輸液袋：

   ① 置新輸液袋於床旁桌上，撕開輸液袋開口處之保護蓋於彎盆，並關緊管夾。

   ①-1. 不可染汙。

   ② 將舊輸液袋從點滴架取下，置於床旁桌上，迅速平直拔出套管引流端針頭。

   ②-1. 不可染汙。

   ③ 固定新輸液袋於桌上，將套管引流端針頭**平直**插入開口之洞內。

   ③-1. 需將輸液袋開口拉直，平直插入，否則易刺破輸液袋造成液體滲漏。

  (2) 輸液瓶：

   ① 套上吊環，開啟金屬或塑膠蓋，以75%酒精棉枝消毒，新輸液瓶置於床旁桌上。

   ② 由舊輸液瓶塞「Air」洞印中取導氣針頭，插入新輸液瓶塞「Air」洞印中（見圖14-12）。

   ②-1. 導氣針頭可續用。
   ②-2. 新輸液瓶需有空氣進入。

   ③ 關緊或調慢套管管夾，取舊輸液瓶於桌上，拔除套管引流端針頭，插入新輸液瓶塞「Out」洞印中（見圖14-12）。

5. 將新輸液袋（瓶）迅速掛於點滴架，打開管夾調整速度。
6. 於IV貼紙（見圖14-27(b)）註明更換輸液時間、輸注速度及簽名。

工作後處理

1. 持續觀察病人反應及注射部位情形。

  1-1. 留意注射部位有無紅、腫、熱、痛及滲漏情形。

2. 整理病人單位。
3. 依醫院規定處理用物。
4. 洗手：採內科無菌洗手法。
5. 記錄。

  5-1. 記錄事項同技術14-1。

技術 14-3　輸液瓶（袋）加藥法
Add Medicine in IV Fluid

先備知識

1. 區分體液種類及分布。
2. 熟悉水分攝取及排出途徑與量。
3. 熟悉電解質在體內分布、攝取與排出。
4. 熟悉體液不平衡之原因與徵候。
5. 認識各種輸液種類、成分、作用及注意事項。
6. 認識各種輸液裝置。
7. 熟悉靜脈輸液注射部位。
8. 熟悉靜脈輸液流速計算。
9. 熟悉靜脈輸液不良反應。

應用目的

1. 維持或恢復體液電解質的平衡。
2. 供給營養物質或輸血。
3. 輔助靜脈給藥。

操作步驟與說明

操作步驟	說明
工作前準備	
1. 以醫囑核對Kardex，並查閱護理記錄。	
2. 核對床頭卡及手圈，詢問病人全名及出生年月日，並向病人及家屬解釋執行目的與過程，了解正在輸注之溶液名稱、滴速情形。	2-1. 避免藥物配伍禁忌及確定注射部位有無滲漏，方可加入藥物，以免組織受損。
3. 脫錶洗手：採內科無菌洗手法。	
4. 確認工作車內用物：	4-1. 依Kardex準備用物。
(1) 病人的藥盒	
(2) 藥物（置於藥盒內）：依Kardex自藥盒內取出所需藥物。	
(3) 空針	(3)-1. 視藥量選取合宜空針。
(4) 75％酒精(Alcohol)適量	
(5) 無菌普通棉枝1包	
(6) 彎盆1個	
(7) 鋸刀、起子、簽字筆各一（視需要）	

操 作 步 驟	說　　明
(8) 空針收集桶一個 5. 將用物攜至病人單位。	

工作過程

1. 再次核對床頭卡及手圈，詢問病人全名及出生年月日。
2. 依三讀五對原則進行讀取（**進行第一讀**）。
3. 彎盆或空針收集桶置於適當處，以空針抽取正確之藥物劑量。

4. 關緊套管管夾或調慢滴速。
5. 以75％酒精棉枝消毒新輸液瓶（袋）之橡皮塞（橡皮圈），取下加藥空針針套。
6. 左手握持新輸液瓶（輸液袋之橡皮圈頸部），右手持空針垂直插入橡皮塞「In」洞印（平直插入輸液袋橡皮圈）中，將藥物注入其內，空針丟至空針收集筒，將輸液瓶（袋）輕輕搖勻。
7. 調慢舊輸液瓶（袋）滴速，取下舊輸液瓶（袋），置於床旁桌上，將套管引流針頭拔出插入新輸液瓶（袋）中。
8. 掛上新輸液瓶袋，依醫囑調整輸注滴速。
9. 於IV小卡或IV貼紙上註明所添加藥物名稱與劑量（見圖14-27(b)）。

工作後處理

1. 持續觀察病人反應及注射部位情形。

2. 整理病人單位。
3. 依醫院規定處理用物。
4. 洗手：採內科無菌洗手法。
5. 記錄。

3-1.	**抽取前進行藥物第二讀**，並注意無菌操作，**抽取後進行藥物第三讀**；藥物若為**粉劑應先稀釋**。
1-1.	留意注射部位有無紅、腫、熱、痛及滲漏情形。
5-1.	記錄事項同技術14-1。

技術 14-4　更換普通輸液套管為精密輸液套管（附bag）法

（含更換穿刺部位敷料之技術）

先備知識

1. 區分體液種類及分布。
2. 熟悉水分攝取及排出途徑與量。
3. 熟悉電解質在體內分布、攝取與排出。
4. 熟悉體液不平衡之原因與徵候。
5. 認識各種輸液種類、成分、作用及注意事項。
6. 認識各種輸液裝置。
7. 熟悉靜脈輸液注射部位。
8. 熟悉靜脈輸液流速計算。
9. 熟悉靜脈輸液不良反應。

應用目的

1. 維持或恢復體液電解質的平衡。
2. 供給營養物質或輸血。
3. 輔助靜脈給藥。

操作步驟與說明

操作步驟	說　明
工作前準備	
1. 核對床頭卡及手圈，詢問病人全名及出生年月日，並向病人及家屬解釋執行目的與過程。	
2. 檢查病人注射部位之敷料及點滴套管的情形。	2-1.　確定套管是否到期或需稀釋藥物之用途。
3. 脫錶洗手：採內科無菌洗手法。	
4. 確認工作車內用物：	
(1)　精密輸液套管（附流量控制設備(bag)）1包（見圖14-14）	
(2)　10％優碘(Aqua Beta-Iodine)適量	
(3)　75％酒精(Alcohol)適量	
(4)　無菌生理食鹽水溶液(Normal Saline)適量	
(5)　無菌普通棉枝1包	
(6)　止血鉗(kelly)1支（視需要）	

操 作 步 驟	說 　 明
(7) op-site 1片	
(8) 半吋寬紙膠1捲	
(9) 2×2紗布1包	
(10) 剪刀1把	
(11) 丟棄式治療巾1條	
(12) 彎盆1個	
(13) 彩虹貼紙1張	

5. 將用物攜至病人單位。

工作過程

1. 再次核對床頭卡及手圈，詢問病人全名及出生年月日，彎盆置於適當處。

2. 備妥精密輸液套管（附bag）：
   (1) 打開套管包裝，取出套管，維持引流端及注射端針頭於無菌狀態（確定兩端針頭套套緊）。
   (2) 將套管下管夾移至滴室下**2～4公分**處，關緊管夾（向狹窄部分推進）。

2-1. **使用精密輸液套管（附bag）的注意事項（用於輸液瓶時）：**
   (1) bag充盈時：上管夾及上下通氣孔打開。
   (2) 平時：bag內維持約30c.c.，上管夾打開，下通氣孔關閉。
   (3) bag內加藥後：關閉上管夾，下通氣孔打開。

2-2. **用於輸液袋時，不論何種情況，上通氣孔皆關閉。**

3. 撕開op-site的外包裝，需維持無菌。

4. 調慢舊套管滴速，並擠壓其滴室，使充滿液體。

5. 以止血鉗夾住輸液袋之開口，取下輸液袋置於床旁桌上，拔出舊輸液套管，以膠布黏貼滴室固定於點滴架上。

5-1. 需夾於適當處，以免造成輸液袋開口處裂開而滲漏，且不可染汙開口處；舊輸液套管引流端針頭需維持無菌。

6. 取下止血鉗，盡快將精密輸液套管（附bag）引流端針頭平直插入輸液袋之開口。

7. 擠壓新套管滴室使其**1/2**充滿並排氣，管狀部分置於點滴架適當處。

8. 鋪治療巾於IV注射處下，小心撕開注射部位之膠布或op-site，若有**膠布痕跡**，宜以無菌N/S棉枝去除。

8-1. 若敷料無滲液漏出情形，固定靜脈留置針處之膠布可不必去除。

操作步驟	說明
9. 左手固定留置針針柄處（針柄處下方可墊一無菌紗布），將舊套管管夾關閉，速取下舊套管注射端置於彎盆內，換上新套管，打開下管夾。	9-1. **固定之手需至新膠布固定後才離開**；左小指按住注射部位之前端靜脈，以減少血液流出；墊無菌紗布可吸收流出的血液，避免髒亂。
10. 左手仍固定於針柄處，另一手重新以op-site固定靜脈套管（見圖14-19），並在套管滴室下1/2處及敷料上貼彩虹貼紙。	10-1. 若敷料有滲液漏出情形，穿刺部位須重新消毒再固定，其步驟如下：新套管與留置針接緊後，左手固定留置針針柄處，以10%優碘棉枝由穿刺部位中心點向外環行消毒3吋（7.5公分），再以75%酒精棉枝消毒點滴套管與留置針接管處。

工作後處理

1. 重新調整滴數，持續觀察病人反應及注射部位情形。
2. 整理病人單位。
3. 依醫院規定處理用物。
4. 洗手：採內科無菌洗手法。
5. 記錄穿刺點傷口狀況。

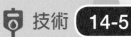 技術 **14-5**

使用精密輸液套管（附bag）加藥法
Add Medicine in Volume-Controlled Bag

觀看技術影片 掃描

先備知識

1. 區分體液種類及分布。
2. 熟悉水分攝取及排出途徑與量。
3. 熟悉電解質在體內分布、攝取與排出。
4. 熟悉體液不平衡之原因與徵候。
5. 認識各種輸液種類、成分、作用及注意事項。
6. 認識各種輸液裝置。
7. 熟悉靜脈輸液注射部位。
8. 熟悉靜脈輸液流速計算。
9. 熟悉靜脈輸液不良反應。

應用目的

1. 維持或恢復體液電解質的平衡。
2. 供給營養物質或輸血。
3. 輔助靜脈給藥。

操作步驟與說明

操 作 步 驟	說　　明
工作前準備	
1. 以醫囑核對MAR，並查閱護理記錄。	
2. 核對床頭卡及手圈，詢問病人全名及出生年月日，並向病人及家屬解釋執行目的與過程，了解正在輸注之溶液名稱、滴速情形。	2-1. 避免藥物配伍禁忌及確定注射部位有無滲漏，方可加入藥物，以免組織受損。
3. 脫錶洗手：採內科無菌洗手法。	
4. 確認工作車內用物：	4-1. 依MAR準備用物。
(1) 病人的藥盒	
(2) 藥物（置於藥盒內）：依MAR自藥盒內取出所需藥物。	
(3) 空針	(3)-1. 視藥量選取合宜空針。
(4) 75％酒精(Alcohol)適量	
(5) 無菌普通棉枝1包	
(6) 彎盆1個	

操作步驟	說　明

(7) 鋸刀、起子、簽字筆各一（視需要）

(8) 空針收集桶一個

5. 將用物攜至病人單位。

工作過程

1. 再次核對床頭卡及手圈，詢問病人全名及出生年月日。

2. 依三讀五對原則進行讀取（**進行第一讀**）。

　　2-1. **抽取前進行藥物第二讀**，並注意無菌操作，**抽取後進行藥物第三讀**；藥物若為**粉劑應先稀釋**。

　　2-2. 抽藥完成後於MAR上打半勾。

3. 彎盆或空針收集筒置於適當處，以空針抽取正確之藥物劑量。

4. 關緊套管下管夾或調慢滴速。

5. **打開下通氣孔**（圖14-33），使bag內充盈至適當量（隨即關閉上管夾）。

　　5-1. 臨床上依藥物特性及病人的靜脈輸液量以決定其充盈的量。

6. 以75％酒精棉枝消毒bag上的加藥橡皮塞。

7. 左手握持bag，右手持空針垂直插入加藥橡皮塞將藥物注入其內（圖14-34），空針丟至空針收集桶。

8. 將bag輕輕搖勻，依醫囑調整滴速。

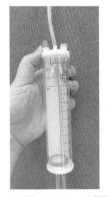

✛ 圖14-33　打開下通氣孔

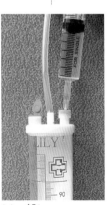

(a)一般bag

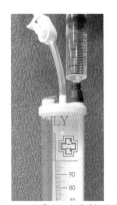

(b) 安全型（免針式）bag

✛ 圖14-34　將藥物注入bag

操 作 步 驟	說 明
工作後處理	
1. 藥物滴完，**上管夾打開**充盈bag約30c.c.。**下通氣孔關閉**，再調整原滴速。	
2. 持續觀察病人反應及注射部位情形。	2-1. 留意注射部位有無紅、腫、熱、痛及滲漏情形。
3. 整理病人單位。	
4. 依醫院規定處理用物。	
5. 洗手：採內科無菌洗手法。	
6. 記錄：於MAR上之注射時間打全勾並簽職稱、全名。	

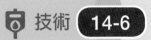

技術 14-6 結束給液法
DC IV Fluid

先備知識

1. 區分體液種類及分布。
2. 熟悉水分攝取及排出途徑與量。
3. 熟悉電解質在體內分布、攝取與排出。
4. 熟悉體液不平衡之原因與徵候。
5. 認識各種輸液種類、成分、作用及注意事項。
6. 認識各種輸液裝置。
7. 熟悉靜脈輸液注射部位。
8. 熟悉靜脈輸液流速計算。
9. 熟悉靜脈輸液不良反應。

應用目的

停止輸液給液或更換靜脈留置針。

操作步驟與說明

操 作 步 驟	說　明
工作前準備	
1. 處理醫囑及Kardex。	
2. 核對床頭卡及手圈，詢問病人全名及出生年月日，並向病人及家屬解釋執行目的與過程。	2-1. 經醫師同意，輸液有剩餘，詢問病人是否注射完再拔除。
3. 脫錶洗手：採內科無菌洗手法。	
4. 確認工作車內用物：無菌普通棉枝1包、彎盆1個。	
5. 將用物攜至病人單位。	
工作過程	
1. 再次核對床頭卡及手圈，詢問病人全名及出生年月日，置彎盆於適當處。	

操 作 步 驟	說　明
2. 關緊套管管夾後，取一支無菌普通乾棉枝，一手固定針座，一手輕撕膠布。	
3. 以乾棉枝壓住注射部位，持針座之手迅速將針頭抽出。	3-1. 棉枝加壓於穿刺處約5分鐘至不再流血為止，不可揉，以免血腫。

工作後處理	
1. 整理病人單位。	
2. 依醫院規定處理用物。	
3. 洗手：採內科無菌洗手法。	
4. 記錄。	4-1. 記錄移除原因，移除病人點滴後的狀況。

記錄範例

時 間	用藥及治療	生命徵象	護理記錄
09：00	DC $D_{51/2}S$ 1,000 c.c. IV drip		病人脫水及進食已改善，經醫師評估予以停止靜脈輸液，故拔除靜脈輸液管及其留置針。／N1 陳美

技術 **14-7** ## 靜脈採血法
Venous Blood Sampling

先備知識

1. 熟悉基本免疫血液學。
2. 熟悉血液成分及應注意事項。
3. 熟悉輸血不良反應。

應用目的

檢查各種血球及血清之相關成分資料，如：血液常規、血液生化、血液培養、血清免疫檢查、血清核子醫學檢查、血液培養、備血，以作為疾病診斷之參考。

操作步驟與說明

操 作 步 驟	說　　明
工作前準備	
1. 核對醫囑及相關檢驗單。	1-1.　了解病人需檢驗的項目。
2. 核對床頭卡及手圈，詢問病人全名及出生年月日，並向病人解釋檢驗項目、執行目的及過程。	2-1.　取得病人的了解與合作，並確定病人目前是否仍NPO中，若為**生化等檢查，則通知其收集檢體前需禁食6~8小時**。
3. 洗手：採內科無菌洗手法。	
4. 確認工作車內用物：	
(1)　丟棄式治療巾1條	
(2)　無菌普通棉枝1包	
(3)　75%酒精(Alcohol)適量	
(4)　試管數支（見圖14-7）	(4)-1.　依檢查項目準備並貼上標籤。
(5)　空針數支	(5)-1.　選用21號針頭，或用真空採血器（見圖14-8,14-25）。
(6)　標籤數張	(6)-1.　標籤上需註明病人姓名、床號、病歷號。
(7)　止血帶1條	
(8)　小枕頭1個（視需要）	
(9)　彎盆1個	
(10)　空針收集桶1個	
5. 攜帶用物至病人單位。	

操 作 步 驟	說　明

工作過程

1. 再次核對床頭卡及手圈，詢問病人全名及出生年月日。

2. 協助病人採舒適臥位，找出合宜採血部位，鋪上丟棄式治療巾，彎盆、空針收集桶置於適當處。

3. 於採血部位上方6~8公分處，以止血帶打一活結，請病人握拳（見圖14-28）。

4. 以75％酒精棉枝由穿刺點中心向外環形消毒直徑約3吋。

5. 取空針，調整針頭斜面與針筒刻度呈同一方向，取一無菌乾棉枝夾於慣用手無名指及小指之間，持針頭斜面向上與皮膚呈15~30度角，穿刺皮膚入血管。

6. 見針頭回血，固定針頭即可反抽適量的血液。

7. 請病人鬆開拳頭，護理人員鬆開止血帶。

8. 以無菌乾棉枝壓住穿刺部位，抽出針頭，局部加壓止血1~3分鐘。

9. 拔除針頭，打開試管蓋，將針筒之出口處沿試管管壁輕推血液進入試管。

10. 將空針置於空針收集桶。

說明

2-1. 靜脈採血部位多為**肘前靜脈**。

3-1. 以方便抽血。

5-1. **空針刻度面對自己**，以方便抽取適當的量。

6-1. 真空採血器只要穿刺一次，但可分次抽取，分別抽入不同試管中。

8-1. 勿揉以防血腫形成。凝血功能欠佳者，加壓時間宜延長。

9-1. 若快速推入試管中易破壞血球。

工作後處理

1. 取出止血帶及丟棄式治療巾。

2. 整理病人單位及用物。

3. 登記檢體，試管隨相關檢驗單一起包紮妥當，通知送檢。

4. 洗手：採內科無菌洗手法。

5. 完成醫囑：如打勾。

6. 記錄：如檢體收集時間、檢體收集量、病人反應。

說明

3-1. 宜盡速送檢。

5-1. 追蹤檢驗報告是否已回。

間歇性靜脈留置管的建立與護理
（含靜脈注射帽及T型連接管）
Intermittent Intraveneous Fluid Apply and Care

先備知識

1. 認識各種輸液裝置。
2. 熟悉靜脈輸液注射部位。
3. 熟悉靜脈輸液不良反應。

應用目的

1. 建立間歇性靜脈留置管以輔助靜脈給藥。
2. 減少靜脈穿刺的次數，降低病人的不適。
3. 減少靜脈輸液限制病人活動的程度。

操作步驟與說明

操作步驟	說明
工作前準備	
1. 至病人單位核對床頭卡，詢問病人全名及出生年月日。	1-1. 目的在確認病人，並取得合作。
2. 向病人及家屬解釋執行目的及過程。	2-1. 目的在減輕其焦慮。
3. 看時間、脫錶並洗手：採內科無菌洗手法。	
4. 確認工作車內用物：	
(1) 技術14-1用物(3)~(13)	
(2) 彩虹貼紙（到期日期貼紙）各一	
(3) 3c.c.空針1支	
(4) T型連接管或靜脈注射帽（圖14-35ab）	

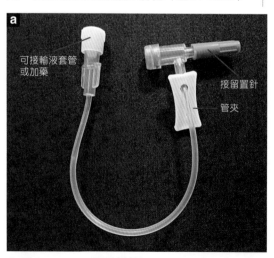

可接輸液套管或加藥
接留置針
管夾

✚ 圖14-35a　T型連接管

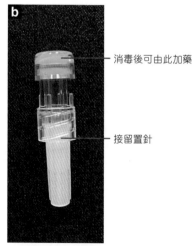

消毒後可由此加藥
接留置針

✚ 圖14-35b　靜脈注射帽

操 作 步 驟	說　明

(5)　20c.c.生理食鹽水1瓶

(6)　空針收集桶1個

5. 將所有用物，整齊置入治療盤內，攜至病
人單位。

工作過程

（一）進行穿刺並建立管路

1. 同技術14-1(二)準備病人及進行穿刺步驟
1.~5.。

2. 技術14-1步驟6.完成放置好靜脈留置管
後，蓋上T型連接管或靜脈注射帽。

2-1.　若使用T型連接管，接上靜脈留置針前
需以空針抽取3c.c.的生理食鹽水，將T
型連接管的管路排氣後，空針勿卸下
（圖14-36）。

2-2.　T型連接管排氣時空針針頭可與T型連接
管的蓋子接在一起，以維持無菌（圖
14-37）。

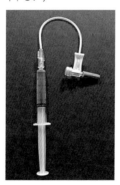 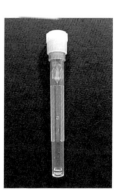

✚ 圖14-36　　　　　✚ 圖14-37

(1)　接上T型連接管：已排氣剩餘的生理食
鹽水注入靜脈留置針中（圖14-38），
接著將T型連接管的管夾管上。

(1)-1. 以生理食鹽水注射可維持管路的通暢避
免血液凝固。

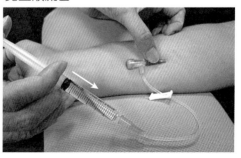

✚ 圖14-38

操 作 步 驟	說 明

(2) 接上靜脈注射帽：以酒精消毒靜脈注射
帽（圖14-39a），空針抽取1~2c.c.生
理食鹽水注入靜脈注射帽（圖
14-39b）。

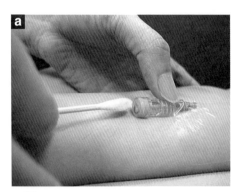

➕ 圖14-39a

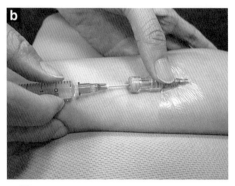

➕ 圖14-39b

3. 將空針拔出（卸下）並放置於空針收集桶
中。

4. 進行標記：在注射部位貼上彩虹貼紙（圖
14-40ab）。

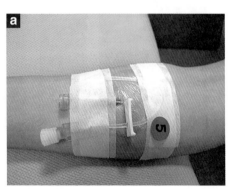

➕ 圖14-40a

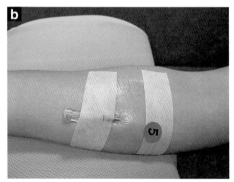

➕ 圖14-40b

操 作 步 驟	說　　明
★ 注射靜脈藥物	
1. 以醫囑核對MAR、核對病人、洗手、備藥、抽藥（同技術14-3）。	1-1. 過程中注意三讀五對。
2. 注射藥物：	
(1) T型連接管：	
① 以空針抽取2c.c.生理食鹽水，打開T型連接管蓋子與空針針頭相接，消毒接頭後將空針接上，反抽有回血後注入生理食鹽水。	①-1. 確認靜脈管路通暢。
② 關上T型連接管管夾轉開生理食鹽水空針接上藥物空針，注入藥物。	
③ 藥物注射完畢再以生理食鹽水沖洗管路。	③-1. 空針轉換間務必把T型連接管管夾夾上。
(2) 靜脈注射帽：	
① 以空針抽取2c.c.生理食鹽水，消毒注射帽橡皮端頭後將空針刺入，反抽有回血後注入生理食鹽水。	①-1. 確認靜脈管路通暢。
② 再次消毒注射帽並藥物空針刺入注射帽，注入藥物。	
③ 再消毒一次注射帽，注入生理食鹽水沖洗管路。	
3. 整理病人單位。	
★ 由間歇性靜脈管路抽血	
1. 以醫囑核對核對病人、洗手、備物（同技術14-7）。	
2. 抽血：	
(1) T型連接管：	
① 綁上止血帶，消毒接頭後將空針接上，反抽2c.c.回血後丟棄，再以另一空針抽取需要血液之量，並打入檢驗試管中，鬆開止血帶。	
② 以生理食鹽水沖洗管路。	②-1. 維持管路通暢。

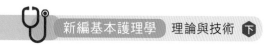

操 作 步 驟	說　明
(2) 靜脈注射帽： ① 消毒注射帽橡皮端頭後將空針刺入，反抽2c.c.回血後丟棄。 ② 再次消毒注射帽並將另一空針刺入注射帽，反抽需要之血量，並打入檢驗試管中，鬆開止血帶。 ③ 再消毒一次注射帽，注入生理食鹽水沖洗管路。 3. 整理病人單位。 4. 將檢體隨檢驗單送檢。	

工作後處理

1. 將用物歸位，洗手。
2. 處理醫囑。
3. 記錄：如給藥記錄單、記錄、檢體收集時間、病人反應等。

技術 14-9　輸 血
Blood Transfusion

先備知識

1. 能說出輸血之目的。
2. 能正確準備輸血所需用物。
3. 能正確執行輸血步驟。
4. 能評估輸血相關反應。
5. 能依輸血異常之狀況，執行正確的處理。

應用目的

1. 恢復血液容積。
2. 補充缺乏之血液成分。

操作步驟與說明

操作步驟	說　明
工作前準備	
一、備　血	
1. 核對醫囑。	
2. 核對床頭卡、手圈，詢問病人姓名及出生年月日，向病人及家屬解釋執行目的與過程。	
3. 確認工作車內用物：	
(1) 皮膚消毒用物	
① 75％酒精1瓶	
② 棉球或棉枝視情況	
(2) 止血帶1條	
(3) 21~23號針1支	
(4) 10c.c.空針1支	
(5) 貼妥病患基本資料標籤之紅頭及紫頭試管各1支	
(6) 彎盆1個	
(7) 針筒收集桶1個	
(8) 輸血手環	(8)-1. 確認病人血型後協助戴上。
4. 申請備血。	4-1. 完成備血通知單（或輸血申請單）之填寫（表14-16）。

操作步驟	說 明

▼ 表14-16　備血通知單（以長庚醫院傳統表單為例）

備血單

姓名：○○○　　病歷號：✕✕✕✕✕✕✕✕　　病人來源：✕✕✕✕✕✕✕✕

性別：✕　　生日：（西元）年／月／日　　科別：✕✕✕✕醫師：✕✕✕✕

診斷（手術名稱）：Hematemesis

輸血原因：貧血　　　Hb＜7gm/dL

病人自述血型：O⁺　　最近輸血時間：半年內　　　輸血反應：

病人檔案血型：O⁺　　檔案最近輸血時間：20XX/06/17

備血種類：一般備血　　預定用血時間：20XX/06/24　23:00:00

　　　　Packed RBC　12u

採檢　　　　　　　　採檢時間：＿＿＿＿＿＿　開單

補單備血不需送檢體

方式：紫蓋：10c.c.　　採檢者：＿＿＿＿　醫師：＿＿＿＿　批價員：＿＿＿

5. 準備用物。並至病人單位核對病人。

5-1. 確認病人以避免交叉配合試驗錯誤的發生。

6. 向病人解釋目的及過程。

6-1. 向病人及家屬解釋輸血的目的、程序及所需時間，教導有關合併症的症狀與徵象，及考慮病人舒適的需要

6-2. 視醫院規定填寫輸血同意書。

6-3. 收集病人過去輸血史，了解是否曾有輸血反應發生。

7. 採血。

7-1. 依靜脈採血技術操作。

7-2. 不可自靜脈輸液之肢體抽取，以免影響交叉配合試驗的正確性。

7-3. 若必須從靜脈輸液導管抽取血液時，應先以5mL生理食鹽水沖洗靜脈輸液導管，再抽出兩倍血量丟棄，最後再抽取備血所需之血液。

操作步驟	說　明
二、輸血用物與設備	
1. 皮膚消毒用物：	
(1)　75%酒精1瓶	
(2)　棉球或棉枝	
2. 止血帶1條	
3. 18~22號留置針1支	
4. 生理食鹽水1瓶	
5. 輸血用輸液套管(Blood transfusion set)（見圖14-15）1副	
6. 血液製品（依醫囑）	
7. OP site、透氣紙膠各1個	
8. 點滴架1支	
9. 血型牌1張	9-1.　**血型牌**：懸掛予點滴架上，提示醫護人員輸入正確的ABO血型。
10.輸血記錄單（表14-17）1張	

▼ 表14-17　輸血記錄單（以長庚醫院傳統表單為例）

輸血記錄單

血袋位置：　　　　　　　　　　　　　　　　　　日期：　 　/　 　/
　　　　　　　　　　　　　　　　　　　　　　　時間：　 　:
核 對 項 目　　　　　　　　　　檢驗師　　領血者　　輸血者　　核對者
病人姓名：　　　　　　　　　　（　　）（　　　）（　　　）（　　　）
病歷號碼：　　　　　　　　　　（　　）（　　　）（　　　）（　　　）
病人血型：　　　　　　　　　　（　　）（　　　）（　　　）（　　　）
血袋號碼：　　　　　　　　　　（　　）（　　　）（　　　）（　　　）
血液血型：　　　　　　　　　　（　　）（　　　）（　　　）（　　　）
血　　品：Whole Blood　　　　（　　）（　　　）（　　　）（　　　）
簽　　章：
病人來源(OPD/ER/IPD)：　　　輸血開始時間：
輸血反應（有或無）　：　　　　輸血結束時間：

操作步驟	說　明
11. 血液加溫器（圖14-41）1個（視情況）。	11-1. 血液加溫器可將血液加溫至近體溫的溫度。用於快速或大量輸血的情況，如：新生兒換血或輸冷凝抗體者（cold agglutinins）。
12. 輸血加壓袋1個（視情況）。	12-1. 輸血加壓袋通常用於急診及手術期間增加輸血的速度（圖14-42）。
13. 彎盆1個。	

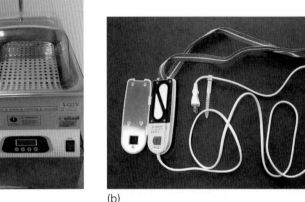

(a) (b)

➕ 圖14-41　血液加溫器

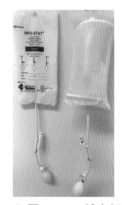

➕ 圖14-42　輸血加壓袋

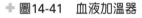

工作過程

1. 確實核對血液。以領血單將血液製品領回病房後，與另一位護理人員執行二人核對血液。

2. 檢查血袋有無破損、滲漏、顏色異常、沉澱物、凝塊等現象。

3. 若血袋需解凍，則置於流動的冷水中解凍。

4. 洗手，攜用物至病人單位。

5. 輸血前要再次詢問病人姓名、生日（以避免同名、借錯病歷等）及血型並核對輸血手環。

1-1. **必須請另一位資深護理人員重複核對（double check）**，以確保完全無誤及確定受血者血型與供血者的是配合的（註3）。

2-1. 如發現異常應立即與血庫聯絡。

操作步驟	說　明
6. 測量生命徵象。	6-1. 做為身體評估的基礎，以利輸血開始後之比較，包括意識狀態、任何的發疹、搔癢、呼吸困難、哮喘、噁心、嘔吐、肺部聽診是否有囉音等（註4）。
7. 協助病人採舒適姿勢，並檢查病人肢體上之靜脈留置針頭是否適合輸血；若不適合則須重新選擇注射18~22G留置針頭。	7-1. 通常使用18~20G注射針頭或靜脈留置針，以預防血球細胞受損；血漿製品可用22G。
8. 將生理食鹽水接上輸血套管並完全排氣。	8-1. 輸血套管可在輸血前、後輸入N/S；而套管內含170μm的濾網，可移除血中所凝聚的碎物。
	8-2. **套管使用期限是4~6小時，即超過6小時以上需再更換另一條新的輸血套管。**
	8-3. **在輸血時，僅能使用N/S。因葡萄糖水會造成紅血球溶血；而乳酸鹽林格氏液溶液因含有Ca^{2+}會影響抗凝血劑(CPD-1)的效果並產生凝塊。**
9. 確認回血後，建立靜脈輸液管路之通暢。	9-1. 將生理食鹽水袋放置在低於病人或床緣高度，以確認靜脈有回血。
10. 接上血袋，並調整輸血速度。	10-1. 輸血套管插入血袋時，應小心勿將血袋穿破。
	10-2. 將血袋倒插於Y型輸血套管，然後將輸注N/S的管路關閉，打開血袋管夾開始輸血。**在最初5~15分鐘內，以2c.c./min或不超過50c.c.的流速輸入。**
	10-3. 輸血的速度依據病人的血量、血液動力的情形及心臟狀況而定，**應在4小時內輸畢**，否則RBC易產生溶血及孳生細菌。輸血準備至輸血結束，嚴格遵守無菌技術操作。
11. **護理人員需在旁觀察輸血情形與病人反應，如病人出現有害反應時應立即停止輸注；15分鐘後若無不良反應則調至醫囑的速度繼續輸入。**	11-1. 輸血初期較易發生輸血不良反應，因此在輸血開始後15分鐘，應留在病房觀察病患反應。
	11-2. 如病患出現輸血反應時，應立即停止輸血，換回生理食鹽水輸注，測量生命徵象並告知醫師。

操作步驟	說　明
12. 結束輸血：**當完全輸畢後，以N/S繼續輸注**，直到輸血套管中的血液沖完為止。如須繼續輸注，須將輸血套管換成新的套管。	
工作後處理	
1. 整理病人單位	
2. 依醫院規定處裡用物。	
3. 洗手：採內科無菌洗手法。	
4. 記錄：輸完後取下輸血記錄單貼於病歷中，並於護理記錄單上記錄輸血時間、血液成分與量、病人的反應與生命徵象。	4-1.　持續觀察有無出現延遲性輸血反應。

+ 附註：

1. 交叉配合試驗所採集的血液可存放於血庫48小時，一旦在輸血期間或輸血期之後7天出現輸血反應時，能隨時重檢。

2. 除緊急狀況是在輸血同時取得所需的血液成分外，一般是在開始輸血的30分鐘內由血庫領回。全血及紅血球濃厚液必須冷藏於2~6℃，血袋自冷藏庫取出時應置於室溫片刻（不宜超過1小時），使其自然回溫，因此血袋由血庫領回，應在30分鐘內輸血。

3. 確實核對內容包括：
   (1) 核對備血通知單上受血者的姓名、床號、診斷、病歷號碼。
   (2) 核對血單與血袋標籤上的ABO血型及Rh因子應相同。
   (3) 核對血袋標籤與輸血記錄單上的品名、數量、血袋號碼應相同。
   (4) 核對血液成分、顏色、外觀及失效日期。

4. 監測輸血：原則上每袋輸血前、中、後須測量生命徵象；即在最初15分鐘及其後整個輸入過程中，應定期測量病人的生命徵象。一般醫囑是最初30分鐘內，每15分鐘測量一次，然後在整個輸血過程中，每30分鐘一次。總之，在輸血時及輸畢均應密切觀察病人，以提供確實的評估。

5. 藥物不可添加於血液成分內，每輸完一袋即以N/S沖洗輸血套管，至少4小時或視情況更換輸血套管。

6. 當較快速度輸血時，可視情況使用輸血加溫器，溫度不可超過42℃，大約維持在35~38℃之間；亦不可直接用熱水或電器用品加熱以免造成溶血。

7. 當輸血速度太慢，除了視情況使用輸血加壓袋加快速度之外，還可以將血袋高度稍微調高，以增加重力的影響，或檢查輸血針是否阻塞、血液濾器是否充滿了碎屑，或是因輸血時，紅血球沉積下來而使得輸血速度變慢，可以每隔30分鐘將血袋稍微搖盪，以使紅血球混勻（李等，2016）。

(　　) 1. 張小妹因術後禁食中，醫囑：D5W I.V.F. 50 mL/hr。現以流速60 gtt/mL的微滴套管注射，則每分鐘滴數為多少？(A) 40 gtt/min　(B) 50 gtt/min　(C) 60 gtt/min　(D) 70 gtt/min

(　　) 2. 王先生發現靜脈注射點滴液停止滴注，護理人員立即的處理方式下列何者最適宜？(1)立即拔除注射針頭重新注射　(2)評估注射部位是否腫脹　(3)檢查是否有回血現象　(4)檢查靜脈輸液套管是否扭曲。(A) (1)(2)(3)　(B) (1)(2)(4)　(C) (1)(3)(4)　(D) (2)(3)(4)

(　　) 3. 有關輸血引起過敏性休克反應，下列敘述何者錯誤？(A)輸血1週後發生　(B)低血壓　(C)嘔吐　(D)蕁麻疹

(　　) 4. 有關輸血之注意事項，下列何者錯誤？(A)輸血前後應輸注0.9% Normal saline溶液　(B)冷藏血液放置室溫中回溫，但不應超過1小時　(C)輸血後若發生輸血反應，應立即拔除靜脈注射　(D)每單位血製品最好在2小時內輸完，最多不要超過4小時

(　　) 5. 當一個人的動脈血中pH值：7.25，$PaCO_2$：65 mmHg，$[HCO_3^-]$：25 mEq/L，在臨床上是屬於哪一類酸鹼平衡失調？(A)呼吸性酸中毒　(B)呼吸性鹼中毒　(C)代謝性酸中毒　(D)代謝性鹼中毒

(　　) 6. 病人目前正接受輸液治療，醫囑：D5S 80 mL/hour I.V.F.，對於此輸液，下列敘述何者錯誤？(A)含有5%葡萄糖　(B)含有0.9%氯化鈉　(C)屬於等張溶液　(D)適用於水腫情況

(　　) 7. 如果注射部位周圍皮膚冰冷、腫脹、有壓痛感，輸注速度變慢現象時，下列處理方法何者最適當？(1)停止輸注　(2)局部濕熱敷　(3)給予解熱藥物　(4)重新更換注射部位　(5)按摩注射部位。(A) (1)(2)(3)　(B) (1)(2)(4)　(C) (2)(3)(4)　(D) (3)(4)(5)

(　　) 8. 有關靜脈採血收集檢體，下列敘述何者最適當？(A)為減少病人扎針次數，可由靜脈輸液管路抽血　(B)止血帶應綁於抽血部位上方距離約2~3公分處　(C)抽血後，如採集試管內有抗凝血劑，應輕搖試管　(D)抽血後應請病人按揉抽血處，以免血腫產生

(　　) 9. 若病人手臂靜脈不明顯且不易穿刺，可以採取下列哪些措施以擴張血管？(A)用力拍打欲穿刺的部位，促使抗組織胺分泌　(B)給予欲穿刺手臂部位局部濕熱敷　(C)抬高欲穿刺部位之肢體高於心臟　(D)請個案不要緊張、深呼吸，放鬆手掌

(　　) 10. 靜脈輸注部位的選擇原則，下列何者正確？(A)應從上肢遠端靜脈開始選　(B)優先選擇下肢的深部靜脈　(C)肘關節處靜脈是最佳位置　(D)浸潤重打時，應選擇浸潤部位的遠心端靜脈

(　　) 11. 吳女士的血液檢驗報告：Sodium：138 mEq/L、Potassium：2.9 mEq/L、Chloride：102 mEq/L、Calcium：4.8 mEq/L，下列何者情境可能引發此檢驗結果？(A)過度水化　(B)脫水　(C)嘔吐　(D)長期臥床

(　　) 12. 病人右手臂正在進行靜脈輸液，護理人員發現其點滴流速不順暢、沒有回血、注射部位水腫且冰冷，下列處置何者最適當？(A)調整右手臂的位置並調高點滴架　(B)右手臂注射部位進行熱敷　(C)調整血管中靜脈留置針的長度　(D)停止輸注並移除靜脈留置針

( ) 13. 0.45% NaCl靜脈輸注溶液，適用於下列何者情境？(A)脫水　(B)營養不良　(C)嚴重燒傷　(D)顱內壓過高

( ) 14. 靜脈輸注時，當病人出現循環負荷過量，下列立即措施，何者最適當？(A)調慢點滴流速並抬高頭部　(B)停止輸液並抬高下肢　(C)停止輸液並採左側臥　(D)調慢點滴流速並採右側臥

( ) 15. 靜脈輸注5%葡萄糖水1,000 mL及生理食鹽水1,000 mL，需要於24小時內輸注完畢，當使用普通輸液套管時，滴注速度，下列何者正確？(A) 8滴／分鐘　(B) 20滴／分鐘　(C) 30滴／分鐘　(D) 84滴／分鐘

( ) 16. 0.33%食鹽水輸液適用於下列何種病人？(A)顱內壓過高　(B)尿崩症　(C)嚴重燒傷　(D)營養不良

( ) 17. 有關成人輸血護理之敘述，下列何者不適當？(A)輸血前核對病人血型／Rh因子　(B)協助放置20G的靜脈留置針　(C)開始輸血前15分鐘流速25 gtt/min　(D)病人主訴呼吸困難且不適時，調慢流速

( ) 18. 下列何項檢驗可作為選擇抗生素使用種類的依據？(A) D-D雙合試驗(D-Dimer)　(B) C-反應蛋白(CRP)　(C)血液培養　(D)紅血球沉降率(ESR)

( ) 19. 病人的輸液量剩餘300mL，現正使用精密輸液套管(microdrip set)輸注，預計4小時將此剩餘量輸注完畢，點滴滴速應調為每分鐘多少滴？(A) 50　(B) 75　(C) 100　(D) 125

( ) 20. 張先生，腸道手術後第一天，NPO中，目前使用鼻胃管抽吸引流，引流量多，下列靜脈輸注溶液，何者最適用？(A) 3% Saline　(B) Normal Saline　(C) Mannitol　(D) Ringer's solution

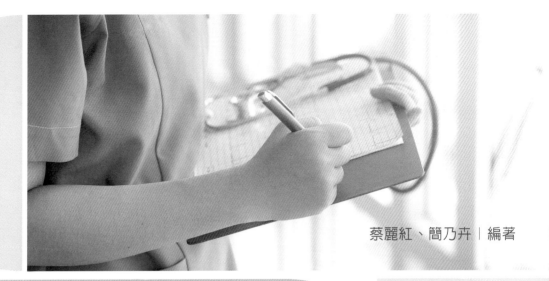

蔡麗紅、簡乃卉 | 編著

排泄的需要
The Need of Elimination

15 CHAPTER

 學習目標 Objectives

1. 認識大腸的解剖生理。
2. 了解正常的排便機轉。
3. 了解影響正常排便的因素。
4. 辨認排便功能異常的症狀。
5. 了解腸胃道常見診斷檢查之注意事項及護理措施。
6. 了解便祕的護理措施。
7. 了解腹瀉的護理措施。
8. 了解灌腸的種類、目的及注意事項。
9. 認識泌尿道的解剖生理。
10. 了解正常的排尿機轉。
11. 了解影響正常排尿的因素。
12. 辨別排尿功能異常的症狀。
13. 了解常見尿液檢查的方法及結果。
14. 了解泌尿道診斷檢查之注意事項及護理。
15. 了解尿失禁的護理措施。
16. 了解尿滯留的護理措施。
17. 了解導尿的種類、目的及注意事項。

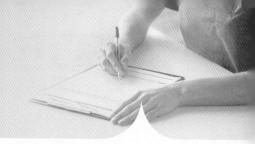

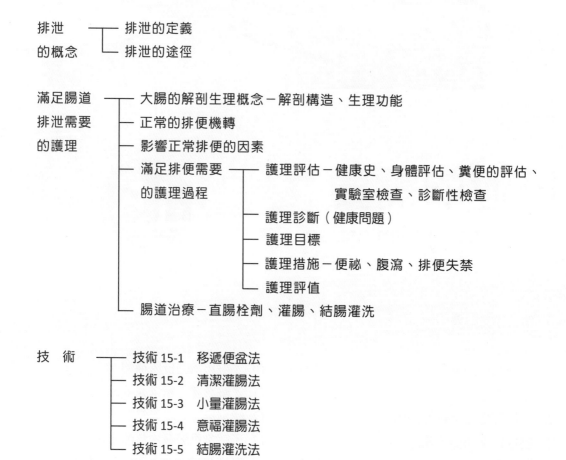

排泄
的概念 ─┬─ 排泄的定義
        └─ 排泄的途徑

滿足腸道
排泄需要 ─┬─ 大腸的解剖生理概念－解剖構造、生理功能
的護理   ├─ 正常的排便機轉
          ├─ 影響正常排便的因素
          ├─ 滿足排便需要 ─┬─ 護理評估－健康史、身體評估、糞便的評估、
          │   的護理過程   │   實驗室檢查、診斷性檢查
          │   ├─ 護理診斷（健康問題）
          │   ├─ 護理目標
          │   ├─ 護理措施－便祕、腹瀉、排便失禁
          │   └─ 護理評值
          └─ 腸道治療－直腸栓劑、灌腸、結腸灌洗

技　術 ─┬─ 技術 15-1　移遞便盆法
        ├─ 技術 15-2　清潔灌腸法
        ├─ 技術 15-3　小量灌腸法
        ├─ 技術 15-4　意福灌腸法
        └─ 技術 15-5　結腸灌洗法

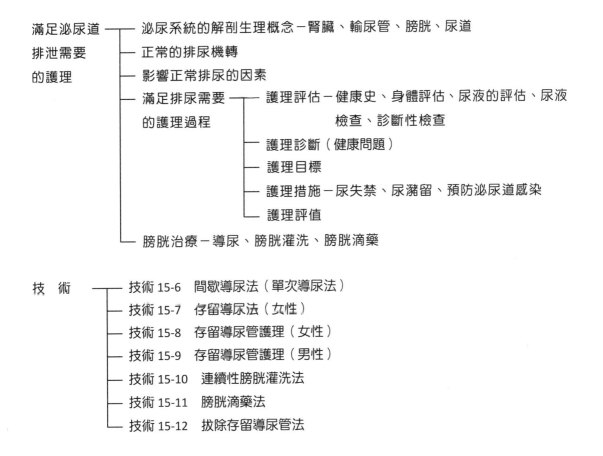

滿足泌尿道 ── 泌尿系統的解剖生理概念－腎臟、輸尿管、膀胱、尿道
排泄需要 ── 正常的排尿機轉
的護理 ── 影響正常排尿的因素
      ── 滿足排尿需要 ── 護理評估－健康史、身體評估、尿液的評估、尿液
         的護理過程   檢查、診斷性檢查
                  ── 護理診斷（健康問題）
                  ── 護理目標
                  ── 護理措施－尿失禁、尿瀦留、預防泌尿道感染
                  ── 護理評值
      ── 膀胱治療－導尿、膀胱灌洗、膀胱滴藥

技　術 ── 技術 15-6　間歇導尿法（單次導尿法）
    ── 技術 15-7　存留導尿法（女性）
    ── 技術 15-8　存留導尿管護理（女性）
    ── 技術 15-9　存留導尿管護理（男性）
    ── 技術 15-10　連續性膀胱灌洗法
    ── 技術 15-11　膀胱滴藥法
    ── 技術 15-12　拔除存留導尿管法

　　排泄是人類的基本需求之一，當此需要沒有被滿足時，可能會影響到病人的身、心、社會問題，如排便型態改變可能引發個體腹瀉、大便失禁或排尿型態改變可能引發尿失禁、尿瀦留等問題，除了會造成病人生理問題，如：皮膚受損或生理功能受到影響外，亦可能會產生坐立難安、自尊降低及覺得自己身上有臭味而拒絕與人交往等問題。所以護理人員如能及時發現病人的問題進而協助其恢復正常排泄功能，對病人而言有很大的助益。

15-1 排泄的概念

一、排泄的定義

　　人體在生活中所做的各種活動後，經由消化過程或是新陳代謝後，將體內所產生的廢物或有害的物質排出體外的過程稱為排泄(elimination)。

二、排泄的途徑

　　人體所產生的廢物或有害的物質可經由下列器官排出體外：

1. 皮膚：藉由蒸發或流汗排出水分與一部分電解質。
2. 肺臟：藉由呼吸可排出水分與二氧化碳。
3. 腎臟：藉由製造尿液排出水分、尿毒素及電解質。
4. 大腸：排出消化後的食物殘渣、部分水分及電解質。

15-2 滿足腸道排泄需要的護理

一、大腸的解剖生理概念

（一）解剖構造

　　大腸位於消化道的末端，長約1.5公尺，直徑約6.5公分，起始於迴腸末端而延伸到肛門，包括盲腸、結腸、直腸及肛管（圖15-1）。

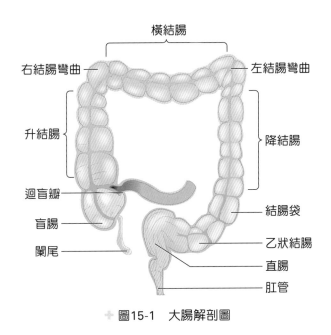

 圖15-1　大腸解剖圖

1. 盲腸(cecum)：為構成大腸的最前段，長約6公分；在盲腸與迴腸交接處有一迴盲瓣
    (ileocecal valve)，平常是關閉的，當小腸蠕動波到達時才有短暫的開啟，以防止結腸內容
    物逆流到小腸；附著在盲腸的一扭曲管子稱為闌尾(vermiform appendix)，長約8公分，其
    一端封閉，另一端開口於盲腸。

2. 結腸(colon)：結腸分為升結腸(ascending colon)、橫結腸(transverse colon)、降結腸
    (descending colon)及乙狀結腸(sigmoid colon)四部分。升結腸在腹部的右邊往上升，到達
    肝臟的下緣，然後向左轉，在此形成右結腸彎曲（肝曲）；結腸橫過腹部到左邊的部分稱
    為橫結腸；橫結腸在左邊脾臟底下彎曲，形成左結腸彎曲（脾曲）；而後結腸往下形成降
    結腸；乙狀結腸沿著左側腹壁下行至中線，於骨盆腔內呈S狀彎曲並止於直腸的開端。

3. 直腸(rectum)：是消化道的最後一段，長約20公分，正常情況下直腸是空無一物的狀態，
    只有在排便作用開始時才會有糞質停留。

4. 肛管(anus canal)：是直腸與外界相通的管道，長約2.54公分，有肛門內、外括約肌（圖
    15-2），肛門內括約肌屬平滑肌，受自主神經所支配，為不隨意肌；**肛門外括約肌屬橫紋
    肌，受個體隨意控制**。經由括約肌的控制，糞便才不會持續滲出體外。

（二）生理功能

1. 保護(protection)：大腸壁的黏膜層可分泌黏液但不含消化酶，具有潤滑的作用，可避免腸
    壁受損。

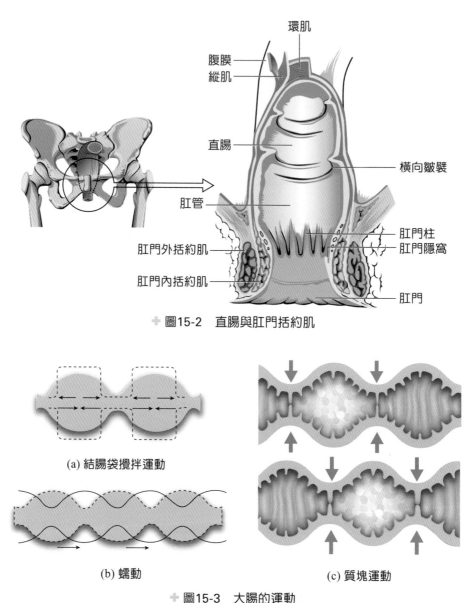

環肌

腹膜
縱肌

直腸

橫向皺襞

肛管

肛門柱
肛門隱窩

肛門外括約肌

肛門內括約肌

肛門

✚ 圖15-2 直腸與肛門括約肌

(a) 結腸袋攪拌運動

(b) 蠕動

(c) 質塊運動

✚ 圖15-3 大腸的運動

2. 吸收(absorption)：大腸主要的功能是吸收水分，每日約可吸收2,500c.c.的水分及電解質。食糜(chyme)在大腸內停留3~10小時後，變成固體或半固體而形成糞便(feces)，糞便是由水、無機鹽類、消化道黏膜層脫落的上皮細胞、細菌及其分解產物、食物中未被消化及未經細菌作用的部分所組成。當腸蠕動太快時腸道吸收水分的時間太短，可能會排出不成形的糞便，反之，當腸蠕動太慢時腸道吸收水分過多時，會排出乾硬的糞便。

3. 分泌(secretion)：大腸的分泌功能主要在維持電解質平衡，鈉離子在腸道被吸收時，氯離子會同時被吸收，另外每天約有4~9mEq的鉀離子由腸道釋放出，故大腸功能障礙時，如腹瀉，會導致鈉、鉀、氯的缺乏而引起電解質不平衡。

4. 排泄(elimination)：大腸可排出廢物及氣體。

5. 運動(movement)：大腸的運動包括結腸袋攪拌運動、蠕動及質塊運動（圖15-3）。

   (1) 結腸袋攪拌運動(haustral churning)：是由腸壁的環肌與縱肌收縮所產生的移動，結腸袋因填充食糜而擴張，當擴張一定程度時，結腸壁即開始收縮，食糜隨著結腸肌肉收縮，由一結腸袋送到另一結腸袋。

   (2) 蠕動(peristalsis)：利用環肌與縱肌的收縮將腸內容物往前推進，但速度非常緩慢，每分鐘約3~12次。

   (3) **質塊運動(mass movement)：又稱大蠕動，可由胃結腸反射及十二指腸結腸反射引發**（圖15-4），乃起源於橫結腸中間的強烈蠕動波，能將結腸內容物擠進直腸，**通常發生在進餐時或進餐後**，一天內約發生3~4次。當糞便由乙狀結腸進入直腸時，就會引發想要排便的感覺，此為直腸反射(rectum reflex)。

   ① 胃結腸反射(gastrocolic reflex)：當**食物進入胃內**時胃壁會膨脹，此時會**引發副交感神經衝動**，經由腸肌間神經叢傳導到結腸肌肉壁而**引發大蠕動**，使結腸內容物向直腸推進而引發排便反射，多發生在進餐時或進餐後不久。

   ② 十二指腸結腸反射(duodenocolic reflex)：進餐後約30分鐘，食糜進入十二指腸引發副交感神經衝動，傳導到結腸肌肉壁而引發大蠕動，使結腸內容物向直腸推進而引發想要排便的感覺。

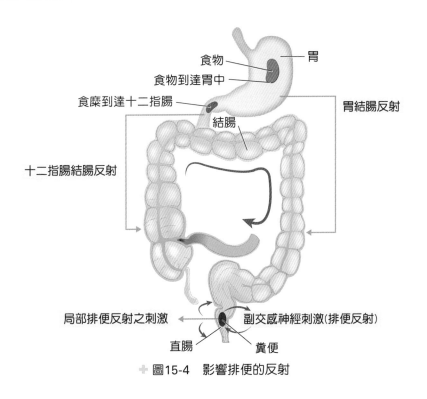

食物
胃
食物到達胃中
食糜到達十二指腸
結腸
胃結腸反射
十二指腸結腸反射
局部排便反射之刺激
副交感神經刺激(排便反射)
直腸
糞便

✚ 圖15-4 影響排便的反射

二、正常的排便機轉

當**糞便自結腸推進入直腸時**，會使**直腸壁擴張**並刺激壓力接受器，當**直腸壓力上升**達 50~55mmHg以上時，此時**直腸的壓力接受器受到刺激**，感覺傳導到骨盆神經，再經由骨盆神經傳達到**第二至第四薦神經（$S_2 \sim S_4$，排便反射中樞）**，此時排便反射中樞會傳出副交感神經，使腸道活動增加，引發降結腸、乙狀結腸、直腸的收縮及肛門內括約肌的放鬆而引起排便(defecation)。當直腸壁擴張的感覺傳入$S_2 \sim S_4$時，此感覺也會經由脊髓傳入大腦皮質而出現便意感。若排便不許可時會壓抑排便反射，大腦皮質會經由陰部神經控制肛門外括約肌保持收縮狀態。反之，大腦皮質經運動傳導到$S_2 \sim S_4$再經由此傳導到骨盆神經傳出副交感神經，使得直腸收縮、肛門內括約肌放鬆，同時會陰運動神經興奮使得肛門外括約肌放鬆引起排便；此時個體可藉由**腹壓的增加或使用Valsalva操作法使橫膈下降增加腹內壓**，而將**糞便排出體外**（圖15-5）。

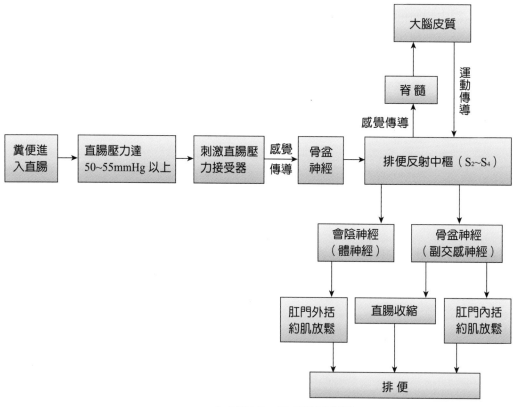

+ 圖15-5 正常排便機轉

動動腦

同學們，現在想想看當你覺得肚子急急脹脹的，你會有哪些生理反應及會有哪些行為呢？仔細想想喔！

三、影響正常排便的因素

　　許多的因素會影響到排便的過程，護理人員應了解此方面的概念，才能適時的協助病人維持正常排便的型態。

1. 年齡(age)：嬰兒因胃容量小、消化酶的分泌少及腸蠕動較快，故其排便次數較多，且其神經發育未成熟，所以只要直腸受到刺激就會隨時排便，必須要等到2~3歲神經系統發展完成，才能學會控制排便動作。老年人腸胃蠕動變慢、結腸平滑肌張力減少、腹肌肌肉張力減少，再加上平日的活動量減少，以及可能因牙齒問題影響，咀嚼食物的能力減少，所以老年人會有便祕的問題；另有些老年人可能因為骨盆底肌肉與肛門括約肌的肌肉張力喪失，可能會有排便失禁的問題。

2. 飲食(diet)：正常的排便必須要有定量的糞便容積，才能刺激排便反射，當總攝入量減少會使得排便反射減少，所以規律的食物攝取可以幫助維持直腸規律的蠕動。**高纖維食物（如：蔬菜、水果、全穀類）可以使腸道內體積膨脹，增加糞便的容積而引發排便反射促進腸蠕動**；產氣性的食物（如：地瓜、洋蔥、豆類、花椰菜、高麗菜等）因易產氣擴張腸壁而增加腸蠕動；乳糖不耐症(lactose intolerance)患者的腸道對牛奶及乳製品消化不良而易致腹瀉；有些人吃了辛辣食物會有腹瀉的問題；高脂食物或油炸類食物易產生飽脹感。

3. 液體的攝取(fluid intake)：糞便的軟硬度將視其含水量而定。若**液體攝取太少**，水分被腸道吸收後，糞便會變得比較硬，不易排出，**易致便祕。成人每日應攝取2,000~2,500c.c.的液體**，以維持腸道正常的排便。另外液體的種類也會影響到排便，如：熱飲料及果汁能軟化糞便，增加腸蠕動，有些人喝大量的牛奶或乳製品會使腸蠕動減少而引起便祕。

4. 身體的活動(physical activity)：**身體活動可促進腸蠕動，然而固定不動會抑制腸蠕動**，故病人在疾病恢復期或手術後應早期下床活動，增加活動量以促進腸蠕動，維持正常的排便。維持良好的骨骼肌肉張力對正常排便是相當重要的，如因**長期臥床導致腹肌與骨盆肌軟弱無力，致使排便過程中無法增加腹內壓力及控制肛門外括約肌而導致便祕**。

5. 個人習慣(personal habits)：個人的排泄習慣會影響排便的功能，大部分的人習慣在特定的時間或特定的地點排便，如：早餐前（後）或睡前。忙碌的工作可能影響到排便而造成便祕。住院病人可能因需要與他人共用浴廁或因疾病需要在床上使用便盆，都可能造成其排便習慣改變而影響排便的狀況。

6. 排便姿勢(position during defecation)：排便時需要腹部的用力與大腿肌肉的收縮，所以採蹲姿會使排便較順暢，當病人因活動功能障礙需躺在床上時會造成其排便困難。

7. 環境(environment)：如果所處的環境不夠隱密、氣味差、室內溫度不適當、環境不清潔都會影響到其排便型態。

8. 心理因素(phychological factors)：情緒對排便的影響差異很大，有些人面對壓力（如：**焦慮、害怕**）時，常會**引發腸蠕動增加**，而易致腹瀉；而憂鬱會使進食量及身體活動量減少，使腸蠕動減慢，易致便祕。

9. 疼痛(pain)：痔瘡手術、腹部手術、直腸手術或生產後會陰傷口疼痛，都會引起病人排便時的不適，而壓抑排便，易導致便祕。

10. 懷孕(pregnancy)：由於胎兒日漸長大，對直腸造成的壓力也會日益增加，所以在懷孕末期常會有便祕的問題。

11. 麻醉及手術(anesthesia and surgery)：吸入性的麻醉劑會阻斷副交感神經傳送到腸道肌肉，而使得腸蠕動減慢；有些腸胃道系統的手術會直接操作在腸道上，引起腸道暫時中止蠕動，通常會持續24~48小時，故需告知病人應等到腸蠕動恢復才可進食，通常以排氣做為觀察指標，另外也應告知手術後早期下床活動是很重要的。

12. 藥物(medication)：有些藥物的劑量使用不當而產生的副作用會影響到排便的功能。如**長期使用輕瀉劑(cathartics)會降低腸道肌肉的張力，而導致日後排便困難，易有便祕的問題**；過量使用礦物油(mineral oil)會減少脂溶性維生素的吸收，並且會導致腹瀉；麻醉性止痛劑（如：Morphine）會使腸道蠕動減慢，易導致便祕；抗膽鹼激素藥物（如：Atropine）會抑制腸道蠕動而導致便祕；長期口服**抗生素會破壞腸道正常的菌叢而易導致腹瀉；含鎂制酸劑會導致腹瀉，含鋁制酸劑會導致便祕**；全身麻醉劑會阻斷副交感神經傳導而導致便祕；**鐵劑會使糞便變黑且硬**。

13. 診斷性檢查(diagnostic tests)：如：大腸纖維鏡或胃鏡在檢查前須禁食或清潔腸道，使得原先排便的次數和量有些改變；而腸胃道攝影在灌入鋇劑後，可能因鋇劑嵌塞在結腸中，引起糞便嵌塞的問題並改變糞便顏色，故應鼓勵病人多攝取水分，以盡快排出鋇劑。

14. 疾病因素(medical conditions)：直腸腫瘤可能會解出細長的糞便；結腸炎或甲狀腺機能亢進可能會有腹瀉的問題；脊髓損傷、麻痺性腸阻塞易導致便祕；肛門括約肌功能欠佳可能會有排便失禁的問題。

四、滿足排便需要的護理過程

（一）護理評估

護理人員可藉由收集健康史、身體評估、實驗室檢查及診斷性檢查等來了解病人的排便問題，以提供適當的護理措施，來解決或緩解病人的不適。

➲ 健康史 (Health History)

護理人員應收集有關病人**平常及目前的排便型態**、習慣及目前或過去會影響排便的因素，來了解病人的排便問題。

1. 病人排便型態及習慣：請病人描述平常與目前的排便次數、量、時間及糞便的特性，如形狀、軟硬度、顏色等，和平時使用促進排便的方法，必要時護理人員需親自觀察病人所解糞便的特性。

2. 飲食史：詢問病人每日的飲食、液體攝取量及種類。

3. 運動史：詢問病人有關平常運動量的多寡、頻率及種類等。

4. 藥物史：詢問病人目前有否服用藥物，如：軟便劑、鐵劑、**止痛劑**、制酸劑等。

5. 情緒狀態：評估時須觀察病人說話的語調、態度及表現壓力的行為。

6. 心理社會史：詢問病人職業是否須長期採坐姿、工作狀況如何，因工作壓力有可能影響到排便習慣。

7. 疾病史：詢問有無腹部、肛門疼痛不適、腦部或脊髓損傷的病史；有無影響到腸胃道的手術或疾病的病史；有無人工肛門等。

8. 曾使用促進排便的方法：例如：喝熱或冰飲料、吃某些特殊食物或使用瀉劑、軟便劑等。

⮑ 身體評估 (Physical Assessment)

　　腹部的評估步驟為**視診、聽診、叩診、觸診**。

1. 視診：觀察腹部的外觀、形狀、對稱性、膚色、蠕動波或人工造瘻口。成人腹部呈平坦，嬰幼兒或肥胖者呈圓形；當有脹氣時，腹部外觀較為膨脹且病人會感覺到腹部緊繃；正常情況應看不到腸蠕動，但瘦弱者有時可看見輕微的蠕動。

2. 聽診：用聽診器之膜面依序聽腹部四個象限的腸蠕動音頻率、特性、強度及持續時間，正常情況下腸蠕動音是5~35次／分。若發生腹膜炎、便祕可能會導致腸蠕動減慢；**若腹瀉、腸胃炎則可能會導致腸蠕動增加**。

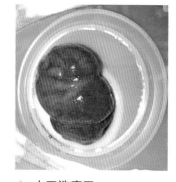

✚ 人工造瘻口

3. 叩診：藉叩擊腹部的回音，可了解腹部器官大小、位置，當腹部有脹氣時，叩診會產生過度鼓音(hypertympany)。

4. 觸診：可分輕觸診及深觸診，評估有無壓痛、反彈痛、腫塊等。當乙狀結腸或降結腸有糞便聚積時，觸診會摸到圓形硬塊且病人會覺得疼痛。

⮑ 糞便的評估

　　糞便組成包括食物殘渣、細菌、膽紅素、無機物質（如：鈣、磷）、上皮細胞、腸黏液及水分等，其中約75%為水分，25%為固體物質。了解糞便的特性（表15-1）有助於了解異常的現象，以便提早提供適當的護理措施以滿足病人的排泄需要。

▼ 表15-1　糞便的特性

特 性	正 常	異常及可能的原因
形狀	圓柱狀	扁平細長或筆狀：直腸阻塞、直腸腫瘤
質地	柔軟、成形、溼潤	1. 乾、硬：脫水、腸蠕動減慢 2. 鬆軟狀、水狀：腸蠕動增加
氣味	微臭	1. 極惡臭：未消化的蛋白質受腐敗菌作用所致 2. 腐敗臭：感染、出血 3. 酸腐臭：未吸收的脂肪酸、醣類未充分消化
顏色	1. 成人：黃棕色 2. 嬰兒：黃色	1. **灰白色：缺乏膽汁（膽道阻塞）、鋇劑灌腸** 2. **黑色或柏油色：服用鐵劑、上腸胃道出血** 3. **紅色**：下腸胃道出血、食用大量西瓜、番茄或甜菜
次數	成人：1~2次／天或 　　　1次／2~3天	1. 增加：腹瀉、感染 2. 減少：便祕、腸阻塞
量	1. 依食入量及種類而定 2. 成人約100~400gm／天	

➲ 實驗室檢查 (Laboratory Tests)

在收集糞便檢體時，應以內科無菌技術採集標本，以免護理人員或檢驗室人員受到傳染。收集糞便標本的注意事項包括：

1. 以壓舌板由乾淨、乾燥的便盆中取一顆約花生米大的糞便放入檢體收集容器內。

2. 糞便標本收集量，通常固體糞便約2.5公分，液體糞便約15~30c.c.為宜。

3. **糞便檢體應避免受到尿液及衛生紙的汙染，因尿液會殺死原蟲**，而紙的成分會影響檢驗的結果。

4. 收集做糞便培養時，應使用無菌棉枝沾取糞便，再放入無菌培養標本盒中，且應盡速送檢，以防細菌過度孳生。

5. **做蟲卵或寄生蟲（如：阿米巴原蟲）檢查時，應溫熱便盆給病人使用並於30分鐘內送檢**，因原蟲於低溫的環境下可能會死亡。

6. 做糞便潛血試驗(occult blood test, OB test)是為了了解病人有無**腸胃道出血**，故應**告知病人收集前三天勿食內臟類食物或大量食用深綠色蔬菜並忌用鐵劑**，以及不要吞入含血的唾液或痰液。

⊃ 診斷性檢查 (Diagnostic Examination)

常見檢查包括：腹部X光檢查、胃鏡、大腸纖維鏡、上腸胃道攝影及下腸胃道攝影等。

1. 腹部X光檢查：藉由此檢查可了解腸道內有無氣體、糞便、腸阻塞等。

2. 胃鏡檢查：利用直接透視可觀察胃壁潰瘍大小、腫瘤，並可取下組織做切片檢查。其檢查前後護理包括：
   (1) 向病人解釋檢查的目的、過程及填寫檢查同意書。
   (2) 檢查前一天午夜後禁食或檢查前禁食4~6小時。
   (3) 檢查後教導病人在嘔吐反射未恢復前勿進食及喝水。
   (4) 檢查後有喉嚨不適時，可使用喉片、溫鹽水漱口或冰敷喉嚨。
   (5) 觀察有無出血、發燒、吞嚥困難及感染等徵象。

3. **大腸纖維鏡檢查**：將大腸纖維鏡經由肛門插入，可直接觀察到腸黏膜，可用以診斷潰瘍性結腸炎、腫瘤、出血、阻塞部位等，並可取下組織做切片檢查。其檢查前後護理包括：
   (1) 向病人解釋檢查的目的、過程及**填寫檢查同意書**（侵入性治療）。
   (2) **檢查前一天午夜後禁食，護理人員依醫囑執行清潔灌腸、清潔腸道內容物，以利觀察**（註：目前大部分的醫院，在病人無水分之限制下，會服用瀉劑）。
   (3) 檢查時病人採**左側臥式**或膝胸臥式的姿勢。
   (4) 告知病人檢查時需灌入氣體擴張腸道，以利更清楚的觀察腸道，可能會感覺脹氣痛。
   (5) 檢查後觀察病人有無出血、發燒、腹痛、腹脹及腹部僵硬等合併症產生。
   (6) 可鼓勵病人下床活動以促進排氣。

4. 上腸胃道及下腸胃道攝影：鋇劑可使X光透視腸胃道，用以診斷出腸胃道的病灶，如：潰瘍、腫瘤、狹窄、阻塞等。其檢查前後護理包括：
   (1) 向病人解釋檢查的目的、過程及填寫檢查同意書。
   (2) 檢查前一天午夜後禁食。
   (3) 下腸胃道攝影者，檢查前一天依醫囑做清潔灌腸，清潔腸道內容物，以利鋇劑顯影。
   (4) 上腸胃道攝影者需吞服鋇劑；下腸胃道攝影需將鋇劑灌入腸道中。
   (5) 檢查後鼓勵病人多走動、多攝取水分或給予輕瀉劑，以加速鋇劑的排出。
   (6) 告知病人檢查後解出**白色糞便**是正常的現象。

動動腦

你最要好的同學告訴你，他已有三天沒解大便了，覺得肚子脹脹的、吃不下飯…，此時的你如何去評估了解你同學的排便問題呢？

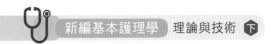

（二）護理診斷（健康問題）

臨床上護理人員應詳細的收集病人出現的症狀，以區分病人真正的問題，進而給予合適的護理措施。以下分別介紹目前臨床上有關排便的護理診斷（高，2012）。

診斷名稱	定 義	相關因素	定義特徵
便祕 (constipation)	個人排便次數減少，合併有排便困難或不完全和（或）排出過度乾、硬的糞便	1. 功能方面： 　(1) 近來環境的改變 　(2) 習慣性否認或忽略排便的衝動 　(3) 身體活動量不足 　(4) 不規律的排便習慣 　(5) 不適當的排便習慣（排便時間的合適性、姿勢及隱私性） 　(6) 腹部肌肉無力 2. 心理方面：憂鬱、情緒壓力、心智混亂 3. 藥物方面：抗痙攣劑、抗血脂劑、過度使用軟便劑、碳酸鈣劑、含鋁制酸劑、非類固醇類抗發炎藥物、鴉片類藥物、抗副交感神經藥物、利尿劑、鐵劑、酚類藥物、鎮靜劑、交感神經藥物、鉍鹽、抗憂鬱劑、鈣離子阻斷劑 4. 機械方面：直腸膿瘍或潰瘍、懷孕、直腸肛門瘻管、腫瘤、巨結腸症、電解質不平衡、直腸脫垂、前列腺肥大、神經損傷、直腸肛門狹窄、直腸膨出、手術後阻塞、痔瘡、肥胖 5. 生理方面：吃的少、胃腸道的蠕動減少、牙齒生長或口腔衛生習慣不良、纖維攝取不足、水分攝取不足、食物攝取和飲食型態改變、脫水	1. 排便型態改變 2. 糞便含鮮血 3. 直腸內有軟糊狀的糞便 4. 腹脹 5. 暗色、黑色或焦油色的糞便 6. 腹壓增加 7. 腹部叩診呈濁音 8. 排便時疼痛 9. 糞便量減少 10. 排便時用力 11. 排便次數減少 12. 排出乾硬的成形便 13. 觸摸到直腸的硬塊 14. 直腸有脹滿感或壓迫感 15. 腹痛 16. 無法排出糞便 17. 厭食 18. 頭痛 19. 腸蠕動音改變（腹鳴） 20. 消化不良 21. 老年人出現其他特徵（如：心智狀態改變、尿失禁、無法解釋的跌倒、體溫升高） 22. 嚴重脹氣 23. 全身疲憊 24. 腸蠕動音過快或過慢 25. 觸診到腹部腫塊 26. 腹部壓痛伴有或無可觸診到的肌肉阻力 27. 噁心及（或）嘔吐 28. 水便滲出
感受性便祕 (perceived constipation)	自我診斷為便祕、且濫用瀉劑、灌腸和栓劑以確保每日的排便通暢	1. 思考過程障礙 2. 評估錯誤 3. 文化或家庭的健康信念	1. 期望每天能夠排便一次，因而過度使用瀉劑、灌腸和栓劑 2. 期望每天在同一時間排便

診斷名稱	定 義	相關因素	定義特徵
腹瀉 (diarrhea)	解出鬆散、不成形的糞便	1. 心理方面：高壓力狀態和焦慮 2. 生理方面：炎症反應、吸收不良、傳染的過程、易受刺激、寄生蟲 3. 情境方面：酒精濫用、毒素、濫用瀉藥、放射性照射、管灌食、藥物的副作用、汙染物、旅遊	1. 每天至少解出三次鬆散、液狀的糞便 2. 腸蠕動音增快 3. 排便急促 4. 腹痛 5. 腸痙攣
排便失禁 (bowel incontinence)	正常排便習慣的改變，其特徵為不自主的排便	1. 環境因素（不易到達廁所） 2. 腸道排空不完全 3. 直腸括約肌異常 4. 糞石嵌塞 5. 飲食習慣 6. 結腸直腸病灶 7. 壓力 8. 下運動神經元損傷 9. 腹內壓或腸道壓力異常增加 10. 全身肌肉張力降低 11. 直腸括約肌控制失能 12. 認知障礙 13. 上運動神經元損傷 14. 慢性腹瀉 15. 如廁的自我照顧能力缺失 16. 腸道儲存容量障礙 17. 藥物 18. 固定不動 19. 濫用瀉藥	1. 持續排出軟便 2. 糞便的臭味 3. 無能力延緩排便 4. 排便急促 5. 表示無法感受到直腸脹滿感 6. 糞便沾汙衣服或床墊 7. 主訴可感到直腸脹滿感但無法排出成形便 8. 無法注意到排便的衝動 9. 無法確認排便的衝動 10. 肛門周圍皮膚發紅

（三）護理目標

1. 病人能了解何謂正常的排便。
2. 病人能攝取適當的液體。
3. 病人能攝取適當的食物。
4. 病人能有規律的活動計畫。
5. 病人能有規律的排便習慣。
6. 病人減少使用瀉藥及灌腸的次數。
7. 病人能每天解出成形的軟便。
8. 病人能達到舒適的狀態。

9. 病人的皮膚完整無破損。

10. 病人有正向的身體心像。

11. **腹瀉病人最重要的目標為維持體液電解質的平衡。**

（四）護理措施

➔ 便祕的護理措施

1. 護理評估：評估病人的排便型態及糞便的特性來了解原因。

2. **適當的飲食：增加纖維素的攝取**，如蔬菜、水果、全穀類，以增加腸道容積，促進腸道的蠕動，避免攝取精製的食物，如：蛋糕、麵包，因會使得腸道容積減少，抑制排便反射。而在早餐前可利用冷對腸道的刺激：如：冷開水、冰牛奶、冰果汁，促進腸道的蠕動。

3. **足夠的水分**：除非有禁忌，否則**成年人每天應至少攝取2,000~2,500c.c.的液體**，因足夠的水分可軟化糞便。有些果汁有軟化糞便的效果，如：烏梅汁等，可適當的飲用。

4. **充足的活動**：活動能增進全身肌肉張力及促進腸蠕動。另外應教導病人增強腹肌及骨盆底肌肉的張力，如：腹部等長收縮運動，每次收縮10秒，然後放鬆，重複做5~10次，一天至少做4回合；教導執行骨盆底肌肉收縮運動，每次收縮肛門會陰部肌肉10秒，然後放鬆，重複做10~20次，一天至少做四回合。

5. **養成規律的排便習慣**：教導進食早餐後嘗試如廁排便（以胃結腸反射刺激排便）。如果因個人或工作上的關係而無法利用此時間排便，可教導選擇一個比較充裕的時間排便，一旦選定後則維持每日在此時上廁所，**以養成規律排便的習慣。**

6. 皮膚護理：用力排便時可能引起肛門周圍皮膚的裂傷，可於排便前用潤滑劑擦拭之，避免堅硬的糞便摩擦皮膚而導致損傷。

7. 適當的排便姿勢及**腹部按摩**：蹲姿可使腹肌收縮並增加腹內壓。如果病人須在床上使用便盆時，除非有禁忌否則盡可能將床頭搖高，並將身體前傾以增加腹內壓。**排便時可用手自右向左沿著結腸解剖位置做機械性的按摩，促進排便。**

8. 良好的排便環境及充足的排便時間：提供隱蔽性的環境及空氣流通，避免不適當的氣味產生。並給予充足的排便時間避免情緒緊張不安。

9. **依醫囑使用止痛劑、軟便劑、輕瀉劑、灌腸或挖便**：因疼痛不敢排便者，排便前可依醫囑給予使用止痛劑或教導用手壓住傷口。

10. 糞石嵌塞時護理人員可依醫囑指示使用手指挖除糞石（挖便），其方法：戴上手套，於食指塗上潤滑劑，亦可以含**局部麻醉成分之潤滑液**塗抹肛門後，以環形方式緩慢擴張病人肛門，將阻塞於直腸處的糞石挖出。

➔ 腹瀉的護理措施

1. 評估病人的排便型態及糞便的特性來了解原因。

2. 急性期時應禁食，減少食物的攝取可減少對腸道的刺激及減少腸蠕動。

3. 當病人可進食時，避免攝取太油膩的食物、太冰的液體及刺激性的食物或飲料，如：辛辣食物、含咖啡因飲料，以免加重其症狀。

4. 補充足夠水分及電解質，因腹瀉會喪失大量的水分及鈉、鉀離子，當病人可由口進食時，教導一天至少攝取2,500~3,000c.c.的液體，也可使用市售口服電解質液以補充電解質，或攝取含鈉鉀的食物（如肉類食物）；當病人禁食時則依醫囑予靜脈注射體液電解質。

5. 評估病人體液電解質是否平衡、皮膚黏膜是否完整。

6. 皮膚護理：由於腹瀉肛門周圍皮膚易受刺激引起破損，故排便後可以柔軟的衛生紙擦拭肛門及周圍的皮膚，或以溫水清洗肛門周圍，再以潤滑劑或氧化鋅擦拭，以保護皮膚。

7. 依醫囑給予止瀉劑。

⟳ 排便失禁的護理措施

1. 評估排便型態，記錄排便的次數及糞便的特性。

2. 攝取適當的高纖維食物。

3. 攝取適當的液體，每天約2,000~3,000c.c.之液體。

4. 教導執行腹肌及骨盆底肌肉收縮運動，以增加腹肌與骨盆底肌肉的張力。

5. 皮膚護理：由於糞便不自主的滲出，肛門及周圍的皮膚易受糞便的刺激，故每次排便後可用溫水清潔肛門周圍皮膚並輕柔擦乾，並隨時保持衣服、床單的清潔及乾燥。

6. 排便訓練：

   (1) 了解造成病人排便失禁的原因。

   (2) 選擇一個訓練排便習慣的時間，依病人習慣或方便，選擇早餐或晚餐（配合胃結腸反射）。

   (3) **在選定排便時間前15~30分鐘口服軟便劑、使用軟便栓劑或小量灌腸。**

   (4) 在選定排便時間前喝熱飲料或冰果汁等。

   (5) 在選定排便時間，戴手套用指頭做肛門外括約肌之肛門刺激（環狀360度）。

   (6) 在選定排便時間協助病人上廁所或遞上便盆。

   (7) 提供隱蔽的排便環境並設定排便時間約為15~20分鐘。

   (8) 教導病人如廁時上身前傾、雙手向腹部施壓及環狀按摩以刺激腸道的排空。

   (9) 在排便訓練過程中，如病人無法如預期中排出糞便，切勿批評病人或表現出不耐煩的態度；若病人有良好表現應給予語言上的鼓勵。

7. 當病人不慎將床單或衣服弄髒時，不可表現出嫌惡的態度。

8. 隨時維護病人的自尊。

動動腦

同學們，想想看，當家人或朋友告訴你，他有便祕或腹瀉的問題時，你怎麼去協助他們呢？

（五）護理評值

護理人員於執行護理活動後，依病人現存的行為與護理目標做比較，了解病人是否恢復正常的排便功能。

1. 病人能說出造成排便異常的原因。
2. 病人每日水分的攝取量達2,000~2,500c.c.。
3. 病人或家屬在準備食物時，有注意每一餐均包含適量的纖維素食物。
4. 病人能描述適當活動對排便的好處，並培養出適當運動的習慣。
5. 病人每天解出一次成形軟便。
6. 病人無主訴排便不適。
7. 病人肛門周圍的皮膚完整無破損的現象。
8. 病人能主動與他人互動。

五、腸道治療

（一）直腸栓劑 (Rectal Suppository)

⊃ 目　的

直腸栓劑是一種圓柱狀的物質，Dulcolax是最常用的直腸栓劑，在塞入直腸後，藉由體溫溶解在直腸中，以達到軟化糞便及直接刺激直腸末梢神經，有利於將糞便排出。

⊃ 使用方法

1. **平常直腸栓劑應存放冰箱**或室溫陰涼處，避免軟化。
2. 護理人員戴上清潔手套，以食指**將栓劑塞入直腸中約7公分（2.5~3吋）深**，使栓劑通過肛門直腸環，再請病人試著將**藥物留置體內約30分鐘**，以達到預期的效果，之後再觀察反應及效果，並記錄之。

（二）灌腸 (Enema)

⊃ 定　義

　　將溶液灌入直腸或結腸內，藉著滲透作用使腸道膨脹，刺激腸黏膜、增加腸蠕動，以促進糞便或氣體排出體外。

⊃ 目　的

　　主要在清潔腸道、協助排便、供給藥物、供給營養、協助診斷。

⊃ 種　類

　　依灌入溶液保留在體內的時間長短可分為保留及非保留灌腸。

1. 保留灌腸(retention enema)：灌入量為90~180c.c.，以不超過240c.c.為原則，使腸道不至於膨脹而產生便意。灌腸液溫度為37.8~40.6℃(100~105℉)，不可超過41℃，並保留在腸道內約30分鐘以上。注意灌腸速度應緩慢以避免刺激腸蠕動。

2. 非保留灌腸(non-retention enema)：成人灌入量約750~1,000c.c.，灌腸液溫度為41~43℃(105~110℉)，約保留在腸道內5~10分鐘即可排出。

　　依灌腸溶液的量可分為大量灌腸及小量灌腸（表15-2）。

1. 大量灌腸：常見為清潔灌腸(cleansing enema)，將41~43℃的灌腸液灌入直腸或結腸內，並於體內保留5~10分鐘即可排出。

   (1) 目的：可軟化糞便、刺激腸道、清除腸道內的糞便及氣味，以及用於手術或腸胃道檢查前的腸道清潔，以利於手術及檢查的進行。

   (2) 灌入量：嬰兒為150~250c.c.。幼兒及學齡前兒童為250~300c.c.。學齡期兒童為300~500c.c.。青少年為500~750c.c.。成年人為750~1,000c.c.。

   (3) 溶液種類：

   ① 0.2%肥皂水(soapsuds solution, S. S. enema)：以10%肥皂凍20c.c.（為計算公式中的x）加清水至1,000c.c.，或以2%肥皂凍100c.c.（為計算公式中的x）加清水至1,000c.c.；因為肥皂可減低水的表面張力，糞便可迅速與水結合而軟化，但因會刺激腸黏膜而產生腸道不必要的收縮，故需隨時注意病人的反應。

   ② 生理食鹽水(normal saline, N. S. enema)：可使用生理食鹽水或4.5gm的鹽加在500c.c.清水中；生理食鹽水是等張溶液，不會對腸道產生刺激，對於嬰幼兒或兒童因易發生體液電解質不平衡，故適用此溶液灌腸。

   ③ 清水(plain water)：此為低張溶液，若大量灌入腸道，會迅速吸入血管而稀釋血液，造成體液電解質不平衡（水中毒），故執行時需注意病人的意識狀態。

2. 小量灌腸：灌入溶液量以**不超過240c.c.**為原則，將**37.8~40.6°C**的灌腸液灌入直腸或結腸內，保留時間依其目的而定。

(1) 收斂灌腸(astringent enema)：可檢查出血現象，及促使組織和血管收縮而有止血的效果。可使用明礬($AuSO_4$)1.5gm加水250c.c.或使用冰水200~300c.c.，約保留5~10分鐘再排出。

(2) 驅蟲灌腸(anthelmintic enema)：可協助排出寄出蟲。使用苦木液(quassia)15gm加水200~250c.c.，約保留15~30分鐘再排出。

(3) 驅風灌腸(carminative enema)：可協助排氣、**減輕腹脹**。灌腸液有1.2.3. enema及1.2.3.4. enema兩種，約保留15~30分鐘再排出。

① **1.2.3. enema(M.G.W enema)：為50%硫酸鎂($MgSO_4$)30c.c.、甘油(glycerine)60c.c.及清水90c.c.**的混合液。50%硫酸鎂為高張溶液，能使組織液吸出以軟化糞便；甘油易附著在腸黏膜，可促進排便。

② 1.2.3.4. enema：為50%硫酸鎂30c.c.、甘油60c.c.、清水90c.c.及松節油(turpentine)80c.c.的混合液。

(4) 甘油灌腸(glycerine enema)：可**軟化糞便**，以利糞便排出。**甘油與清水的比例為1：1**或1：2，灌入量為**90~180c.c.**，約保留5~10分鐘再排出。

(5) 診斷性灌腸(diagnostic enema)：將顯影劑硫酸鋇灌入直腸、結腸內，因硫酸鋇不被腸黏膜吸收，故**藉著X光攝影使直腸、結腸顯影以協助診斷**。檢查前可先執行清潔灌腸以排出腸道多餘糞便，診斷時顯影劑鼓勵病人保留於腸道內，待診斷檢查後即可排出。

(6) 安撫灌腸(emollient enema)：有潤滑作用，可保護腸黏膜。使用澱粉4gm加冷水60c.c.混勻後再加水至180c.c.，鼓勵病人保留在腸內以達治療效果。

(7) 意福灌腸(EVAC enema)：可軟化糞便以利腸道內容物的排空。意福灌腸液含有單磷雙鈉(monosodium phosphate anhydrous)及雙磷酸鈉(disodium phosphate anhydrous)，為高張溶液，成人灌入量為120c.c.，兒童為60c.c.，約保留15~30分鐘再排出。

(8) 營養灌腸(nutrition enema)：提供無法由口進食之病人營養，可使用葡萄糖、蛋白質、鹽類等溶液，鼓勵病人保留在腸內以達治療效果，現今已較少採用。

(9) 鎮靜灌腸(sedative enema)：有鎮靜和促進睡眠的作用，應用於無法口服或未施行靜脈注射之病人，可使用氯醛(chloral hydrate)、溴化鈉(sodium bromide)及副醛(paraldehyde)等溶液，鼓勵病人保留在腸內以達治療效果，現今已較少採用。

(10) 興奮灌腸(stimulate enema)：有興奮作用，可使用咖啡、白蘭地、生理食鹽水各60c.c.之混合液，或咖啡、生理食鹽水各100c.c.之混合液，鼓勵病人保留在腸內以達治療效果，現今已較少採用。

▼ 表15-2 灌腸的種類

種 類	目 的	常用溶液	溫 度	保留時間	灌入量
• 大量灌腸					
常用於清潔灌腸	1. 軟化糞便 2. 刺激腸道並清除腸道內的糞便及氣體 3. 手術及檢查前的腸道清潔	• 0.2%肥皂水(S. S. enema) • 生理食鹽水(N. S. enema)：等張溶液 • 清水：低張溶液	41~43℃	5~10分鐘	成人約750~1,000c.c.
• 小量灌腸					
收斂灌腸	1. 止血 2. 檢查出血現象	明礬水或冰水	室溫	同上	200~300c.c.
驅蟲灌腸	排出寄生蟲	苦木液	37.8~40.6℃	15~30分鐘	200~250c.c.
驅風灌腸	協助排氣，減輕腹脹	• 1.2.3. enema (M. G. W.)：50%硫酸鎂30c.c.＋甘油60c.c.＋清水90c.c. • 1.2.3.4. enema：50%硫酸鎂30c.c.＋甘油60c.c.＋清水90c.c.＋松節油8c.c.	37.8~40.6℃	15~30分鐘	60~180c.c.
甘油灌腸	軟化糞便，以利排出	甘油與清水的比例為1:1或1:2	同上	5~10分鐘	90~180c.c.
診斷性灌腸	藉著X光攝影使直腸、結腸顯影，協助診斷	顯影劑為硫酸鋇	同上	診斷檢查後即可排出	500~1,500c.c.
安撫灌腸	潤滑作用，可保護腸黏膜	澱粉4gm＋冷水60c.c.混勻後加水至180c.c.	同上	鼓勵保留在腸內	60~180c.c.
意福灌腸	軟化糞便，以利腸道內容物的排空	意福灌腸液（高張溶液）	室溫	15~30分鐘	成人：120c.c. 孩童：60c.c.
營養灌腸	提供營養	• 葡萄糖 • 蛋白質 • 鹽類	同上	同上	依病人需要
鎮靜灌腸	鎮靜作用，促進睡眠	• 氯醛 • 溴化鈉 • 副醛	同上	同上	依病人需要
興奮灌腸	興奮作用	• 咖啡60c.c.＋白蘭地60c.c.＋生理食鹽水60c.c. • 咖啡100c.c.＋生理食鹽水100c.c.	同上	同上	60~180c.c.

註：營養、鎮靜及興奮灌腸現今已較少採用。

⊃ 注意事項

1. 維護病人的隱私，給予適當的覆蓋。

2. 灌腸時可與病人交談以轉移注意力。

3. 灌腸時應採**左側臥式**，因乙狀結腸及降結腸在左邊，可藉重力原理使溶液易流入腸道；如無法採左側臥時可以採俯臥，並將臀部墊高；**腸阻塞者可採膝胸臥式；孕婦臨產、髖關節受傷、長期導尿者，可採屈膝仰臥式；不可站著或坐著時灌腸**，因為地心引力的關係會使溶液無法保留在腸道內。

4. **插入肛管時教導病人哈氣或做深呼吸動作，以放鬆腹肌及分散注意力。**

5. 告知病人溶液流入時，會覺得肚子脹脹的或引起腸道痙攣性收縮，而產生輕微的腹痛，**當此痙攣性腹痛發生時，應減緩速度或等到腹痛消失再灌入**；若有嚴重腹痛、腹脹時須停止灌入溶液，因有可能發生腸穿孔的現象。

6. 非保留灌腸的溶液溫度為**41~43℃(105~110℉)**，保留灌腸的溶液溫度為**37.8~40.6℃(100~105℉)**；**溫度過高時腸道血管擴張，使得血液集中在腸道，導致腦部缺氧而引起昏厥**，同時也會**傷害腸黏膜**或造成**腸蠕動過速**；溫度太低時可能**使肛門括約肌收縮痙攣**。

7. 灌腸壓力：灌腸是利用地心引力及虹吸引流的原理，所以壓力的計算是以灌腸筒的液面至肛門的垂直距離（圖15-6）。

   (1) 大量灌腸：**成人45~60公分（18~24吋）**，孩童38~45公分（15~18吋）。

   (2) 小量灌腸：**15~20公分（6~8吋）。**

8. 選擇適當的肛管：成人—小量灌腸18~22Fr.，**大量灌腸22~24Fr.** 孩童—14~18Fr.。嬰幼兒—10~12Fr.。

9. 肛管插入的深度：**成人約7.5~10公分（3~4吋）**，孩童5~7.5公分（2~3吋），嬰幼兒2.5~3.75公分（1~1.5吋）。

10. 肛管插入時應潤滑肛管前端約5~10公分，以減少對腸黏膜的摩擦及減少肛門括約肌的收縮。

11. **灌腸的禁忌症：不明原因的腹痛、疼痛性的嚴重痔瘡、產科安胎者、直腸狹窄或潰瘍、闌尾炎、腹膜炎、腸道發炎、腦壓過高**（因病人用力會使腦壓更高）。

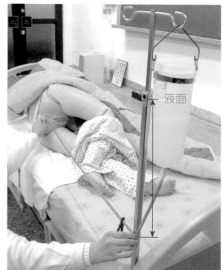

➕ 圖15-6　灌腸的壓力圖

液面

（三）結腸灌洗 (Colon Irrigation)

⊃ 定　義

　　在低壓下將大量的溶液分次灌入結腸中予以清洗，並使灌入的溶液經由另一管流出體外的治療方式。

⊃ 目　的

1. 清潔：徹底除去腸道內的糞便、細菌、雜質，以做為術前或特殊檢查的準備。
2. 稀釋腸道內的毒素、排除氣體。
3. 減輕局部炎症反應。
4. 供給體液。

⊃ 溶液的種類

1. 清潔：包括清水、生理食鹽水及1:5,000高錳酸鉀(P. P. solution)。
2. 治療痢疾：包括1:1,000~1:5,000之苦木液（奎寧，Quinine）、1:500~1:2,000之硝酸銀(silver nitrate)及3:100~5:100之鞣酸(tannic acid)。
3. 除去腸黏膜：1~2%重碳酸氫鈉(sodium bicarbonate)。
4. 供給體液：2.5%葡萄糖、低張溶液。

⊃ 注意事項

1. 灌洗前必要時應先做清潔灌腸。
2. 灌洗時採左側臥式之姿勢，灌入的速度以每分鐘100~150c.c.為宜，灌洗壓力不高於45~60公分（18~24吋）。
3. **灌洗溶液溫度為41~43℃（與體溫相近）**，灌入液體總量視病人情況及治療目的而定，如：清潔作用需灌洗至水回流顏色與灌入溶液完全相同為止。
4. 灌洗時隨時觀察病人有無冒冷汗、腹痛屬害、臉色蒼白、出血等現象，若有應停止灌洗並通知醫師。
5. **結腸灌洗的禁忌症：肛門括約肌鬆弛**、腸道或肛門周圍傷口發炎、疼痛性嚴重痔瘡、**腸結核**、腸道或肛門周圍有腫瘤、**腸黏膜有息肉**、病人情況不良。

臨床新知

　　部分醫院會以磷酸鈉口服液(oral sodium phosphate, 如Fleet®)瀉藥取代灌腸，喝的方式依用途不同各異，其清腸效果好，也可縮短護理人員工作時數，但對於年紀過大或有慢性腎臟病的病人容易增加其腎病變的風險，若需使用時應留意病人BUN、Creatinine指數並提醒病人大量攝取水分。

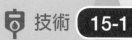

技術 15-1 移遞便盆法
Giving and Removing the Bedpan

先備知識

1. 了解便盆的構造及形式。
2. 了解便盆使用之原則。

應用目的

1. 協助病人床上使用便盆，改善無法下床病人床上如廁，維持排泄功能。
2. 養成病人定時排便習慣。
3. 收集檢體時使用便盆。

操作步驟與說明

操作步驟	說明
工作前準備	
1. 核對床頭卡及手圈，詢問病人全名及出生年月日。	1-1. 確認病人。
2. 向病人及家屬解釋目的及過程，並評估病人狀況。	2-1. 目的在取得合作。
3. 脫錶洗手：採內科無菌洗手法。	
4. 準備用物：治療盤、便盆（在病人單位）、便盆巾（無此設備時可省略）、防水治療巾、衛生紙數張、臉盆（取自病人單位）、溫水、肥皂、毛巾（取自病人單位）。	4-1. 市售便盆形式有：骨科便盆、塑膠材質便盆、不鏽鋼製材質便盆（圖15-7）。 4-2. 檢查便盆有無破損、是否乾淨。
5. 將所有用物攜至病人單位。	5-1. 天冷或選用不鏽鋼製材質便盆時，可將熱水倒至便盆內2分鐘以溫熱便盆，但須注意避免過燙，或墊衛生紙於便盆座墊四周，以增加舒適。

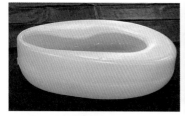
(a) 塑膠材質便盆

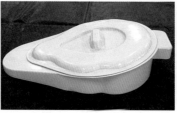
(b) 塑膠材質骨科便盆

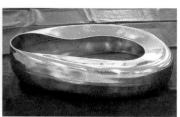
(c) 不鏽鋼製材質便盆

➕ 圖15-7　便盆的種類

操作步驟	說明

工作過程

（一）遞予便盆

1. 再次核對床頭卡及手圈，詢問病人全名及出生年月日。

2. 於便盆上覆蓋便盆巾後，置於床旁椅上。

2-1. 勿置於床旁桌上或地上。

3. 環境布置：圍屏風或拉起布簾，關門窗，固定床輪。

3-1. 維護病人隱私並注意其保暖。

4. 掀開並反摺病人一側腰部之蓋被（棉被），鬆開褲帶，並協助病人脫褲至膝蓋下方。

4-1. 避免過度暴露病人。

5. 協助病人採屈膝仰臥式，腳跟踩在床墊上，請病人臀部抬高，鋪墊防水治療巾於臀部下。

5-1. 需要時，可協助病人採坐姿。避免汙溼床單。

6. 將便盆上的便盆巾取下並掛於椅背上。

7. 將病人背部衣服下緣部分往上拉高，請病人雙腳踩著床墊並施力以抬高臀部，護理人員左手支托其腰部（或卜背部），使其抬起臀部，右手放便盆於臀下（圖15-8）。

7-1. 將病人衣服稍往上拉或摺起，避免沾溼弄髒。

7-2. 置放便盆時，注意便盆前後方向的正確性，便盆坐部較低，方向朝後（朝床頭的方向）。較高部分朝前（朝床尾的方向）（圖15-9）。便盆有不同材質，任何材質的便盆皆有高低之分，請遵守便盆坐低的原則，即可正確放置。

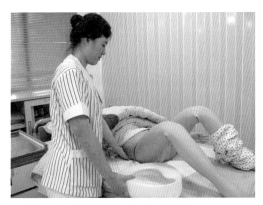

✛ 圖15-8 置放便盆於病人臀下

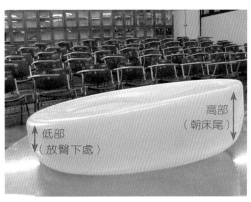

✛ 圖15-9 置放便盆時，需注意便盆前後方向的正確性

操　作　步　驟	說　　明
8. 檢視便盆放置的位置是否適當（會不會太高或太低？或如廁時會不會外漏？），並詢問病人放置便盆的感覺（感覺如何？會不會不舒服？）。	
9. 此時可以詢問病人意見，護理人員是暫時離開或在一旁等待？教導病人完成如廁後按鈴予以協助處理。	9-1.　給予充分時間解便，勿催促病人。若病人無法自行擦拭肛門時，應協助其清潔會陰部或臀部。
10. 置衛生紙及叫人鈴於病人雙手可及處，以方便取用。	
11. 病人如廁後以臉盆盛裝清水協助病人洗手，以乾淨毛巾擦拭雙手。	

（二）移開便盆

操　作　步　驟	說　　明
1. 請病人雙腳施力以抬高臀部；護理人員以右手（慣用手）支托病人腰部，左手（非慣用手）自臀下平行移開便盆。	
2. 便盆覆以便盆巾，暫放床旁椅上或先拿去傾倒。	2-1.　先拿去傾倒可減少異味。
3. 取出臀下的防水治療巾，暫放於椅背上。	
4. 協助病人穿好褲子、整理衣著。	

工作後處理

操　作　步　驟	說　　明
1. 整理病人單位及環境，恢復病人舒適臥位。	
2. 傾倒便盆內的排泄物。	2-1.　若為傳染病病人，其排泄物應先消毒後再傾倒。
	2-2.　倒便盆時要觀察排泄物之性質、量，是否有異味等，並記錄之。此外，注意是否需留檢體，或者是否有需記錄排出量的必要。
3. 刷洗及消毒便盆。	3-1.　刷洗便盆時，應先用冷水再用熱水沖刷，並以流動蒸氣消毒後，置於病人單位陰乾。

操 作 步 驟	說 明
4. 洗手：採內科洗手法。 5. 記錄：解便時間、排泄物的性狀、病人反應。	

記錄範例

時 間	用藥及治療	生命徵象	護理記錄
11：00	Cleansing enema st		病人主訴想解便，但因病人無法下床協助其床上使用便盆，拉窗簾、關上窗戶，維護其隱私，協助病人抬高床頭以利排便之姿勢，給予充分時間解便，繼續觀察中。／N1陳美
12：00			病人解出條狀、量中、無腐敗味之棕黃色軟便，無不適之主訴。／N1陳美

掃描

觀看技術影片

技術 15-2 清潔灌腸法
Cleansing Enema

先備知識

1. 了解清潔灌腸的定義。
2. 了解大腸、肛門的解剖位置。
3. 了解大量灌腸的原則，如：溶液的選擇、灌腸壓力之測量。

應用目的

1. 軟化大便並刺激腸道使糞便易於排出。
2. 做為腸道手術前準備，清潔腸道糞便避免手術時汙染傷口。
3. 下腸道檢查前準備，使腸道排空以利鏡檢時觀察腸道組織。
4. 排除腸道中之糞便減少腸內菌分解蛋白質，降低氨的吸收減輕或預防肝昏迷。
5. 排除腸道氣體、毒液、刺激腸蠕動。

操作步驟與說明

操 作 步 驟	說　　明
工作前準備	
1. 核對醫囑，並在醫囑前面打全勾。	1-1. 醫囑範例：20XX-08-13 ✓ Cleansing enema st R1 王大為
2. 核對床頭卡及手圈，詢問病人全名及出生年月日並向病人及家屬解釋執行目的與過程。	2-1. 確認病人並使其了解操作程序，增加其安全感並取得合作。
3. 將點滴架置於床尾。	
4. 看時間、脫手錶、洗手：採內科無菌洗手法。	
5. 準備灌腸溶液：溫開水1,000c.c.。	5-1. 大量灌腸溶液可以使用溫開水、清水、生理食鹽水、0.2%肥皂水等。若為肥皂水灌腸時需自行配製灌腸溶液：濃度計算要正確(0.2%)，配製溶液時以大量杯取溫開水溶液量980c.c.，使用水溫計測量水溫(41~43℃)，沿量杯邊緣倒入肥皂凍20c.c.並攪拌均勻（須注意勿產生大量泡泡），配製成1,000c.c.灌腸溶液。

操 作 步 驟	說 明
(1) 以大量杯用水溫計測量溶液溫度，取溫開水溶液量1,000c.c.。	
(2) 確認溶液溫度為41~43℃(105～110℉)。	(2)-1. 溶液溫度為41~43℃(105~110℉)，因為溫度過高時腸道之血管會擴張，血液集中在腸道，導致腦部缺氧引起昏厥，同時也會傷害腸黏膜；溫度太低時可能使肛門括約肌收縮痙攣。
6. 準備用物（圖15-10）：治療盤及治療巾、防水治療巾、肛管、灌腸筒、橡皮管、不鏽鋼接管（圖15-11）、管夾、水溫計、大量杯、清潔手套一付、K-Y Jelly一包、壓舌板、彎盆、衛生紙數張二份。	6-1. 肛管管徑大小之選擇：**成人22~24Fr.，小孩14~18Fr.**；部分醫院中所使用之丟棄式肛管大小為25Fr.(1Fr.=1/3mm, 1cm= 10mm)。
7. 攜帶用物至病人單位。	6-2. 裝置灌腸筒時需注意不鏽鋼接管開口的形狀（圖15-11）。

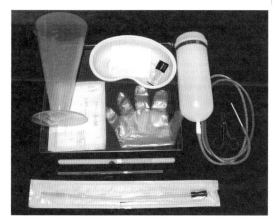

✚ 圖15-10

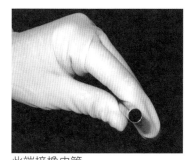

此端接橡皮管

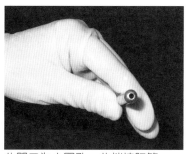

此開口為小圓孔，此端接肛管

✚ 圖15-11　不鏽鋼接管

操作步驟	說明

工作過程

1. 再次核對床頭卡及手圈,詢問病人全名及出生年月日。

2. 環境布置:圍屏風或關上窗戶、拉窗簾、固定床輪。

   2-1. 保護病人隱私及保暖。

3. 將灌腸筒掛在點滴架上,管夾關緊,預防倒入溶液時水流出。

   3-1. 引流管勿懸垂於地上。

4. 鋪防水治療巾於病人臀下。

5. 協助病人脫褲至膝蓋,調整被蓋,把被蓋盡量移至遠側。

   5-1. 調整被蓋時,勿暴露病人。

6. 將病人左手擺置頭頂上方,右手放在腹部前面,拉起近側床欄,走到遠側,協助病人採**左側臥**(協助方式:護理人員右手放在病人的右肩上,左手在病人的右臀部上,將病人翻向左側臥),拉起遠側床欄後走回近側。接著拉下近側床欄,將病人臀部移靠近右側床緣。

   6-1. 因乙狀結腸及降結腸在左邊,採左側臥式灌腸時,**可借重力原理使溶液易流入腸道**;如無法採左側臥時可以採俯臥,但需將臀部墊高;腸阻塞者可採膝胸臥式。

   6-2. 床欄拉起乃在維護病人安全。

7. 露出臀部及肛門口,整理防水治療巾。

   7-1. 注意避免過度暴露,以維護病人隱私。

8. 倒溶液於灌腸筒內,不可濺出,避免弄溼床單(圖15-12)。

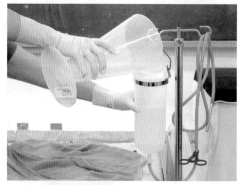

➕ 圖15-12　非慣用手(左手)需扶住瓶身,避免倒水時碰撞而濺水

9. 調整灌腸筒液面的高度至肛門的垂直距離(約2次肘關節至腕關節間距離的長度)(圖15-13),測量後應檢查高度是否準確以維持適當的灌腸壓力。

   9-1. 大量灌腸的壓力為:**45~60公分**(18~24吋),壓力之測量為**灌腸液液面與肛門垂直之距離**。距離越長表示灌腸的壓力越大。

操 作 步 驟	說 明

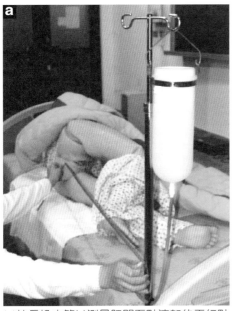

(a)拉長橡皮管以測量肛門至點滴架的平行點

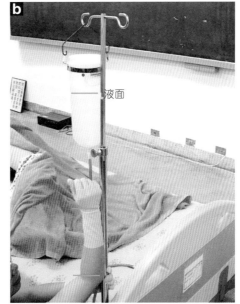

液面

(b) 以此平行點向上量取2次肘關節至腕關節距離的長度，並調整點滴架高度

✚ 圖15-13　調整灌腸筒液面的高度至肛門的垂直距離

操作步驟	說明
10. 將K-Y Jelly打開塗抹於衛生紙中，戴上手套將肛管與灌腸筒導管相銜接緊，於肛管頭端以K-Y Jelly潤滑5~10公分（2~4吋）。	
11. 將彎盆放在防水治療巾的範圍內。	
12. 打開管夾排氣。	12-1. 排氣的目的在避免空氣進入直腸道，引起腹脹，增加病人不適感。 12-2. 潤滑時不可堵住肛管，排氣時不可濺出。
13. 非慣用手（左手）持衛生紙撥開臀部露出肛門口，請病人張口吐氣或說「啊」。	13-1. 請病人說「啊」可以轉移注意力放鬆肛門括約肌，以利肛管進入腸道減少疼痛。
14. 慣用手（右手）將肛管輕插入肛門約7.5~10公分。	14-1. 成人肛管插入深度為7.5~10公分，應潤滑肛管前端約5~10公分，以減少對腸黏膜的摩擦及減少肛門括約肌的收縮。
15. 非慣用手（左手）拇指及食指拿住且固定肛管，避免滑出體外（圖15-14），保持灌腸溶液流入體內速率為100c.c./min。	15-1. 若灌入速度過快會刺激結腸迅速引發排便反射，無法達到灌腸之效果。灌入流速為100c.c./min（即1分鐘灌入100c.c.的速度）。

操 作 步 驟	說　　明

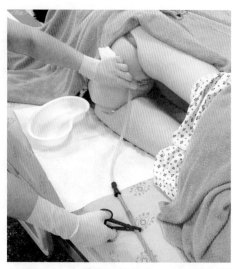

＋圖15-14　灌腸時的姿勢：右手控制管夾，左手固定住肛管，以免肛管滑脫

16. 告知病人若覺得腹部疼痛或想解便時應告知護理人員，隨時注意病人反應。

16-1. **灌腸過程中若病人出現不適時，可先減低流速或關閉管夾30秒，待病人不適感緩解時再繼續灌入溶液。若病人腹痛持續未緩解，則停止灌腸，並立刻報告醫師處理。**

17. 待溶液將盡時關緊管夾，以非慣用手（左手）壓住肛門口，慣用手（右手）輕輕抽出肛管後反摺，以手套反包肛管，自接頭處取下置於彎盆內。

18. 橡皮管倒掛入灌腸筒，勿使水滴落地板。

18-1. 目的在避免病人發生跌倒的意外事件。

19. 協助病人平躺。

20. 告知保留溶液於腸道內5~10分鐘，並向病人解釋若感覺腹部些微脹脹的是正常現象，請盡量忍住。

20-1. 使糞便有足夠的時間軟化，促進灌腸之效果。

21. 若病人無法再保留灌腸溶液時，協助病人床上使用便盆或至廁所解便。

21-1. 病人若至廁所解便，請事先告知排泄物先不要沖掉，待護理人員觀察後再沖掉。

22. 將被蓋蓋好，協助病人穿好褲子並移去防水治療巾。

23. 整理病人單位：恢復環境包括床欄、放好點滴架、打開窗戶及窗簾或移除屏風。

操 作 步 驟	說　　明
24. 向病人解釋已完成灌腸，收拾用物，回護理站。	

工作後處理

操 作 步 驟	說　　明
1. 用物處理：肛管及其他用物丟棄於感染可燃性垃圾桶中，灌腸筒清潔後歸回原位並晾乾。	
2. 洗手：採內科無菌洗手法。	
3. 記錄：	
(1) 護理記錄單：記錄灌腸時間、溶液種類、灌入量、病人反應、排泄物的性狀。	(1)-1. 記錄內容必須詳記： ① 灌腸的時間。 ② 灌腸時病人有無不適反應。 ③ 灌腸溶液的種類。 ④ 溶液的灌入量。 ⑤ 排泄物的性狀、顏色、量、味道等。 ⑥ 灌腸之效果。
(2) 生命徵象記錄表；記錄灌腸後之效果（1/E或0/E）。	(2)-1. 若為有效灌腸則在生命徵象記錄表大便欄位內記錄為1/E；若灌腸後病人未解便則記錄為0/E。
(3) 醫囑：於醫囑後面打全勾、寫上執行時間並簽職稱、全名。	(3)-1. 醫囑範例：20XX-08-13 ✓ Cleansing enema st R1王大為 ✓20XX-08-13 at 09：00 N1陳美

記錄範例

時 間	用藥及治療	生命徵象	護理記錄
09：00	Cleansing enema st		因病人預定14:00至檢查室做大腸纖維鏡檢查，向病人說明灌腸是為了清潔腸道糞便以使檢查時能看清楚腸道的狀況，過程中可能腹部會覺得脹脹的感覺，若感到不舒服可以馬上告訴護理人員，解釋後於09:00依醫囑執行Cleansing enema st，灌入1,000c.c.的溫水，灌腸過程中病人覺得腹部微脹感但可以忍受，先暫停灌腸1分鐘稍作休息後繼續灌腸，病人無不適反應。灌腸後約20分鐘病人解出黃色成形軟便，續觀察病人解便情形。／N1陳美

技術 15-3　小量灌腸法
Small Amount Enema

先備知識

1. 了解小量灌腸與大量灌腸在溶液量溫度及壓力上的不同。
2. 了解灌腸溶液的藥物作用及功能。
3. 熟悉小量灌腸的操作步驟。

應用目的

1. 軟化大便並刺激腸道使糞便易於排出。
2. 以灌腸方式給予藥物，經由腸道達到藥物吸收之功能，例如：驅氣灌腸可減輕腹脹；收斂灌腸可以收斂腸道血管黏膜做到止血之目的；興奮灌腸使病人精神較為亢奮；鎮靜灌腸使病人鎮靜；營養灌腸可供給營養素等。

操作步驟與說明

操作步驟	說明
工作前準備	
1. 核對醫囑，在醫囑前面打全勾。	1-1. 醫囑範例：20XX-08-18 ✓ Glycerin enema 60c.c. st R1王大為
2. 核對床頭卡及手圈，詢問病人全名及出生年月日並向病人及家屬解釋執行目的與過程。	2-1. 確認病人並使其了解操作程序，增加其安全感並取得合作。
3. 看時間、脫手錶、洗手：採內科無菌洗手法。	3-1. 記住時間，以利執行完成後醫囑之處理。
4. 準備灌腸溶液： (1) 準備Glycerin一瓶、量杯（中、小各一個）、水溫計等用物。 (2) 以量杯取Glycerin 60c.c.及清水60c.c.，攪拌混合均勻並測量水溫在37.8~40.6℃之範圍，配成120c.c.灌腸溶液。	
5. 準備用物：治療盤及治療巾、小量灌腸針筒、防水治療巾、清潔手套一付、K-Y Jelly一包、彎盆、衛生紙數張二份（圖15-15）。	5-1. 溶液配製需依醫囑之開立而定，除了Glycerin之外，Kayexalate、Neomycin或Bosmine等皆是臨床上常施以小量灌腸法進行給藥。
6. 攜帶用物至病人單位。	

操　作　步　驟	說　　明

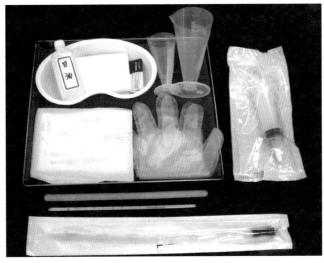

✚ 圖15-15　所需用物

工作過程

1. 再次核對床頭卡及手圈，詢問病人全名及出生年月日。

2. 環境布置：圍屏風或關窗戶、拉上窗簾、固定床輪。

2-1. 保護病人隱私及保暖。

3. 鋪防水治療巾於病人臀下。

4. 協助病人脫褲於膝蓋，調整被蓋把被蓋盡量移至遠側。

4-1. 保護病人隱私，注意蓋被，勿暴露病人。

5. 將病人左手擺置頭頂上方，右手放在腹部前面，拉起近側床欄，走到遠側，協助病人採**左側臥**（協助方式：護理人員右手放在病人的右肩上，左手在病人的右臀部上，將病人翻向左側臥），拉起遠側床欄後走回近側。接著拉下近側床欄，將病人臀部移靠近右側床緣。

5-1. 床欄拉起乃在維護病人安全。

6. 露出臀部及肛門口，整理防水治療巾。

6-1. 注意避免過度暴露病人。

7. 戴上清潔手套，以慣用手（右手）將小量灌腸針筒與肛管接緊。

7-1. 灌腸時只需使用針筒部分，不需使用推柄。使用前先分離針筒及推柄，將推柄放置治療盤上。

8. 將K-Y Jelly打開塗抹於衛生紙中，戴上手套將肛管與小量灌腸針筒銜接緊，於肛管頭端以K-Y Jelly潤滑5~10公分（2~4吋）。

操作步驟	說明

9. 將彎盆及衛生紙放在防水治療巾上的範圍內。

10. 慣用手（右手）持小量灌腸針筒與肛管相連處並捏緊肛管（圖15-16），非慣用手（左手）則緩緩將配製好的灌腸溶液倒入小量灌腸針筒內。

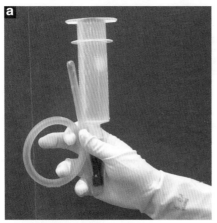

(a)未握住前的姿勢

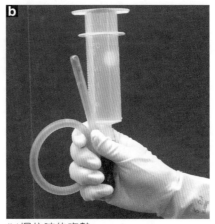

(b)握住時的姿勢

➕ 圖15-16　手持小量灌腸針筒的姿勢

11. 將肛管前端置於彎盆上方，以小指控制流速使少量溶液流入彎盆內排出肛管中之氣體，隨即捏緊肛管。

12. 以非慣用手（左手）持衛生紙撥開臀部露出肛門口（圖15-17），請病人張口吐氣或說「啊」。

12-1. 請病人說「啊」轉移注意力，且動作應輕柔，以免引起病人肛門疼痛。

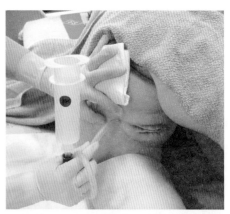

➕ 圖15-17　手持灌腸針筒時，需注意灌腸針筒要擺正，以免溶液濺出

操 作 步 驟	說 明
13.將肛管輕輕插入肛門約7.5～10公分（圖15-18）。	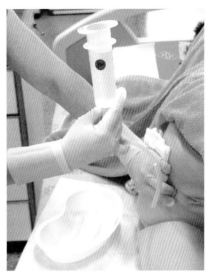 ✚ 圖15-18　灌腸進行中由小指控制流速
14.放鬆肛管使溶液緩緩流入腸道內，並維持小量灌腸合宜的壓力（圖15-19）。	14-1. 小量灌腸合宜壓力為小量灌腸針筒距肛門口15~20公分（6~8吋）的高度，若流速過快會引發排便反射。 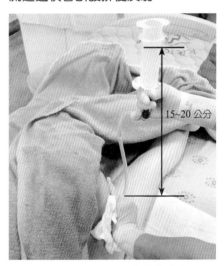 15~20 公分 ✚ 圖15-19　維持小量灌腸的合宜壓力
15.小量灌腸針筒的溶液快流完時，捏緊肛管後再倒入剩餘溶液。	15-1. 倒入剩餘溶液時請盡量捏緊肛管，避免空氣進入腸道造成腹脹不適。
16.待溶液流盡時，非慣用手（左手）持衛生紙壓住肛門口，慣用手（右手）緊捏肛管輕輕抽出，反摺後以手套包住肛管前端，由接頭處取下肛管置彎盆內。	

操 作 步 驟	說 明
17. 隨時觀察及注意病人之反應。	
18. 協助病人平躺。	
19. 告知病人保留溶液於腸道內15~30分鐘（或依醫囑規定或依藥物種類保留時間未達到前盡量不要排出），並向病人解釋若感覺腹部些微脹脹的是正常現象，請盡量忍住。	19-1. **保留溶液於腸道內15~30分鐘之目的為：使腸道液有足夠的時間吸收藥物，達到給藥或灌腸之目的。**
20. 若病人無法再保留灌腸溶液時，協助病人床上使用便盆或至廁所解便。	20-1. 須特別注意病人活動的安全，尤其灌腸溶液若為藥物，則必須考慮藥物作用及副作用造成的影響。
21. 將被蓋蓋好協助病人整理衣服穿好褲子並移去防水治療巾。	
22. 整理病人單位：恢復環境包括床欄、打開窗戶及窗簾或移除屏風。	
23. 向病人解釋已完成灌腸，收拾用物回護理站。	

工作後處理

1. 用物處理：肛管及其他用物丟棄於感染可燃性垃圾桶中，小量灌腸針筒清潔後晾乾，用塑膠袋包好放於病人單位。	
2. 洗手：採內科無菌洗手法。	
3. 記錄：	
(1) 護理記錄單：記錄灌腸時間、溶液種類、灌入量、病人反應、排泄物的性狀。	(1)-1. 記錄內容必須詳記： ① 灌腸的時間。 ② 灌腸時病人有無不適反應。 ③ 灌腸溶液的種類。 ④ 溶液的灌入量。 ⑤ 排泄物的性狀、顏色、量、味道等。 ⑥ 灌腸之效果。
(2) 生命徵象記錄表：記錄灌腸後之效果（1/E或0/E）。	(2)-1. 若為有效灌腸則在生命徵象記錄表大便欄位內記錄為1/E；若灌腸後病人未解便則記錄為0/F。
(3) 醫囑：於醫囑後面打全勾、寫上執行時間並簽職稱、全名。	(3)-1. 醫囑範例：20XX-08-18 ✔ Glycerin enema 60c.c. st R1王大為 ✔20XX-08-18 at 09:00 N1陳美

記錄範例

時 間	用藥及治療	生命徵象	護理記錄
09：00	Glycerin enema 60c.c. st		因病人3天未解大便，依醫囑執行灌腸，向病人說明灌腸是為了促進腸道排便，過程中可能腹部會覺得脹脹的感覺，若感到不舒服可以馬上告訴護理人員，解釋後於 09:00 依醫囑執行Glycerin enema 60c.c. st，灌腸溶液配製為甘油與清水比為1:1，灌腸溶液量為120c.c.甘油水，灌腸過程中病人覺得腹部微脹感但可以忍受，病人無不適反應。灌腸後約20分鐘病人解出黃色成形軟便，繼續觀察病人解便情形。／N1陳美

掃描

技術 15-4 意福灌腸法
Fleet Enema

觀看技術影片

先備知識

1. 了解小量灌腸的定義。
2. 了解意福灌腸的操作步驟及使用方法。
3. 熟知灌入溶液後保留灌腸溶液於腸道之目的。

應用目的

1. 軟化大便並刺激腸道使糞便易於排出。
2. 產婦生產前的腸道準備，減少腸道糞便使胎頭易於下降。
3. 手術或檢查前之腸道準備。

操作步驟與說明

操 作 步 驟	說 明
工作前準備	
1. 核對醫囑，在醫囑前面打全勾。	1-1. 醫囑範例：20XX-08-18 ✓ EVAC enema 1pc st R1王大為
2. 核對床頭卡及手圈，詢問病人全名及出生年月日並向病人及家屬解釋目的與過程。	2-1. 確認病人並使了解操作過程，增加其安全感並取得合作。
3. 看時間、脫手錶、洗手：採內科無菌洗手法。	
4. 準備灌腸溶液：意福灌腸瓶1瓶。	4-1. 依據醫囑開立之灌腸量來決定意福灌腸的瓶數為1瓶或2瓶。
	4-2. 意福灌腸法屬於小量灌腸法之一（亦屬保留灌腸法）。
5. 準備用物：治療盤及治療巾、防水治療巾、清潔手套1付、K-Y Jelly 1包、彎盆、衛生紙數張二份（圖15-20）。	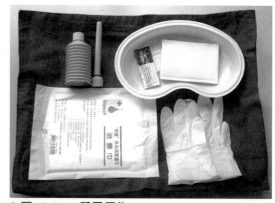
6. 攜帶用物至病人單位。	✚ 圖15-20　所需用物

操 作 步 驟	說　明

工作過程

1. 再次核對床頭卡及手圈，詢問病人全名及出生年月日。

2. 環境布置：圍屏風或關上窗戶、拉窗簾、固定床輪。

3. 鋪防水治療巾於病人臀下。

4. 協助病人脫褲至膝蓋，調整被蓋把被蓋盡量移至遠側。

    4-1. 調整被蓋盡量露出臀部及肛門口即可，勿過度暴露病人，以維護病人隱私。

5. 將病人左手擺置頭頂上方，右手放在腹部前面，拉起近側床欄，走到遠側，協助病人採**左側臥**（協助方式：護理人員右手放在病人的右肩上，左手在病人的右臀部上，將病人翻向左側臥），拉起遠側床欄後走回近側。接著拉下近側床欄，將病人臀部移靠近右側床緣。

    5-1. 床欄拉起乃在維護病人安全。

6. 協助病人露出臀部及肛門口，整理防水治療巾。

7. 完成意福灌腸瓶之開瓶。

    7-1. 開瓶步驟詳見後續之「附註」。

    (1) 戴上清潔手套，慣用手（右手）持衛生紙，轉開意福灌腸瓶蓋（圖15-21ab），將長形肛管插入端接上灌腸瓶瓶蓋的開口處後旋緊（圖15-21c）。

    (2) 移除長形肛管插入端之蓋子，打開後將瓶身直立，勿使液體流出。

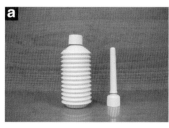 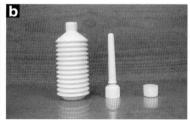 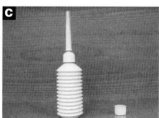

✚ 圖15-21

操 作 步 驟	說　明
8. 將K-Y Jelly打開塗抹於衛生紙中，戴上手套於意福灌腸瓶肛管以K-Y Jelly潤滑5~10公分（2~4吋）。	8-1. 意福灌腸瓶中之肛管長度約10公分，使用時須潤滑整支肛管。

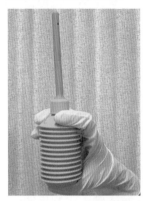

➕ 圖15-22　手持意福灌腸瓶的方法

9. 將彎盆及衛生紙放在防水治療巾上範圍內。

10. 非慣用手（左手）持衛生紙撥開臀部露出肛門口，插入肛門前請先將意福灌腸瓶開口朝下，做排氣動作後，請病人張口吐氣。

11. 慣用手（右手）將意福灌腸瓶輕插入**肛門約7.5~10公分**（或整個肛管插入肛門內）（圖15-22）。

12. 慣用手（右手）拇指由意福灌腸瓶瓶底端往病人肛門方向擠壓，使液體流入肛門內，並詢問病人反應及感覺（圖15-23）。

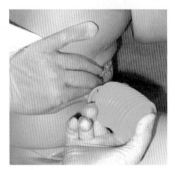

➕ 圖15-23　灌入溶液時拇指自瓶底往肛門處擠壓，其餘手指保持不動，以避免瓶身壓迫肛門口，引起疼痛

13. 待溶液流盡時，仍需緊壓意福灌腸瓶瓶身勿放鬆，非慣用手（左手）持衛生紙壓住肛門口，慣用手（右手）輕抽出意福灌腸瓶後肛管反摺以手套反包（圖15-24），置於彎盆內。

13-1. 若在未拔出前即放鬆灌腸瓶瓶身會因負壓原理使得溶液被吸回瓶身內，減少灌入之溶液量，降低灌腸效果。

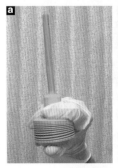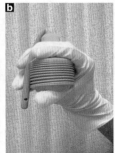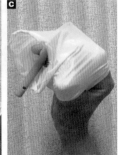

➕ 圖15-24　將意福灌腸瓶反摺，以手套反包

操 作 步 驟	說　明
14. 協助病人平躺。	
15. **告知保留溶液於腸道內15~30分鐘**，並向病人解釋若感覺腹部些微脹脹的是正常現象。	15-1. 使糞便有足夠的時間軟化，促進灌腸效果。
16. 注意病人反應，請病人盡量忍住，若病人無法再保留灌腸溶液時，協助病人床上使用便盆或至廁所解便。	16-1. 病人若至廁所解便，請事先告知排泄物勿自行沖掉，待護理人員觀察後再沖掉。
17. 將被蓋蓋好，協助病人整理衣服、穿好褲子並移去防水治療巾。	
18. 整理病人單位：恢復環境包括床欄、打開窗戶及窗簾或移除屏風。	
19. 向病人解釋已完成灌腸，收拾用物回護理站。	

工作後處理

1. 用物處理：意福灌腸瓶及其他用物丟棄於感染可燃性垃圾桶中。	
2. 洗手；採內科無菌洗手法。	
3. 記錄：	
(1) 護理記錄單：記錄灌腸時間、溶液種類、灌入量、病人反應、排泄物的性狀。	(1)-1. 記錄內容必須詳記： ①灌腸的時間。 ②灌腸時病人有無不適反應。 ③灌腸溶液的種類。 ④溶液的灌入量。 ⑤排泄物的性狀、顏色、量、味道等。 ⑥**灌腸之效果。**
(2) 生命徵象記錄表：記錄灌腸後之效果（1/E或0/E）。	(2)-1. **若為有效灌腸則在生命徵象記錄表大便欄位內記錄為1/E；若灌腸後病人未解便則記錄為0/E。**
(3) 醫囑：於醫囑後面打全勾、寫上執行時間並簽職稱、全名。	(3)-1. 醫囑範例：20XX-08-18 ✓EVAC enema 1pc st R1王大為 ✓ 20XX-08-18 at 09:00 N1陳美

附 註

現今有些醫療院所沿用舊品（圖15-25），大部分已改用新品。最大的差異點為開瓶方式不同，舊品的開瓶步驟在此稍作說明。

1. 戴上清潔手套。
2. 以慣用手持衛生紙，將意福灌腸瓶蓋子取下後，將肛管完全拉出直到聽到「喀」聲，打開後將瓶身直立，勿使藥物流出。
3. 使用時手握緊肛管頭端，拉到底會有「喀」聲表示肛管通暢，若沒聽到「喀」聲亦可將瓶身傾斜測試通暢狀態。

EVAC Enema新品與舊品不同之處在於新品不需拉出肛管，直接將蓋子抽出後塗上K-Y Jelly即可使用（圖15-26）。

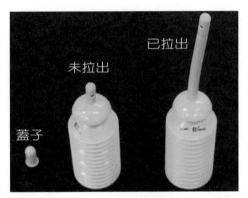

➕圖15-25 未拉出及拉出意福灌腸瓶的比較圖

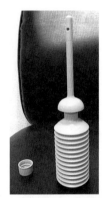

➕圖15-26 意福灌腸瓶新品

記錄範例

時　間	用藥及治療	生命徵象	護理記錄
09：00	EVAC enema 1pc st		因病人因3天未解便，向病人說明醫囑開立灌腸是為了促進排便，灌腸過可能引起腹部脹脹的感覺，若感到不舒服可以馬上告訴護理人員，解釋後於09:00依醫囑執行EVAC enema 1pc st，灌腸過程中病人覺得腹部微脹感但可以忍受，無不適反應，衛教病人忍15~30分鐘後再解便，使糞便有足夠的時間軟化，促進排泄效果，若無法忍住再去廁所解便，解便後等護理人員觀察大便性狀後再沖掉。灌腸後約30分鐘病人解出黃色成形軟便，繼續觀察病人解便情形。／N1陳美

技術 15-5 結腸灌洗法
Colon Irrigation

先備知識

1. 了解結腸灌洗的目的及執行之原則。
2. 了解大腸、肛門各部位名稱、長度及解剖位置。
3. 了解結腸灌洗的原則，如：溶液的選擇、結腸灌洗之注意事項及禁忌症。

應用目的

1. 清潔：徹底清除腸道內的糞便、細菌、雜質，以作為手術前或特殊檢查前的準備。
2. 稀釋腸道內的毒素、排除氣體，如：肝昏迷病人施行結腸灌洗法以去除腸道內的氨(NH_3)。
3. 使用藥物減輕局部炎症反應，以達治療效果。
4. 供給液體。

操作步驟與說明

操 作 步 驟	說　　明
工作前準備	
1. 確認及處理醫囑（於醫囑前面打全勾）。	
2. 核對床頭卡及手圈，詢問病人全名及出生年月日。	
3. 向病人與家屬解釋目的及過程。	3-1. 以取得合作。
4. 評估病人有無結腸灌洗之禁忌。	4-1. 結腸灌洗的禁忌症：肛門括約肌鬆弛、疼痛性嚴重痔瘡、腸結核、腸道或肛門周圍有腫瘤、腸黏膜有息肉等。
5. 將點滴架置於床尾，詢問病人是否要使用便盆。	5-1. 注意灌洗前是否需先做清潔灌腸，以移除直腸糞便。
6. 脫錶洗手：採內科無菌洗手法。	
7. 準備結腸灌洗溶液：溫開水5,000c.c.。	7-1. 依醫囑準備灌洗溶液與總量。常用者為：(1)清水、生理食鹽水、1:5,000高錳酸鉀(P.P. solution)（清潔之用）；(2)1:1,000~ 5,000苦木液（治療痢疾）；(3)2~5%葡萄糖（供給液體）。
(1) 以大量杯用水溫計測量溶液溫度，先取溫開水溶液量1,000c.c.，用畢後再繼續取溫開水，使用量以達到灌洗之目的為止。	
(2) 每次取水必須確認溶液溫度為41~43℃ (105~110℉)。	

操作步驟	說明

8. 準備用物（圖15-27ab）：

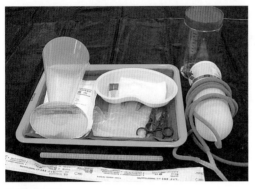

✤圖15-27a

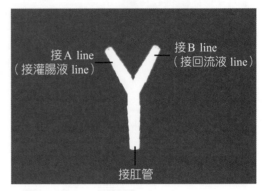

接A line（接灌腸液 line）　　接B line（接回流液 line）

接肛管

✤圖15-27b　Y型接管

(1) 治療盤與治療巾

(2) 防水治療巾

(3) 便盆與便盆巾

(4) 水桶及水溫計 　　　　　　　　　　(4)-1. 水桶作為盛裝灌洗溶液之用。

(5) 灌洗溶液

(6) 灌腸筒

(7) 橡皮管2條(A, B line)：兩條等長，或者3呎與2呎長的各一

(8) 肛管

(9) 管夾（或止血鉗）2個(a, b)

(10) Y型接管

(11) 安全別針（或紙膠）

(12) 清潔手套

(13) K-Y Jelly 1包

(14) 衛生紙數張

(15) 彎盆

(16) 點滴架

9. 將灌腸筒、橡皮管、肛管、Y型接管連接成套（圖15-27ab），並用管夾a,b夾住二條橡皮管(A,B line)，以免倒入的溶液流掉。

10. 攜用物至病人單位。

操 作 步 驟	說　明
工作過程	
1. 再次核對床頭卡及手圈，詢問病人全名及出生年月日。	1-1. 再次確認病人。
2. 環境布置：圍屏風或拉上窗簾、關窗、調節空調及燈光。	
3. 協助擺位：將病人左手擺至頭頂上方，右手收到腹部前面，拉起近側床欄，走到遠側協助採左側臥、擺位成右腳彎起、左腳微彎之姿。	3-1. 協助側臥後，可讓病人抱一枕頭於胸腹部，有利於放鬆腹部肌肉。
4. 將病人臀部移靠近床邊，協助脫褲至膝蓋處，調整被蓋，把被蓋盡量移至遠側。	4-1. 注意病人保暖與隱私。
5. 鋪防水治療巾墊於病人臀下。	5-1. 防止弄溼床單造成不適。
6. 將灌腸筒掛於點滴架上，管夾夾緊，並推至床旁。	6-1. 管夾夾緊可預防倒入溶液時水流出。
7. 倒入配置好之灌洗溶液，調整灌腸筒液面的高度至肛門口的垂直距離。測量後應檢查高度是否準確以維持適當的灌腸壓力。	7-1. 調整灌洗壓力，灌腸液之液面至肛門口之距離約45~60公分（18~24吋），約2次肘關節至腕關節間距離的長度。
8. 將兩條橡皮管整理放好位置，A line接插入病人肛門之肛管整齊的放置在肛門口附近之床墊上，另一條回流灌洗液的B line末端（2吋）置於床下之水桶中，可以安全別針或紙膠固定橡皮管中段於床單上，避免滑落（圖15-28）。	8-1. 固定橡皮管以防止移動，並使其末端保持在水桶內，液體不會流到地板。

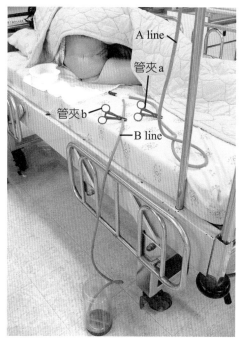

A line
管夾a
管夾b
B line

➕ 圖15-28

操 作 步 驟	說　明
9. 戴上清潔手套，撕開K-Y Jelly包裝，以Jelly潤滑肛管5~10公分。	
10.於彎盆上方持肛管接上A line，打開連接灌腸筒與肛管之橡皮管的管夾a，排出少量液體，進行排氣（將橡皮管與肛管中的氣體排出），再關閉管夾a。	10-1. 排出氣體，以免造成腹脹不適。
11. 左手（非慣用手）持衛生紙，輕輕撥開臀部以露出肛門，請病人說「啊」，右手持肛管約5~7.5公分處輕輕插入肛門內。	11-1. 張口可使肌肉放鬆。 11-2. 成年病人之肛管插入深度約7.5~10公分。
12.左手固定肛管，右手（慣用手）打開管夾a，讓溶液緩緩流入體內。	12-1. 或以紙膠將肛管固定於臀部，以利操作。 12-2. 流速約100~150c.c./min。
13.溶液灌入腸道過程中，隨時注意病人反應及表情，並詢問病人的感覺。	13-1. 若有腹痛、腹脹情形，馬上停止灌洗，待不適感緩解後，再繼續進行。
14.灌洗筒內的溶液即將流完時，關緊管夾a。	14-1. 防止空氣灌入體內。
15.灌洗溶液在腸內的時間依灌洗目的而定，或是病人無法忍受時，打開連接肛管與裝回流液桶子之橡皮管(B line)的管夾b。	15-1. 溶液需在腸內存留一段時間，才能發揮作用。 15-2. 灌洗目的若為清潔作用，需灌洗至回流液顏色與灌洗液顏色相同為止。
16.當回流液排完後，關緊管夾b。再倒入灌洗液於灌洗桶內，重複步驟9.~12.。	
17. 最後一次回流停止後，關緊管夾b。	
18.再灌入一次並保留灌洗液於腸道內，或是依灌洗目的將溶液排乾淨。	
19.取出肛管，協助病人如廁或使用便盆。	19-1. 告知病人盡可能將灌洗液排乾淨。
20.觀察排出物的性狀。	

工作後處理

1. 協助病人穿回褲子，恢復原有穿著，並採舒適臥位。
2. 收拾用物，整理病人單位。
3. 依醫院規定處理用物。
4. 洗手：採內科無菌洗手法。

操 作 步 驟	說　　明
5. 處理醫囑：於醫囑後面打全勾、寫上執行時間並簽職稱、全名。	
6. 記錄：灌洗溶液種類、灌洗時間、灌洗量、病人反應、回流液與排出物的性狀。	

記錄範例

時　間	用藥及治療	生命徵象	護理記錄
10：00	Colon irrigation		病人因明日預做腸道檢查，依醫囑給予結腸灌洗以清潔腸道中的糞便，使用5,000c.c.的溫水灌洗，灌洗出大量黃色之糞便，灌洗約5,000c.c.的溫水後，回流液顏色如清水。灌洗過程中病人無不適之反應，繼續觀察中。／N1陳美

情境模擬案例分析

　　王先生，今年70歲，因於5月21日在住家門口跌倒，導致小腿骨折送醫治療，醫生給予打上石膏，現住院觀察，5月28日王先生告訴你：「我已有四天沒解便了，覺得肚子脹脹的，並且在這之前每次在解便常需用很大的力氣才能解出，解出來也才一點點而已。」你評估發現王先生平常的食量就很小，且又不喜歡吃蔬菜水果，此次生病後因打上石膏讓他行動很不方便，王先生常自怨自艾的認為自己老了沒有用了，這麼不小心造成自己這麼痛苦，故幾乎很少下床活動。你為其做腹部聽診及叩診發現腸蠕動音為3次／分與過度鼓音。

有關資料	資料分析	護理診斷	護理目標	護理措施	護理評值
S1：(5/28)「我已四天沒解便了。」 S2：(5/28)「覺得肚子脹脹的。」 S3：(5/28)「解便需用很大力氣才能解出。」 S4：(5/28)「解便才一點點。」 S5：(5/28)「我吃的東西不多。」 S6：(5/28)「不喜歡吃蔬菜水果。」 O1：(5/21)上小腿石膏後很少下床活動。 O2：(5/28)腸蠕動音為3次／分。 O3：(5/28)腹部呈過度鼓音。	**定義特徵：** 1. 腹脹：S2、O3 2. 糞便量減少：S4 3. 排便時用力：S3 4. 排便次數減少：S1 5. 腸蠕動音變慢：O2 **問題（定義）：** 個人排便次數減少，合併有排便困難或不完全和／或排出過度乾、硬的糞便。 **相關因素：** 1. 身體活動量不足：O1 2. 吃的少：S5 3. 纖維攝取不足：S6 **機轉：** 病人因身體活動不足而易抑制腸蠕動再加上吃的少及纖維攝取少使得腸道內的容積減少而無法刺激排便反射，因而造成便祕。	便祕／ 1. 吃得少 2. 纖維攝取量不足 3. 身體活動不足	5/31病人能解出成形的軟便。	1. 教導病人水分及蔬菜水果對排便的好處，如：促進腸蠕動。 2. 教導病人每天應攝取2,000~3,000c.c.的水分。 3. 教導每天應攝取足夠的纖維質如蔬菜水果（玉米、鳳梨）以增加腸道的內容物，促進腸蠕動。 4. 教導病人採少量多餐以增加食物的攝取。 5. 鼓勵下床活動以促進腸道的蠕動。 6. 協助病人做腹部按摩（由右至左）。 7. 必要時協助病人至廁所，以蹲姿或坐姿方便病人用力。	1. 5/29病人中午的餐點有蔬菜及水果。 2. 5/29病人主訴「一天吃很多餐，每次都吃很少，覺得比較吃得下。」 3. 5/29病人的喝水量為2,000c.c.／天。 4. 5/30協助病人到廁所排便，解出成形的軟便。 5. 5/31早上病人解出成形的軟便，並且無不適之主訴。

記錄範例

時 間	用藥及治療	生命徵象	護理記錄
09:00			主訴：「我已四天未解便了，覺得肚子脹脹的，並且在這之前每次在解便常需用很大的力氣才能解出，解出來也才一點點而已」、「平常吃得少、不喜歡吃蔬菜及水果」，腹部聽診腸蠕動音為3次／分及叩診腹部呈過度鼓音，現小腿上石膏，少下床活動。教導每天應攝取2,000~3,000c.c.的水分及適量的蔬菜水果以增進腸蠕動，協助病人按摩腹部及下床到廁所解便，續注意其排便情形。／N2工小美

課後活動

1. 兩個同學為一組，互相練習收集對方有關排便的健康史，如：排便型態及習慣、飲食史、運動史、藥物史、情緒狀態、心理社會史、疾病史等。

2. 根據上題，分析同學有無排便的問題，如果有同學有排便的問題時，全班同學互相討論如何協助這些同學。

15-3 ⚕ 滿足泌尿道排泄需要的護理

一、泌尿系統的解剖生理概念

泌尿系統是由腎臟(kidney)、輸尿管(ureter)、膀胱(bladder)及尿道(urethra)所組成的（圖15-29）。

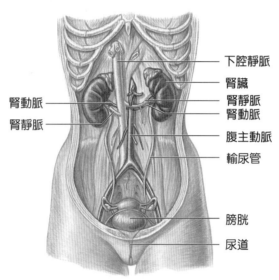

下腔靜脈
腎臟
腎靜脈
腎動脈
腹主動脈
輸尿管
膀胱
尿道
腎動脈
腎靜脈

➕ 圖15-29　泌尿系統解剖圖

（一）腎　臟

腎臟外形像蠶豆，位於腰部正上方、腹膜後脊柱兩旁，約在第十二胸椎至第三腰椎(T_{12}~L_3)，一部分的腎臟受到第十一、十二對肋骨的保護；右腎因為靠近肝臟，所以較左腎為低。

由腎臟的冠狀切面得知由外至內的分別是皮質、髓質、腎盂（圖15-30）。皮質與髓質組成的腎實質，為腎臟的功能組織；皮質位於腎被膜的內面，部分延伸至髓質形成腎柱；髓質由8~18個腎錐體組成，其底部與皮質連接，尖端形成腎乳頭，腎乳頭後為大腎盞或小腎盞；腎盂在腎門處管道變狹窄，是為輸尿管的開始，此一通道，是將腎臟的尿液輸送至輸尿管的路徑。

腎元(nephron)為腎臟的功能單位，左右腎臟各含有100萬個腎元，而每一個腎元是由腎小管與腎小體所組成的（圖15-30），腎小體含鮑氏囊及腎絲球，主要功能為過濾作用。腎小管含近曲小管、亨利氏環、遠曲小管，最後終止於集尿管，腎小管有再吸收及分泌的作用。

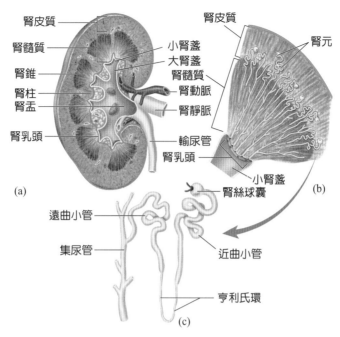

＋ 圖15-30 腎臟的構造。 (a)冠狀切面圖；(b)腎錐體內容物的放大圖；(c)單一腎小管

正常成年人約有125c.c./min的液體從腎絲球過濾出來，但有99%會在腎小管再吸收回血液，只有1%被排出，即所謂的尿液（60c.c./hr; 1,500c.c.／天），此外腎小管會分泌鉀離子(K^+)、氫離子(H^+)、銨離子(NH_4^+)、肌酸酐到腎小管之過濾液。由於腎絲球的過濾作用和腎小管的再吸收及分泌作用，使得人體血液可以維持正常的pH值、移除體內的代謝廢物及調節體液電解質。另外腎臟會分泌腎素(rennin)來調節人體的血壓，並分泌紅血球生成素(erythropoietin)來刺激骨髓製造紅血球，此外腎臟也有調節鈣、磷平衡的作用。

（二）輸尿管

左右腎臟各有一條輸尿管連接腎臟與膀胱，約25~30公分長，在出口處有一生理瓣膜，當膀胱內積滿尿液時可防止尿液逆流，當缺乏此瓣膜時將造成膀胱輸尿管逆流，嚴重時會導致腎臟損傷；輸尿管的主要功能是將腎臟製造的尿液由腎盂輸送到膀胱。

（三）膀　胱

膀胱是一個中空器官，位於骨盆腔內、恥骨聯合後面，膀胱底部有一以尿道內口為一定點，輸尿管於膀胱的出口處為另兩個定點所圍成的三角形區域，稱為膀胱三角(trigone)（圖15-31）。

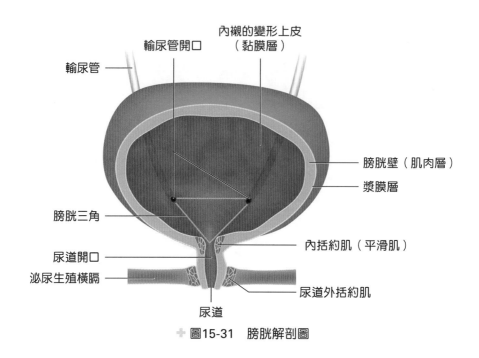

＋圖15-31　膀胱解剖圖

膀胱壁由內而外的構造為：(1)最內層—黏膜層；(2)第二層—黏膜下層；(3)外層—肌肉層，由內層的縱肌、中層的環肌與外層的縱肌所組成的，稱為逼尿肌(detrusor muscle)，專司膀胱的收縮作用；(4)最外層—漿膜層，由腹膜所形成，只覆蓋在膀胱的上表面。膀胱主要受到副交感神經所控制，刺激副交感神經會使膀胱逼尿肌收縮，膀胱的主要功能是儲存尿液及排出尿液，一般成人膀胱的平均容量為350~500c.c.，最大容量可達800c.c.。當尿量達800~1,000c.c.時會出現不安、顫抖、臉潮紅及血壓上升的現象。

（四）尿　道

尿道為接通膀胱底至體外的管道，其對外的開口稱為尿道口；女性尿道長約4公分，尿道口位於陰蒂與陰道口之間；男性尿道長約20公分，尿道口位於陰莖出口。尿道主要的功能是提供尿液排出體外的管道，也是男性精液排出的管道。它包含內外括約肌，尿道內括約肌為平滑肌，主要受到交感神經所控制，刺激交感神經會使尿道內括約肌收縮，而尿道外括約肌受到體神經的控制（可受意識控制），其運動支經由會陰神經來支配，使得尿道外括約肌收縮。

動動腦

同學看到這裡，仔細想想看，腎臟對我們的人體到底有哪些功能呢？若腎臟發生問題，可能會是什麼原因呢？

二、正常的排尿機轉

正常的排尿需要有括約肌的放鬆及膀胱的收縮。正常膀胱容量在100~150c.c.時，會出現第一次的尿意感，到了300~350c.c.時會覺得膀胱很脹，所以當正常成人的膀胱容積約350~400c.c.時，膀胱內壓上升(180mmH$_2$O)，此時膀胱的壓力接收器受到刺激，感覺傳導到骨盆神經，再經由骨盆神經傳達到第二至第四薦神經（S$_2$~S$_4$，排尿反射中樞），而形成排尿反射弧；此時排尿反射中樞經由骨盆神經結傳出**副交感神經**，使得膀胱逼尿肌收縮及尿道內括約肌放鬆，在此同時會陰神經（體神經）使得尿道外括約肌放鬆，而出現排尿的動作。

當膀胱膨脹的感覺傳入S$_2$~S$_4$時，此感覺也會經由脊隨傳到大腦皮質，而出現尿意感。若排尿不許可會壓抑排尿反射，大腦皮質會經由會陰神經控制外括約肌及會陰肌肉保持收縮狀態，此時交感神經傳導到膀胱逼尿肌及尿道內括約肌，使得逼尿肌鬆弛及尿道內括約肌收縮，尿液則無法排出。反之，大腦皮質經運動傳導到S$_2$~S$_4$再經由此傳導到骨盆神經傳出副交感神經興奮膀胱逼尿肌收縮，此外同時會陰運動神經興奮使得尿道外括約肌放鬆以完成排尿動作（圖15-32）。

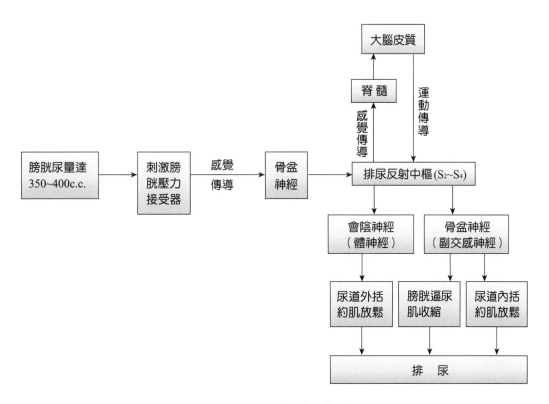

＋ 圖15-32　正常排尿機轉

同學們，現在老師是不是上課上得很起勁且說這部分很重要呢？若此時你覺得膀胱急急脹脹的；想想看你現在會有哪些生理反應，而你會有哪些行為呢？仔細想想喔！

三、影響正常排尿的因素

1. 年齡：嬰兒排尿是一種反射動作，不受意志控制，一般需到3歲以後神經漸趨成熟才能自我控制；老年人由於膀胱肌肉張力變差，導致解尿困難、頻尿；**另外50歲以上的男性因前列腺肥大導致解尿困難、尿瀦留。**

2. 荷爾蒙：婦女停經後因動情激素減少，造成**骨盆底肌肉及組織的支托張力減低，易使子宮脫垂及膀胱脫垂，故易致壓力性尿失禁；抗利尿激素(ADH)**分泌過多時會使得尿量減少，反之，則會造成尿量增多。

3. 藥物：利尿劑會抑制腎小管對水分及鈉離子或鉀離子的再吸收而造成尿量增多；**膽鹼激素的藥物**會刺激膀胱逼尿肌的收縮而**促進排尿；**抗膽鹼激素的藥物（如：Atropine）可能會導致尿瀦留；**止痛劑、麻醉劑及鎮靜劑會抑制中樞神經系統，減低神經反射而影響到排尿反射，導致尿瀦留。**

4. 神經傳導障礙：當大腦皮質受損、脊髓傳導抑制神經衝動的途徑受損（如：腦血管意外、多發性硬化症、帕金森氏症），以及副交感神經過度興奮（如：心身症），會造成膀胱抑制的能力降低而易發生急迫性尿失禁；當大腦的排尿中樞遭受破壞，以及S_2~S_4以上的脊髓傳導受到阻礙時（如：脊髓損傷、腦血管意外），會使排尿反射不受意志控制，易致反射性尿失禁；糖尿病因神經病變使得支配膀胱的神經受損，而易致尿瀦留。

5. 膀胱、尿道括約肌結構問題：長期膀胱出口的阻塞（如：前列腺肥大）造成膀胱逼尿肌不穩定及膀胱的刺激（如：感染、結石、腫瘤），易致急迫性尿失禁；膀胱可能因結石、腫瘤或前列腺肥大阻塞出口而致尿瀦留；當腹壓增加時，骨盆底肌肉群及膀胱頸和尿道括約肌會配合收縮以避免尿失禁，所以如果尿道長度過短或因外傷、手術造成括約肌及尿道的損傷，以及生產時骨盆肌肉受傷都易致壓力性尿失禁；當有膀胱陰道尿管、膀胱皮膚瘻管發生時會發生完全性尿失禁；接受膀胱鏡檢查時若被戳傷會導致排尿疼痛及血尿。

6. 腎臟疾病：腎功能減低或消失，使得製造尿液的能力下降，會有少尿或無尿的現象。

7. 肌肉張力：長期臥床或長期使用導尿管，會使膀胱及尿道括約肌張力下降造成尿瀦留。

8. 飲食、液體攝入量：液體攝入量的多寡與尿量的多寡有密切的關係，液體攝入量多則尿量多，反之則少；尿量亦與攝入液體的種類有相關，如：咖啡、茶、酒精性飲料有利尿的作用；有些食物（如：西瓜）所含水分較多也會造成尿量增加；鹽分較高的食物會造成體液滯留的現象。

9. 懷孕：懷孕初期因荷爾蒙的變化及後期因子宮變大壓迫膀胱，會有頻尿的現象。

10. 環境：天氣熱排汗量多，故尿量少，天冷時會使ADH分泌減少，尿量多。

11. 心理社會因素：焦慮、緊張的情緒會干擾會陰肌肉的緊張及放鬆而有頻尿的現象；有些人必須在隱密的環境下、適當的姿勢及充裕的時間，才能完成排尿需要；肛門或會陰手術後因害怕傷口疼痛而不敢排尿，易造成尿瀦留的現象。

12. 手術：外科手術對病人來說是一個壓力源，壓力的產生會刺激交感神經而使得留鹽激素(aldosterone)分泌增加，導致鈉離子及水分滯留，使得尿液排出量減少。半身麻醉的病人因麻醉劑對感覺與運動反射路徑的抑制而無法察覺尿意及排尿，進而發生尿瀦留，故護理人員應於6~8小時內追蹤病人的排尿狀況。

四、滿足排尿需要的護理過程

（一）護理評估

護理人員可藉由收集健康史、身體評估、尿液檢查及診斷檢查等來了解病人的健康問題，以提供適當的護理措施來解決或緩解病人的不適。

⊃ 健康史 (Health History)

護理人員應收集有關病人平常的排尿狀態、目前面臨到有關的排尿症狀及目前或過去會影響其排尿的因素，來了解病人是否有排尿功能或排尿系統的障礙。

1. 詢問病人平常尿液的顏色、清澈度、氣味如何？排尿的頻率、尿量如何？以及目前尿液的顏色、清澈度、氣味如何？排尿的頻率、尿量如何？

2. 詳細詢問有關病人目前所面臨到的有關排尿的症狀。常見排尿的症狀如表15-3所示。

3. 詳細詢問有關影響排尿的因素，了解病人是否有使用會影響排尿的藥物？曾經是否罹患泌尿生殖系統疾病而影響到膀胱及尿道括約肌的功能？有無某些慢性疾病而影響到膀胱及腎臟的功能？是否有因神經系統的損傷而影響到排尿功能？曾經是否因泌尿道手術或長期插導尿管而影響到排尿功能？是否因住院影響到病人的隱私？最近攝取食物的種類及液體的量如何？

▼ 表15-3　常見的排尿症狀

症 狀	定 義	原 因
無尿或閉尿 (anuria)	無尿液排出，**24小時尿液少於100c.c.**	1. 腎功能減低無法製造尿液：如腎衰竭 2. 泌尿道阻塞使得尿液無法排出：如結石、腫瘤
少尿 (oliguria)	排尿量減少，**24小時尿液少於400c.c.**	1. 液體攝入量減少或大量的流汗（脫水） 2. 腎功能減低或泌尿道阻塞 3. 休克、燒傷（因體液容積減少）
多尿 (polyuria)	排尿量增加，**24小時尿液多於2,500c.c.**	1. 液體攝入量增加或喝咖啡、酒等利尿性的飲料 2. 使用利尿劑 3. 荷爾蒙不平衡：如糖尿病、ADH分泌減少
夜尿 (nocturia)	**晚上起來如廁2次以上**	1. **腎臟尿液濃縮能力降低：如腎衰竭早期** 2. **膀胱出口阻塞：如前列腺肥大** 3. **膀胱過度刺激：如泌尿道感染** 4. **充血性心衰竭者因平躺導致回心血量增加**
頻尿 (frequency of urine)	**排尿次數頻繁**，每次排尿量少，約50~100c.c.	1. 膀胱壓迫：如孕婦 2. 膀胱過度刺激：如泌尿道感染 3. 心理因素：如緊張、焦慮
急尿 (urgency)	必須馬上排出尿液的感覺	1. 膀胱過度刺激：如泌尿道感染 2. 心理因素：如緊張、焦慮
排尿困難 (dysuria)	尿液不易解出、過程中有不適的感覺	1. 膀胱出口阻塞：如前列腺肥大、結石 2. 泌尿道感染
排尿遲疑 (hesitancy)	開始排尿時很困難排出，過程中排一點點尿液又停頓	膀胱出口阻塞：如前列腺肥大、結石
血尿 (hematuria)	尿中有紅血球出現	泌尿道黏膜損傷、感染、腫瘤、**結石**等
膿尿 (pyuria)	尿中有膿，呈白色混濁狀且有臭味	泌尿道感染
尿失禁 (urinary incontinency)	尿液不自主的漏出	1. 神經損傷：如脊髓損傷、腦部損傷 2. 膀胱、尿道結構損傷：如尿道括約肌損傷、膀胱脫垂
尿滯留 (urinary retention)	尿液蓄積在膀胱內不易排出或無法排出，使得餘尿量增加（正常餘尿量應少於50c.c.）	1. **支配膀胱神經障礙：如糖尿病、脊髓損傷** 2. **膀胱出口阻塞：如前列腺肥大、膀胱腫瘤** 3. 心理因素：如會陰部或肛門手術後怕痛 4. 藥物的副作用：如手術麻醉藥

註：尿滯留可分為二種類型：
1. 完全性尿滯留：完全無法自行排尿。
2. 暫時性尿滯留：可藉由導尿解除，如：手術後因麻醉所導致的尿滯留。
3. 溢出性尿滯留：只能自行排出約25~50c.c.的尿液，排尿後仍感到膀胱膨脹。

身體評估 (Physical Assessment)

1. 視診：
   (1) 觀察病人的下腹部（恥骨聯合上方）有否膨脹，如可看到膨脹，表示脹滿的膀胱，另外病人也可能呈現不安、臉色潮紅的現象。
   (2) 觀察尿道口有無異常滲出物、損傷，如有分泌物表示有感染，且應注意分泌物的顏色及性狀。
2. 觸診：正常膀胱位於恥骨聯合下，無法觸摸到，如可觸診到膀胱，表示有尿滯留的現象。
3. 叩診：拳叩肋脊柱角(costovertebral angle, CVA)位置，如有疼痛現象，表示腎臟發炎；脹滿的膀胱可叩診到下腹部有濁音(dullness)的現象。

尿液的評估

因尿液的改變與攝入量有密切的相關，所以必須要確實測量攝入及排出量(intake and output, I/O)，攝入量包括：所有由口進食的液體及食物之量、鼻胃管灌食的量、靜脈注射液及輸血的量；排出量除了測量尿量外，也應考慮到糞便的量及流汗量，若病人有腹瀉情況或流汗量增多時，可能會相對的減少其排尿量。除了測量病人的攝入量與排尿量外也應觀察尿液的特性，如：顏色、清澈、混濁度等。

尿液檢查

尿液檢查包括尿液分析、尿液培養及24小時尿液收集。

1. **尿液分析(urinalysis, U/A)**：尿液分析為重要的例行性檢查，可提供關於泌尿道及全身系統的訊息，其檢查結果項目如表15-4所示。**收集尿液採隨機方式，但以清晨第一次所排出的尿液為佳**，因為此時尿液有足夠的濃縮度。收集步驟如下：女性病人於排尿前應先清潔外陰部（男性病人清潔尿道口）→請病人開始排尿時先排出少許尿液→停止排尿→再將尿液（中段尿）解在清潔的尿杯（至少10c.c.或視每家醫院的規定）→再將尿液倒入適當的試管→立刻送到實驗室（30分鐘內），若必須延遲30分鐘以上時應放冰箱冷藏，以避免尿液成分的分解使尿液的pH值升高。

2. **尿液培養(urine culture, U/C)**：當尿液分析發現細菌時需做尿液培養，**檢查是否有細菌感染**。此檢查可確定其存在微生物的種類及數目，**若每毫升(c.c.)的尿液有10^5CFU的細菌則表示為陽性，需收集尿液檢體做培養，以作為抗生素選用的參考**。其收集檢體的方法有兩種：
   (1) **留取中段尿液**：排尿前先使用三支優碘棉枝清潔外陰部→將中段尿液解在無菌的尿盒（至少1c.c.或視每家醫院的規定）→再將尿液倒入無菌的試管（注意：不可碰到蓋子及試管的內面）→立刻送到實驗室，若必須延遲30分鐘以上時應放冰箱冷藏。

▼ 表15-4　尿液分析結果

項 目	正常結果	異常及可能原因
顏色	淡黃色 （琥珀色）	1. 深黃色：脫水、液體攝入量少造成尿液濃縮；肝功能不良造成尿中膽紅素增加或急性腎炎 2. 黃色：服用維生素B群 3. 非常淡黃色：水分攝取過多造成稀釋的尿液 4. 橘色：服用藥物，如Pyridum 5. **暗紅色或煙霧狀：上泌尿道出血** 6. 紅色：下泌尿道出血
氣味	**氨味**	1. 臭味：泌尿道感染 2. 水果味：有酮體存在，如糖尿病的酮酸中毒 3. 霉味：食用大量蘆筍
外觀	清澈	混濁：泌尿道感染；乳糜狀：念珠菌感染
尿比重	1.010~1.030	＜1.010：稀釋的尿液，如尿崩症、液體攝入過多 ＞1.030：濃縮的尿液，如脫水、液體攝入過少
pH值	4.6~8.0	＜4.6：代謝性或呼吸性酸中毒 ＞8.0：代謝性或呼吸性鹼中毒、泌尿道感染
蛋白質	2~8mg/dL	增加：腎絲球腎炎、劇烈運動後會出現暫時性的增加
葡萄糖	無	出現：糖尿病控制不良、進食高濃度的葡萄糖
酮體	無	出現：飢餓、糖尿病昏迷
膽紅素	無	出現：肝膽疾病或膽道阻塞
紅血球	0~5/hpf	增加：導尿受傷或處於月經期間；泌尿道出血、腫瘤、結石、腎絲球疾病
白血球	0~5/hpf	增加：泌尿道感染
圓柱體	無	增加：劇烈運動後透明圓柱體會增加、腎臟疾病
結晶體	無	出現：須再做尿液培養，以決定是否有泌尿道感染

(2) 導尿管留取尿液：包括以間歇導尿的方式來收集尿液標本，以及當病人有存留導尿管時**直接由導尿管收集尿液檢體**。以下介紹由存留導尿管留取尿液標本的步驟：先以止血鉗夾住引流管（使膀胱內有尿液蓄積）→約等30分鐘後或病人感到有尿意感→洗手並戴上清潔手套→以碘酒消毒穿刺區（橡皮接頭處）→過2分鐘後再使用酒精消毒一次，將10c.c.空針以30~45度角插入導尿管抽取需要的尿液（圖15-33）→以無菌技術將尿液注入無菌的試管內→打開止血鉗→立刻送到實驗室或放置冰箱冷藏。

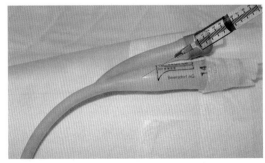

✚ 圖15-33　留置存留導尿管時留取尿液的穿刺區

3. **24小時尿液收集**：收集當天24小時的尿液，如：**7AM至隔天7AM**，以測定尿中某些特殊的成分，如：電解質或肌酸酐。**收集時當天7AM的尿液先解掉**，此時排空膀胱是為了避免收集到先前留在膀胱的尿液，之後病人每次解尿應收集在乾淨的集尿容器內，且須存放冰箱冷藏，直到隔天7AM的尿液仍要收集。在整個收集過程中應完整，如過程中有一次遺漏掉時應重新再收集。

⊃ 診斷性檢查

　　常見檢查包括：腎臟、輸尿管、膀胱X光檢查(KUB)、靜脈注射腎盂攝影術(intravenous pyelogram, IVP)及膀胱鏡檢(cystoscopy)。

1. 腎臟、輸尿管、膀胱X光檢查：藉由此檢查可顯示出泌尿系統結構，如：大小、形狀、位置是否有異常，並了解有否結石、腫瘤或畸形。

2. 靜脈注射腎盂攝影術：此檢查可顯示腎臟、輸尿管、膀胱的位置、大小及阻塞位置，了解有否結石、腫瘤，並檢查腎臟的排泄功能。檢查過程為注射顯影劑後每隔2、5、15、20、30、60分鐘各拍一張X光片。

　　其檢查前準備包括：

   (1) 向病人解釋檢查的目的、過程及填寫檢查同意書。

   (2) 詢問有否對碘或甲殼類動物（如：蝦、蟹等）過敏的病史。

   (3) **解釋當注射顯影劑時會有暫時性的臉部潮紅、全身溫暖及口內會有鹹味（金屬味），此味道會持續數秒到數分鐘。**

   (4) 檢查前一天予灌腸或服用瀉藥，如：Magnesium citrate；於午夜後禁食，以增加進入腎臟中顯影劑的濃度。

　　檢查後護理包括：觀察過敏反應，如：皮膚癢、發紅、起紅疹、血壓下降及呼吸抑制等。並鼓勵多攝取水分以加速顯影劑的排出，減少對腎臟的損傷。

3. 膀胱鏡檢：將膀胱鏡經由尿道插入膀胱可直接觀察膀胱壁及尿道有否結石、腫瘤或前列腺肥大，也可藉此檢查取出膀胱或尿道結石及做組織活體切片。其檢查前準備包括：向病人解釋檢查的目的、過程，請病人填寫檢查同意書。檢查前一天晚上予病人灌腸或服用瀉藥。

　　檢查後護理包括：

   (1) 予病人解釋檢查後1~2天出現粉紅色尿液及解尿燒灼感為正常現象。

   (2) 鼓勵多攝取水分（3,000c.c.／天以上）以預防泌尿道感染。

   (3) 如出現大量血尿、疼痛、膀胱脹、發燒可能為膀胱穿孔，應告知醫師。

   (4) 如有解尿疼痛可教導溫水坐浴。

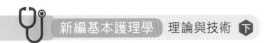 動動腦

你的同學最近解尿有刺痛的感覺，偶爾會出現尿中有血的現象並且時常要上廁所，此時的你如何去評估他的排尿問題呢？

（二）護理診斷（健康問題）

臨床上護理人員應詳細收集病人出現的症狀，以區分病人真正的健康問題，進而給予合適的護理措施。以下分別介紹目前臨床上有關排尿的護理診斷(NANDA International, 2015)：

診斷名稱	定　義	相關因素	定義特徵
功能性尿失禁	個人無法及時到達廁所，而發生不自主的排尿	1. 心理因素 2. 視覺障礙 3. 認知障礙 4. 神經肌肉功能受限 5. 環境因素的改變 6. 骨盆支持結構無力	1. 急於排尿但到達廁所的時間超過其所能忍受的時間，而導致無法控制尿液的排出 2. 未到達廁所前尿液已排出 3. 可能僅在清晨會有尿失禁情形 4. 感覺需要排尿 5. 可完全排空膀胱
反射性尿失禁	當膀胱達一定容量時，尿液可在預期時間間隔內不自主的排出	1. 因放射性膀胱炎、膀胱發炎或根除性骨盆手術而導致組織損傷 2. 薦椎或橋腦排尿中樞以上的神經功能障礙	1. 無排尿的感覺 2. 損傷在橋腦排尿中樞以上時，會完全排空尿液 3. 損傷在薦髓排尿中樞以上時，會不完全排空尿液 4. 無感覺到膀胱脹滿 5. 有膀胱脹滿的相關感覺，如：冒冷汗、坐立不安和腹部不舒適 6. 無法以意識來抑制或引發排尿 7. 可預期不自主的排出尿液 8. 當感覺尿急時，無法自主的抑制膀胱收縮
壓力性尿失禁	腹壓增加時即排出不足50c.c.尿液	1. 骨盆肌和支持構造虛弱無力 2. 由於年齡漸長使骨盆肌及組織的支持構造退化 3. 腹內壓增加（例如：肥胖、妊娠時的子宮） 4. 在兩次排尿間膀胱膨脹過度 5. 膀胱括約肌功能不良	1. 主訴或被觀察到，當腹壓增加時有滴尿的情形 2. 頻尿（間隔不到2小時） 3. 急尿

診斷名稱	定 義	相關因素	定義特徵
滿溢性尿失禁	不自主的流出尿液	1. 神經病變破壞膀胱脹滿的反射傳導 2. 創傷或疾病影響脊髓神經 3. 解剖因素（瘻管） 4. 由於手術導致逼尿肌獨立收縮的反射 5. 神經功能障礙導致無法預期的引發排尿	1. 在不預期的時間內，且沒有不可抑制的膀胱收縮或痙攣或脹滿的情況下，持續排出尿液 2. 夜尿 3. 難醫治的尿失禁 4. 無察覺到有尿失禁的情形 5. 無法察覺會陰或膀胱的脹滿
急迫性尿失禁	個人在感受到強烈的急尿感後，立即不自主地排出尿液	1. 酒精 2. 咖啡因 3. 膀胱容量減少（如：曾有骨盆腔發炎、腹部手術、尿管留置） 4. 液體攝取增加 5. 尿液濃度增加 6. 膀胱張力接受器受到刺激引發痙攣（如：膀胱感染） 7. 膀胱過度膨脹	1. 急尿 2. 膀胱收縮或痙攣 3. 頻尿（間隔不到2小時） 4. 每次排出量過多(＞550c.c.) 5. 每次排出量過少(＜100c.c.) 6. 夜尿（每晚超過2次） 7. 無法到達廁所後才排尿
排尿型態障礙	排尿型態紊亂	1. 泌尿道感染 2. 解剖上的阻塞 3. 多重性原因 4. 感覺運動神經障礙	1. 尿失禁 2. 急尿 3. 夜尿 4. 想解尿卻解不出來 5. 頻尿 6. 解尿困難 7. 尿滯留
尿滯留	無法完全排空膀胱	1. 尿路阻塞 2. 逼尿肌虛弱，引起尿道壓力增高 3. 反射弧受到抑制 4. 括約肌收縮過強	1. 膀胱膨脹 2. 排尿次數增加，且量少或無尿量 3. 滴尿 4. 排尿困難 5. 滿溢性尿失禁 6. 尿殘餘 7. 膀胱脹滿感
潛在危險性急迫性尿失禁	個人經驗到突然、強烈感覺或尿急感，隨後即將引發不自主排尿的危險狀態	1. 藥物、咖啡因和酒精的影響 2. 因膀胱炎、尿道炎、腫瘤、腎結石、橋腦排尿中樞以上的神經系統障礙，導致逼尿肌過度反射 3. 膀胱逼尿肌不穩定，導致收縮功能不良 4. 膀胱括約肌不自主地鬆弛 5. 無效性的如廁習慣 6. 膀胱容量小	

（三）護理目標

1. 病人沒有排尿不適的主訴。

2. 病人能完全排空膀胱，沒有膀胱脹滿感。

3. 病人的餘尿量少於50c.c.。

4. 病人尿失禁次數減少。

5. 病人的皮膚完整無破損的現象。

6. 病人沒有泌尿道感染的徵象及症狀。

（四）護理措施

⊃ 尿失禁的護理措施

1. 提醒規則間隔解尿，每兩小時解尿一次，再逐漸延長解尿的間隔時間。

2. 教導少喝刺激性飲料，如咖啡、茶葉，以減少膀胱刺激。

3. 教導攝取足夠的水分（至少2,000c.c.）以預防尿路感染並產生足夠的尿液，刺激排尿反射。有些病人可能害怕會增加尿失禁的次數而減少喝水的量，可教導在排定的解尿時間30~60分鐘前喝。

4. 鼓勵病人說出尿失禁的感受，因尿失禁會覺得羞恥、身上有臭味而失去自信心；應給予同理心及情緒的支持，勿做批判性言行。

5. 協助活動不便或環境受限的病人安排適當的如廁場所。

6. 協助認知障礙的病人白天2~3小時及入睡前排空膀胱。

7. 教導作抬腿運動以增加腹肌的力量。

8. 針對壓力性尿失禁者的護理方式：

   (1) **教導勿從事會使腹內壓增加的動作：如提重物、大笑；避免長久站立及多攝取蔬菜水果以預防便祕。**

   (2) 教導肥胖者控制體重的方法，以減少腹壓。

   (3) **教導操作骨盆底肌肉運動（凱格氏運動，Kegel's exercise）的方法以增加尿道括約肌的張力。**

   ① 採坐或站姿，放鬆腿、臀、腹部之肌肉，想像要忍住解便、解尿而夾緊肛門會陰周圍之肌肉。

   ② 可以在每次排空膀胱解小便時，中間試著忍住暫停，等數秒再解完。

   ③ 教導緊縮肌肉時須維持10秒後再放鬆10秒，且每次要連續做20次，每天至少做三回合。

   (4) 依醫囑給予口服Imipramine，而**缺乏動情激素者可在大腿內側擦拭Estrogen creams，增加尿道括約肌的收縮力。**

9. 針對急迫性尿失禁者的護理方式：

(1) **膀胱訓練**：利用**時間控制、飲水、誘尿及間歇導尿法**來施行。此訓練可增加膀胱容量，以抗拒急迫性的感覺，並延長排尿間隔至正常狀況（3~4小時），**可促進自主控制排尿功能**。

① 於7AM~7PM間每小時攝取150~200c.c.（**集中在白天**），並記錄攝取量及時間。

② 依據病人膀胱容量及解尿型態來評估排尿間隔時間。

③ 依病人排尿間隔時間，教導在急迫性尿液感發生前30分鐘如廁。

④ 訓練過程中若病人能自行控制排尿2小時內沒有尿失禁現象，則排尿間隔時間再延長30分鐘，如此將排尿時間逐漸延長3~4小時。

(2) **教導操作骨盆底肌肉運動以減緩逼尿肌收縮及增加尿道括約肌張力**。

(3) 依醫囑給予Oxybutymin(Ditropan)、Probantheline以降低逼尿肌的收縮。

10. 針對反射性尿失禁者的護理方式：可教導**刺激反射性排尿**的技巧來達到間隔規律的排尿。其技巧為：

(1) 每小時喝水100c.c.，在每3~4小時以每5秒7~8次（共50次）的速度**重複輕敲恥骨上**，需變換不同的位置找出最易成功的部位，等大約一分鐘，重複刺激到膀胱排空，若一次或兩次的重複刺激沒有反應，表示不會有尿液排出。

(2) 若上述方法無效，則可**撫摸大腿內側、龜頭、拉陰毛、敲擊鼠蹊韌帶上方的腹部**，每項嘗試**間隔1分鐘**，每個項目各**2~3分鐘**。

(3) 如病人可自行控制腹肌需使用Valsalva操作法來輔助觸發排尿。

(4) 在排尿完可做間歇導尿來了解餘尿量，隨著餘尿量減少，而減少導尿次數，當餘尿量少於100c.c.或自解尿量與餘尿量比為3:1則表示訓練成功。

11. 皮膚護理：尿失禁會對皮膚造成刺激及引起皮膚破損，甚至壓傷的形成，所以保持皮膚及黏膜的清潔及乾燥。包括：教導勤於更換棉墊或尿套、選擇通氣性質料之衣褲，以及協助並教導每次排尿後即以清水拭擦乾淨，必要時可用中性肥皂清洗皮膚。

⊃ 尿瀦留的護理措施

1. 評估尿瀦留的原因。若為心理因素，則協助去除之。

2. 教導放鬆肌肉、維護隱密的排尿環境。

3. 教導採適當的排尿姿勢，如：男性採站姿、女性採坐姿或蹲姿。

4. **使用誘尿的方法**：**聽流水聲**，以刺激大腦皮質產生尿意；**手握冰塊**，利用冷刺激反射到大腦皮質；**溫水坐浴**，以使尿道括約肌放鬆；**以溫水為病人做會陰沖洗**；依醫囑用熱水袋或**溼熱敷在膀胱部位**。

5. 病人因疼痛而不敢排尿時，如：產後、手術麻醉後可給予止痛劑以減輕不適或對排尿不適的恐懼。

6. 教導使用**克萊台氏法**(Cred's method)來增加腹壓以利排尿，方法為：病人向前彎腰，兩手放在髂骨前上棘沿著恥骨聯合方向以V字型壓迫膀胱。

7. 依醫囑導尿（間歇導尿或存留導尿）。

8. 若病人使用導尿管，於**導尿管拔除前**須依醫囑做導尿管訓練(Foley training)，其步驟為：

   (1) 於導尿管**拔除前24小時**先以管夾夾住尿管。

   (2) 請病人每小時攝取150~200c.c.的水分（目的在使膀胱有一定的容量可刺激尿意感），依醫囑**每2~3小時開放管夾5分鐘**。

   (3) 訓練過程中如**病人有尿意感時應開放管夾**，再測量小便量（300~350c.c.表示正常）。開放管夾後引流尿液量超過500c.c.，而病人無尿意感時，應縮短管夾開放時間。

   (4) **晚上9點至次日早上7點**，應**開放管夾**不予訓練，以免影響病人睡眠品質。

9. 依醫囑給予**乙醯膽鹼**的藥物，如：Bathanechol或α-交感神經拮抗劑Dibenyline以刺激膀胱的收縮。

◎ 預防泌尿道感染的護理措施

　　根據統計，國內院內泌尿道感染佔院內感染之17~37.5%不等，排名居前一、二位。且據國外臨床報告顯示，有44%留置導尿管的病人於導尿管放置3天後會發生菌尿症，若放置導尿管超過17天有90%的病人會發生菌尿症；而留置導尿管易發生泌尿道感染的原因是細菌由會陰部或尿袋移生後經由導尿管外壁或內壁上行。最常導致泌尿道感染的細菌為**大腸桿菌**。故如何預防泌尿道感染是非常重要的。以下介紹有關預防泌尿道感染的方法。

1. **鼓勵病人攝取足夠的液體2,000~2,500c.c.／天**，以稀釋尿液並自然的沖洗泌尿道。

2. **不要憋尿**，有尿意感即去排尿，白天每2小時排尿一次，晚間至少排尿1~2次，因脹滿的膀胱會減少供應膀胱的血液，使得膀胱黏膜易受細菌侵犯。

3. **盡量採淋浴**，因細菌會藉著浴盆中的水進入尿道。

4. **避免穿過緊的內褲、束腹**以免通風不良、細菌孳生；應穿棉質的衣褲，使會陰部較通風且透氣性較高。

5. 保持會陰部的清潔，女性病人排尿後清潔會陰部時**由前往後擦**。

6. 生理期間應勤換衛生棉，保持會陰部的清潔。

7. **性行為前後均應排尿**。

8. **攝取維生素C及酸性食物**，如：肉類、蛋、**小紅莓、蔓越莓汁**等以酸化尿液，使尿液的pH值降低，因鹼性尿液易孳生細菌。

9. 若有泌尿道感染症狀時，如：排尿燒灼感、頻尿、急尿、血尿等症狀應及早就醫治療。

10. 留置導尿管預防泌尿道感染的原則：

(1) **攝取大量的液體至少3,000c.c.／天，使尿量達2,000c.c.以上**，以沖洗集尿系統，降低沉澱物的形成。

(2) 維持尿管引流系統的**通暢**及**密閉性**。

(3) **維持尿袋在膀胱以下**，以預防尿液逆流，且尿袋內尿量不超過1/2~2/3。

(4) **女性病人每日執行兩次的會陰沖洗(P.P. care)及導尿管護理(Foley care)；男性也應每日執行兩次的導尿管護理**。

(5) 排空尿袋前後應洗手，並避免尿袋出口碰到盛尿容器及周圍環境。

(6) 除非必要否則盡量不執行導尿管的沖洗，必要時應遵守外科無菌技術，且動作輕柔。

(7) 尿袋及導尿管應**每週更換一次**，若是尿袋有結晶、血塊、沉澱物、滲漏或異味時也需更換。

動動腦

　　同學們，老師介紹這麼多的排尿問題的護理措施，想想看平常你應該如何注意自己的健康呢？

（五）護理評值

　　護理人員於執行護理活動後，依病人現存的行為與護理目標做比較，了解病人是否恢復正常排尿的功能及有無合併症。

1. 病人能完全排空膀胱：(1)病人主訴能順暢的自行排出尿液；(2)經測量餘尿結果小於50c.c.。

2. 病人沒有排尿不適的主訴：病人不再主訴排尿有燒灼感、解尿困難及解尿疼痛等症狀。

3. 病人尿失禁次數減少：(1)病人主訴排尿時間延長到2小時以上；(2)經觀察發現病人的尿失禁次數減少。

4. 病人皮膚完整：(1)病人會陰部無發紅、破皮現象；(2)病人造瘻口周圍皮膚無發紅、破皮現象。

5. 病人沒有泌尿道感染的現象：(1)病人無主訴排尿燒灼感、頻尿、急尿等症狀；(2)病人尿液清澈無混濁。

五、膀胱治療

（一）導　尿

　　導尿(catheterization)是經由尿道插入一條管子到膀胱位置，以利於尿液流出的方法。由於導尿容易造成泌尿道感染、膀胱痙攣、疼痛、粘連等問題，因此只有在不得已的情況下才給予病人導尿。

⤿ 導尿的方法

1. 間歇導尿法(intermitted catheterization, ICP)：以單腔導尿管(one-way Foley)（圖15-34）插入膀胱內引流尿液的方法，當尿液引流出後即予以抽出導尿管，這種導尿的方式一般用在臨時需要的情況下，

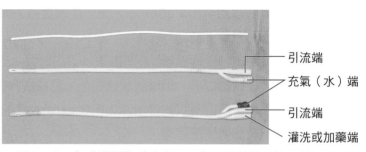

　　引流端
　　充氣（水）端
　　引流端
　　灌洗或加藥端

✚ 圖15-34　各式導尿管（由上而下）：單腔導尿管→雙腔導尿管→三腔導尿管

如：**手術後尿滯留、留取無菌尿液做檢體、測餘尿、膀胱滴藥等**，且此種方式可依需要時而重複執行。

2. 存留導尿管(indwelling or Foley catheterization)：以雙腔導尿管（一腔導出尿液另一腔注入無菌溶液固定導尿管）或三腔導尿管（除了雙腔導尿管的用途外，第三腔可用以灌洗或加藥）長時間留置在膀胱內，可用於膀胱減壓，或是尿失禁或無法自解尿液的病人可以自行排尿才拔除導尿管。**若尿道分泌物有異臭味、出現絮狀沉澱物致引流不暢、病人有尿液滲漏等情形，則需要更換存留導尿管。**

⤿ 導尿管的材質

　　在1934年Foley醫師設計出可彎曲的乳膠管(flexible latex tube)來解決病人尿液滯留的問題，故至今把導尿管也命名為「Foley」。導尿管的材質分為乳膠(latex)及矽質(silicone)，乳膠導尿管因費用較低所以較常使用，但易有刺激過敏反應。由於**矽質導尿管為不活性材質，不易起化學作用，長期使用（可使用長達一個月之久）仍可抵抗附著物的形成，且其材質有耐力、柔軟平滑，故可降低對病人尿道的傷害與疼痛，所以當導尿管需要放置一星期以上時可採用矽質導尿管。**

⤿ 導尿管的大小

　　選擇原則以能維持合適引流的最小號導尿管，**成人一般使用12~16Fr.；孩童使用8~10Fr.；18Fr.以上的導尿管很少使用，因易造成病人的疼痛及導致尿道創傷，通常使用在泌尿道手術或出血病人以利膀胱灌洗或引流。**

⤿ 導尿管的水球 (Balloon)（圖 15-35）

　　導尿管注入水球的目的為維持導尿管固定在膀胱內，故水球的大小以能達到此目的為原則，**一般成人注入約5~10c.c.的無菌蒸餾水為宜，孩童為3c.c.**，只有在**泌尿道手術出血時為了牽引加壓止血，需注入約30c.c.的水球。**

大的水球容易導致膀胱敏感、痙攣、滲漏及對膀胱頸的傷害，因此若在注入過程中，病人主訴疼痛、持續有尿意感時，表示**水球頂在尿道頸**，此時可回抽水球內的液體，再將導尿管向內推2公分，使氣囊進入膀胱後，再打入液體。

➔ 導尿管的固定

導尿管必須要有適當的固定，以避免對尿道括約肌的過度壓力及防止不必要的導尿管前後滑動而造成細菌進入膀胱。**女性應固定在大腿內側；男性則固定在大腿上方或下腹部，且須以井字型固定**，並避免導管直接壓迫在皮膚上，此可避免因壓力產生尿道、皮膚的瘺管或壓傷。另外尿袋應以掛勾吊掛妥當避免重力掉落。

➔ 導尿的注意事項

1. 導尿時女性病人採屈膝仰臥式及雙腳分開；男性病人採平躺仰臥姿勢。

2. **女性病人消毒尿道口的順序：遠側小陰唇內面→近側小陰唇內面→中央尿道口。**

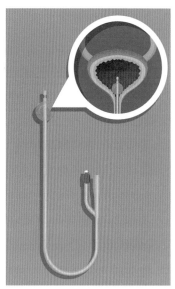

✛ 圖15-35　導尿管的水球

3. 男性病人導尿前先以生理食鹽水及優碘棉球（棉枝）環形消毒尿道口及整個龜頭。導尿時，手持紗布握住陰莖頭端1/3處，陰莖與腹部呈60~90度角後將導尿管輕緩插入尿道。

4. **女性病人導尿管插入約5公分（2吋）；男性病人導尿管插入約20公分（7吋）。**

5. **一次導尿量不可超過500c.c.**，以免因腹壓快速下降而導致膀胱出血。

6. 膀胱訓練：藉由訓練建立適當的排尿方式，並盡早移除尿管，需在移除前1~3天前進行膀胱訓練，以避免病人在移除尿管後有解尿困難的情形：

   (1) 排空尿袋後將尿管夾緊，病人需每小時飲水100~150c.c.，每2~3小時鬆開管夾15分鐘後再夾緊。晚間睡覺時勿執行訓練，並保持尿管通暢。

   (2) 訓練期間如有尿意感，應立刻鬆開尿管。尿管夾緊時，若在2~3小時左右有尿意感，表示膀胱訓練有效，可考慮導尿管移除。

   (3) 移除尿管後，需監測自解量及餘尿量，自解：餘尿量≧3:1，表示訓練成功。

   (4) 注意事項：

   ① 病人需在移除尿管後6~8小時自解尿。

   ② 若無法自解，經誘尿仍解尿困難、餘尿量大於100c.c.，則考慮重置導尿管或改以單導協助排出尿液。

同學們，當有一位產婦生產完之後，告訴你她小便解不出來，此時醫師醫囑需要導尿，你需要準備哪些用物呢？且需要注意哪些事情呢？想想看喔！

(二) 膀胱灌洗

膀胱灌洗(bladder irrigation)一般分為小量膀胱灌洗及連續性膀胱灌洗兩種方式，其目的包括：(1)**沖除膀胱內的異物**（如：血塊）；(2)**保持尿路的通暢**；(3)灌入**藥物**以**治療**泌尿系統的感染及出血性膀胱炎；(4)預防或減少泌尿系統手術後膀胱內血凝塊的形成。執行時的注意事項包括：

1. 嚴格執行外科無菌技術。
2. 溶液的溫度應與室溫接近，約為**37.8~40.6℃(100~105℉)**；若是前列腺肥大手術後為了預防出血可使用冰的生理食鹽水灌洗，因冰水可使血管收縮，而減少出血的情況。
3. 常用的溶液有：生理食鹽水、2%硼酸(boric acid)、1/4,000~1/5,000高錳酸鉀(P.P. solution)、1/2,000 Zephiran。
4. 灌洗前先給予導尿，連續性膀胱灌洗需使用**三腔導尿管**(three-way Foley)，而小量膀胱灌洗可使用雙腔導尿管(two-way Foley)。
5. 灌洗壓力不宜過高，灌洗溶液的液面需高出膀胱約**15~20公分**（**小量膀胱灌洗**）或**75~90公分**（**連續性膀胱灌洗**）。
6. 小量膀胱灌洗**每次以30c.c.溶液**來回灌洗，以免使膀胱收縮或膀胱過度膨脹；連續性膀胱灌洗約60~120滴／分的速度滴注，若出血厲害可全速滴注。
7. 灌洗時避免將空氣灌入，因膀胱內有空氣會引起膀胱脹痛。

(三) 膀胱滴藥

膀胱滴藥(bladder instillation)是指將無菌的藥液，如：化學藥物(Adriamycin)自導尿管注入膀胱內，使保留一段時間後再排出以達到治療的目的。執行時的注意事項包括：

1. 嚴格執行外科無菌技術。
2. 需先行導尿。
3. 注入的藥物不超過30c.c.，因量太多會有尿意感而排出，無法達到治療的目的。
4. 教導病人在治療前2小時勿飲用液體，以預防在治療期間膀胱過度膨脹而影響治療的效果。
5. 藥物在膀胱停留的時間按醫囑規定；教導病人維持四種姿勢（平躺→左側臥→右側臥→俯臥）以使藥物能充滿膀胱內膜。

技術 15-6

間歇導尿法（單次導尿法）
Intermittent Catheterization Program, ICP

觀看技術影片

先備知識

1. 熟悉女性外生殖器的解剖位置。
2. 了解間歇導尿法的定義。
3. 了解選擇導尿管大小的原則。

應用目的

1. 協助無法自解尿液者排空膀胱，以減輕脹痛不適。
2. 留取無菌尿液標本。
3. 測量餘尿。
4. 在膀胱滴藥前予以排空膀胱，達到治療之效果。

操作步驟與說明

操 作 步 驟	說　　明
工作前準備	
1. 核對醫囑並處理醫囑（於醫囑前面打全勾）。	1-1.　醫囑範例：20XX-08-25✓ICP st R1 王大為
2. 至病人單位核對床頭卡及手圈，詢問病人全名及出生年月日。	2-1.　目的在確認病人。
3. 向病人及家屬解釋執行目的及過程。	3-1.　目的在減輕其焦慮。
4. 看時間、脫錶並洗手：採內科無菌洗手法。	
5. 準備用物（圖15-36）：	
(1) 治療盤及治療巾	
(2) 無菌導尿包：內含洞巾、消毒溶液盒、深彎盆、紗布（3片）、K-Y Jelly（1包）、沖洗棉枝（8枝）、無菌手套	(2)-1. 注意導尿包與導尿管的有效期限。

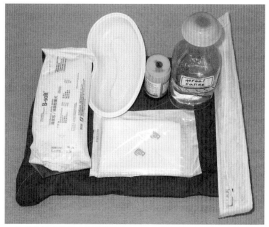

✚ 圖15-36　所需用物

操 作 步 驟	說　明
(3)　單腔導尿管	(3)-1. 須選擇合適的單腔導尿管：成人：12~16Fr.；兒童：8~10Fr.。
(4)　無菌生理食鹽水(N/S)	
(5)　10%優碘溶液(Aq-BI)	
(6)　防水治療巾	
(7)　彎盆	(7)-1. 盛裝汙物用，可用汙物袋替代。
6. 將治療巾鋪在治療盤上。	
7. 將防水治療巾、彎盆、無菌導尿包、單腔導尿管、無菌生理食鹽水(N/S)、10%優碘溶液(Aq-BI)放在治療盤上。	
8. 將用物放在工作車，攜至病人單位。	
9. 把工作車推到床尾。	

工作過程

操 作 步 驟	說　明
1. 再次核對床頭卡及手圈，詢問病人全名及出生年月日。	1-1.　再次確認病人。
2. 環境布置：拉上床簾、關窗戶、固定床輪。	2-1.　維護病人的隱私及安全的環境。
3. 請病人抬高臀部，鋪防水治療巾於其臀下。	3-1.　目的在保護床單不被汙染。
4. 協助病人鬆解褲帶並脫除右側褲子。	4-1.　整理好褲子以免碰到無菌物品。
5. **被單扇形反摺至下腹部**，適當覆蓋（圖15-37）。	5-1.　注意保暖，避免不必要的暴露。

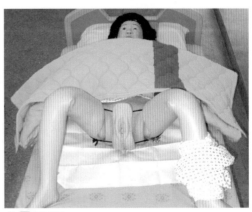

✛ 圖15-37

操 作 步 驟	說　明
6. 協助病人採**屈膝仰臥式**並將兩腳分開（圖15-37）。	6-1.　**男性病人則採平躺仰臥之姿勢。**
7. **執行會陰沖洗。**	7-1.　如此可減少尿道口周圍的微生物及避免插導尿管時將微生物帶入尿道。

操 作 步 驟	說　　明
8. 置導尿包於雙腿間（圖15-38）。	
9. 站在病人右側，打開導尿包。	9-1. **導尿包的開口朝向床頭**（圖15-39）。

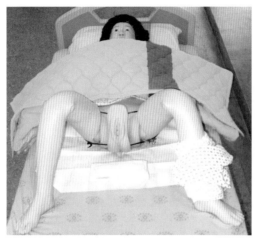

＋圖15-38

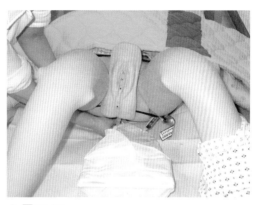

＋圖15-39

10.請病人雙腳用力踩住床墊，抬高臀部，此時護理人員**由腿下將包布打開墊於臀下，再請病人放低臀部**（圖15-40）。	10-1. 若病人無力時，護理人員以左手協助其抬高臀部，用右手由腿下將包布打開。
11. 打開導尿包左、右面及靠近床尾的一面（圖15-41）。	11-1. 使用無菌技術，不可汙染導尿包內用物。

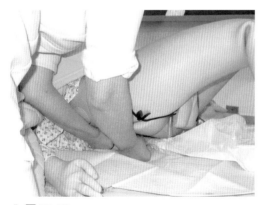

＋圖15-40

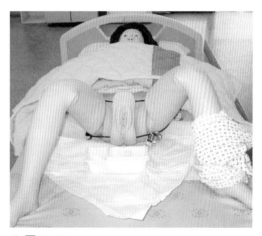

＋圖15-41

12.執行導尿：

(1) 將彎盆置於床尾。

(2) 倒溶液(N/S、Aq-BI)於導尿包內之消毒溶液盒。

(2)-1. 依各醫院規定，於N/S、Aq-BI倒出前先倒掉一些在彎盆，以清洗瓶口；或先以酒精棉片消毒瓶口。

操作步驟	說明

(3) 打開導尿管的包裝（**塑膠面在下**），放在工作車（圖15-42）。

(4) 面對無菌區打開手套，戴上慣用手（右手）的無菌手套。

(5) 以戴無菌手套的手先將消毒溶液盒和深彎盆分開（圖15-43）。

(6) 各拿三枝沖洗棉枝分別放於生理食鹽水溶液及優碘溶液內。

(3)-1. 避免導尿管汙染。

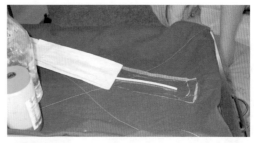

＋圖15-42

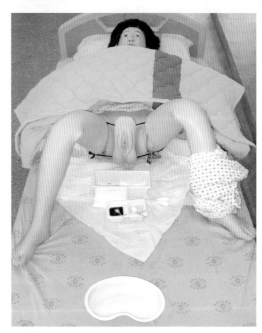

＋圖15-43

(7) 以無菌技術方法拿取導尿管，並置於深彎盆內（圖15-44）。

(7)-1. 未戴手套的手拿包裝袋，已戴手套的手拿導尿管。

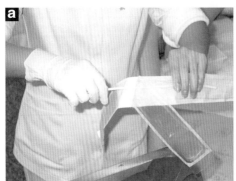

＋圖15-44　拿取導尿管置於深彎盆內

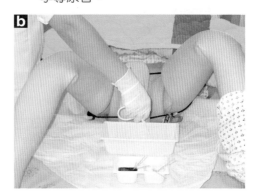

操 作 步 驟	說 明
(8) 戴上非慣用手（左手）的無菌手套。 (9) 準備好K-Y Jelly於紗布上，潤滑導尿管前端（圖15-45）。	(9)-1. 潤滑導尿管前端**約5公分**。 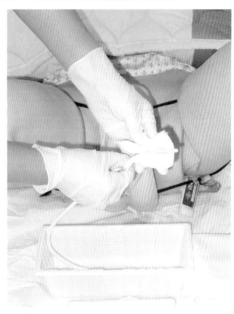 ➕ 圖15-45
(10) 鋪無菌洞巾： ① 兩手各持同側洞巾之頂角，並將洞巾頂角向內捲，包住雙手（圖15-46）。 ② **需面對無菌區（病人）向後退一步在空曠處打開**（圖15-47）。	①-1. 預防雙手碰觸病人雙腿。 ②-1. 避免碰到非無菌區。 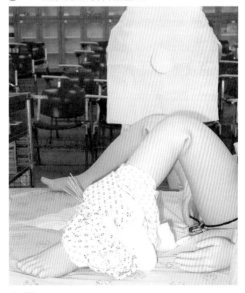
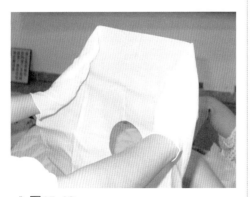 ➕ 圖15-46	➕ 圖15-47

操 作 步 驟	說 明

③ 將洞巾開口**對準尿道口鋪平**（圖15-48）。

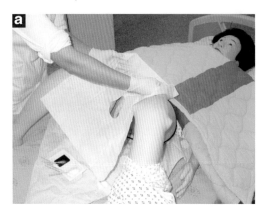

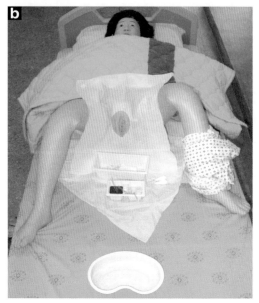

✚ 圖15-48 將洞巾對準尿道口鋪平

(11) 消毒尿道口：

① 以非慣用手（左手）**拇指及食指撥開小陰唇並固定之**（圖15-49）。

② 慣用手（右手）持**第一枝優碘棉枝消毒遠側小陰唇內面**（圖15-50）。

③ 第二枝優碘棉枝消毒近側小陰唇內面。

④ 第三枝優碘棉枝消毒中央尿道口。

⑤ 等2分鐘後。

(11)-1. **棉枝由上往下擦拭一次**，不得來回。

①-1. 固定手的位置至導出尿液完畢後才可移開。

⑤-1. **碘需慢慢釋出才具消毒作用**。此步驟依各醫院流程決定是否執行。

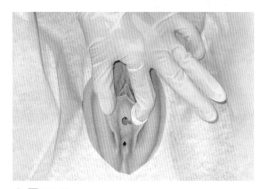

✚ 圖15-49

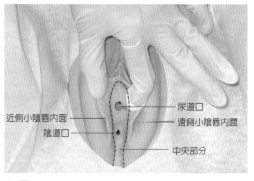

✚ 圖15-50

操 作 步 驟	說　明
(12) 清潔尿道口（圖15-50）： ① 慣用手（右手）持**第一枝生理食鹽水棉枝清潔遠側小陰唇內面**。 ② **第二枝生理食鹽水棉枝清潔近側小陰唇內面**。 ③ **第三枝生理食鹽水棉枝清潔中央尿道口**。 (13) 導尿管末端放入深彎盆內，並移近會陰處。 (14) 請病人張口吐氣或說「啊」。 (15) **慣用手（右手）持導尿管前端7.5公分處，輕緩插入尿道口，插入約5公分，或直到有尿液流出**（圖15-51）。	 (14)-1. 使尿道括約肌放鬆，並轉移其注意力。 (15)-1. 持導尿管的右手不能移開。 (15)-2. **男性病人插入約20公分（7吋），且須維持陰莖與大腿成60~90度角，以順利插入**。

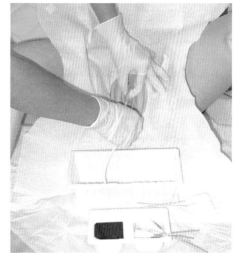

✚ 圖15-51

(16) 當尿液停止流出時，用非慣用手（左手）固定導尿管（距離尿道口約5公分），慣用手（右手）輕壓膀胱（恥骨聯合上）。 (17) 若無尿液再流出時，慣用手（右手）捏緊導尿管輕輕抽出，放入彎盆內。 (18) 移出洞巾，並使用洞巾擦拭會陰部（用非光滑面擦拭）。	 (17)-1. 通常**一次持續導尿量不超過500c.c.**，因為若突然快速及大量的導出尿液，**會導致膀胱出血**。

操 作 步 驟	說　明

各家醫院護理標準流程不盡相同，以長庚醫院為例，步驟(11)~(18)順序如下：

(11) 消毒尿道口（圖15-50）。

(12) 導尿管末端放入深彎盆內，並移近會陰處。

(13) 請病人張口吐氣或說「啊」。

(14) 慣用手（右手）持導尿管前端7.5公分處，輕緩插入尿道口，插入約5公分，或直到有尿液流出（圖15-51）。

(15) 當尿液停止流出時，用非慣用手（左手）固定導尿管（距離尿道口約5公分）慣用手（右手）輕壓膀胱（恥骨聯合上）。

(16) 若無尿液再流出，慣用手（右手）捏緊導尿管輕輕抽出，放入彎盆內。

(17) 清潔尿道口（圖15-50）。

(18) 移出洞巾，並使用洞巾擦拭會陰部（用非光滑面擦拭）。

13.移去尿盒。	13-1. 測量及觀察尿量、尿液之性狀。
14.移去一切用物。	
15.脫除無菌手套。	
16.協助病人穿上褲子並整理衣服。	
17. 移去防水治療巾。	17-1. 如防水治療巾已沾溼時，應先移去之。
18.將病人被蓋蓋好，拉開床簾並打開窗戶。	
19.向病人解釋已執行完畢，整理病人單位。	
20.攜出各項用物。	

工作後處理

1. 按醫院規定處理用物：導尿用物丟到感染可燃性垃圾桶，尿液測量後倒在馬桶。	
2. 洗手：採內科無菌洗手法。	
3. 完成醫囑：於醫囑後面打全勾，並註明執行日期、時間及簽職稱、全名。	3-1. 醫囑範例：20XX-08-25✔ICP st ✔ R1 王大為 20XX-08-25 at 13:30 N1 陳美
4. 記錄護理記錄單：包括導尿時間、導出的尿量、尿液性狀及病人反應。	

記錄範例

情境：王小美小姐，因輸尿管結石到開刀房做輸尿管結石截石術，返回病房後主訴小便無法自解。

醫囑內容：20XX-08-25 ICP st R1 王大為

時 間	用藥及治療	生命徵象	護理記錄
13：30	ICP st ICP：450c.c.		主訴腹脹不適，無法自解尿液，觸診膀胱腫脹，予以誘尿無效。告知王大為醫師後依醫囑予以單次導尿，導出450c.c. 淡黃色澄清尿液，主訴導完尿後較舒服、膀胱無膨脹感，繼續觀察自解尿液情形。／N1陳美

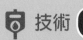

技術 15-7 存留導尿法（女性）
Foley Catheterization for Female Patient

觀看技術影片 掃描

先備知識

1. 熟悉女性外生殖器的解剖位置。
2. 了解存留導尿法的定義。
3. 了解選擇導尿管大小的原則。
4. 熟悉導尿管的固定方法。
5. 了解留置導尿管預防泌尿道感染的原則。

應用目的

1. 使下泌尿道阻塞者或神經性膀胱併有尿瀦留者的尿液得以排出。
2. 預防膀胱、肛門及會陰部等處手術後的傷口感染。
3. 下腹部或骨盆腔手術前、中、後的膀胱減壓。
4. 維護尿失禁者的皮膚清潔與乾燥。
5. 精確測量尿液輸出量。
6. 提供連續性膀胱灌洗。

操作步驟與說明

操作步驟	說明
工作前準備	
1. 核對醫囑並處理醫囑（於醫囑前面打全勾）。	1-1. 醫囑範例：20XX-08-25 ✓on Foley R1 王大為
2. 至病人單位核對床頭卡及手圈，詢問病人全名及出生年月日。	2-1. 目的在確認病人。
3. 向病人及家屬解釋執行目的及過程。	3-1. 目的在減輕其焦慮。
4. 看時間、脫錶並洗手：採內科無菌洗手法。	
5. 準備用物（圖15-52）：	
(1) 治療盤及治療巾	
(2) 無菌導尿包：內含洞巾、消毒溶液盆、深彎盆、紗布（3片）、K-Y Jelly（1包）、沖洗棉枝（8枝）、無菌手套	(2)-1. 注意導尿包與導尿管的有效期限。

操作步驟	說明

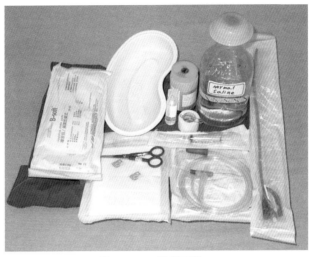

圖15-52 所需用物

操作步驟	說明
(3) 雙腔或三腔導尿管	(3)-1. 須選擇合適的雙腔導尿管：成人：12~16Fr.；兒童：8~10Fr.。
(4) 無菌生理食鹽水(N/S)	
(5) 10%優碘溶液(Aq-BI)	
(6) 防水治療巾	
(7) 彎盆	(7)-1. 盛裝汙物用，可用汙物袋替代。
(8) 蓄尿袋	
(9) 10c.c.空針	
(10) 紙膠	
(11) 20c.c.無菌蒸餾水	
(12) 剪刀	
(13) 麥克筆	
6. 將治療巾鋪在治療盤上。	
7. 將防水治療巾、無菌導尿包、導尿管、無菌生理食鹽水(N/S)、無菌蒸餾水、10%優碘溶液(Aq-BI)、10c.c.空針、紙膠、剪刀、蓄尿袋、彎盆放在治療盤上。	
8. 將用物放在工作車，攜至病人單位。	
9. 把工作車推到床尾。	

操作步驟	說明

工作過程

1. 再次核對床頭卡及手圈，詢問病人全名及出生年月日。

　1-1. 再次確認病人。

2. 環境布置：拉上床簾、關窗戶、固定床輪。

　2-1. 維護病人的隱私及安全的環境。

3. 掛妥蓄尿袋於床旁，要注意蓄尿袋的引流開口距地面應至少15公分。

　3-1. 以避免泌尿道感染。

4. 先剪好4條紙膠。

5. 請病人抬高臀部，鋪防水治療巾於臀下。

　5-1. 目的在保護床單不被汙染。

6. 協助病人解開褲帶並脫除右側褲子。

　6-1. 整理好褲子以免碰到無菌物品。

7. **被單扇形反摺至下腹部**，適當覆蓋（見圖15-37）。

　7-1. 注意保暖避免不必要的暴露。

8. 協助病人採**屈膝仰臥式並將兩腳分開**（見圖15-37）。

9. **執行會陰沖洗**（見上冊技術7-5）。

　9-1. 如此可減少尿道口周圍的微生物及避免插導尿管時將微生物帶入尿道。

10. 置導尿包於雙腿間（見圖15-38）。

11. 站在病人右側，打開導尿包。

　11-1. 導尿包的開口朝向床頭（見圖15-39）。

12. 請病人雙腳用力踩住床墊，抬高臀部，此時護理人員由腿下將包布打開墊於臀下，再請病人放低臀部（見圖15-40）。

　12-1. 若病人無力時，護理人員以左手協助其抬高臀部，用右手由腿下將包布打開。

13. 打開導尿包左、右面及靠近床尾的一面（見圖15-41）。

　13-1. 使用無菌技術，不可汙染導尿包內用物。

14. 執行導尿：

　(1) 將彎盆置於床尾。

　(2) 倒溶液(N/S、Aq-BI)在導尿包內之消毒溶液盒內。

　(2)-1. 依各醫院規定，**於N/S、Aq-BI倒出前先倒掉一些在彎盆，以清洗瓶口**；或先以酒精棉片消毒瓶口。

　(3) 打開導尿管的外包裝（塑膠面在下），放在工作車（見圖15-42）。

　(3)-1. 避免導尿管汙染。

　(4) 打開無菌蒸餾水，放在工作車。

　(5) 打開空針的包裝，以無菌技術方法置入導尿包內。

操 作 步 驟	說　明
(6) 面對無菌區打開手套，戴上慣用手（右手）的無菌手套。	
(7) 以戴無菌手套的手先將消毒溶液盒和深彎盆分開（見圖15-43）。	
(8) 各拿三枝沖洗棉枝分別放於生理食鹽水溶液及優碘溶液內。	
(9) 以無菌技術方法拿取導尿管，並置於深彎盆內（圖15-53）。	(9)-1. 未戴手套的手拿包裝袋，已戴手套的手拿導尿管。

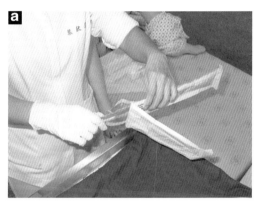

+ 圖15-53

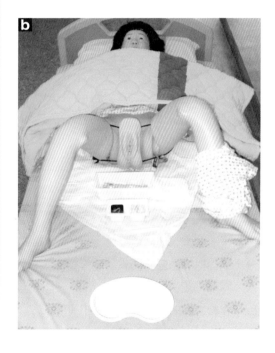

(10) 以非慣用手（左手）拿取無菌蒸餾水，已戴手套的手拿取空針抽5~10c.c.無菌蒸餾水於空針內（圖15-54）。

(11) 戴上非慣用手（左手）的無菌手套。

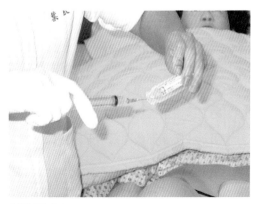

+ 圖15-54

操 作 步 驟	說　　明

(12) 撕開導尿包的內包裝（圖15-55a）。

(13) 將內包裝置於彎盆中。

(14) 準備好K-Y Jelly於紗布上，潤滑導尿管前端5公分（圖15-55b）。

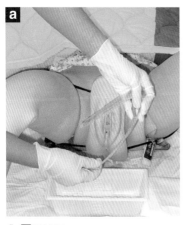 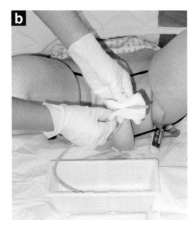

✚ 圖15-55

(15) 鋪無菌洞巾：	(15)-1. 請見圖15-46~48。
① 兩手各持同側洞巾之頂角，並將洞巾頂角向內捲，包住雙手。	①-1. 預防雙手碰觸病人雙腿。
② 需面對無菌區（病人）向後退一步在空曠處打開。	②-1. 避免碰到非無菌區。
③ 將洞巾開口對準尿道口鋪平。	
(16) 消毒尿道口（見圖15-50）：	(16)-1. **棉枝由上往下擦拭一次**，不得來回。
① 以非慣用手（左手）拇指及食指撥開小陰唇並固定之。	①-1. 固定手的位置至導出尿液完畢後才可移開（見圖15-49）。
② 慣用手（右手）持**第一枝優碘棉枝消毒遠側小陰唇內面**。	
③ **第二枝優碘棉枝消毒近側小陰唇內面**。	
④ **第三枝優碘棉枝消毒中央尿道口**。	
⑤ 等**2分鐘**後。	⑤-1. 碘需慢慢釋出才具消毒作用。此步驟依各醫院流程決定是否執行。
(17) 清潔尿道口：	
① 慣用手（右手）持**第一枝生理食鹽水棉枝清潔遠側小陰唇內面**。	

操 作 步 驟	說　　明
② 第二枝生理食鹽水棉枝清潔近側小陰唇內面。 ③ 第三枝生理食鹽水棉枝清潔中央尿道口。 (18) 導尿管末端放入深彎盆內，並移近會陰處。 (19) 請病人張口吐氣或說「啊」。 (20) 慣用手（右手）持**導尿管前端7.5公分處**，輕緩插入尿道口，**插入約5公分，或直到有尿液流出**（圖15-56）。 (21) 確定導尿管可適當引流尿液後，以非慣用手（左手）拇指及食指拿住且固定導尿管，以避免滑出，慣用手（右手）持空針打入5~10c.c.的蒸餾水到導尿管前端氣囊中，使固定在膀胱內。 (22) 輕輕拉出導尿管固定。 (23) 移出洞巾。	 (19)-1. **使尿道括約肌放鬆，並轉移病人的注意力。** 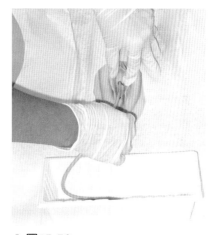 ✚ 圖15-56 (22)-1. 避免因導尿管前端水球卡在膀胱頸造成病人不適。

各家醫院護理標準流程不盡相同，以長庚醫院為例，步驟(16)~(23)順序如下：

(16) 消毒尿道口（見圖15-50）。

(17) 導尿管末端放入深彎盆內，並移近會陰處。

(18) 請病人張口吐氣或說「啊」。

(19) 慣用手（右手）持導尿管前端7.5公分處，輕緩插入尿道口，插入約5公分，或直到有尿液流出（見圖15-51）。

(20) 確定導尿管可適當引流尿液後，以非慣用手（左手）拇指及食指拿住且固定導尿管，以避免滑出，慣用手（右手）持空針打入5~10c.c.的蒸餾水到導尿管前端氣囊中，使固定在膀胱內。

(21) 輕拉導尿管經確認固定後，再向內推入2公分。

(22) 清潔尿道口（見圖15-50）。

(23) 移出洞巾，並使用洞巾擦拭會陰部（用非光滑面擦拭）。

操 作 步 驟	說 明
(24) 將導尿管接到蓄尿袋上。	(24)-1. 導尿管及蓄尿袋至少每週應更換。
(25) 脫除無菌手套。	
(26) 以「井」字型固定法將膠布固定於大腿內側（圖15-57）：先將膠布把導尿管周圍貼住，再把膠布以Ω型方式貼到皮膚上，避免皮膚壓傷。	(26)-1. 固定時須在尿道口與腿部間留足夠的長度，避免妨礙活動及拉扯導尿管。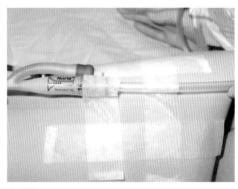 ✛ 圖15-57
(27) 將蓄尿袋置於**低於膀胱高度處**並掛妥於床邊（圖15-58），同時尿袋的引流開口距地面應至少15公分。	(27)-1. 蓄尿袋要註明有效日期（7天）。 (27)-2. 當病人下床活動時，蓄尿袋可用手提或固定於腿上，但位置需低於膀胱。 (27)-3. 蓄尿袋至少每隔8小時應排空一次，或1/2~2/3滿時應排空，以免蓄積過多尿液，而發生回流或感染的情形。
(28) 囑病人注意導尿管勿受到壓迫或折到，以免阻礙尿液流出。	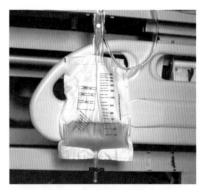 ✛ 圖15-58 蓄尿袋掛妥於床邊
(29) 向病人解釋導尿管剛插時可能稍有灼熱感及尿意感，慢慢就會消失。	
15. 移去一切用物，協助病人穿上褲子並整理衣服。	15-1. 如防水治療巾已沾溼時，應先移去之。
16. 移去防水治療巾。	
17. 將病人被蓋蓋好，拉開床簾並打開窗戶。	
18. 向病人解釋已執行完畢，整理病人單位。	
19. 攜出各項用物。	

操 作 步 驟	說　　明

工作後處理

1. 按醫院規定處理用物：導尿用物丟到感染可燃性垃圾桶，尿液測量後倒在馬桶。
2. 洗手：採內科無菌洗手法。
3. 完成醫囑：於醫囑後面打全勾，並註明執行日期、時間及簽職稱、全名。
4. 記錄護理記錄單：包括導尿時間、導尿管的大小、尿液性狀及病人反應。

3-1. 醫囑範例：20XX-08-25 ✓on Foley ✓R1 王大為 20XX-08-25 at 21:30 N1陳美

記錄範例

情境：王小美小姐，因輸尿管結石到開刀房做輸尿管結石截石術，返回病房後主訴小便無法自解，經誘尿及間歇導尿後仍無法自解。

醫囑內容：20XX-08-25 on Foley R1 王大為

時 間	用藥及治療	生命徵象	護理記錄
21:30	on Foley		主訴腹脹不適，無法自解尿液，觸診膀胱腫脹，予以誘尿無效，告知王大為醫師後，依醫囑予以插16Fr.存留導尿管，尿液清澈呈淡黃色，無不適之主訴，已衛教注意事項：多攝取水分（2,000~3,000c.c.／天）、蓄尿袋要低於膀胱，繼續觀察導尿管通暢情形。／N1陳美

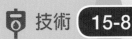

技術 15-8　存留導尿管護理（女性）
Foley Care for Female Patient

觀看技術影片

先備知識

1. 熟悉女性導尿管的固定方法。
2. 了解存留導尿管預防泌尿道感染的原則。

應用目的

1. 預防泌尿道感染。
2. 增進舒適。

操作步驟與說明

操作步驟	說　　明
工作前準備	
1. 至病人單位核對床頭卡及手圈，詢問病人全名及出生年月日。	
2. 向病人及家屬解釋執行目的及過程。	2-1.　減輕病人的焦慮，並取得合作。
3. 洗手：採內科無菌洗手法。	
4. 準備用物：	
(1) 治療盤及治療巾	
(2) 會陰沖洗用物	
(3) 無菌生理食鹽水	
(4) 10%優碘溶液(Aq-BI)	
(5) 無菌棉枝包	
(6) 清潔手套	
(7) 紙膠	
(8) 剪刀	
(9) 彎盆	
5. 將治療巾鋪在治療盤上，並將用物放在治療盤上。	
6. 攜帶用物至病人單位。	
工作過程	
1. 再次核對床頭卡及手圈，詢問病人全名及出生年月日。	
2. 環境布置：拉上床簾、關窗戶、固定床輪。	2-1.　維護病人的隱私及安全的環境。
3. 執行會陰沖洗。	3-1.　減少尿道口周圍的微生物。
	3-2.　執行步驟請參見上冊技術7-5。
4. 戴上清潔手套。	

操 作 步 驟	說　明
5. 取出3~4枝棉枝沾優碘溶液，夾在非慣用手（左手）中指及無名指之間。	
6. 以非慣用手（左手）拇指及食指固定導尿管並輕拉出導尿管約1.25公分（1/2吋）。	
7. 慣用手（右手）持第一枝優碘棉枝**以環形方式消毒尿道口**。	7-1. 棉枝只能使用一次，不能重複使用。
8. 慣用手（右手）持第二枝優碘棉枝**以環形方式消毒尿道口的導尿管**。	8-1. 如導尿管有多量分泌物時，可先用生理食鹽水棉枝清潔後再用優碘棉枝消毒。
9. 慣用手（右手）持第三枝優碘棉枝**由上往下（由尿道口）消毒導尿管約10公分（4吋）長**。	9-1. 棉枝不可來回擦拭。
10. 等2分鐘後。	10-1. 碘需慢慢釋出才具消毒作用。此步驟依各醫院流程決定是否執行。
11. 再以生理食鹽水棉枝以同樣方式清潔。	
12. 將導尿管往內推回1.25公分（1/2吋）。	
13. 脫除清潔手套。	
14. 將導尿管及蓄尿袋的引流管**固定於另一側大腿（井字型固定法）**。	14-1. 女性病人應將導尿管固定於大腿內側（見圖15-57）。
15. 協助病人穿上褲子並整理衣服。	
16. 拉開床簾並打開窗戶。	
17. 向病人解釋已執行完畢，整理病人單位。	
18. 攜出各項用物。	

工作後處理

1. 按醫院規定處理用物：用物丟到感染可燃性垃圾桶中。
2. 洗手：採內科無菌洗手法。
3. 記錄護理記錄單：包括分泌物的性質及量、會陰部皮膚之狀況及病人反應。

記錄範例

情境：王小美小姐，因尿液無法自解，已插上存留導尿管。

時 間	用藥及治療	生命徵象	護理記錄
09：00	Foley care P. P. care		病人現on Foley，尿道口及陰道口有少許淡黃色分泌物、無異味，會陰部皮膚完整，給予會陰沖洗、導尿管護理及重新更換固定部位，病人無不適之主訴。　／N1陳美

技術 15-9 存留導尿管護理（男性）
Foley Care for Male Patient

先備知識

1. 熟悉男性導尿管的固定方法。
2. 了解存留導尿管預防泌尿道感染的原則。

應用目的

1. 預防泌尿道感染。
2. 增進舒適。

操作步驟與說明

操作步驟	說明
工作前準備	
1. 至病人單位核對床頭卡及手圈，詢問病人全名及出生年月日。	1-1. 部分醫院男性病人由醫師或專科護理師執行，護理人員為協助角色。
2. 向病人及家屬解釋執行目的及過程。	2-1. 減輕病人的焦慮，並取得其合作。
3. 洗手：採內科無菌洗手法。	
4. 準備用物：	
(1) 治療盤及治療巾	
(2) 無菌生理食鹽水	
(3) 10%優碘溶液(Aq-BI)	
(4) 無菌棉枝包	
(5) 清潔手套	
(6) 紙膠	
(7) 剪刀	
(8) 彎盆	
5. 將治療巾鋪在治療盤上。	
6. 將用物放在治療盤上。	
7. 攜帶用物至病人單位。	
工作過程	
1. 再次核對床頭卡及手圈，詢問病人全名及出生年月日。	
2. 環境布置：拉上床簾、關窗戶、固定床輪。	2-1. 維護病人的隱私及安全的環境。
3. 戴上清潔手套。	

操 作 步 驟	說 明
4. 取出3~4枝棉枝沾優碘溶液,夾在非慣用手(左手)中指及無名指之間。	
5. 以左手拇指及食指固定導尿管並輕拉出導尿管約1.25公分(1/2吋)。	
6. 慣用手(右手)持第一枝優碘棉枝以**環形方式消毒尿道口**。	6-1. 如病人包皮內有多量分泌物時,可先用生理食鹽水棉枝清潔後再用優碘棉枝消毒。
7. 右手持第二枝優碘棉枝以**環形方式消毒尿道口的導尿管**。	
8. 右手持第三枝優碘棉枝**由上往下(由尿道口)消毒導尿管約10公分(4吋)長**。	8-1. 棉枝不可來回擦拭。
9. **等2分鐘後**,再以生理食鹽水棉枝以同樣方式清潔。	9-1. 碘需慢慢釋出才具消毒作用。
10. 將導尿管往內推回1.25公分(1/2吋)。	
11. 脫除清潔手套。	
12. 將導尿管及蓄尿袋的引流管**固定於另一側大腿(井字型固定法)**。	12-1. 男性病人應將導尿管固定於**大腿上方或下腹部**。
13. 協助病人穿上褲子並整理衣服。	
14. 拉開床簾並打開窗戶。	
15. 向病人解釋已執行完畢,整理病人單位。	
16. 攜出各項用物。	

工作後處理

1. 按醫院規定處理用物:用物丟到感染可燃性垃圾桶中。
2. 洗手:採內科無菌洗手法。
3. 記錄護理記錄單:包括尿道口分泌物的性質與量、會陰部皮膚之狀況及病人反應。

記錄範例

情境:王俊男先生,因尿液無法自解,已插上存留導尿管。

時間	用藥及治療	生命徵象	護理記錄
09:00	Foley care		病人現on Foley,尿道口有少許淡黃色分泌物、無異味,會陰部皮膚完整,給予導尿管護理及重新更換固定部位,病人無不適之主訴。／N1陳美

技術 15-10 連續性膀胱灌洗法
Continuous Bladder Irrigation

先備知識

1. 熟悉男性及女性外生殖器的解剖位置。
2. 了解存留導尿法的定義。
3. 了解選擇導尿管大小的原則。
4. 熟悉男性及女性導尿管的固定方法。
5. 了解存置導尿管預防泌尿道感染的原則。

應用目的

1. 預防泌尿道系統手術後（例如前列腺肥大手術、膀胱腫瘤手術），膀胱內血凝塊的形成。
2. 維持尿液系統的引流通暢。
3. 灌入藥物治療出血性膀胱炎之出血發生。
4. 灌入藥物治療泌尿道感染。

操作步驟與說明

操 作 步 驟	說　　明
工作前準備	
1. 核對醫囑並處理醫囑（於醫囑前面打全勾）。	1-1. 醫囑範例：20XX-08-27 ✔ on 3-way Foley 及N/S continuous irrigation　R1林大為
2. 至病人單位核對床頭卡及手圈，詢問病人全名及出生年月日。	2-1. 目的在確認病人。
3. 向病人及家屬解釋執行目的及過程。	3-1. 目的在減輕其焦慮。
4. 看時間、脫錶並洗手：採內科無菌洗手法。	
5. 準備用物（圖15-59）：	
(1) 治療盤及治療巾	
(2) 無菌導尿包：內含洞巾、消毒溶液盆、深彎盆、紗布（3片）、K-Y Jelly（1包）、沖洗棉枝（8枝）、無菌手套	(2)-1. 注意導尿包與導尿管的有效期限。
(3) 三腔導尿管	(3)-1. 依醫囑選擇合適的三腔導尿管：18~24Fr.。
(4) 無菌生理食鹽水(N/S)	
(5) 10%優碘溶液(Aq-BI)	
(6) 防水治療巾	

操作步驟	說明

(7) 彎盆

(8) 蓄尿袋

(9) 10c.c.（或20c.c.）空針

(10) 紙膠或布膠

(11) 20c.c.無菌蒸餾水，1~2瓶

(12) 剪刀

(13) 外用無菌N/S沖洗液2,000c.c.

(14) 普通點滴輸液套管及點滴延長接管

(15) 麥克筆

6. 將治療巾鋪在治療盤上。

7. 將防水治療巾、無菌導尿包、導尿管、N/S、無菌蒸餾水（1~2瓶）、10％優碘溶液(Aq-BI)、10c.c.（或20c.c.）空針、紙膠（或布膠）、剪刀、蓄尿袋、彎盆、外用無菌生理食鹽水沖洗液2,000c.c.、普通點滴輸液套管、點滴延長接管放在治療盤上。

8. 將用物放在工作車，攜至病人單位。把工作車推到床尾。

---

(7)-1. 盛裝汙物用，可用汙物袋替代。

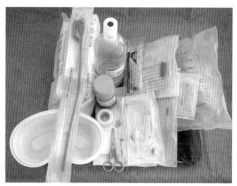

➕ 圖15-59　所需用物

工作過程

1. 再次核對床頭卡及手圈，詢問病人全名及出生年月日。

2. 環境布置：拉上床簾、關窗戶、固定床輪。

3. 撕開外用無菌生理食鹽水沖洗液的外套包裝及輸液袋引流開口封套。

4. 撕開普通點滴輸液套管外包裝，**引流端針頭連接外用無菌生理食鹽水沖洗液**（圖15-60）。

1-1. 再次確認病人。

2-1. 維護病人的隱私及安全的環境。

3-1. 需以無菌技術方法操作。

3-2. 若灌洗目的在藥物治療時，需將藥物加入N/S中，如：膀胱感染用藥為抗生素，出血性膀胱炎用藥為明礬粉。

4-1. 需以無菌技術方法操作。

操 作 步 驟	說　明

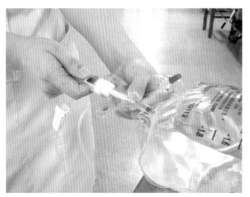

圖15-60

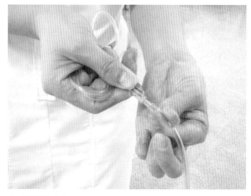

圖15-61

5. 撕開**點滴延長接管外包裝，並連接普通點滴輸液套管之輸出端**（圖15-61）。

6. 將外用無菌生理食鹽水沖洗液掛在點滴架上，並打開管夾排氣（圖15-62）。

5-1. 需以無菌技術方法操作。

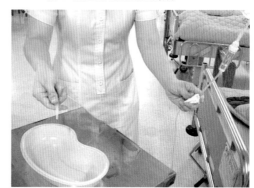

圖15-62

7. 調整膀胱灌洗壓力約75~90公分。

7-1. 灌洗壓力的測量為灌洗液面與膀胱間之高度（圖15-63ab）。

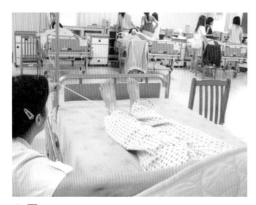

圖15-63a

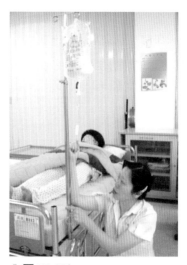

圖15-63b

操 作 步 驟	說 明
8. 掛妥蓄尿管於床旁，要注意蓄尿袋的引流開口距地面至少15公分。	8-1. 以避免泌尿道感染。
9. 先剪4條紙膠。	
10. 請病人抬高臀部，鋪防水治療巾於臀下。	10-1. 目的在保護床單不被汙染。
11. 協助病人解開褲帶並脫除右側（腳）的褲子。	11-1. 整理好褲子以免碰到無菌物品。
12. 被單扇形反摺至下腹部，適當覆蓋（見圖15-37）。	12-1. 注意保暖避免不必要的暴露。
13. 協助病人採屈膝仰臥姿並將兩腳分開（見圖15-37）。	13-1. 部分醫院男性病人由醫師或專科護理師執行，病人採平躺姿勢。
14. 執行會陰沖洗（見上冊技術7-5）。	14-1. 如此可減少尿道口周圍的微生物及避免插導尿管時將微生物帶入尿道。
	14-2. 男性病人可視情況執行外陰部的清潔。
15. 置導尿包於病人雙腿間（見圖15-38）。	
16. 站在病人右側，打開導尿包。	16-1. 導尿包的開口朝向床頭（見圖15-39）。
17. 請病人雙腳用力踩住床墊，抬高臀部，此時護理人員自病人腿下將包布打開墊於其臀下，再請病人放低臀部（見圖15-40）。	17-1. 若病人無力時，護理人員以左手協助其抬高臀部，用右手自病人腿下將包布打開。
18. 打開導尿包左、右面及靠近床尾的一面（見圖15-41）。	18-1. 以無菌技術方法操作，不可汙染導尿包內用物。
19. 執行導尿：	
(1) 將彎盆置於床尾。	
(2) 倒溶液(N/S, Aq-BI)在導尿包內之消毒溶液盒內。	(2)-1. 倒出溶液前須先倒掉一些在彎盆，以清洗瓶口。
(3) 打開導尿管的外包裝（塑膠面在下），放在工作車。	(3)-1. 避免導尿管汙染。
(4) 打開無菌蒸餾水，放在工作車。	
(5) 打開空針的包裝，以無菌技術方法置入導尿包內。	
(6) 面對無菌區打開手套，戴上慣用手（右手）的無菌手套。	
(7) 以戴無菌手套的手先將消毒溶液盒和深彎盆分開（見圖15-43）。	

操 作 步 驟	說　　明
(8) 各拿三枝沖洗棉枝分別放入生理食鹽水溶液及優碘溶液內。	
(9) 以無菌技術方法拿取導尿管，並置於深彎盆內。	(9)-1. 未戴手套的手拿包裝袋，已戴手套的手拿導尿管。
(10) 以非慣用手（左手）拿取無菌蒸餾水，已戴手套的手拿取空針抽取20c.c.無菌蒸餾水於空針內（見圖15-54）。	
(11) 戴上非慣用手（左手）的無菌手套。	
(12) 撕開導尿包的內包裝（見圖15-55a）。	
(13) 將內包裝之塑膠垃圾置於彎盆中。	
(14) 準備好K-Y Jelly於紗布上，潤滑導尿管前端（見圖15-55b）。	(14)-1. 女性病人潤滑導尿管前端約5公分。 **(14)-2. 男性病人潤滑導尿管前端約20公分。**
(15) 鋪無菌洞巾：	(15)-1. 見圖15-46~48。
① 兩手各持同側洞巾之頂角，並將洞巾頂角向內捲，包住雙手。	①-1. 預防雙手碰觸病人雙腿。
② 需面對無菌區（病人）向後退一步在空曠處打開。	②-1. 避免碰到非無菌區。
③ 將洞巾開口對準尿道口鋪平。	
(16) 消毒尿道口（見圖15-50）：	
① 以非慣用手（左手）拇指及食指撥開小陰唇並固定之。	①-1. 固定手的位置至導尿完畢後才可移開。
② 慣用手（右手）持第一枝優碘棉枝消毒遠側小陰唇內面。	②-1. 由上往下擦拭一次，不得來回。
③ 第二枝優碘棉枝消毒近側小陰唇內面。	
④ 第三枝優碘棉枝消毒中央尿道口。	
⑤ 等2分鐘後。	⑤-1. 碘需慢慢釋出才具消毒作用。此步驟依各醫院流程決定是否執行。
(17) 清潔尿道口：	
① 右手持第一枝生理食鹽水棉枝清潔遠側小陰唇內面。	
② 第二枝生理食鹽水棉枝清潔近側小陰唇內面。	
③ 第三枝生理食鹽水棉枝清潔中央尿道口。	

操 作 步 驟	說 明
(18) 導尿管末端放入深彎盆內，並移近會陰處。	
(19) 請病人張口吐氣或說「啊」。	(19)-1. 使尿道括約肌放鬆，並轉移病人的注意力。
(20) 慣用手（右手）持導尿管前端7.5公分處，輕緩插入尿道口，**插入約5公分**，或直到有尿液流出（見圖15-56）。	(20)-1. 持導尿管的右手不能移開。 (20)-2. **男性病人插導尿管時，需要拿紗布握住陰莖，使陰莖與腹部呈60~90度角，以順利將導尿管插入膀胱。** (20)-3. **男性病人需插入約20公分**，或直到有尿液流出。
(21) 確定導尿管可適當引流尿液後，以非慣用手（左手）拇指及食指拿住且固定導尿管，以避免滑出，慣用手（右手）持空針打入5~10c.c.的蒸餾水到導尿管前端氣囊中，使固定在膀胱內。	(21)-1. **若需壓迫止血，需打入20~30c.c.的蒸餾水到導尿管前端氣囊中。**
(22) 輕輕拉出導尿管，經確認固定後，再向內輕推入2公分。	(22)-1. 避免導尿管前端水球卡在膀胱頸造成病人不適。臨床上會省略向內推入此步驟，以避免感染。 (22)-2. 若需壓迫止血時，應將導尿管往外拉牽引，並以無切布膠固定於大腿。
(23) 移出洞巾。	

各家醫院護理標準流程不盡相同，以長庚醫院為例，步驟(16)~(23)順序如下：

(16) 消毒尿道口（見圖15-50）。

(17) 導尿管末端放入深彎盆內，並移近會陰處。

(18) 請病人張口吐氣或說「啊」。

(19) 慣用手（右手）持導尿管前端7.5公分處，輕緩插入尿道口，插入約5公分，或直到有尿液流出（見圖15-51）。

(20) 確定導尿管可適當引流尿液後，以非慣用手（左手）拇指及食指拿住且固定導尿管，以避免滑出，慣用手（右手）持空針打入5~10c.c.的蒸餾水到導尿管前端氣囊中，使固定在膀胱內。

(21) 輕拉導尿管經確認固定後，再向內推入2公分。

(22) 清潔尿道口（見圖15-50）。

(23) 移出洞巾，並使用洞巾擦拭會陰部（用非光滑面擦拭）。

操 作 步 驟	說 明
(24) 將導尿管輸出管口接到蓄尿袋上（圖15-64）。 (25) 將導尿管輸入管口接到點滴延長接管。 (26) 脫除手套。	(24)-1. 導尿管及蓄尿袋至少每週應更換。 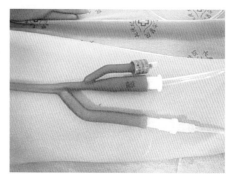 ➕ 圖15-64
(27) 以「井」字型固定法將膠布固定於大腿內側（見圖15-57）：先用膠布把導尿管周圍貼住，再把膠布貼到皮膚上。	(27)-1. 固定時須在尿道口與腿部間留足夠的長度，避免妨礙活動及拉扯導尿管。 (27)-2. **男性病人將導尿管固定於大腿上方或下腹部。** (27)-3. **女性病人將導尿管固定於大腿內側。** (27)-4. **若有導尿管牽引時，需要先在大腿貼一寬布膠→膠布把導尿管周圍貼住→將一寬布膠黏貼導尿管（圖15-65）。** 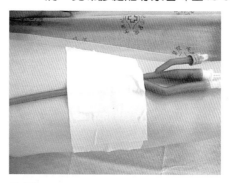 ➕ 圖15-65
(28) 將蓄尿袋置於低於膀胱高度處並掛妥於床邊，同時尿袋的引流開口距地面應至少15公分。	(28)-1. **蓄尿袋要註明有效日期（7天）。** (28)-2. **蓄尿袋至少每隔8小時應排空一次，或1/2~2/3滿時應排空，以免蓄積過多尿液，而發生回流或感染的情形。**

操 作 步 驟	說 明
20.執行沖洗： (1) **打開管夾調整滴速（60~120滴／分）。** (2) 囑病人注意導尿管勿受到壓迫或折到，以免阻礙尿液的流出。 (3) **向病人解釋導尿管剛插時可能稍有灼熱感及尿意感，慢慢就會消失。**	(1)-1. 如果尿液呈鮮紅色，須通知醫師，依醫囑改用冰生理食鹽水沖洗，或是將管夾全速打開(full run)。 (2)-1. 如果發生血塊阻塞時，要立即停止灌洗並通知醫師，依醫囑協助執行小量膀胱沖洗。 (3)-1. **如果病人的導尿管有牽引時，要教導牽引固定的肢體（右或左腿），不可將膝蓋彎曲，以防出血或疼痛，但是可以左右移動肢體及翻身，減低因長期臥床所引起的不適。** (3)-2. **教導導尿管牽引時，會有便意感或尿道不適情形時，不可用力解便，以免流血。**
21.移去一切用物，協助病人穿上褲子並整理衣服。	21-1. 如防水治療巾已沾溼時，應先移去之。
22.移去防水治療巾。	
23.將病人被蓋蓋好，拉開床簾並打開窗戶。	
24.向病人解釋已執行完畢，整理病人單位。	
25.攜出各項用物。	

工作後處理

1. 依醫院規定處理用物：導尿用物丟到感染可燃性垃圾桶，尿液測量後倒在馬桶。	
2. 洗手：採內科無菌洗手法。	
3. 完成醫囑：於醫囑後面打全勾，並註明執行日期、時間及簽職稱、全名。	3-1. 醫囑範例：20XX-08-27✓ on 3-way Foley 及N/S continuous irrigation✓R1 林大為20XX-08-27 at 09:00 N1陳美
4. 記錄護理記錄單：包括連續膀胱灌洗時間、導尿管的大小、尿液的性狀及病人的反應。	

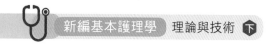

記錄範例

情境：王純美女士，因為子宮頸癌做放射線治療，導致出血性膀胱炎，目前因解尿液呈紅色，並表示漸漸地感覺有阻塞，解不出小便。

醫囑內容：20XX-08-27 on 3-way Foley 及N/S continuous irrigation R1林大為

時間	用藥及治療	生命徵象	護理記錄
09:00	on 3-way Foley及N/S continuous irrigation		主訴腹脹不適，無法自解尿液，觸診膀胱腫脹，告知林大為醫師後，依醫囑予以插20 Fr.三腔留置導尿管並予以生理食鹽水連續膀胱灌洗，尿液呈紅色有少量血塊，執行後表示膀胱脹滿感已減除，衛教注意事項：多攝取水分（一天2,000~3,000c.c.）、蓄尿袋要低於膀胱位置，繼續觀察導尿管通暢情形。／N1陳美

技術 15-11 膀胱滴藥法
Bladder Instillation

先備知識

1. 熟悉男性及女性外生殖器的解剖位置。
2. 了解存留導尿法的定義。
3. 熟悉男性及女性導尿管的固定方法。
4. 了解存置導尿管預防泌尿道感染的原則。

應用目的

1. 灌入化學藥物治療膀胱腫瘤。
2. 灌入藥物治療泌尿道感染。
3. 灌入藥物治療出血性膀胱炎。

操作步驟與說明

操作步驟	說明
工作前準備	
1. 核對醫囑並處理醫囑（於醫囑前面打全勾）。	1-1. 醫囑範例：20XX-08-27 ✔ Adriamycin bladder instillation R1林大為
2. 至病人單位核對床頭卡及手圈，詢問病人全名及出生年月日。	2-1. 目的在確認病人。
3. 向病人及家屬解釋執行目的及過程。	3-1. 目的在減輕其焦慮。
	3-2. 應告知病人在執行治療之前2小時勿進食液體食物，以免在治療期間，因膀胱過度膨脹而無法憋尿，影響治療的效果。
4. 看時間、脫錶並洗手：採內科無菌洗手法。	
5. 準備用物（圖15-66）：	5-1. 若是化學治療應依規定準備防護用品。
(1) 治療盤及治療巾	
(2) 無菌導尿包：內含洞巾、消毒溶液盆、深彎盆、紗布（3片）、K-Y Jelly（1包）、沖洗棉枝（8枝）、無菌手套	(2)-1. 注意導尿包與導尿管的有效期限。
(3) 雙腔導尿管	(3)-1. 需選擇合適的雙腔導尿管：14~16Fr.。
(4) 無菌生理食鹽水(N/S)	
(5) 10%優碘溶液(Aq-BI)	
(6) 防水治療巾	
(7) 彎盆	(7)-1. 盛裝汙物用，可用汙物袋替代。
(8) 蓄尿袋	

操 作 步 驟	說　　明

(9) 10c.c.空針

(10) 紙膠

(11) 20c.c.無菌蒸餾水（如果治療用藥是粉劑時需準備數瓶）

(12) 剪刀

(13) 60c.c.灌食空針＋20G注射針頭　　　　　(13)-1. 準備稀釋藥物或抽取藥物之用。

(14) 治療用藥

(15) 管夾或止血鉗

(16) 麥克筆

6. 將治療巾鋪在治療盤上。

7. 將防水治療巾、無菌導尿包、導尿管、無菌生理食鹽水(N/S)、無菌蒸餾水、10%優碘溶液(Aq-BI)、10c.c.空針、紙膠、剪刀、蓄尿袋、彎盆、60c.c.灌食空針、20G注射針頭、治療用藥管夾或止血鉗放在治療盤上。

8. 將用物放在工作車，攜至病人單位。

9. 把工作車推到床尾。

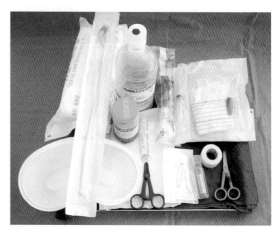

✚ 圖15-66　所需用物

工作過程

1. 再次核對床頭卡及手圈，詢問病人全名及出生年月日。　　　　　　　　　　　　　　　　1-1. 再次確認病人。

2. 環境布置：拉上床簾、關窗戶、固定床輪。　　2-1. 維護病人的隱私及安全的環境。

3. 依照注射用藥之抽藥原則，抽取治療用藥至60c.c.灌食空針內。　　　　　　　　　　　3-1. 依照各醫院的化學藥物治療常規來進行，有些醫院是由化學治療室之專業人員配置好化學藥物於60c.c.之灌食空針內。

4. 掛妥蓄尿袋於床旁，需注意蓄尿袋的引流開口距地面至少15公分。　　　　　　　　　4-1. 以避免泌尿道感染。

5. 先剪4條紙膠。

6. 請病人抬高臀部，鋪防水治療巾於臀下。　　6-1. 目的在保護床單不被汙染。

7. 協助病人解開褲帶並脫除右側（腳）的褲子。　　　　　　　　　　　　　　　　　　7-1. 整理好褲子以免碰到無菌物品。

8. 被單扇形反摺至下腹部，適當覆蓋。　　　　8-1. 注意保暖，避免不必要的暴露。

9. 協助病人屈膝仰臥並將兩腳分開。　　　　　9-1. 部分醫院男性病人則由醫師或專科護理師執行，病人可採平躺姿勢。

操 作 步 驟	說 明
10.執行會陰沖洗。	10-1. 如此可減少尿道口周圍的微生物及避免插導尿管時將微生物帶入尿道。 10-2. 男性病人可視情況執行外陰部的清潔。
11. 置導尿包於病人雙腿間。	
12.站在病人右側,打開導尿包。	12-1. 導尿包的開口朝向床頭。
13.請病人雙腳用力踩住床墊,抬高臀部。護理人員自病人腿下將包布打開墊於其臀下,再請病人放低臀部。	13-1. 若病人無力時,護理人員以左手協助其抬高臀部,用右手自病人腿下將包布打開。
14.打開導尿包左、右面及靠近床尾的一面。	14-1. 以無菌技術方法操作,不可汙染導尿包內用物。
15.執行導尿:	
(1) 將彎盆置於床尾。	
(2) 倒溶液(N/S, Aq-BI)在導尿包內之消毒溶液盒內。	(2)-1. 依各醫院規定,於N/S, Aq-BI倒出前須先倒掉一些在彎盆,以清洗瓶口;或先以酒精棉片消毒瓶口。
(3) 打開導尿管的外包裝(塑膠面在下),放在工作車。	(3)-1. 避免導尿管汙染。
(4) 打開無菌蒸餾水,放在工作車。	
(5) 打開空針的包裝,以無菌技術方法置入導尿包內。	
(6) 面對無菌區打開手套,戴上慣用手(右手)的無菌手套。	
(7) 以戴無菌手套的手先將消毒溶液盒和深彎盆分開。	
(8) 各拿三枝沖洗棉枝分別放入生理食鹽水溶液及優碘溶液內。	
(9) 以無菌技術方法拿取導尿管,並置於深彎盆內。	(9)-1. 未戴手套的手拿包裝袋,已戴手套的手拿導尿管。
(10) 以非慣用手(左手)拿取無菌蒸餾水,已戴手套的手持空針抽取5~10c.c.於空針內。	
(11) 戴上非慣用手(左手)的無菌手套。	
(12) 撕開導尿包的內包裝。	
(13) 將內包裝之塑膠垃圾置於彎盆。	

操 作 步 驟	說 　 明
(14) 準備好K-Y Jelly於紗布上，潤滑導尿管前端。	(14)-1. 女性病人潤滑導尿管前端約5公分。 (14)-2. 男性病人潤滑導尿管前端約20公分。
(15) 鋪無菌洞巾：	
① 兩手各持同側洞巾之頂角，並將洞巾頂角向內捲，包住雙手。	①-1. 預防雙手碰觸病人雙腿。
② 需面對無菌區（病人）向後退一步在空曠處打開。	②-1. 避免碰到非無菌區。
(16) 消毒尿道口：	
① 以非慣用手（左手）拇指及食指撥開小陰唇並固定之。	①-1. 固定手的位置至導尿完畢後才可移開。
② 慣用手（右手）持第一枝優碘棉枝消毒遠側小陰唇內面。	②-1. 由上往下擦拭一次，不得來回。
③ 第二枝優碘棉枝消毒近側小陰唇內面。	
④ 第三枝優碘棉枝消毒中央尿道口。	
⑤ 等2分鐘後。	⑤-1. 碘需慢慢釋出才具消毒作用。此步驟依各醫院流程決定是否執行。
(17) 清潔尿道口：	
① 右手持第一枝生理食鹽水棉枝清潔遠側小陰唇內面。	
② 第二枝生理食鹽水棉枝清潔近側小陰唇內面。	
③ 第三枝生理食鹽水棉枝清潔中央尿道口。	
(18) 導尿管末端放入深彎盆內，並移近會陰處。	
(19) 請病人張口吐氣或說「啊」。	(19)-1. 使尿道括約肌放鬆，並轉移病人的注意力。
(20) 慣用手（右手）持導尿管前端7.5公分處，輕緩插入尿道口，插入約5公分，或直到有尿液流出。	(20)-1. 持導尿管的右手不能移開。 (20)-2. **男性病人插導尿管時，需要拿紗布握住陰莖，使陰莖與腹部呈60~90度角，以順利將導尿管插入膀胱。** (20)-3. **男性病人需插入約20公分，或直到有尿液流出。**

操 作 步 驟	說　明
(21) 確定導尿管可適當引流尿液後，以非慣用手（左手）拇指及食指拿住且固定導尿管，以避免滑出，慣用手（右手）持空針打入5~10c.c.的蒸餾水到導尿管前端氣囊中，使固定在膀胱內。	
(22) 輕輕拉出導尿管，經確認固定後，再向內輕推入2公分。	(22)-1. 臨床上會省略向內推入此步驟，以避免感染。
(23) 將尿液引流出來。	(23)-1. 必須要將膀胱排空，以防因膀胱蓄積太多尿液，而增加尿意感。
(24) 將裝有治療用藥的空針接在導尿管，距離膀胱高度15~20公分，緩慢的將藥物灌入膀胱內（圖15-67）。	(24)-1. **灌入的藥物不可超過30c.c.，因量太多會有尿意感。**
	(24)-2. **當病人已有留置導尿管時，需要在灌入藥物之前，將導尿管與尿袋分開，再接上治療用藥的空針，過程中需以無菌技術方法操作。**
	（註：可以打開一包無菌紗布，將尿袋的引流管端放入無菌紗布封套內）

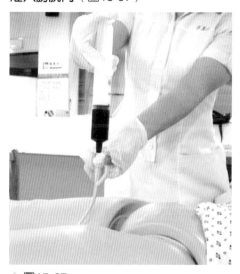

✚ 圖15-67

操 作 步 驟	說　明
(25) 拔出空針後，止血鉗或管夾夾住導尿管。	(25)-1. 如果只是單次治療時，在灌入藥物後，即將導尿管拔除。
(26) 移出洞巾。	
(27) 將導尿管接到蓄尿袋上。	
(28) 脫除手套。	
(29) 以「井」字型固定法將膠布固定於大腿內側：先用膠布把導尿管周圍貼住，再把膠布貼到皮膚上。	(29)-1. 固定時須在尿道口與腿部間留足夠的長度，避免妨礙活動及拉扯導尿管。
	(29)-2. 男性病人將導尿管固定於大腿上方或下腹部。
	(29)-3. 女性病人將導尿管固定於大腿內側。

操作步驟	說明
(30) 將蓄尿袋置於低於膀胱高度處並固定於床邊。	(30)-1. 蓄尿袋要註明有效日期（7天）。
14.移去一切用物，協助病人穿上褲子並整理衣服。	14-1. 如防水治療巾已沾溼時，應先移去之。
15.移去防水治療巾。	
16.將病人被蓋蓋好，拉開床簾並打開窗戶。	
17. 向病人解釋已執行完畢，整理病人單位。	
18.向病人解釋灌入藥物後，需要將藥物存留在膀胱內一段時間再排出，在此時間內需要變換姿勢以確保藥物能夠充滿膀胱內膜。	18-1. 藥物存留在膀胱的時間需要依醫囑，一般約1小時。 18-2. 變換姿勢為平躺15分鐘→左側躺15分鐘→右側躺15分鐘→俯臥15分鐘。
19.攜出各項用物。	

各家醫院護理標準流程不盡相同，以長庚醫院為例，步驟(16)~(23)順序如下：

(16) 消毒尿道口（見圖15-50）。

(17) 導尿管末端放入深彎盆內，並移近會陰處。

(18) 請病人張口吐氣或說「啊」。

(19) 慣用手（右手）持導尿管前端7.5公分處，輕緩插入尿道口，插入約5公分，或直到有尿液流出（見圖15-51）。

(20) 確定導尿管可適當引流尿液後，以非慣用手（左手）拇指及食指拿住且固定導尿管，以避免滑出，慣用手（右手）持空針打入5~10c.c.的蒸餾水到導尿管前端氣囊中，使固定在膀胱內。

(21) 輕拉導尿管經確認固定後，再向內推入2公分。

(22) 清潔尿道口（見圖15-50）。

(23) 移出洞巾，並使用洞巾擦拭會陰部（用非光滑面擦拭）。

工作後處理

1. 依醫院規定處理用物：導尿用物丟到感染可燃性垃圾桶，尿液測量後倒在馬桶。

　1-1. 若是化學治療藥物，應依醫院規定妥善處理。

2. 洗手：採內科無菌洗手法。

3. 完成醫囑：於醫囑後面打全勾，並註明執行日期、時間及簽職稱、全名。

　3-1. 醫囑範例：20XX-08-27 ✓ Adriamycin bladder instillation ✓ R1林大為20XX-08-27 at 09:00 N1陳美

操 作 步 驟	說　明
4. 記錄護理記錄單：包括藥物灌注的時間、導尿管的大小、尿液的性狀及病人的反應。	

記錄範例

情境：王貞美女士，因為膀胱腫瘤，執行膀胱腫瘤切除術後，需要作膀胱內局部化學治療。

醫囑內容：1. on Foley　2. Adriamycin bladder instillation R1林大為

時 間	用藥及治療	生命徵象	護理記錄
09:00	On 16Fr. Foley 及 Adriamycin bladder instillation		On 16Fr. Foley 及Adramycin bladder instillation，過程中無不適之主訴，教導採平躺姿勢15分鐘→右側躺15分鐘→左側躺15分鐘→俯臥15分鐘，表示可了解，續注意其排尿情形。／N1陳美

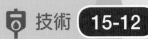

技術 15-12 拔除存留導尿管法
Removing Retention Catheter

先備知識

1. 了解拔除導尿管後護理人員應注意事項。
2. 熟知拔除導尿管後應衛教病人的注意事項。

應用目的

1. 讓病人能自解尿液。
2. 預防病人長期尿管留置而引起泌尿道感染。
3. 預防病人長期尿管留置而造成膀胱機能失調。

操作步驟與說明

操作步驟	說明
工作前準備	
1. 核對醫囑並處理醫囑（於醫囑前面打全勾）。	1-1. 醫囑範例：20XX-08-29 ✔ Remove Foley R1林大為
2. 至病人單位核對床頭卡及手圈，詢問病人全名及出生年月日。	
3. 向病人及家屬解釋執行目的及過程。	3-1. 減輕病人的焦慮，並取得其合作。
4. 洗手：採內科無菌洗手法。	
5. 準備用物：	
(1) 治療盤及治療巾	
(2) 10c.c.無菌空針	
(3) 清潔手套	
(4) 彎盆	
(5) 塑膠袋	
6. 將治療巾鋪在治療盤上。	
7. 將用物放在治療盤上。	
8. 攜帶用物至病人單位。	
工作過程	
1. 再次核對床頭卡及手圈，詢問病人全名及出生年月日。	

操 作 步 驟	說 明
2. 環境布置：圍屏風、關窗戶、固定床輪。	2-1. 維護病人的隱私及安全的環境。
3. 倒出蓄尿袋的尿液。	
4. 拔除導尿管：	
(1) 撕除原來固定導尿管的膠布。	
(2) 戴清潔手套。	
(3) 以10c.c.無菌空針針頭移除後針筒插入打氣囊的開口，**抽出氣囊內的所有液體**。	(3)-1. 應將氣囊內的液體完全抽出，以防拔除導尿管時造成病人疼痛及對尿道的傷害。
(4) 將裝有液體的空針置於彎盆內。	
(5) 請病人深呼吸並放鬆，輕輕拉出導尿管，置於塑膠袋內，並把蓄尿袋放入塑膠袋內。	
(6) 觀察尿道口有無感染現象。	
5. 脫除清潔手套。	
6. 協助病人穿好衣褲，囑病人**須在導尿管拔除後6~8小時內自解小便**。	6-1. 須隨時評估病人是否已解尿。
7. 向病人解釋已執行完畢，整理病人單位。	

工作後處理

1. 按醫院規定處理用物：導尿管與蓄尿袋丟到感染可燃性垃圾桶中，尿液測量後倒在馬桶。	
2. 洗手：採內科無菌洗手法。	
3. 完成醫囑。	3-1. 醫囑範例：20XX-08-29✓Remove Foley ✓R1林大為 20XX-08-29 at 09:00 N1陳美
4. 記錄護理記錄單：包括拔除導尿管的時間、蓄尿袋內尿量及尿道口情形。	

記錄範例

情境：王小美小姐，因尿液無法自解，現在插上存留導尿管。

時 間	用藥及治療	生命徵象	護理記錄
09：00	拔除Foley		病人現on Foley，依醫囑予拔除導尿管，尿道口無發紅現象，倒出尿袋內250c.c.尿液，續觀察病人自解尿液情形。／N1陳美

情境模擬案例分析

　　王女士，今年65歲，身高158公分，體重80公斤，育有五子二女，50歲以後即無月經，務農。此次因腎結石於6/1行體外震波碎石術，術後第二天，王女士主訴：「需常常解尿，有時會急著解尿因來不及而尿溼褲子，當咳嗽、提重物或大笑時會滲出少量的尿液，已有半年的時間了，最近這種情況愈來愈嚴重，因為這樣讓我不敢喝太多水及外出旅遊，且常需使用護墊，讓我感到非常的困擾。」

有關資料	資料分析	護理診斷	護理目標	護理措施	護理評值
S1：(6/1)「我需常常解尿。」 S2：(6/1)「有時會急著解尿因來不及而尿溼褲子。」 S3：(6/1)「當咳嗽、提重物或大笑時會滲出少量的尿液。」 O1：身高158公分，體重80公斤。 O2：育有五子二女，50歲以後即無月經。	**定義特徵：** 1. 主訴或被觀察到，當腹壓增加時有滴尿情形：S3 2. 頻尿：S1 3. 急尿：S2 **問題（定義）：** 腹壓增加時即排出不足50c.c.尿液 **相關因素：** 1. 由於年齡漸長使骨盆肌及組織的支托構造退化：O2 2. 腹內壓增高（例如肥胖）：O1 **機轉：** 病人因肥胖使得腹內壓增加，壓迫骨盆肌肉膈膜，以及年紀大、缺乏女性荷爾蒙，造成骨盆底肌肉群之收縮	壓力性尿失禁／ 1. 由於年齡漸長使骨盆肌及組織的支托構造退化 2. 腹內壓增高（如：肥胖）	1. 6/3病人能說出執行骨盆底肌肉運動的方法。 2. 6/3病人能正確執行骨盆底肌肉運動。 3. 6/5病人主訴頻尿、急尿及滲尿的次數減少。 4. 6/5病人能說出控制體重的方法。	1. 教導操作骨盆底肌肉運動的方法以增加尿道括約肌的張力： (1) 放鬆腿、臀、腹部之肌肉，想像要忍住解便、解尿而夾緊肛門會陰周圍之肌肉。 (2) 每次排空膀胱解小便時，中間試著忍住暫停，等數秒再解完，以了解正確的方法並可收縮肌肉。 (3) 教導緊縮肌肉時須維持10秒後再放鬆10秒，且每次要連續做30次，每天至少做3回合。 2. 教導每2小時解尿一次，再逐漸延長解尿的間隔時間。 3. 教導攝取足夠的水分並少喝刺激性飲料，如咖啡、茶葉，以減少膀胱刺激。	1. 6/3病人能正確說出執行骨盆底肌肉運動的方法並能正確執行。 2. 6/5病人主訴比較不會滲尿。 3. 6/5病人能正確說出控制體重的方法有飲食控制及做運動。

有關資料	資料分析	護理診斷	護理目標	護理措施	護理評值
	力量減弱,而改變後側膀胱與尿道之角度,所以當腹壓驟然增加時(如:咳嗽、提重物、大笑),壓力只傳達到膀胱,而出現漏尿現象。			4. 教導作抬腿運動以增加腹肌的力量。 5. 教導勿提重物、大笑及長久站立,以避免腹內壓增加。 6. 教導日常生活中需做適當的運動(每星期至少3次的運動、一次至少30分鐘)以控制體重。 7. 教導勿吃高熱量及高油脂的食物以控制體重。	

記錄範例

時 間	用藥及治療	生命徵象	護理記錄
09:00			主訴:「需常常解尿,有時會急著解尿因來不及而尿溼褲子,當咳嗽、提重物或大笑時會滲出少量的尿液」。身高158公分,體重80公斤,教導執行骨盆底肌肉運動的方法及教導每2小時解小便並避免飲用刺激性飲料。病人可正確說出所教導的方法。續觀察解尿情形。/N2王小美

課後活動

全班同學分成四組,用討論或角色扮演的方式去了解同學中為何會發生泌尿道感染,以及發生泌尿道感染時出現哪些症狀?平常應如何去預防泌尿道感染。

（　）1. 有關成人泌尿道感染的敘述，下列何者錯誤？(A)大腸桿菌是常見的致病菌　(B)輸尿管結石者易發生感染　(C)常見症狀有解尿時燒灼感　(D)鹼化尿液能抑制細菌生長

（　）2. 下列哪一種情況，病人的大便較不可能是黑色？(A)十二指腸潰瘍　(B)直腸出血　(C)服用鐵劑　(D)吃太多豬肝

（　）3. 尿液中紅血球增加的可能原因，下列何者錯誤？(A)導尿受傷　(B)尿路結石　(C)肝膽疾病　(D)輸血血型不合

（　）4. 有關尿液特性之敘述，下列何者錯誤？(A)尿比重正常值為1.030~1.050　(B)尿液pH值正常為4.6~8.0　(C)正常尿液不含膽紅素　(D)混濁尿可能是泌尿道感染所致

（　）5. 莊太太有貧血，預做糞便潛血試驗（化學法），下列措施何者錯誤？(A)告知檢體收集前三天勿食用菠菜、甘藍菜、紅肉和肝臟　(B)告知常規服用的鐵劑於檢體收集前三天停止服用　(C)檢體收集前需評估莊太太是否於經期　(D)沾有尿液的糞便，仍可置入無菌容器送檢

（　）6. 吳老先生住院多日未解便，醫囑給予意福灌腸液(EVAC enema)行小量灌腸，下列敘述何者正確？(A)灌腸時病人採右側臥，並請其哈氣放輕鬆　(B)灌腸器頂端與肛管之接合處，需以凡士林潤滑　(C)灌腸器頂端軟管塞入肛門之深度為7.5~10 cm　(D)灌腸中，病人出現痙攣腹痛，請其忍耐直到溶液灌完為止

（　）7. 有關執行導尿技術時，下列何者違反無菌原則？(A)注意導尿包滅菌的有效日期　(B)導尿管置於無菌區域邊緣1吋以內　(C)消毒會陰後的棉棒應放置於無菌區外的垃圾袋　(D)消毒會陰部後，可於無菌區執行抽取無菌蒸餾水的動作

（　）8. 腸道內視鏡檢查之注意事項，下列何者正確？(A)檢查前3天起採全流質飲食　(B)檢查前需服用瀉劑或執行清潔灌腸　(C)檢查時，採右側臥或膝胸臥式　(D)檢查後，必須絕對臥床休息6小時

（　）9. 給予成年病人肛門栓劑時，栓劑置入肛門內的適當深度，下列何者正確？(A) 1.4~3.6公分　(B) 4.4~5.6公分　(C) 6.4~7.6公分　(D) 8.4~9.6公分

（　）10. 灌腸時肛管大小之選擇，下列何者正確？(A)成人小量灌腸宜選用24~26 Fr.的肛管　(B)成人大量灌腸宜選用18~20 Fr.的肛管　(C)孩童宜選用14~18 Fr.的肛管　(D)嬰幼兒宜選用5~6 Fr.的肛管

解答

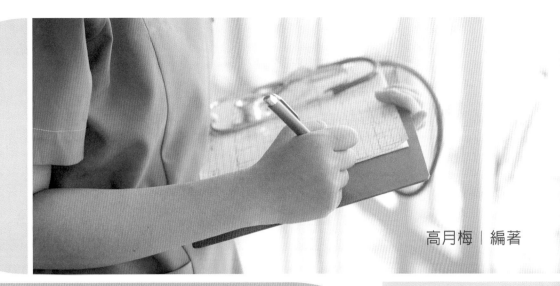

高月梅｜編著

繃帶與束帶的應用 16
Application of Bandages and Binders

CHAPTER

 學習目標 Objectives

1. 說出繃帶的定義。
2. 了解繃帶使用的目的及應用的時機。
3. 說出各種繃帶的種類及特性。
4. 了解三角巾使用目的及應用的時機。
5. 了解束帶的定義及目的。
6. 了解繃帶、三角巾及束帶包紮前的評估。
7. 掌握繃帶、三角巾及束帶包紮的原則及注意事項。
8. 熟練各種繃帶、三角巾及束帶的包紮技術並應用於不同情境中。
9. 使用代用繃帶、三角巾於各種不同部位及不同情境中。

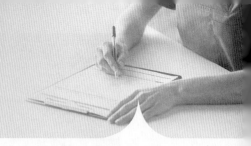

繃帶的應用 ─┬─ 繃帶的定義
　　　　　　├─ 繃帶包紮的目的─固定傷口敷料、支托受傷部位、固定夾板、加壓止血及減少腫脹、限制受傷部位活動、固定用物於特定位置、保暖
　　　　　　├─ 繃帶的種類 ─┬─ 捲軸繃帶─紗布繃帶、棉布繃帶、彈性繃帶、彈性紗捲、自粘彈性繃帶、石膏繃帶、橡皮繃帶、法蘭絨繃帶
　　　　　　│　　　　　　　├─ 網狀繃帶
　　　　　　│　　　　　　　└─ 三角巾
　　　　　　├─ 繃帶包紮前的評估
　　　　　　├─ 繃帶包紮的原則與注意事項
　　　　　　└─ 繃帶包紮法 ─┬─ 捲軸繃帶包紮法 ─┬─ 持帶、定帶、結帶
　　　　　　　　　　　　　　 │　　　　　　　　　 └─ 常用包紮法─環形包紮法、螺旋包紮法、螺旋回反包紮法、回反摺形包紮法、8字形包紮法、人字形包紮法
　　　　　　　　　　　　　　 └─ 三角巾包紮法─頭部、前額、頜部及耳部、胸部或背部、手掌、肘部、膝部、手臂、肩部及上臂部、踝關節、足部的包紮

束帶的應用 ─┬─ 束帶的定義與目的
　　　　　　 └─ 束帶的種類─束胸帶、束腹帶、丁字帶、四頭帶、多頭帶

技　術 ─┬─ 技術 16-1　捲軸繃帶包紮法
　　　　 ├─ 技術 16-2　三角巾包紮法
　　　　 └─ 技術 16-3　束帶包紮法

前言 FOREWORD

　　包紮的主要目的在於固定敷料、保護傷口、幫助止血並支托受傷部位。不但具有治療的效果，更能維持最佳的身體活動功能。護理人員如能評估病人情況，選擇合適的繃帶或束帶，應用適當的包紮法，當能確保病人的安全與舒適，促進傷口的復原，避免再度損傷的機會。因此，繃帶包紮是一項很重要且基礎的學習。然而，隨著科技的發展，繃帶的材質與形狀日新月異，學習者須能掌握繃帶與包紮的基本原則，再透過自己的思考判斷，加以彈性運用。

16-1　繃帶的應用

一、繃帶的定義

　　舉凡用來包紮於身體的一種寬窄一定的長條狀物品，像是紗布、棉布或橡皮等，皆可稱為繃帶(bandage)。

二、繃帶包紮的目的

1. **固定傷口敷料**：當傷口位於不易以膠布固定的部位，或傷口面積過大時，便可利用繃帶來達到固定敷料的目的，正確的使用繃帶，除可固定敷料外，更能促進傷口的癒合。

2. **支托受傷部位**：支托受傷部位使其獲得休息，例如：**手臂骨折或受傷時可以三角巾支托患處**；胸腹部有傷口時可使用束帶支托胸部或腹部以減輕傷口疼痛及幫助個案執行深呼吸和有效性咳嗽。

3. **固定夾板**：當需使用夾板(splint)時，可利用繃帶來固定夾板。例如：手或腳骨折時，使用繃帶將夾板固定住，避免搬運時因為骨頭移位而造成二度傷害；另外，幼兒施打靜脈留置針時，也可使用夾板支托，再以繃帶固定，以避免針頭滑脫。

4. **加壓止血及減少腫脹**：應用繃帶於傷口局部加壓，不僅可止血，也可減輕傷口的腫脹。例如：**下肢及耳部手術後以彈性繃帶加以包紮固定**，可達到**減少出血與腫脹**的目的；而**乳房手術後以自粘彈性繃帶包紮固定**，除**避免出血、腫脹**外，亦可**預防傷口裂開**。

5. **限制受傷部位活動**：使用繃帶來限制受傷部位肢體的活動，可預防二度傷害，例如：**脫臼或扭傷時可以繃帶包紮來限制其活動**。

6. **固定用物於特定位置**：例如皮膚牽引時使用彈性繃帶包紮下肢以固定牽引帶使其不移位，達到牽引效果。

7. **保暖**：用繃帶使局部得到溫暖、增加舒適度，例如：**風溼性關節炎患者可使用護套**或絨布**繃帶來包紮患處**，以達**保暖舒適**的目的。

三、繃帶的種類

繃帶可由不同的材質組成，依形狀可分為捲軸繃帶、網狀繃帶及三角巾。

（一）捲軸繃帶

所謂捲軸繃帶(roller bandages)乃是將紗布、棉布等長布條捲成一捲方便包紮使用，寬度有2.5公分（1吋）、5公分（2吋）、7.5公分（3吋）、10公分（4吋）、12.5公分（5吋）、15公分（6吋）等規格（圖16-1），捲軸繃帶在臨床與日常生活中應用最多且使用最廣。使用時應**按病人的體型胖瘦、包紮的身體部位、傷口的情況及包紮目的來選擇適當寬度與長度的繃帶**（表16-1）。當一捲繃帶長度不足時，則可使用另一捲繃帶繼續包紮，以達到最好的效果。

▼ 表16-1　捲軸繃帶適用表

部　位	寬度（吋）	長度（碼）
手指	0.5~1	1~5
手	1~2	3
手臂	2~2.5	7~9
頭部	2~2.5	6
眼	2	3
足	2~3	3
腿	3~4	9
軀幹	3~6	1~10

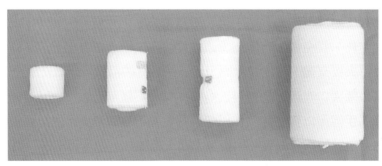

✚ 圖16-1　各種尺寸的捲軸繃帶

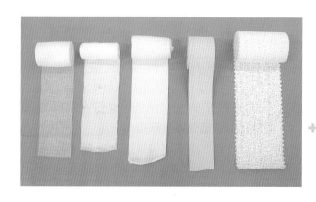

✚ 圖16-2　臨床上常用的繃帶
（由左至右）：紗布繃帶、
彈性紗捲、彈性繃帶、自黏
彈性繃帶、石膏繃帶

　　隨著科技醫材的蓬勃發展，繃帶的材質與形狀也不斷的創新，本文僅列舉臨床上常用的繃帶做說明。捲軸繃帶依材料的不同，可分為紗布繃帶、棉布繃帶、彈性繃帶、彈性紗捲、自黏彈性繃帶、石膏繃帶、橡皮繃帶、法蘭絨繃帶等八種（圖16-2、表16-2）。

▼ 表16-2　捲軸繃帶的種類

種類	材料	特性
紗布繃帶 (gauze bandages)	紗布	質薄、輕、軟、易摺疊，包紮壓力較平均。因其輕軟透氣的特性，能讓傷口透氣，故可預防皮膚浸潤。通常用來固定傷口敷料與包紮較細的部位，為廣泛使用的繃帶之一。其缺點是編織不夠密實、不具伸縮性、難以覆蓋於不規則的部位，且不適宜重複使用。
棉布繃帶 (muslin bandages)	棉布	質料較紗布繃帶密實緊固、耐用，弄髒或使用後可清洗、重複使用。當身體某個部位需要施予壓力時，可給予較穩定的支托，亦可用於限制肢體活動或固定夾板。
彈性繃帶 (elastic bandages)	T.D針織紡紗及包纏的橡皮線混合編織	臨床上常稱為「彈繃」，擴張強度為原來的2.5倍，為具強力彈性的捲軸彈性繃帶，**有最好的支托、制動、加壓止血及消腫效果**，經常使用於下肢手術後的加壓止血和預防腫脹，關節扭傷時的制動支托和預防腫脹，或截肢後殘肢的塑型及預防腫脹。使用彈性繃帶做包紮壓迫時，需平均施加壓力，並從肢體末端往近端的方向包紮，當纏繞到受傷部位時可以稍為加點壓力，以彈繃最大長度的60~70%即可獲得充足的壓力，**使用彈繃時要隨時觀察病人的手指或腳趾皮膚顏色**，如果有**疼痛感、皮膚變色、刺痛**等症狀，**表示彈繃纏繞得太緊，應立即解開後重新包紮。**
彈性紗捲 (elastic crepe bandages)	A級橡膠絲與SP聚酯紗交織而成	臨床上常稱為「彈紗」，是界於紗捲與彈繃間的材質，有些許的彈性、易於操作且可避免血循受到壓迫的問題，具彈性、回復力好、吸收力強，其彈性較「彈繃」小且通風效果如一般紗布，適合各種傷口包紮使用，臨床上亦廣泛使用。

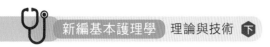

▼ 表16-2 捲軸繃帶的種類（續）

種類	材料	特性
自黏彈性繃帶 (magical elastic bandages)	彈性棉紡織布	臨床上常稱為「宜拉繃帶」，為超強彈性繃帶，擴張強度達原來的3倍以上，具強力黏著性，方便、簡潔且能快速使用，可以片狀或捲狀將敷料緊貼固定在傷口上，以達**強效壓迫止血**的作用，臨床上常用於**乳房切除手術後傷口的包紮**。使用時必須**避免過度牽拉**，防止**造成皮膚表面的過度壓迫**；若病人對黏膠過敏，黏貼處會出現發紅、發癢現象。另外，在撕除「宜拉繃帶」時，須特別小心謹慎避免皮膚破損而造成病人不必要的疼痛與感染的危險。
石膏繃帶 (cast bandages)	石膏與硬布	使用前需先以水浸泡，臨床上用於骨折患者，以矯正畸形及固定之用。缺點是透氣效果差，皮膚易出現浸潤現象，因此使用前須先包裹石膏棉墊(cast cotton pad)或石膏套襪(cast sock)來保護皮膚。
橡皮繃帶 (plastic bandages)	帶狀的防水寬條橡皮	彈性佳但不透氣，多用於預防大量出血時的加壓止血，例如：進行下肢的截肢手術前先以橡皮繃帶來促使末梢血液循環回流，達到加壓止血的目的。
法蘭絨繃帶 (flannel bandages)	絨布	質地柔軟，有保暖的功用，適用於風溼性關節炎或痛風患者，可用來保暖並增加舒適度。

動動腦

　　林同學打籃球時，不慎造成右踝關節扭傷，十分疼痛，無法正常行走。在第一時間校護協助其冰敷，並抬高患肢，請問此時校護最好選用哪一種繃帶為他包紮？為什麼？

（二）網狀繃帶

　　網狀繃帶(elastic tubular net bandages)是近來最常用來固定敷料的繃帶，由於它是長筒網狀，且規格齊全，可以選擇合適的大小，剪成適當的長度直接套在預包紮的部位，既可固定敷料，省去包紮的麻煩，又不易脫落，有助於病人活動；同時透氣效果佳，有助於傷口癒合。適用於不易包紮處，例如：頭部、耳部、手指、腋窩、臀部、肩部、腳等（圖16-3）。

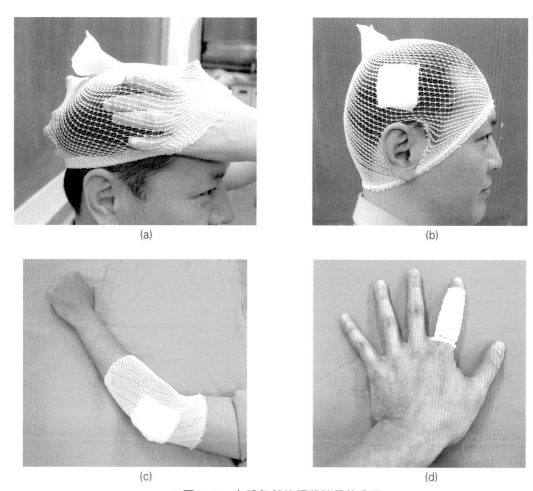

(a)

(b)

(c)

(d)

➕ 圖16-3　身體各部位網狀繃帶的應用

（三）三角巾

把邊長3呎正方的棉布或麻布，對角摺疊，沿摺疊線裁開，就成了兩條三角巾(triangular binder)（圖16-4），三角巾必須柔軟、堅固、無縫邊，可用來支托傷臂，做為懸掛以支撐前臂、手肘之用，故又有「懸帶(sling)」之稱。當沒有捲軸繃帶時，亦可依部位需要摺成不同寬度的摺帶繃帶（圖16-5）替代捲軸繃帶來包紮，以加壓固定肩、手、足、乳房、膝、臀等部位的敷料。目前由於網狀繃帶使用方便，故三角巾較常被用為懸帶。

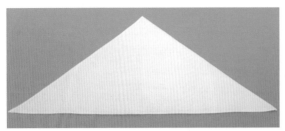

＋ 圖16-4　三角巾

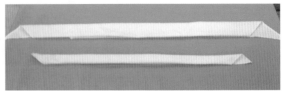

＋ 圖16-5　摺帶繃帶

四、繃帶包紮前的評估

1. 先評估包紮部位情況及範圍，以便於用物準備。

2. 若有傷口，必須先評估傷口與疼痛狀況，並先予以清潔消毒，然後覆蓋上無菌敷料，避免繃帶直接與傷口接觸，包紮時繃帶須超過敷料邊緣2吋以上，若仍然有出血，要先控制出血，以防體液容積不足。

3. 評估個案意識狀況，這對於個案是否能報告繃帶過緊以致影響循環非常重要，如意識不夠清楚，需要更謹慎確認繃帶不會太緊。

4. 評估個案皮膚完整性，是否有水腫、淤班、蕁麻疹、裂傷、擦傷、骨突處、皮膚有無過乾、龜裂、感染、變薄等狀況，這些將影響繃帶的選擇及包紮技巧。如糖尿病截肢病人若殘肢末梢循環不佳會選用彈紗包紮以降低對循環的壓迫，待傷口及循環情況改善後，再以彈繃去塑型。

5. 包紮前先評估患肢神經血管功能，包括**顏色、溫度、活動、感覺**(color、temperature、motion、sensory, CTMS)、**脈搏**(pulse)、**微血管充填時間**(capillary refill)，以作為包紮後評估比較之資料（評估重點敘述於後）。

五、繃帶包紮的原則與注意事項

（一）繃帶包紮的原則

1. 選用清潔、乾燥、沒有摺邊的繃帶，以避免損傷及壓力不平均。

2. **將病人肢體保持於正常的功能位置**，包紮時注意其舒適並給予適當的支托。因為繃帶會限制活動，正確地擺位，能降低身體因不活動而造成的傷害與不適。

3. 為了預防摩擦及過分受壓，**可在皮膚易摩擦處**（如：指間、腹股溝、腋窩、乳房下等處）**及骨突處放置紗布或棉墊。**

4. 包紮時宜站在病人的前方，除便於工作外，尚可隨時觀察其反應。

5. **於易固定的部位先做2~3圈的定帶**，之後才依病人情況進行合宜之包紮法。使繃帶不會在身體移動時跟著滑動，而造成皮膚的破皮。

6. 包紮時，**每圈要使用相同的緊度與壓力**，使鬆緊度均勻、適當，包紮得太鬆，繃帶與敷料易脫落；太緊則容易造成血液循環不良，使組織壞死或影響呼吸造成不適。

7. 包紮時雙手交錯使用，應**覆蓋前一圈約1/2~2/3的寬度**，每層避免重疊過多的繃帶，以免造成繃帶對包紮部位有壓力不平均的現象，造成血液循環不良。

8. 當使用繃帶於四肢時，為**促進靜脈血液回流**，應由肢體**遠心端朝近心端方向（逆循環）**包紮，以避**免水腫及血液循環不良**的現象。

9. 包紮時須露出肢體末端，以便於觀察末梢血循，評估的重點包括：

   (1) **手指或腳趾的顏色(color)**：皮膚顏色和其他未包紮部位顏色若一樣則為正常；**皮膚顏色蒼白、發紺、斑駁為不正常**。輕施壓力於肢體末端，壓力解除後皮膚顏色迅速恢復為正常；**壓力解除後，皮膚顏色恢復的時間超過3秒為異常**（微血管充填時間）。

   (2) **溫度(temperature)**：手指或腳趾的溫度應為溫暖或和身體其他部位一樣，**若是冰冷則為異常**。

   (3) **活動功能(motion)**：正常情況下，**病人應能夠無疼痛地移動手指或腳趾**。

   (4) **感覺(sensory)**：正常情況下，當觸摸肢體末端時，病人應能感覺到被觸摸的感覺。**當病人本身感到有刺痛、麻木、癢及肢體末端壓迫、緊繃時為異常**。

   (5) **脈搏(pulse)**：包紮肢體末端的脈搏應和另一側未包紮肢體的脈搏強度一樣，**若脈搏強度、變弱或消失為異常**。

   (6) 如有上述異常情況，宜鬆開重新包紮，通知醫師並且持續觀察。

10. 若第一捲繃帶用完仍不夠，需再使用第二捲繃帶時，宜先固定第一捲繃帶，以防鬆脫。

11. 包紮完畢在尾端作**結帶固定時**，應**遠離傷口處、發炎處、關節或骨突處、皮膚敏感的部位、肢體內側及常易摩擦處**，以免造成這些部位的壓力及刺激。

（二）繃帶包紮的注意事項

1. 定時評估肢體血循情形：**最初的評估是在包紮後的20分鐘，之後每2~4小時評估一次**，必要時則每1小時評估一次。

2. 繃帶宜隨時保持清潔與乾燥，並經常更換，以免感染，為促進舒適應每8小時重新包紮，**若為手術後所使用的加壓包紮，在鬆開或移除繃帶之前，需再一次確認醫囑**。

3. **胸腹部的繃帶包紮，需經常評估是否影響病人的換氣功能**。

4. 使用彈性繃帶包紮下肢肢體前，宜協助病人採臥姿，並將下肢肢體抬高，以免影響血液循環。

5. 衛教個案若繃帶有分泌物或血液滲出，宜報告醫護人員，以防傷口感染。

動動腦

陳先生因車禍導致左肩關節脫臼，護理人員協助以「人字形」法包紮患部，此時適合結帶的位置為何？包紮完患肢末梢需評估的項目有哪些？

六、繃帶包紮法

（一）捲軸繃帶包紮法

1. **持帶**：捲軸繃帶展開之一端稱為帶端，另一端稱為捲軸。以慣用手緊握捲軸並朝上，包紮時才順暢，非慣用手拉帶端，繃帶外端貼附欲包紮部位，雙手交替握捲軸以纏繞患部完成包紮（圖16-6）。

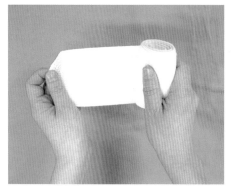
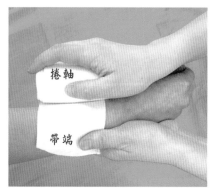

➕ 圖16-6　正確持帶姿勢：持帶時以慣用手緊握捲軸，非慣用手接帶端（左圖），將繃帶外端貼附包紮部位，雙手互相交替纏繞（右圖）

2. **定帶**：所謂「定帶」乃包紮之初，將繃帶的起始端固定妥當，以避免繃帶鬆垮。通常**選擇粗細均勻的肢體部位來定帶**，將帶端斜放於欲包紮的起點，環形包紮1~2圈後，**將露出斜角的帶端反摺，再連續環形包紮2~3圈即可**（圖16-7）。

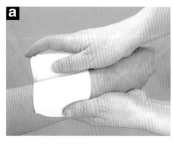
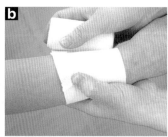
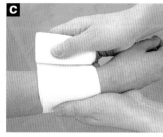

➕ 圖16-7　定帶：帶端斜放於包紮部位起點，反摺斜角後，連續環形包紮2~3圈（由左至右）

3. **常用包紮法**：包括環形包紮法、螺旋包紮法、螺旋回反包紮法、回反摺形包紮法、8字形包紮法及人字形包紮法，詳細步驟請見技術16-1。

4. **結帶**：包紮完畢後，以環形包紮2圈，再將繃帶尾端中央剪開，打平結固定繃帶尾端（平結固定法），或者把繃帶尾端摺成三角後用膠布固定（膠布固定法），又或者使用繃帶所附的繃帶扣或用安全別針固定（繃帶扣固定法）（圖16-8）。**結帶時，需避免於受傷處或炎症區域、關節或骨突處、受壓或肢體內側及易摩擦處打結。**

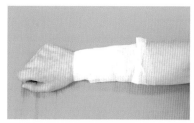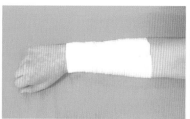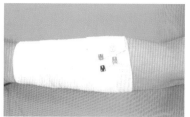

✚ 圖16-8　結帶的方法：平結固定法、膠布固定法、繃帶扣固定法（由左至右）

（二）三角巾包紮法

1. 三角巾的形式：配合實際情況需要，可將三角巾摺成不同形式使用。包括全巾、半巾、寬繃帶及窄繃帶等。

2. 常用包紮法：三角巾可作為懸帶，也可以全巾或摺成寬窄繃帶搭配應用於頭部、前額、頷部及耳部、胸部或背部、手掌、肘部、膝部、手臂、肩部及上臂部、踝關節、足部的包紮，以達到固定、支托傷肢或代替繃帶予患部適當包紮之目的。詳細步驟請見技術16-2。

3. 使用夾板的注意事項：

   (1) **夾板長度必須超過骨折部位上下兩端的關節。**

   (2) 夾板選用牢固、乾淨、平滑、不易折彎的材質。緊急時可以硬紙板、雜誌、拐杖、短旗桿、樹枝、木條、捲軸氈子、門板（脊椎骨析）等代用。

   (3) 夾板本身須先用毛巾、軟敷料包紮處理好。

   (4) 上夾板前，需先仔細檢查骨折部位，若有外傷出血，必須先止血。

   (5) 夾板不能綁太緊，以免影響血液循環；也不能太鬆，將達不到固定的作用。

   (6) 夾板可用繃帶、手帕、領帶、三角巾及其他類似的物品來固定。

   (7) 用繃帶包紮固定前，夾板與皮膚表面間應用軟墊料隔開，以避免皮膚擦破、不適。

   (8) 繃帶應在未受傷部位處打結，若兩腿均受傷，則在兩腿之前方打結。

   (9) 若病人平躺，穿帶時應利用身體自然空隙處（頸部、腰部、膝部等）穿過。

   (10)四肢骨折時，為防綁得太緊而造成血循不良，故應隨時觀查肢體末梢顏色與感覺。

16-2 束帶的應用

一、束帶的定義與目的

束帶(binders)是一條寬且平的織料，多由法蘭絨、棉織絨、合成布料或彈性織料配合魔鬼粘(velcro)所組成。可用於身體特定的部位，如：胸部、腹部、乳房、肛門口、會陰及鼠蹊部等，具有支持、加壓、減輕腫脹及固定敷料等功用。詳細包紮步驟請見技術16-3。

二、束帶的種類

1. 束胸帶(chest binders)：使用束胸帶時要注意，不可影響病人胸部的擴張運動及其呼吸。
   (1) **乳房束胸帶**(breast binders)：類似很緊的無袖背心，有不同的大小尺寸，用於乳房手術後用以加壓止血或產後抑制乳汁的分泌，目前已有醫療院所在乳房手術後使用合身的胸罩取代**束胸帶**。
   (2) **彈性束胸帶**(elastic chest binders)：為一長方形（約為15~20公分）的彈性束胸帶，配合魔鬼粘，通常用於胸腔手術後，固定縫合傷口及其敷料。
2. **束腹帶**(abdominal binders)：是由長方形的棉布或由彈性的材質配合魔鬼粘所製成，目的是用來支托腹部的大傷口，避免因咳嗽或移動身體而造成傷口裂開；亦可於生產後使用，以協助子宮復舊（見圖16-37）。
3. 丁字帶(T-binders)：是由兩條寬度約3~4吋（7.5~10公分）的帶子組成，形狀像英文大寫的T，故稱之。以丁字帶固定敷料時，要確定帶子的緊度能確實固定敷料，且不會對尿道及陰囊造成傷害。
   (1) **單丁字帶**(single T-binders)：可固定**女性**肛門口、會陰及鼠蹊部的敷料（見圖16-33）。
   (2) **雙丁字帶**(double T-binders)：束帶的其中一條帶子從中央分叉為二，可用以固定**男性**生殖器與肛門的敷料（見圖16-34）。
4. 四頭帶(four-tailed binders)：帶子的中央平整，而兩端各有二條帶子，故稱之。可用來固定鼻子、下頜或前額處的敷料（見圖16-35）。
5. 多頭帶(scultetus abdominal binders)：帶子的中央平整，而兩端各有多條帶子，故稱之。包紮時兩側帶子交叉編織緊塞於腹部兩側，依使用目的不同，可向上或向下傾斜包紮（見圖16-36）。

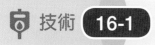

技術 16-1 捲軸繃帶包紮法
Applying Roller Bandages

先備知識

1. 識別各種繃帶的種類與材質。
2. 了解各種繃帶適用的時機與用途。
3. 熟悉各種繃帶的尺寸、規格及適用部位。
4. 熟悉繃帶包紮的原則與注意事項。
5. 掌握持帶、定帶及結帶的技巧。
6. 熟悉身體各部位適宜的包紮法。

應用目的

1. 固定傷口敷料。
2. 支托受傷部位。
3. 固定夾板。
4. 加壓止血及減少腫脹。
5. 限制受傷部位的活動。
6. 保暖。

操作步驟與說明

操作步驟	說明
工作前準備	
1. 至病人單位核對床頭卡及手圈，詢問病人全名及出生年月日。	
2. 向病人及家屬解釋包紮目的及過程。	
3. 觀察欲包紮部位的皮膚或傷口情形。	3-1. 評估包紮部位情況及範圍，以便於用物準備。 3-2. 若有傷口，仍須準備換藥用物及紗布、敷料。
4. 脫錶並洗手：採內科無菌洗手法。	
5. 準備用物（圖16-9）：	
(1) 捲軸繃帶數捲	(1)-1. 需視病人實際需要決定繃帶種類與尺寸。 (1)-2. 選用清潔、乾燥、沒有摺邊的繃帶，以防微生物孳生及避免對皮膚與傷口產生壓力。
(2) 棉墊數塊（視需要）	
(3) 剪刀1把	
(4) 膠布或安全別針	

操作步驟	說明

6. 攜帶用物至病人單位。

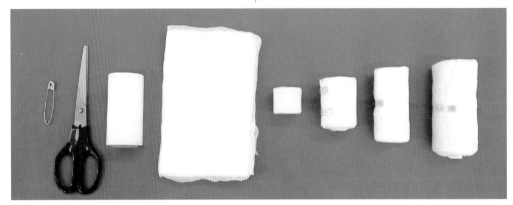

＋圖16-9　所需用物

工作過程

1. 再次核對床頭卡及手圈，詢問病人全名及出生年月日。

2. 環境布置：視需要圍上屏風或床簾。

2-1. 隱私部位的包紮，需注意環境的布置，以減輕其焦慮。

3. 協助病人採取舒適姿勢。

3-1. 採坐姿或臥姿較為舒適且便於包紮。

3-2. **若使用彈性繃帶包紮下肢肢體者，則宜使病人採臥姿，並將下肢肢體抬高，以免影響血液循環。**

4. 給予欲包紮部位適當的支托並安排維持功能位置。

4-1. 支托方式有兩種：(1)健肢托住患部（圖16-10a）；(2)手叉腰（圖16-10b）。

4-2. **保持於正常的功能位置，降低身體因不活動而造成的傷害與不適。**

5. 欲包紮部位**如有傷口須先換藥及覆蓋無菌敷料。**

6. 面對病人，站立於欲包紮部位的前方。

6-1. 站在病人的前方，除便於工作外，尚可隨時觀察病人反應。

7. 進行定帶：選擇適當的部位先做定帶，將帶端斜放於欲包紮的起點，**環形包紮1~2圈後**，將露出斜角的帶端反摺，**再連續環形包紮2~3圈**（見圖16-7）。

7-1. **選擇粗細均可的部位來先定帶，以避免滑脫。**

操 作 步 驟	說　明

a

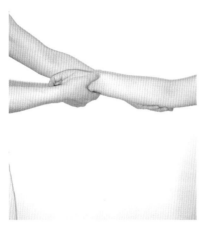

➕ 圖16-10　支托的方式

b

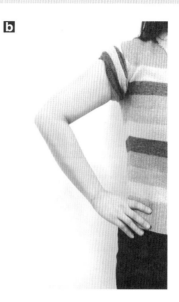

8. 進行包紮：

  (1) **環形包紮法**：於欲包紮的部位將繃帶重複數圈（圖16-11）。

8-1. 依欲包紮部位選擇合宜的包紮方式。

(1)-1. **常用於定帶與結帶**，或用於固定額頭、手腕、手指等。

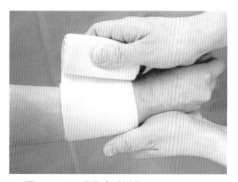

➕ 圖16-11　環形包紮法

  (2) **螺旋形包紮法：**又分為急螺旋與緩螺旋包紮。

  ① **急螺旋包紮法：**將繃帶置於欲包紮部位，傾斜向上約30度，往上纏繞，**每一圈間留有空隙，不相互重疊**（圖16-12）。

①-1. 常用於固定夾板或鬆脫的固定敷料之用。

操 作 步 驟	說 　 明

② **緩螺旋包紮法**：將繃帶置於欲包紮部位，**傾斜向上約30度，每一圈需覆蓋上一圈的1/2~2/3再纏繞**，直到完全覆蓋患部為止（圖16-13）。

②-1. **常用於肢體粗細均勻部位**，如上肢、下肢、手指、手腕、胸、腹部等。

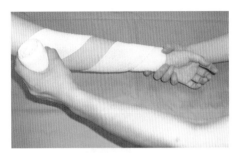

✚ 圖16-12　急螺旋包紮法

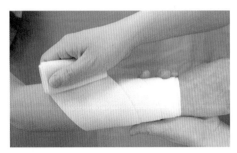

✚ 圖16-13　緩螺旋包紮法

(3) **螺旋回反包紮法**：將繃帶以緩螺旋方式向上傾斜，**每層中途以拇指置於繃帶上緣向下反摺**（圖16-14a），每圈覆蓋上一圈的1/2~2/3，直到完全覆蓋於患部上（圖16-14b）。

(3)-1. **因較能貼合於肢體上，常用於肢體粗細不均勻部位**，如小腿、四肢。

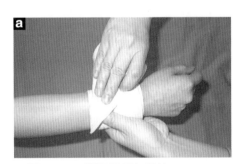

✚ 圖16-14　螺旋回反包紮法

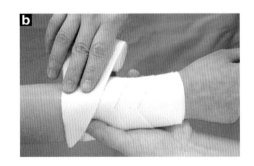

(4) **回反摺形包紮法**：

(4)-1. **用以固定殘肢及肢體末端之敷料。**

① 頭部：於前額處做定帶後，由中央往兩側方向將繃帶一前一後纏繞（圖16-15a），每圈覆蓋上一圈的1/2~2/3，直到完全覆蓋頭部，再以環形包紮法固定回反末端（圖16-15b）。

操 作 步 驟	說 明

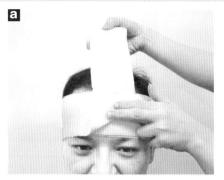
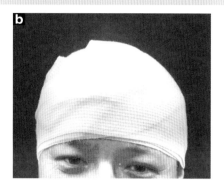

➕ 圖16-15　回反摺形包紮法

② 截肢部位：於適當處做定帶後，一手將繃帶固定於定帶處，另一手將繃帶由中央往兩側方向來回覆蓋殘肢末端，再以環形包紮法一圈固定於回反末端，最後再以8字形或螺旋形包紮固定其他部位（圖16-16）。

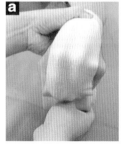
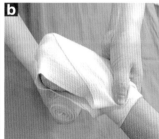
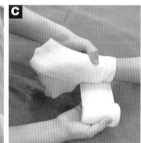
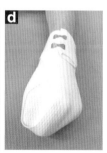

➕ 圖16-16　截肢部位的包紮步驟

(5) 8 字形包紮法：

① 關節部位：安排關節功能位置，定帶後先覆蓋中央一圈再由中央向外，將繃帶傾斜以一上一下方式，如同8字形交替包紮，每圈覆蓋上一圈的1/2~2/3，直到完全覆蓋於患部上。

② 其他部位：將繃帶傾斜以一上一下方式，如同8字形交替包紮，每圈覆蓋上一圈的1/2~2/3，直到完全覆蓋於患部上。

(5)-1. 因非常合身，用來限制患部的活動有很好的效果；亦可用於固定關節敷料如肩關節、肘關節、膝關節、踝關節等（圖16-17）。

操 作 步 驟	說 明

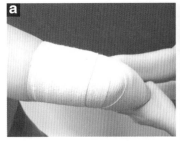 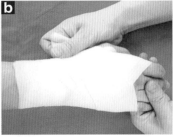 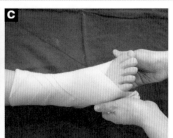

➕ 圖16-17　8字形包紮法

(6) **人字形包紮法**：包紮方法與8字形類似，包紮時由於層層重疊形成陡峭的角度，如人字形一般。

(6)-1. **多用於拇指、乳房、肩部、腹股溝等部位的包紮**（圖16-18）。

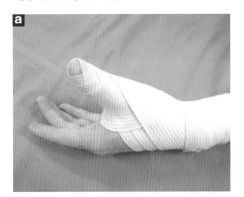

➕ 圖16-18　人字形包紮法

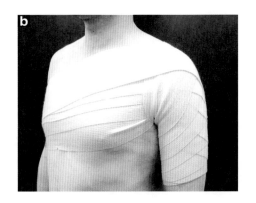

9. 進行結帶：包紮完畢後，以環形包紮2圈，並依包紮部位及方式選擇不同的結帶法。

10. 評估肢體血循情形。

9-1. 避免於受傷或炎症區域、關節或骨突處、受壓或肢體內側及易摩擦處結帶。

10-1. **最初的評估是在包紮後的20分鐘**，之後每2~4小時評估一次，必要時則每小時評估。

10-2. 評估重點包括：**手指或腳趾顏色、溫度、活動功能、感覺和脈搏強弱**，若出現異常情況則重新包紮、通知醫師並持續觀察。

11. 協助病人恢復舒適姿勢並整理病人單位。

操 作 步 驟	說 明
工作後處理	
1. 用物處理或歸回原位。	
2. 洗手：採內科無菌洗手法。	
3. 記錄。	3-1. 若有傷口宜記錄傷口情形、換藥方式、包紮方法及目前患肢血循情形。

記錄範例

時 間	用藥及治療	生命徵象	護理記錄
09：00			左小腿傷口乾淨無滲液及發炎情形，以N/S清洗，Aq-BI消毒，無菌紗布覆蓋後，使用螺旋回反包紮法固定敷料，評估患肢末梢皮膚顏色紅潤無蒼白、發紺情形，觸摸左右腳溫暖，脈搏強度一致，無麻木刺痛感。／N1陳美

技術 16-2 三角巾包紮法
Applying Triangular Bandages

先備知識

1. 了解三角巾使用的形式。
2. 熟悉三角巾的適用時機與用途。
3. 熟悉三角巾包紮的原則與注意事項。
4. 熟悉三角巾於身體各部位的包紮法。

應用目的

1. 維持並固定受傷的肢體在適當位置，以減輕腫脹，並促使其休息。
2. 支托上石膏的上臂。
3. 協助固定夾板，以避免二度傷害。
4. 協助傷口敷料的固定與包紮。

操作步驟與說明

操 作 步 驟	說 明
工作前準備	
1. 至病人單位核對床頭卡及手圈，詢問病人全名及出生年月日。	
2. 向病人及家屬解釋包紮目的及過程。	
3. 觀察欲包紮部位的皮膚或傷口情形。	3-1. 評估包紮部位情況及範圍，以便於用物準備。
	3-2. 若有傷口，仍須準備換藥用物及紗布、敷料。
4. 脫錶並洗手：採內科無菌洗手法。	
5. 準備用物（圖16-19）：	
(1) 三角巾數條	(1)-1. 數量需視病人實際需要決定。
	(1)-2. 選用清潔、乾燥、沒有摺邊的三角巾，以防微生物孳生及避免對皮膚與傷口產生壓力。
(2) 棉墊數塊（視需要）	(2)-1. 棉墊置於易摩擦處及骨突處可預防摩擦及受壓。
(3) 安全別針數支	
(4) 夾板（視需要）	

操 作 步 驟	說　　明

6. 攜帶用物至病人單位。

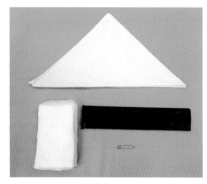

✚ 圖16-19　所需用物

工作過程

1. 再次核對床頭卡及手圈，詢問病人全名及出生年月日。

2. 環境布置：視需要圍上屏風或床簾。

3. 協助病人採取舒適姿勢。

4. 給予欲包紮部位適當的支托並安排維持功能位置。

5. 欲包紮部位如有傷口須先換樂及覆蓋無菌敷料。

6. 視包紮部位，選擇適當的包紮法。

　　(1) 頭部包紮法（全巾）： | (1)-1. 用以固定頭部傷口敷料。

　　① 將三角巾的底邊向上摺約5公分，置於前額眉毛之上（圖16-20a）。 | ①-1. 注意勿覆蓋到眼睛。

　　② 將兩底端稍做整理後自耳上繞至頭後交叉（圖16-20b）再繞至前額中央打平結（圖16-20c）。

　　③ 將頭後方之三角巾向上塞入交叉處（圖16-20d）。

操 作 步 驟	說 明

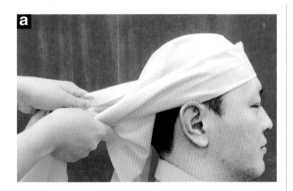

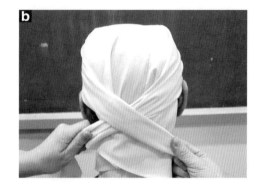

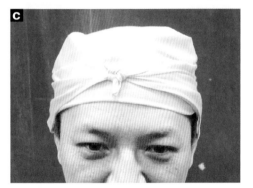

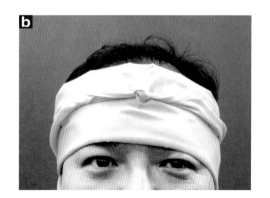

✚ 圖16-20 頭部包紮法（全巾）

(2) 額頭包紮法（窄帶）：

① 將三角巾摺成前額適當寬度的窄帶（圖 16-21a）。

② 將窄帶中央置於前額，兩側帶子繞至頭後方交叉，再繞回前額中央打平結固定（圖16-21b）。

(2)-1. 用於固定前額傷口敷料。

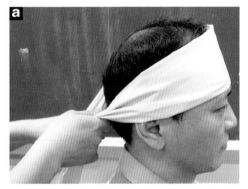

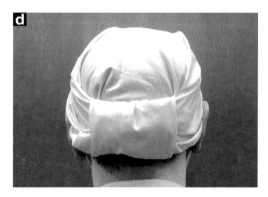

✚ 圖16-21 額頭包紮法（窄帶）

操作步驟	說明
(3) 頜部或耳部包紮法（窄帶）：	(3)-1. 用於頜部或耳部外傷時。
① 將三角巾摺成前額適當寬度的窄帶（圖16-22a）。	
② 將窄帶中央置放於頜部，覆蓋住頜部或耳部敷料，繞過頭頂後交叉（圖16-22b），於另一側耳上打平結（圖16-22c）。	

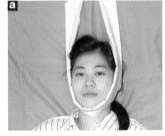 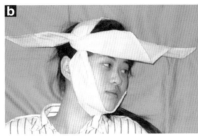 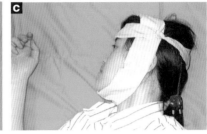

➕圖16-22　頜部及耳部包紮法（窄帶）

操作步驟	說明
(4) 胸部或背部包紮法（全巾）：	(4)-1. 用於胸部或背部外傷時。
① 三角巾的頂點需置於傷側（圖16-23a），底部兩角繞於背後打平結。	①-1. 注意打結後留下一長一短的帶端（圖16-23b）。
② 三角巾頂點繞過肩部與長帶端打平結（圖16-23c）。	

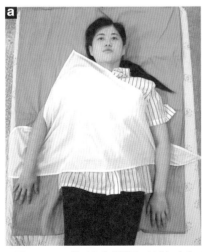 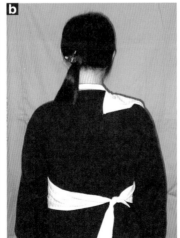 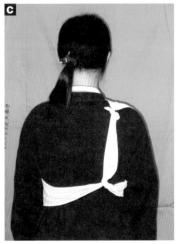

➕圖16-23　胸部或背部包紮法（全巾）

操 作 步 驟	說　明
(5) 托懸臂包紮法（全巾）： ① **協助病人彎曲傷臂手肘小於90度，手掌朝上並維持手腕高於肘部10~12公分的距離。** ② 將三角巾一底角放於健側肩部，頂角置於患側肘彎處（圖16-24a）。 ③ 拉起下垂之三角巾底角，將**健側三角巾底角繞至頸後與之打平結**（圖16-24b）。 ④ 肘部頂角向病人手肘方向反摺，並以安全別針或打結固定（圖16-24c）。	(5)-1. 用來支托及保護傷臂。 ③-1. **平結須打在傷側肩上，不可在頸後，鎖骨上面打結。**

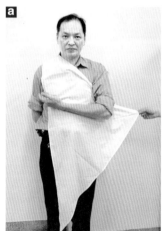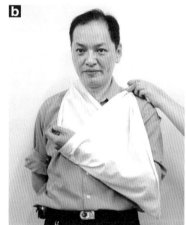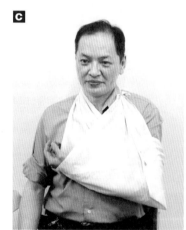

✚ 圖16-24　托懸臂包紮法（全巾）

(6) 手掌包紮法（窄帶）： ① 將三角巾摺成手掌適當寬度的窄帶，置放於手掌敷料上，交叉後繞至手臂（圖16-25a）。 ② 再交叉繞過腕關節打平結固定（圖16-25b）。	(6)-1. 用於固定手掌傷口敷料。

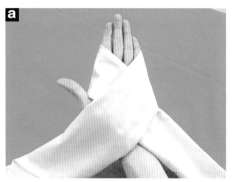

✦ 圖16-25　手掌包紮法（窄帶）

(7) 全手掌包紮法（全巾）：

① 將手心置於三角巾中央，使底邊對著手腕，頂角對著指尖，將頂角反摺覆蓋全手背，並使其超過手腕處（圖16-26a）。

② 左右兩底角帶交叉包住手掌（圖16-26b），再繞過腕關節打平結固定（圖16-26c）。

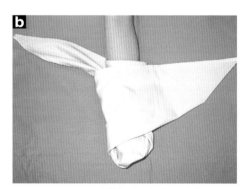

✦ 圖16-26　全手掌包紮法（全巾）

(8) 手掌壓迫包紮法（寬帶）：

① 傷口以無菌敷料覆蓋後，手握緊紗捲（圖16-27a）。

② 將寬帶中央置於握緊的指關節面上（圖16-27b）。

③ 寬帶交叉覆蓋整個拳頭（圖16-27c）後，繞至腕關節打平結固定（圖16-27d）。

(7)-1. 用於固定手掌傷口敷料。

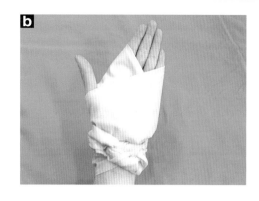

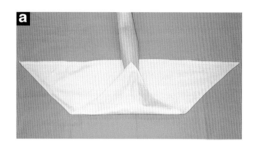

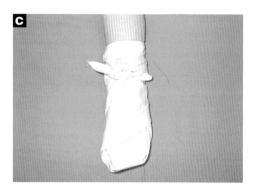

(8)-1. 用於手掌外傷並需壓迫止血時。

操 作 步 驟	說　　明

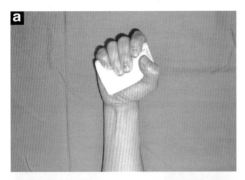

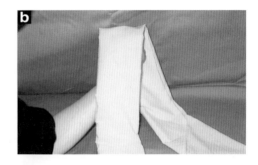

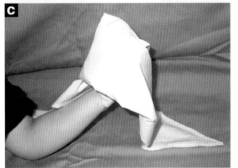

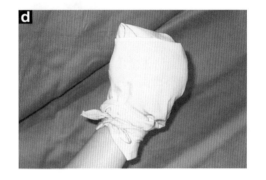

✚ 圖16-27　手掌壓迫包紮法（寬帶）

(9) 肘部及膝部包紮法（寬帶）：

① 協助病人將傷肢叉於腰際，以維持肘（膝）關節功能位置（圖16-28a1）。

② 將寬帶中央置於肘（膝）關節，繞至內側交叉後（圖16-28a2, b1），再於肘（膝）關節外側打平結固定（圖16-28a3, b2）。

(9)-1. 用於肘部及膝部外傷時。

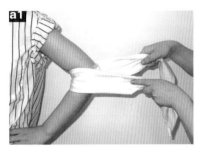
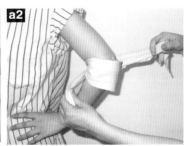
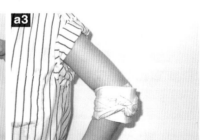

✚ 圖16-28a　肘部包紮法（寬帶）

操作步驟	說　明

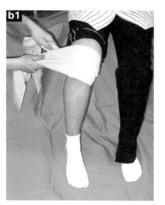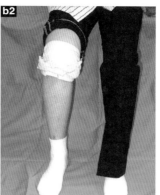

＋圖16-28b　膝部包紮法（寬帶）

(10) 肩部及上臂包紮法（全巾、窄帶各一）：

① 將窄帶中央置於傷側肩部，並打平結於健側身體旁（圖16-29a）。

② 三角巾頂端繞過肩部窄帶下，以安全別針固定妥當（圖16-29bc）。

③ 三角巾兩底端於上臂適當部位交叉後打平結固定（圖16-29d）。

(10)-1.　用於肩部及上臂外傷時。

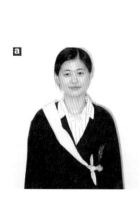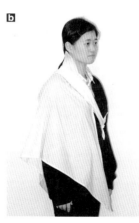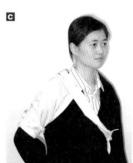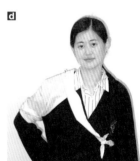

＋圖16-29　肩部及上臂包紮法（全巾、窄帶各一）

操 作 步 驟	說　　明
(11) 踝關節包紮法（窄帶）：將窄帶中央置於踝關節上（圖16-30a），交叉覆蓋後（圖16-30b）打平結固定於足背上（圖16-30c）。	(11)-1. 用於足踝外傷時。

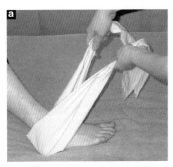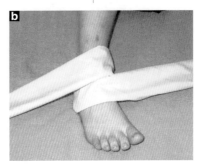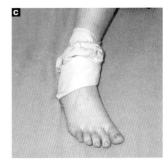

✚ 圖16-30　踝關節包紮法（窄帶）

(12) 足部包紮法（全巾）： ① 將足部放於三角巾中央，使足後跟對著底邊，足尖對著頂角（圖16-31a）。 ② 將頂角反摺覆蓋全足背（圖16-31b）。 ③ 左右兩底角向上反摺於足背交叉（圖16-31c）。 ④ 兩底角繞過踝關節後打平結固定（圖16-31d）。	(12)-1. 用於足部外傷時。

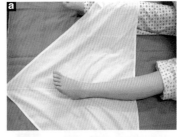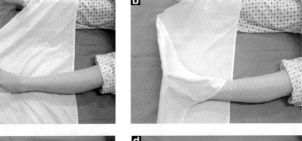

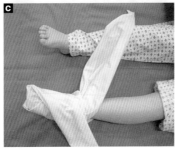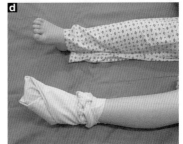

✚ 圖16-31　足部包紮法（全巾）

操 作 步 驟	說 明
7. 包紮完成後，評估敷料是否固定妥當、鬆緊度是否適中、患肢支托的角度是否合宜，並盡量維持病人舒適。 8. 協助病人恢復舒適姿勢並整理病人單位。 **工作後處理** 1. 用物處理或歸回原位。 2. 洗手：採內科無菌洗手法。 3. 記錄。	 3-1. 若有傷口宜記錄傷口部位、大小、情況及換藥方式，並記錄三角巾包紮方式及病人反應。 3-2. 懸臂支托包紮時，尚須記錄患肢支托情形及肢體腫脹程度。

記錄範例

時 間	用藥及治療	生命徵象	護理記錄
09：00			運用托懸臂包紮法協助病人固定右臂，使其能得到休息，評估肢體無腫脹情形。／N1 陳美

技術 16-3 束帶包紮法
Applying Binders

先備知識

1. 了解束帶的定義與目的。
2. 認識束帶的種類。
3. 了解各種束帶適用的時機與用途。
4. 熟悉束帶包紮的原則與注意事項。

應用目的

1. 協助固定會陰部、陰囊或肛門處的敷料。
2. 協助固定胸腹部傷口，以減輕疼痛，增進病人活動意願。
3. 協助引流或排氣。

操作步驟與說明

操作步驟	說明
工作前準備	
1. 至病人單位核對床頭卡及手圈，詢問病人全名及出生年月日。	
2. 向病人及家屬解釋包紮目的及過程。	
3. 觀察欲包紮部位的皮膚或傷口情形。	3-1. 評估包紮部位情況及範圍，以便於用物準備。 3-2. 若有傷口，仍須準備換藥用物及紗布、敷料。
4. 脫錶並洗手：採內科無菌洗手法。	
5. 準備用物（圖16-32）：	
(1) 束帶數條	(1)-1. 需視病人需要決定束帶的種類。
(2) 無菌敷料1包（視需要）	
(3) 消毒物品（視需要）	
(4) 安全別針數支	
6. 攜帶用物至病人單位。	

操 作 步 驟	說 　 明

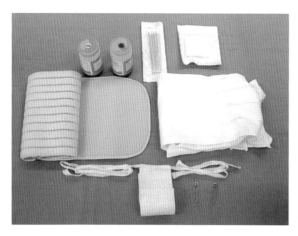

✤ 圖16-32　所需用物

工作過程

1. 再次核對床頭卡及手圈，詢問病人全名及出生年月日。

2. 布置環境：視需要圍上屏風或床簾。

3. 協助病人採取舒適姿勢。

4. 欲包紮部位如有傷口須先換藥及覆蓋無菌敷料。

5. 進行包紮：

5-1. 依欲包紮部位選擇合宜的包紮方式。

  (1) 單丁字帶包紮法（圖16-33）：

(1)-1. **用於女性病人會陰敷料的固定。**

    ① 協助病人採屈膝仰臥姿。

    ② 將丁字帶橫帶中央置於腰部後方，繞至前腰後以安全別針固定之。

    ③ 將無菌敷料置於患部。

    ④ 直帶由臀部經會陰，固定敷料後繞至肚臍，尾端固定於腰部的橫端上。

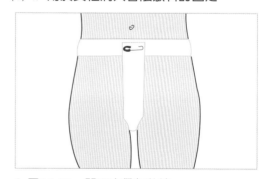

✤ 圖16-33　單丁字帶包紮法

  (2) 雙丁字帶包紮法（圖16-34）：

(2)-1. 用於男性病人會陰、痔瘡處敷料的固定。

    ① 協助病人採屈膝仰臥姿。

    ② 將無菌敷料置於患部。

操 作 步 驟	說 明
③ 兩條直帶由臀部經會陰,固定敷料後繞至肚臍,尾端分別固定於腰部的橫端上。	③-1. **帶子的鬆緊度須能固定敷料且不會對尿道與陰囊造成壓迫。** 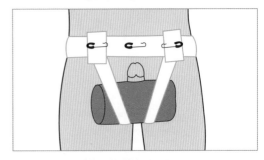 ✚ 圖16-34　雙丁字帶包紮法

（3）四頭帶包紮法：

① 將四頭帶（圖16-35a）中央部分置於鼻部或下頷的敷料上（圖16-35bc）。

② 將上端帶子由耳下繞至頭枕部後,打平結固定；下端的帶子則往上打平結固定於頭頂部（圖16-35bc）。

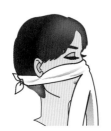 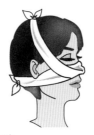

✚ 圖16-35b　鼻部包紮法

（3）-1. 用於鼻頭或下頷敷料的固定。

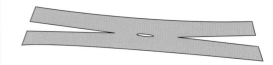

✚ 圖16-35a　四頭帶

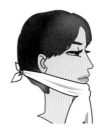 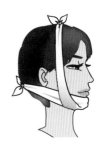

✚ 圖16-35c　下頷包紮法

（4）多頭帶包紮法：

① 協助病人採屈膝仰臥姿。

② 將多頭帶中央置於腰部後方,露出帶端。

③ 將兩側帶端依使用目的向上或向下斜包並拉緊互壓固定。

（4）-1. 用於固定或支托腹部。

②-1. 多頭帶需放置平整以促進舒適。

③-1. **由下往上傾斜包紮：可支托手術後的腹部傷口（圖16-36a）。**

由上往下傾斜包紮：協助腹部排氣、引流液體或促進產後惡露排出,有助於子宮復舊（圖16-36b）。

操 作 步 驟	說 明

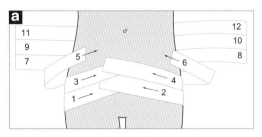

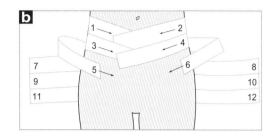

✚ 圖16-36　多頭帶包紮法

(5) 束腹帶包紮法：

① 協助病人採屈膝仰臥姿。

② 將束腹帶中央平整置於腰部後方，弧度較大的置於下方。

②-1. 因為臀部較腰部寬（圖16-37）。

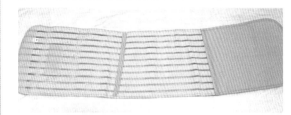

✚ 圖16-37　束腹帶

③ 將束腹帶兩側相互緊拉固定（圖16-38）。

③-1. 可請病人協助固定內側之束腹帶，護理人員可以兩手拉緊外側束腹帶，避免單手施力造成壓力不平均。

④ 如果要鬆開束帶時，應將內層固定，再將外層撕開避免造成病人疼痛。

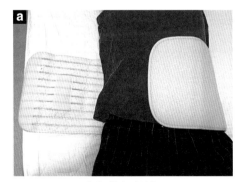

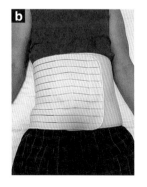

✚ 圖16-38　束腹帶包紮法

6. 包紮完成後，評估敷料是否固定妥當、鬆緊度是否適中，並盡量維持病人舒適。

7. 協助病人恢復舒適姿勢並整理病人單位。

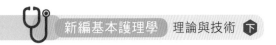

操　作　步　驟	說　　　　明
工作後處理	
1. 用物處理或歸回原位。	
2. 洗手：採內科無菌洗手法。	
3. 記錄。	3-1. 若有傷口宜記錄傷口部位、大小、情況及換藥方式，並記錄以何種束帶固定敷料及病人反應。
	3-2. 記錄胸腹部傷口固定後疼痛指數、病人活動、意願及實際活動情形。

記錄範例

時　間	用藥及治療	生命徵象	護理記錄
09：00			病人手術後第二天，主訴腹部疼痛指數為7分，臥床休息不敢動，予以衛教活動的重要性及有效咳嗽方法後，協助以束腹帶固定傷口及教導活動方式，病人表示改變姿勢時疼痛程度減少為3分，並能採取有效咳嗽方法。／N1陳美

情境模擬案例分析

　　陳先生因車禍行右膝下截肢手術，現為手術後第2天，主訴傷口疼痛，有常規性止痛藥使用，目前以6吋彈繃包紮，肢體抬高中。

護理評估

　　評估重點包括：傷口與引流情形、疼痛程度、患肢腫脹程度、患肢包紮後末梢血循評估、包紮後病人反應等。

護理診斷

1. 急性疼痛／手術後傷口切開、彈繃包紮過緊阻斷血循。
2. 潛在危險性皮膚完整性受損／彈繃包紮。
3. 潛在危險性周邊血管神經功能失常／彈繃包紮。

護理目標

1. 5/10病人能說出疼痛已緩解，不再出現疼痛外在行為：皺眉、呻吟、不斷改變姿勢、睡眠障礙。
2. 5/10患肢皮膚能維持完整無破損情形。
3. 5/10患肢能維持周邊血管神經功能，無蒼白、發紺、麻木刺痛情形。

護理措施

1. 運用繃帶包紮原則，正確包紮。
2. 遵守繃帶包紮的注意事項，促進病人安全與舒適。
3. 定期評估肢體血循情形：評估重點包括末梢肢體顏色、活動功能、感覺、溫度、脈搏。最初的評估是在包紮後的20分鐘，之後每2~4小時評估一次，必要時則每1小時評估一次。
4. 如有異常情況，宜鬆開重新包紮，通知醫師並且持續觀察。

護理評值

1. 病人表示服用止痛藥後疼痛減為2分，觀察無皺眉、呻吟等疼痛外顯行為出現。
2. 傷口外觀乾淨、無紅腫及滲液情形，引流通暢，其餘皮膚完整。
3. 患肢末梢皮膚紅潤，無蒼白、發紺情形。觸摸左右腳溫暖，脈搏強度一樣，無麻木刺痛感。

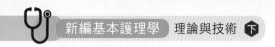
記錄範例

時 間	用藥及治療	生命徵象	護理記錄
09:00			病人主訴傷口疼痛,疼痛程度為5分,9AM依醫囑口服Scanol 1#後,疼痛程度減為2分,表示尚可接受。傷口外觀乾淨無紅腫及滲液情形,引流通暢,引流出鮮紅色液體50c.c.,目前以6吋彈繃進行回反摺形包紮,以達止血、消腫作用,持續肢體抬高中。評估患肢末梢皮膚顏色紅潤、無蒼白、發紺情形;觸摸左右腳溫暖、脈搏強度一樣、無麻木刺痛感。╱N1林美美

課後活動

1. 全班分成10組,分別以合適的捲軸繃帶及網狀繃帶包紮頭部、耳部、腋窩、臀部、肩部。計時10分鐘,除上台介紹其包紮法外,並比較其舒適、美觀、包紮效果及其活動性。

2. 全班分成10組,分別搜尋不同材料:如:手帕、毛巾、絲巾、領帶、褲襪、衣服等實際操作繃帶包紮給同學看,全班同學就實際操作內容提出問題及討論。

( )1. 王先生因車禍意外接受左下肢截肢手術，術後為了減輕腫脹及加壓止血，應使用下列何種繃帶？(A)紗布繃帶　(B)彈性繃帶　(C)石膏繃帶　(D)橡皮繃帶

( )2. 林奶奶79歲，因閃避機車不慎跌倒，右手腕有擦傷、腫脹情形，至醫院進行傷口處置與繃帶包紮，下列護理措施何者錯誤？(A)包紮後每30分鐘需評估末梢血液循環　(B)繃帶宜經常更換，保持清潔與乾燥　(C)衛教個案若有分泌物，應告知醫護人員　(D)為促進舒適，每8小時重新包紮

( )3. 邱先生為建築工人，在工地不慎被鋼筋壓傷左腳腳踝，目前需要傷口包紮，下列措施何者正確？(A)採8字形包紮法　(B)採螺旋形包紮法　(C)由近心端開始包紮　(D)將肢體平放15~30分鐘

( )4. 對於繃帶包紮方法，下列敘述何者正確？(A)包紮時，由肢體近心端往遠心端包紮　(B)包紮開始，可用緩螺旋包紮法定帶　(C)包紮完畢，可將結帶固定於肢體內側　(D)包紮後，患肢出現刺痛、麻木感應立即重新包紮

( )5. 有關各類捲軸繃帶包紮法與其應用的敘述，下列何者正確？(A)急螺旋包紮法，常用於固定夾板包紮　(B)回反摺形包紮法，常用於粗細不均勻之肢體的包紮　(C)多頭帶包紮法，常用於定帶或結帶時的包紮　(D)人字形包紮法，常用於截肢後肢體的包紮

( )6. 李先生因左小腿脛骨處有一5% TBSA燒傷，進行分層皮膚移植(split-thickness graft, STSG)，術後以短腿石膏夾板固定，有關包紮注意事項，下列敘述何者錯誤？(A)包紮應從遠心端朝近心端包紮　(B)足踝處置放棉墊再包紮，以減少摩擦及受壓　(C)包紮完成後，結帶固定於左小腿前方　(D)檢查足部的溫度、顏色、麻木感

( )7. 高太太，75歲，早上去公園散步時跌倒，導致右手和右腳多處傷口，護理師欲以繃帶包紮，有關繃帶包紮的原則和注意事項，下列何者錯誤？(A)應先清洗傷口並覆蓋無菌敷料後，再包紮　(B)包紮部位若在骨突處，應先墊棉墊或合適之敷料　(C)包紮時，應抬高肢體，由近心端往遠心端包紮　(D)包紮的壓力應平均分布，第二圈應覆蓋前一圈範圍的1/2至2/3

( )8. 承上題，包紮完畢後，可於下列何處結帶固定？(A)傷口區　(B)關節處　(C)上臂　(D)易受壓處

( )9. 朱老太太因股骨頭骨折接受手術治療，其下肢以彈性繃帶包紮之主要目的為何？(A)促進血液回流、防止鬱積　(B)保暖　(C)固定傷口敷料　(D)加壓止血

( )10. 有關繃帶包紮原則敘述，下列何者正確？(A)包紮病人肢體時，應將肢體放低，以利包紮　(B)由肢體近心端往遠心端包紮　(C)繃帶包紮每圈應覆蓋前一圈1/2~2/3寬度為宜　(D)包紮完畢後，應於關節處結帶固定

解答

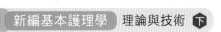

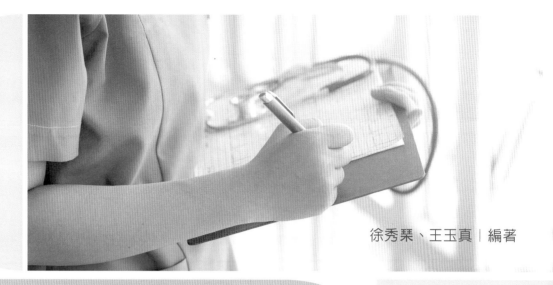

徐秀栞、王玉真｜編著

臨終護理
Nursing Care of the Dying

17 CHAPTER +

 學習目標 Objectives

1. 區辨瀕死與死亡的定義。
2. 了解臨終病人所出現的生理徵象及其護理措施。
3. 了解臨終病人的心理反應及其護理措施。
4. 了解臨終病人家屬的需求及其護理措施。
5. 了解安寧緩和醫療的意義。

6. 描述死亡後遺體的變化。
7. 說出執行遺體護理的注意事項。
8. 說出護理人員照護瀕死病人的壓力反應及因應措施。

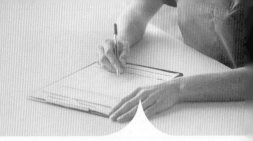

瀕死與死亡的定義

臨終病人的生理徵象
及其護理措施
—— 神經系統：意識狀態
—— 神經系統：感覺與知覺系統
—— 呼吸系統
—— 循環系統
—— 腸胃系統
—— 泌尿系統
—— 肌肉骨骼系統

臨終病人的心理反應
及其護理措施
—— 否認期
—— 憤怒期
—— 磋商期
—— 憂鬱期
—— 接受期

臨終病人家屬的護理

遺體的變化及其護理
—— 遺體的變化－屍冷、屍斑、屍僵
—— 遺體護理

護理人員本身對死亡
的反應
—— 護理人員的壓力源
—— 護理人員的因應策略

技　術 —— 技術 17-1　遺體護理

🔹 前言 FOREWORD

　　黃梁盡處，浮生夢醒。從離開孕育生命的母體，呱呱墜地起便展開了生命的起點，而死亡則為生命旅程的終端。雖然在許多民族的文化裡，死亡被視為不祥與禁忌，然綜觀亙古以來，曾有任何生命能免於死亡嗎？答案是否定的，因為天地萬物，乃至一草一木，皆難以倖免宇宙之神主宰生命的權限，不過其卻也賦予個體決定生命的品質。

　　在面對生命殞落的過程中，不免令人哀傷、喟嘆與萬般不捨…，尤在臨終過程時，病人的生理功能隨病情惡化而逐漸衰退，飽受病痛折磨，而心理狀態更是充滿憤怒、哀傷、沮喪等強烈複雜的情緒反應。對護理人員而言，照顧臨終病人是一項深具挑戰的神聖使命，必須促使自己真實地探觸個人內心世界對死亡的見解，與病人對死亡的想法、情緒反應及因應機轉。因此，護理人員應善加運用內外在資源，有效處理因面對死亡而感受到的壓力，了解臨終病人可能出現的生理及心理反應，以完善的照護學識與技能，使病人獲得身心靈的舒適與平安，也協助病人重新思考與統整其生命的價值與意義，讓病人在遠離所珍愛的人事物時，能更加祥和與寧靜，劃下人生旅程中美好的句點。

17-1 🔸 瀕死與死亡的定義

　　「瀕死(dying)」是指病人身體功能逐漸喪失到完全停止的一段時期。亦即生命過程接近死亡的的階段。醫學上對瀕死的界定為：「在一段期間裡，病人不論接受了積極或姑息的醫療處置後，病情仍加速惡化且死亡仍無法避免，雖意識狀態清醒，但身體的各器官功能呈現不可恢復的衰敗狀態。」對大多數的人而言，死亡是漸進式的過程，這過程時間的長短因人而異，而此階段常見的特徵包括：病人處於疾病末期或為長期慢性病病人、身體活動力漸趨喪失、需仰賴他人照顧、無法執行社會性功能且全身器官功能逐漸衰退。

　　「死亡(death)」為生命的終止。定義看似簡單，但從不同的觀點對死亡亦有不同的詮釋。從醫學辭典對死亡的界定為：「心跳和呼吸停止，所顯示的外在生命消失」；亦可解釋死亡為「人體組織臟器永久的、不可逆的停止。」以此來認定個體的死亡；或將「醫學死亡(medical death)」詮釋死亡為：「持續12小時無自發性的自主運動，瞳孔對光無反應，心臟及呼吸功能呈現不可恢復的停止。」

但近年來，隨著人工呼吸器等醫療器材的進步及維持心血循環藥物的研發，使得死亡的界定更趨複雜。目前臨床以「腦死」來判定死亡。依據1968年哈佛大學醫學委員會所定的「哈佛腦死標準(Harvard Criteria for Brain Death)」，其判定死亡的標準如下：

1. **對外在的刺激無反應**，如：給予疼痛的刺激，無感應。

2. **無肌肉活動**，特別是指無自然的呼吸。

3. **無反射**，如：角膜、瞳孔對光及深肌腱等反射的消失。

4. 腦波成一直線。

衛生福利部（全國法規資料庫，2012）頒布了腦死判定準則，相關規定為：

1. 進行腦死判定，病人應符合下列之條件，才能進行判定：深度昏迷，且須**依賴人工呼吸器**維持呼吸、昏迷原因已經確定及遭受**無法復原**之腦部結構損壞。

2. 進行判定性腦幹功能測試之前，應經過觀察，若罹病原因為情況明顯之原發性腦部損壞者、罹病原因為腦部受損且有藥物中毒的可能性者或藥物種類不明者，病人經過觀察期間呈現深度昏迷至觀察期間屆滿**昏迷指數≤5**，且無自發性運動、去皮質或去大腦之異常身體姿勢及癲癇性抽搐，才能進行判定性腦幹功能測試。

3. 判定性腦幹功能測試，應依序進行腦幹反射測試及無自行呼吸測試，腦幹反射測試的項目包括：**頭－眼反射、瞳孔對光反射、眼角膜反射、前庭－動眼反射、疼痛刺激、作嘔或咳嗽反射**，確認腦幹反射消失後，再進行**無自行呼吸測試**。

4. 完成**連續二次**判定性腦幹功能測試，均符合腦幹反射消失及無自行呼吸者，才能判定為腦死。

17-2 臨終病人的生理徵象及其護理措施

臨終病人由於體內器官功能逐漸衰退，終至引發一連串的生理變化，護理人員應提供合宜的護理措施，以協助病人在舒適、尊嚴、平靜的狀態下，走向生命的終點。

一、神經系統：意識狀態

意識狀態會隨死亡時間的拉近而有不同層級的變化，詳述如下。

（一）生理徵象

1. 意識輕度模糊(mild clouding of consciousness)：臨終病人常見**疲倦與嗜睡**，亦會出現輕度意識模糊特徵，如：無法清楚或迅速的思索、與嗜睡交替出現的興奮和易怒、容易受微小刺激所驚嚇、易分心、**產生錯覺**（尤其是**視覺**）。

2. 昏睡、木僵(stupor)：病人呈現昏睡狀態，僅在有力且重複刺激時會有短暫的躁動，緊接著又陷入無反應狀態，如在為病人翻身或皮膚護理時，常可聽見病人的呻吟聲，並會出現短暫不安的現象。

3. 昏迷(coma)：完全的無反應且喚不醒。

（二）護理措施

1. **鼓勵家人陪伴病人**，並表達心中想說的話。

2. **應提供安全舒適的環境**，如：拉上床欄，並用枕頭或棉被蓋住床欄，必要時可與醫師討論使用鎮靜劑。

3. **適時提醒病人正確的人、時、地、物**，可持續播放宗教或輕柔的音樂，並在病人身旁放置熟悉或喜愛的物品。

4. 護理人員應能分辨呻吟聲是源於未獲得緩解的疼痛，或是僅由較深的昏睡中部分覺醒所致，而給予不同處置。

二、神經系統：感覺與知覺系統

（一）生理徵象

1. 視力發生改變：剛開始可以看見**近物**，之後只能看見**光源**，並漸漸**變得模糊**，直至最後會**完全看不見**。眼球也會逐漸固定不動，瞳孔放大。

2. **結膜乾燥，眼睛分泌物增加**。

3. 語言表達能力下降：**說話聲音越來越小**，描述字句也會變得**含糊不清**。

4. 感覺逐漸消失：**聽覺是瀕死病人最後消失的感覺**，雖然病人無法用言語來表達，但仍可能聽見與了解旁人的談話。

5. **疼痛**：疼痛情形可能會減輕，但也可能產生新的疼痛，例如：膀胱脹滿、換藥或移動時。

（二）護理措施

1. **維持病房環境的明亮**，夜晚時應在房間內留盞小燈，以增加安全感。

2. 可用**生理食鹽水清潔眼睛分泌物**，以避免結痂；對於結膜的乾燥現象，可用人工淚液或眼藥水，以增加滋潤感；雙眼若無法閉合，可使用生理食鹽水紗布覆蓋之。

3. 與病人進行溝通時，應站或坐在其視線內，使用清晰的字句及較緩慢的速度與其對話，並可多使用**治療性觸摸**的方式。

4. 對瀕死病人說話時，應注意語調適當、字句清晰，**避免在病床旁竊竊私語或說些不合時宜的話**，以免干擾病人及增加其焦慮。

5. **持續給予止痛藥物**，以維持病人的舒適。

6. 在從事各種活動前應充分告知並緩慢移動，盡量避免不必要的搬運動作，在進行大範圍移動前（如：沐浴），可給予追加的止痛藥劑量以預防疼痛。

三、呼吸系統

（一）生理徵象

1. **缺氧、呼吸困難**：呼吸型態呈現**淺快、不規則**，或是**速率變慢且費力**，可觀察到病人有**張口呼吸、鼻翼搧動**及**使用呼吸輔助肌**的情形。

2. 呼吸型態改變：呼吸型態最後會呈現**陳施氏呼吸**(Cheyne-Stokes respiration)，其**開始時淺而緩**，之後逐漸加快、加深，直至呼吸困難後，再轉為淺而緩，每次呼吸約持續30~40秒，期間可能有10~20秒的呼吸暫停，隨病程惡化，**呼吸暫停**時間逐漸增加，又可稱為**潮式呼吸**。另外，病人也可能因細胞缺氧，而出現不安及空氣飢渴的情形，其淺快的呼吸型態中會穿插有較深的喘息，稱為**喟嘆式呼吸**(sighing respiration)。

3. **臨終嘎聲**(death rattle)：因無法吞嚥唾液或咳出呼吸道分泌物，導致口水或痰液滯留於咽喉內，**在呼吸時喉嚨會出現吵雜的聲音**。

（二）護理措施

1. 協助**抬高床頭**，或使病人**採坐姿**並將身體前傾靠在床上桌，以減少呼吸作功的費力程度。

2. 維持室溫在**21~23℃**，且保持室內空氣的流通，如放置小電風扇來增加環境的涼爽通風。

3. **當病人出現臨終嘎聲時，可抬高頭部以利吞嚥，或採側臥以利口水流出，不宜使用抽痰措施。**

4. 向家屬解釋呼吸型態的改變，以減輕其焦慮或恐懼，並協助準備相關後續事宜。

四、循環系統

（一）生理徵象

1. 心跳、脈搏減弱：心跳快、弱且不規則，四肢末梢脈搏亦變弱且不易觸診，於**頸動脈**測得**絲脈**至完全摸不到脈搏，最後消失的是**心尖脈搏動**。

2. 血壓下降：**血壓逐漸下降**，終至無法測得。

3. **肢體末端冰冷蒼白、盜汗**：由於循環功能減弱，造成皮膚溫度下降，肢體末端感覺冰冷，且膚色轉為蒼白，並產生斑駁現象。

4. **發紺**：由於細胞組織無法獲得足夠的氧氣供應量，致使肢體呈現青紫或藍紫色而顯得較黯淡，稱為**發紺**(cyanosis)。

（二）護理措施

1. 由於周邊循環功能變差，故應減少肌肉或皮下注射等穿刺性醫療措施。

2. 覆以輕柔被蓋保暖及適當的按摩，或以熱水袋熱敷末梢肢體，但**不宜使用電毯**以防造成燙傷。

3. 協助病人更換潮溼衣物及擦拭身體，以維持皮膚的潔淨及乾燥，**定時翻身**並注意舒適的擺位，避免皮膚受損。

五、腸胃系統

（一）生理徵象

1. **新陳代謝速率下降**：出現**食慾下降**、厭食、無飢餓感的情形。

2. **吞嚥困難**：由於喉嚨吞嚥肌肉無力，導致出現吞嚥困難的情形，加上**嘔吐反射**(gag reflex)消失，使病人在吞嚥時極易發生嗆噎，**增加吸入性肺炎的危險性**。

3. **腸蠕動緩慢**：由於長期臥床不動，或服用麻醉性止痛劑之故，**腸蠕動會漸趨緩慢或停止**，加上臨終病人常無力解便，造成腸內氣體積聚或糞便嵌塞，可能會出現噁心、嘔吐、**便祕**及**腹脹**的症狀。

4. **脫水**：因水分攝取減少及張口呼吸，而出現脫水(dehydration)的徵象，如：**口腔黏膜乾燥**、**嘴唇龜裂**及**輕微發燒**。

5. **排便失禁**：因肌肉張力消失、**肛門括約肌鬆弛**及意識控制能力降低所造成。

（二）護理措施

1. 應依病人意識改變程度選擇合宜的進食方式，如：改成**流質飲食**，並採少量多餐。**且需尊重病人進食的意願**，建議家屬改用談話、撫摸等方式來表達對病人的關懷。

2. 當出現吞嚥能力受損或嘔吐反射消失時，應禁食且改由其他途徑給藥。

3. 發生便祕時，應依便祕常規(constipation routine)處置，如：依醫囑給予輕瀉劑、軟便栓劑、灌腸或挖便；腹脹時則可在腹部塗擦薄荷油，促進排氣。

4. **定時執行口腔護理**，避免口腔異味加重噁心感。

5. **以棉枝沾水溼潤口腔黏膜及唇部**，亦可啜飲少量水分或吸吮碎冰，或塗擦護唇膏。

6. 協助使用尿布或看護墊，隨時更換以保持會陰部皮膚的乾爽與舒適。

六、泌尿系統

（一）生理徵象

因肌肉張力消失及膀胱括約肌鬆弛，再加上意識控制能力降低，病人可能會出現**尿失禁或尿瀦留**的情形。

（二）護理措施

1. 可於臀下鋪設防汙護墊，或協助使用尿布或看護墊，隨時更換以保持會陰部皮膚的乾爽與舒適，並注意床單的平整性，以防止發生壓傷。
2. 若病人有尿瀦留，觸診膀胱有飽脹感，且無尿液排出時，則可使用導尿管；但若無尿液產生，膀胱也無脹滿感，且合併有其他瀕死徵象出現時，插入導尿管，反而會增加病人的不適與痛苦。

七、肌肉骨骼系統

（一）生理徵象

1. **身體活動減少、無法自行維持舒適姿勢**：因肌肉張力消失及全身虛弱無力，導致身體活動減少或無法活動，且在沒有支托物的情況下，無法自行維持舒適合宜的姿勢。
2. **希氏面容**：因臉部肌肉鬆弛，導致嘴唇及面頰肌肉鬆軟，出現嘴微張、頜下陷、眼眶凹陷、眼睛可能半張開、眼神呆滯茫然，加上血液供應量減少，臉部呈現**青灰色**、嘴唇呈現蒼白，此為臨終病人臉部的特徵，又稱**死容**或**希氏面容**(Facies Hippocratica)。

（二）護理措施

1. 利用支托物協助病人擺放舒適姿位，且為避免出現壓傷，應**每2小時更換姿勢**。
2. 在徵求病人及家屬同意後，可為病人擦上粉色唇膏及化妝。
3. 若病人有配戴假牙，可於臨終前協助戴上假牙，可使臉部看起來較為圓潤。

動動腦

廖小姐是診斷為肺癌末期的臨終病人，意識狀態呈現嗜睡及輕度模糊，呼吸型態淺快，且於呼吸時出現咕嚕咕嚕的聲音，如果你是照顧她的護理人員，應該如何解決這個問題呢？

17-3 臨終病人的心理反應及其護理措施

　　伊莉莎白·庫伯勒羅絲博士(Dr. Elisabeth Kubler-Ross)在訪談許多臨終病人的心理過程後，於1969年的著作－臨終與死亡(On Death and Dying)－中提出臨終病人會經歷五個典型的階段，包括：**否認期(denial)、憤怒期(anger)、磋商期(bargaining)、憂鬱期(depression)及接受期(acceptance)**。臨終病人的心理反應具有其個別性，其特色包括：

1. **此五個階段並非依照一定的順序出現**，如有可能先出現憂鬱情緒，再出現憤怒反應。
2. **此五個階段可能同時發生或可能停留於某一階段中**。
3. **並非所有臨終病人均會經歷這五個階段**，可能有某些病人在進入接受期前，就已經死亡。
4. 臨終病人**可能會一再重複經歷某些階段**，例如：病人在經歷否認、憤怒、磋商、憂鬱階段後，有可能會再回到憤怒的階段。

　　有關於臨終病人所經歷的心理反應階段及其護理措施，將詳述如下：

一、否認期(Denial)

　　否認是一種**防衛機制**，病人在面對死亡威脅時，常會認為檢查結果可能有所失誤，而**拒絕接受醫師診斷的事實**，亦無法對於後續的檢查或治療作決策，反而會四處求醫或求神問卜，以獲得短暫的自我完整性。此情況若為短暫性出現，可有助於緩解疾病帶來的衝擊與調整情緒；若維持時間過久，則有礙於治療的進行及預後的發展。其常見反應及照護措施如下：

常見反應	照護措施
1.「不可能，這不可能是真的！」 2.「怎麼可能會是我呢？應該不可能發生在我身上吧！」 3.「一定是醫生或是貼報告的人弄錯了。」 4.「這家醫院的儀器設備一定不準確，再多找幾家醫院檢查看看。」	1. **不宜直接打擊或否定病人的想法**，應深入了解否認背後的恐懼與焦慮。 2. 運用**傾聽**及**陪伴**的方法，引導臨終病人表達其內心的焦慮與疑惑，並能**同理**其感受。 3. 由醫師負責病情告知的工作，其他醫護人員亦需對該病人的疾病治療與預後有所共識，以提供**一致性的照護目標**。

二、憤怒期(Anger)

　　此時，病人常會有**無助、挫折或不公平的感受**，常會對擁有生命和身體健康的人充滿嫉妒與怨恨的心理，對家屬、親友、甚至是醫護人員產生敵意，極易抱怨、挑剔或譴責周遭的人事物，甚至會責怪上帝或命運的不公平。其常見反應及照護措施如下：

常見反應	照護措施
1.「我一生行善，從來不做虧心事，為什麼要讓我受到這種處罰呢？」 2.「為什麼是我得到這個病？老天爺真是有眼無珠呀！」	1. 護理人員應先省思自我對病人憤怒言語或行為的感受，並**接受憤怒或不合理的行為，不可對病人產生報復或逃避的想法**。 2. 護理人員應保持**嚴謹溫和**的態度，經常探視與關懷病人的需要，並**用心傾聽其感受**。 3. 在提供各項護理活動前，應給予充分的解釋，並予病人選擇的機會，增加其控制感。 4. **接受病人有表達憤怒情緒的需求**，可適時**提醒病人選擇其他表達方法**，如：**搥打枕頭、丟球或撕紙**。

三、磋商期(Bargaining)

對於疾病診斷尚未完全接受，而出現討價還價的行為，故又可稱為**「討價還價期」**，這是一種延遲必然事件發生的反應。病人在經過多方求證後，發現死亡的事實已不可改變時，即會開始透過各種管道秘密地與具有決定生命長短的主宰者協商，其對象通常是病人所信仰的宗教領袖（如：上帝或神明），以發願或許諾的方式作為交換條件，目的在於祈求寬恕與奇蹟的出現，以獲得生命延續、解除身體痛苦不適或完成某些未了的願望。此時，病人會變得**和善、客氣**，且**積極配合醫療照護**，希望自己的努力能挽回生命。其常見反應及照護措施如下：

常見反應	照護措施
1.「祈求上帝能讓我活到兒女成家，我願意奉獻出我的財產幫助貧困者。」 2.「如果有機會讓我痊癒，我願意去當醫院志工。」	1. 鼓勵病人表達其磋商行為的內涵，並協助病人將期望調整至實際可行的範圍，以避免病人經歷更多的挫折與失落。 2. 協助病人探索生命的意義及發現自我價值感，有助於穩定情緒。 3. 與病人討論治療與護理計畫。

四、憂鬱期(Depression)

當病人發現磋商行為失效，生命即將喪失時，旋即進入憂鬱期，臨終病人會對於失去身體功能及自尊受損而感到哀傷，也會擔憂家人未來的處境與安排。此時，常見的行為表現包括：疲倦、憂慮、沮喪、哀傷、哭泣、退縮、寡言、拒絕飲食、甚至有**自殺意念**。病人可能會期望見到某些人，或是選擇由一、兩位較熟悉或喜愛的人陪伴在身旁。其常見反應及照護措施如下：

常見反應	照護措施
1. 「是的，即將要死亡的人就是我。」 2. 「身體已經沒有用了，既然早晚都要死，還不如現在就讓我死了算了。」	1. 接受臨終病人的哀傷反應，並提供安全而隱私的環境，安靜地陪伴在病人身旁，適時應用**治療性觸摸**，鼓勵病人表達哀傷情緒，如：哭泣。 2. 對於出現自殺意念者，應移除病室內危險物品及**避免獨處**的機會，鼓勵病人表達內心恐懼及尋求實際的希望，以增強其自我價值感。 3. **定時且經常探視病人，主動積極處理其身心徵狀**，可減少心理憂鬱狀態。

五、接受期(Acceptance)

當病人接受這個不可逃避且迫切的死亡事實時，心境會變得平和、安祥、鎮定，且能重新調整生活期望與步伐，開始與親友話別、書寫遺囑、**安排家人及財產**等，準備面對死亡的來臨，能與他人討論對於死亡的感覺，並追憶過去。其常見反應及照護措施如下：

常見反應	照護措施
1. 「我已經準備好接受死亡這件事了。」 2. 「死後，將我的身體火化，把骨灰灑向大海。」 3. 「孩子，媽媽就要離開你了，你要聽話，用功唸書，媽媽會在天上看顧著你。」	1. 傾聽病人對於家人及後事的安排，並協助完成人生最後的計畫與願望。 2. 鼓勵病人回顧人生，利用談話、照片、收集的資料及錄音帶，協助病人從回憶中肯定人生的價值與意義，以達到自我統整的目標。 3. **尊重病人有獨處的需要**，提供安靜的環境，亦不可強求一定要與他人有互動行為。 4. 提供安寧療護相關資訊。

小幫手

安寧療護(hospice care)或緩和照護(palliative care)能提供病人於疾病末期及臨終階段的照護，目前台灣健保署給付安寧療護的族群包括癌症末期、運動神經元萎縮症末期（漸凍人）及八大非癌末期疾病，病人可依其意願選擇安寧療護的形式，包括**安寧病房、居家安寧、社區安寧及安寧共照**。安寧療護旨在提供全人、全家、全隊、全程及全社區等五全照顧，評估病人身、心、靈及社會的需求，提供以病人為中心的照護，整合健康照護資源，投注更多關注與照護，以期能協助病人及其家屬處理問題及改善生活品質。同時，亦提供遺族的哀傷輔導與諮商。

安寧緩和
醫療條例

動動腦

　　朱先生因食慾下降、腹部不適求治，被醫師診斷為肝癌末期，他非常不能接受，變得怨天尤人、氣憤填膺，開始摔東西，對家人及醫護人員破口大罵，如果你是照顧他的護理人員，你該如何面對他的情緒呢？

17-4　　臨終病人家屬的護理

　　家屬在陪伴病人度過臨終階段的歷程中，承受於來自病人、照顧技能、家庭、經濟、工作等多方面的壓力，其身心備受煎熬，即使到病人死亡後，思念之情仍縈繞在心頭，久久不能忘懷。因此，護理人員除維持病人身心靈的舒適與平安外，對於家屬的關懷與實質協助更是不可或缺，陪伴家屬面對臨終情境，並支持他們有勇氣地面對失去病人後的生活。護理措施包括：

1. 了解病人的家庭成員組成與**經濟狀態**，對於有經濟窘困的家庭，應主動聯繫醫院社會服務部門作更深入的評估，並尋求適當的社會資源。
2. 了解病人及家屬的宗教信仰，主動聯繫神職人員提供協助。
3. 當病人、家屬、親友或醫護人員的意見相左時，護理人員應擔任協商者的角色，原則上應以**尊重病人的想法**為優先考量。
4. 當家屬出現悲傷、哭泣行為時，應將家屬帶離病室至一單獨且隱私的空間內，以**真誠的態度陪伴家屬**，也可運用肢體行為表達關懷。
5. **協助家屬安排及處理後續事宜**，如：死亡診斷書的取得、遺體處理、太平間服務內容及喪葬禮儀等。

17-5　　遺體的變化及其護理

一、遺體的變化

　　人體死亡後，由於生理的改變，軀體通常可見**屍冷、屍斑、屍僵**三種變化且依序發生。

1. **屍冷(algor mortis)**：為**死亡後最早出現的變化**。當人體死亡後血液循環停止，下視丘的體溫調節功能終止，體溫則以**每小時平均1℃的速度往下降**，直到達到室溫為止。同時，周遭環境的溫度亦會影響其下降的速度，若環境溫度低則遺體的溫度下降得更快。

2. **屍斑(livor mortis)**：其形成乃因死後血循環停止，紅血球瓦解，釋放出大量血紅素後通過血管壁，又加上地心引力將滲出的血液拉到遺體的支持部分或身體的下半部，產生墜積性的充血現象，而造成皮膚永久性的變色，且外觀呈現青紫色的斑塊。一般而言，**屍斑於死後20~30分鐘後開始出現**，2小時後屍斑會更加明顯，7~8小時後大範圍的屍斑慢慢地形成，而12~14小時後整個遺體較低的部分出現皮膚的變色。外界溫度也會影響屍斑形成的速度，若溫度愈高屍斑形成的會愈快。

3. **屍僵(rigor mortis)：人死後2~4小時軀體開始發生僵硬的情形**，6~8小時內完成。其發生的原因乃是死後體內代謝停止，肝醣缺乏，以致於三磷酸腺苷(adenosine triphosphate, ATP)無法合成。ATP是使肌纖維鬆弛的重要成分，一旦ATP缺乏即造成肌肉持續的收縮且**乳酸堆積**，因而死後有屍僵的現象。屍僵首先發生於**不隨意肌**，如：心臟、膀胱等臟器；接著發生在隨意肌，**小肌肉比大肌肉僵硬情形更為明顯，如：下頜及頭、頸部先出現**，其次是手臂和軀幹，**最後是下肢的肌肉**。

動動腦

想想看，人體在死亡後，身體會出現什麼變化呢？

二、遺體護理

當醫師宣布病人死亡後，護理人員即開始執行遺體護理，執行護理的過程須注意下列原則，以使病人在人生的最後一刻可以尊嚴、安祥的離去。

1. **鼓勵家屬一同參與遺體護理**，有助於減少遺憾，疏導哀傷情緒；並依醫院政策、病人宗教信仰及家屬意願，協助獲得宗教儀式的支持。

2. 執行遺體護理過程中，仍須**向病人及家屬說明目的及過程**。

3. 先將遺體調整呈**仰臥姿勢**，於頭頸處放置枕頭墊高，以避免死後臉部發生**墜積性充血**而影響遺容，下肢保持平直，雙手置於胸前或兩側。

4. 在屍僵形成前，**將假牙放回口腔中**，並將軟質小毛巾置於下頜以維持口腔閉合；協助闔上眼睛，若無法閉眼則使用生理食鹽水棉球壓住眼瞼數分鐘，或以膠帶將上眼皮往下黏貼。

5. 移去病人身上所有導管，如：尿管、鼻胃管、靜脈導管等，傷口處須更換清潔敷料。

6. 配戴首飾，應尊重家屬的意願留在病人身上或取下交由家屬保管。

7. 圍上床簾，**避免過度暴露遺體**，以維護隱私及尊重鄰床病友的感受。

8. 以**溫水**擦拭遺體，並更換乾淨衣物。

9. 依衛生福利部2013年11月29日所公布之「傳染病防治法施行細則」第13條規定，對因傳染病或疑似傳染病至死之屍體，施予終末消毒，相關人員於執行臨終護理、終末消毒、屍體運送、病理解剖及入殮過程中，應著個人防護衣具，以防範感染。

17-6 護理人員本身對死亡的反應

一、護理人員的壓力源

　　護理人員是與病人接觸最為密切的醫療小組成員，當面臨病人病情逐漸惡化或死亡不可避免時，不免有挫折、悲傷及失落的情緒。長期下來護理人員易出現挫折、生氣、罪惡、哀傷、無力、憂鬱等的負向感覺，若再加上工作壓力沉重或無良好的支持系統，護理人員可能產生「耗竭」的情形。

　　歸納而言，護理人員照護臨終病人時的壓力源有包括：

1. 當病人病情每下愈況而無法協助時，會**對自我的專業能力感到懷疑，焦慮不安**。
2. 終日面臨臨終病人，感觸到生命的有限而**焦慮、哀傷**。
3. 新進護理人員較為缺乏臨終照顧的臨床經驗，更易產生**無力感**及非預期性的哀傷。
4. 因大量護理工作的負荷而未能兼顧臨終病人心理困擾時，易產生**罪惡感**。

二、護理人員的因應策略

1. 澄清自我對死亡的看法及態度：對死亡的態度愈正向，認知愈清楚，則較容易接觸及面對瀕死者，且能更有效的處理瀕死者身心問題。
2. 建立支持系統：藉由與同儕和親友的分享，可抒發心理的感受與緩解焦慮。
3. 定期安排適當的護理小組會議：經由經驗分享，增進護理人員照護臨終病人的能力。
4. 調整健康的生活作息：養成規律的運動或規劃適當的休閒活動。
5. 追求靈性生活：如參與健康的宗教或靈性成長的團體。
6. 加強學校及臨床在職有關瀕死與臨終照顧的知識：護理人員應適時接受與死亡相關的課程，以提升對死亡的認知與護理技能。

小幫手

因應壓力的處理方法
1. 改善心理對壓力的反應，可尋求支持系統協助。
2. 降低產生壓力的情境，可訂出工作優先順序。
3. 降低身體對壓力的反應，可安排規律運動使身體放鬆、減少壓迫感。

技術 17-1　遺體護理
Postmortem Care

先備知識

1. 了解死亡後遺體的變化。
2. 正確操作遺體護理之技術。

應用目的

1. 協助遺體擺放適當的姿勢。
2. 維持遺體的清潔與完整，以示尊重。
3. 邀請家屬參與遺體護理，並提供瞻仰遺容的機會。

操作步驟與說明

操 作 步 驟	說　　　明
工作前準備	
1. 至病人單位核對床頭卡及手圈，詢問病人全名及出生年月日。	
2. 向病人及家屬解釋執行的目的與過程。	2-1. **聽覺為往生者最後消失的知覺**，故仍應予以解釋及說明，以示尊重。
3. 脫錶及洗手：採內科無菌洗手法。	
4. 準備用物：	
(1) 治療盤及治療巾	
(2) 大單	
(3) 清潔衣褲或壽衣（家屬準備）	
(4) 紙尿褲（家屬準備）	
(5) 清潔手套	
(6) 臉盆裝溫水(37~40℃)	
(7) 擦臉毛巾	
(8) 擦澡毛巾	
(9) 棉墊、紗布、乾棉球	
(10) 繃帶	
(11) 紙膠、剪刀	

操作步驟	說明

(12) 遺體用手圈

(13) 傷口縫合包或護理包（視需要）

(14) 彎盆

5. 將上述用物放在治療盤上。

6. 攜帶用物至病人單位。

工作過程

1. 再次核對床頭卡及手圈，詢問病人全名及出生年月日。

2. 環境布置：圍床簾或圍屏風。

    2-1. 布置合宜環境，以示尊重，也可避免他人看到遺體。

3. 邀請家屬共同參與遺體護理過程，鼓勵話別。

    3-1. 尊重家屬的參與意願，勿過於勉強。

4. **協助遺體採仰臥，雙手自然平放於兩側，並在頭肩部放置枕頭墊高。**

    4-1. **仰臥及頭肩部墊高之目的在於避免臉部產生墜積性充血**，影響容貌外觀。

5. 詢問家屬有關病人身上飾物的處理。

    5-1. 取下的飾物交由家屬保管。

6. 戴上清潔手套。

7. 若有活動式假牙者，**溫和地將假牙置回口腔中**。若口腔無法閉合，可在下頜處放置毛巾捲軸，或使用下頜吊帶固定之（圖17-1）。若無法閉眼，可輕按眼皮數下，或使用生理食鹽水棉球壓住眼瞼數分鐘，或將上眼皮下拉後以膠帶黏貼。

    7-1. **需在屍僵形成前，完成前述動作。**

    7-2. 若無下頜吊帶可使用繃帶取代之。

    7-3. 若有義眼者，應置入眼眶中。

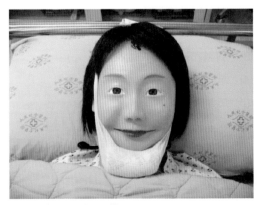

✛ 圖17-1　下頜吊帶

操 作 步 驟	說 明
8. **移除遺體身上所有的導管**，如氣管內管、導尿管、鼻胃管、靜脈導管等。	8-1. 若移除導管後之部位會持續滲出液體，需覆蓋棉球或紗布，並加壓。
9. 檢視身上傷口，視其情況予以更換敷料，若傷口過大則須請醫師進行縫合處置。	
10. 以**37~40℃溫水**先擦拭臉部，再擦拭身體分泌物、排泄物或膠布痕跡等。	10-1. 因皮膚組織變得脆弱易損，擦拭時動作宜輕柔。
11. 脫除清潔手套，放入彎盆內。	
12. 若有分泌物會自鼻孔、耳朵等處流出，可以乾棉球塞住。	12-1. 避免分泌物汙染身體或衣物。
13. **包裹紙尿布**，穿上備妥的衣服，**雙手置於身體兩側或胸前**。	13-1. 若**肢體過於僵硬，可熱敷局部關節**，以利穿戴衣物。
14. 整理儀容，依家屬意見整理頭髮、化妝或配戴飾物等。	
15. 將填妥的**遺體用手圈掛於手腕處**。	15-1. 內容：姓名、床號、病歷號碼、性別、年齡等。
16. 以大單覆蓋遺體。	16-1. 大單也可依往生者的宗教信仰更替（如往生被）。
17. 向病人及家屬解釋以執行完畢。	17-1. 告知家屬可利用等待往生室人員到來前的時間話別。
18. 聯絡往生室迎接遺體，並將填妥的遺體處理單交給往生室人員。	
19. 協助將遺體移到推車上，且有適當的覆蓋，以避免運送過程暴露遺體。	19-1. 若為傳染病病人，如AIDS或SARS，需用雙層裹屍袋包裹。
20. 整理病人單位。	
21. 將用物帶回護理站。	

工作後處理

1. 按醫院規定處理用物：將傳染性廢棄物丟到感染可燃性垃圾桶，其餘用物歸回原位。

2. 洗手：採內科無菌洗手法。

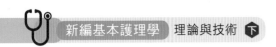
操 作 步 驟	說　　　明
3. 協助家屬辦理出院手續。 4. 記錄： 　(1) 生命徵象記錄單：於**體溫40℃以上處用紅筆書寫**expired at 08:45。 　(2) 護理記錄：包括住院病況及治療摘要、臨終過程的處置、宣布死亡的醫師姓名與時間、遺體護理、遺體離開病房時間及辦理出院程序等。	

記錄範例

時 間	用藥及治療	生命徵象	護理記錄
09:25			因罹患結腸癌併肝轉移入院，住院期間採症狀緩和治療。因出現心跳下降及血壓無法測量、心肺衰竭之情況，在病人簽妥不施行心肺復甦術同意書(DNR)情況下，林大為醫師於心電圖呈現無心跳反應、呼吸停止、瞳孔擴大時，向案妻及案子宣告死亡時間為08:45。在家屬的協助下完成遺體護理，於09:15由往生室人員接送至往生室，協助家屬辦理出院手續。／N1陳曉彥

情境模擬案例分析

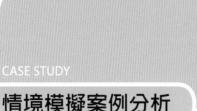

　　丁先生，55歲，基督徒，專科畢業，是電腦公司的高階主管，因罹患胰臟癌併肝轉移住院中，目前採緩和醫療的方式。主治醫師於前天（2018年5月6日）巡視時，清楚明確地告知病人因癌細胞快速惡化，其生命可能僅剩三個月的時間，希望病人能運用這段時間做好心理上的準備。

　　病人聽完醫師的話語後，呆坐在床上，陷入一片茫然中，經過30分鐘後，護理人員至病房探視他時，他說：「我真的快死了嗎？離開這個世界和家人，死後我將何去何從？」、「我答應和我太太廝守一輩子，現在我無法完成這個諾言，我太太的下半輩子該如何？」、「我太太很年輕的時候就嫁給我了，我一直把重心放在工作上，忽略了她，想說等我退休後…再帶她出國旅行，看來現在這個願望是無法達成了…。」、「我太太是個相當傳統的婦女，自己沒有什麼主見，凡事都由我在張羅，她相當依賴我，我一旦離開她，她的日子一定很不好過…。」、「我兒子今年才將要從美國拿到碩士學位回國，跟我一起打拼事業，沒想到我現在居然等不到他回來就要走了…，這是身為老爸的我最遺憾的一件事。」。病人的眼神茫然、凝視窗外，談到太太和兒子時，頻頻啜泣，手握緊拳頭，搥打床褥。

護理診斷

1. 主觀資料(subjective data)：
   (1) 我真的快死了嗎？離開這個世界和家人，死後我將何去何從？
   (2) 我答應和我太太廝守一輩子，現在我無法完成這個諾言，我太太的下半輩子該如何？
   (3) 我太太很年輕的時候就嫁給我了，我一直把重心放在工作上，忽略了她，想說等我退休後…再帶她出國旅行，看來現在這個願望是無法達成了…。
   (4) 我太太是個相當傳統的婦女，自己沒有什麼主見，凡事都由我在張羅，她相當依賴我，我一旦離開她，她的日子一定很不好過…。
   (5) 我兒子今年才將要從美國拿到碩士學位回國，跟我一起打拼事業，沒想到我現在居然等不到他回來就要走了…，這是身為老爸的我最遺憾的一件事。

2. 客觀資料(objective data)：
   (1) 眼神茫然、凝視窗外，談到太太和兒子時流下眼淚、頻頻啜泣。
   (2) 手握緊拳頭，搥打床褥。

護理診斷

死亡焦慮／發展中

護理目標

1. 5月10日前，病人能在護理人員引導下，說出對死亡的想法及對家人的憂慮。
2. 病人能於5月20日前使用三種方法來減輕對死亡的焦慮。

護理活動

1. 目標：5月10日前，病人能在護理人員引導下，說出對死亡的想法及對家人的憂慮。

➲ **護理措施**

   (1) 以親切友善、溫和謹慎的態度與病人溝通，提供足夠的時間，並允許病人表達他的感覺，如憤怒、恐懼或哀傷等，同時可運用拍肩等治療性觸摸的動作來表達關心。
   (2) 運用傾聽及其他治療性的溝通行為，引導臨終病人表達對死亡的焦慮，並能同理他的感受。
   (3) 不直接打擊或否定病人的想法，接受並重視他所透露出來的訊息。
   (4) 以堅定的方式告知病人，家屬及所有醫療團隊的人員將會盡力完成他的心願，並陪伴他走到生命的終點。
   (5) 經常探視與主動關懷病人的需要，必要時，提供安全隱私的環境，鼓勵病人表達哀傷情緒，如哭泣。

2. 目標：病人能於5月20日前使用三種方法來減輕對死亡的焦慮。

➲ **護理措施**

   (1) 鼓勵病人與家屬表達相互關懷的情誼，並使用他們彼此可以接受的方式來談論死亡。
   (2) 傾聽病人對於家人及後事的安排，並協助完成人生最後的計畫與願望。
   (3) 鼓勵病人回顧人生，利用談話、照片、收集的資料及錄音帶，協助病人從回憶中肯定人生的價值與意義，以達到自我統整的目標。
   (4) 依病人的宗教信仰需求，安排神職人員探視與協助，促進心靈的平靜與詳和。
   (5) 隨時提供病人有關疾病進展的訊息，有助於病人安排家庭與工作、訂定遺囑、討論身後喪葬事宜或與某些人修復關係等。
   (6) 鼓勵病人表達內心恐懼及尋求實際的希望，探索生命的意義及發現自我價值感，有助於穩定情緒。

護理評值

1. 病人於5月7、8、9、10日，在護理人員引導下，均能說出對死亡的想法及對家人的憂慮。
2. 病人能於5月20日前，與案妻討論死亡議題、要求牧師的探訪及禱告、並著手擬訂家人安置、財產分配、工作交接等事宜。

記錄範例

時 間	用藥及治療	生命徵象	護理記錄
09:00			主訴：「我真的快死了嗎？離開這個世界和家人，死後我將何去何從？」、「我答應和我太太廝守一輩子，現在我無法完成這個諾言，我太太的下半輩子該如何？」、「我兒子今年才將要從美國拿到碩士學位回國，跟我一起打拼事業，沒想到我現在居然等不到他回來就要走了…，這是身為老爸的我最遺憾的一件事」。觀察病人的眼神茫然、凝視窗外，談到太太和兒子時，頻頻啜泣；手握緊拳頭，搥打床褥。運用傾聽及治療性的溝通行為，引導病人說出對死亡的想法及對家人的憂慮，並教導病人減緩對死亡焦慮的方式，續評值。／N2趙芸芸

課後活動

　　當病人在醫院宣告死亡後，護理人員會通知太平間的工作人員來接運，你知道各醫院太平間所提供的服務內容嗎？你可以透過網路資訊、相關書籍或從事相關工作的人員去獲得資料。

　　將你所收集到的資料做成摘要記錄下來。同時，也可以把發現的問題寫下來，主動與老師討論你的疑惑，或是記下對於此活動的心情感言。

內容摘要：

我的問題：

1.

2.

3.

4.

心情感言：

自 | 我 | 評 | 量　　　　　　　　　　　　　　　　　　　EXERCISE

( )1. 王先生因肺癌末期,依其各系統生理上出現的變化判定即將臨終,下列敘述何者錯誤?(A)感覺功能消失　(B)吸氣時胸壁內陷,呼氣時外突　(C)四肢出現發紺現象　(D)視力改變

( )2. 護理師向病患及其家屬說明安寧緩和療護,下列何種情況無法使用健保給付的安寧照護?(A)心臟衰竭　(B)失智症　(C)癌症　(D)大腸憩室炎

( )3. 張先生,60歲,昏迷前未簽署「不施行心肺復甦術同意書」,依據安寧緩和醫療條例可請最近親屬簽署,下列何者不是最近親屬?(A) 20歲孫女　(B) 55歲胞妹　(C) 65歲堂兄　(D) 85歲父親

( )4. 依照衛生福利部公告之腦死判定準則,下列何者屬於腦死的認定標準?(1)低體溫昏迷 (2)無腦幹反射　(3)須經一次腦幹功能測試　(4)無自行呼吸。(A) (1)(2)　(B) (1)(3)　(C) (2)(4)　(D) (3)(4)

( )5. 根據死亡後的遺體生理變化,有關遺體之擺位,下列敘述何者正確?(1)採側臥以利口腔分泌物流出　(2)採仰臥維持遺容　(3)頭下放置枕頭　(4)將手腳以繃帶纏繞固定。(A) (1)(3)　(B) (1)(4)　(C) (2)(3)　(D) (2)(4)

( )6. 針對病人離世,喪親家屬之哀傷情緒支持,下列敘述何者最適當?(A)安慰喪親者節哀順變,以避免情緒潰堤　(B)鼓勵以工作轉移注意力,以免過度沉浸哀傷　(C)建議清除所有病人遺物,以避免睹物思人　(D)可透過照片等紀念物引導,以抒發情緒不壓抑

( )7. 有關死亡後遺體的變化,下列敘述何者正確?(A)屍斑會在死亡後6~8小時出現　(B)屍僵現象以較大肌肉較為明顯　(C)死亡後遺體最早的變化是屍冷　(D)屍僵最早發生在身體手部末端

( )8. 當執行遺體護理時,家屬表示希望為病人進行佛教助唸儀式,護理人員如何處置最為適當?(A)告知家屬至太平間後才能舉行　(B)在醫院政策准許下提供助唸環境　(C)告知須立刻執行遺體護理,不宜舉行儀式　(D)請病房中相同信仰之工作人員及病友一起助唸

( )9. 有關安寧緩和療護之敘述,下列何者正確?(A)以疾病治癒為導向　(B)僅提供病人支持性照護直到死亡為止　(C)照護範圍以疼痛控制和症狀緩解為限　(D)針對生命受威脅疾病的病人與其家屬提供照護

( )10. 林先生診斷為肝癌末期,住院期間剛好遇到鄰床同樣是癌末的病人過世,林先生晚上因害怕無法入睡並時常按叫人鈴,下列何者是最優先的護理措施?(A)請家屬夜間留院陪伴　(B)評估病人對死亡的感受　(C)協助轉床減少恐懼　(D)提供唸佛機轉移注意力

解答

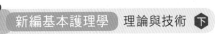

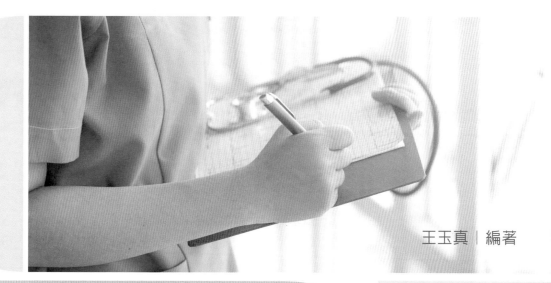

王玉真｜編著

出入院護理
Nursing Care of the Admission and Discharge

18 CHAPTER +

 學習目標 Objectives

1. 說出入院護理、出院護理及轉床的意義。
2. 了解病人入院及出院的方式。
3. 了解病人入院及出院時的心理反應。
4. 認識入院程序及出院程序。
5. 了解病人入院及出院時護理人員的職責。
6. 了解轉床的類別。
7. 了解轉床時護理人員的職責。

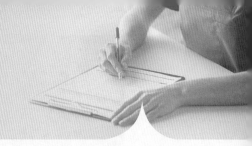
入院護理 ── 入院護理的定義

── 入院方式－依入院途徑來分、依入院提議者來分

── 入院時的心理反應－對未知的恐懼、失去自我、失去控制感、分離焦慮
與孤獨感、隱私權受到威脅、愧疚

── 入院程序－掛號及就診、辦理住院手續、通知病房護理人員、護送病人
到病房、交班

── 護理人員的職責－了解入院護理的基本原則、準備病人單位、迎接新病
人、執行入院護理

轉床護理 ── 轉床的類別－同單位內轉床、病房專科屬性不同的轉床、病房專科屬性
相同的轉床

── 護理人員的職責－原單位護理人員的職責、新單位護理人員的職責

出院護理 ── 出院護理的定義

── 出院方式－同意出院、自動出院、死亡出院

── 出院時的心理反應－興奮、擔心與憂慮、激動與易怒

── 出院程序－醫師開立出院醫囑、通知病人或家屬出院訊息、通知相關單
位辦理出院手續、通知病人或家屬辦理出院手續、護送病人離開病房、
完成相關記錄

── 護理人員的職責－出院前、出院當天、出院後、後續追蹤

技　　術 ── 技術 18-1　痰液檢體收集法

── 技術 18-2　常規尿液檢體收集法

── 技術 18-3　24小時尿液檢體收集法

── 技術 18-4　尿液培養檢體收集法

── 技術 18-5　常規糞便檢體收集法

── 技術 18-6　糞便培養檢體收集法

── 技術 18-7　糞便寄生蟲檢查檢體收集法

前言 FOREWORD

　　病人因身體不適至醫院求診，經醫師評估及檢查後，在醫師與病人雙方同意下辦理入院手續。病人進入陌生的醫療環境後，容易產生種種的恐懼與不安，加上關切身體疾病的進展與治療、擔憂家庭乏人照顧、甚至擔心龐大的醫療費用憑添經濟負擔等等，均促使病人承受多重的壓力，亟需護理人員以親切、熱誠、尊重、善解的態度來協助病人面對治療與環境上的處境；另外，在病況獲得改善或病人與家屬因私人因素辦理出院手續時，其返家後所必須面對的自我照顧及生活適應問題，亦需仰賴專業護理人員更用心謹慎的規劃與安排。故應於入院之始即擬訂出院計畫，整合各專業人員之所長，結合社區及社會資源，在完整詳實的規劃下，使病人於出院後仍享有持續性照護及健康的生活模式。

18-1 入院護理

一、入院護理的定義

　　入院護理(nursing care of admission)是指病人入院後，護理人員所執行的一切照護活動。包括：以親切熱誠的態度迎接病人、介紹環境及醫院常規、收集病人的主客觀資料、協助檢查及檢體採集、執行醫療處置及護理活動、完成相關記錄並擬訂護理計畫等，期能協助病人增進身體舒適，降低焦慮、恐懼的心理反應，維持病人的尊嚴及控制感，以促進疾病復原。

二、入院方式

　　病人入院的方式可依入院途徑與入院提議者作為區分，能提供疾病嚴重度及入院意願等相關訊息的參考。

（一）依入院途徑來分

1. **門診入院**：病人因自感身體不適而至門診(OPD)尋求診療，或是於門診接受身體健康檢查發現有異常狀況，由門診醫師開立住院許可證，辦理住院手續。

2. **急診入院**：病人因意外事故（如：車禍、溺水、槍擊受傷）或某些緊急狀況（如：心肌梗塞、腦血管意外、燒燙傷、嚴重呼吸窘迫等）而至醫院急診(ER)求治，經醫護人員予以緊急搶救及處置後，由急診醫師開立住院許可證，辦理住院手續。

若病人在送至急診室前已消失生命徵象，稱之為「**到院前心跳停止(out-of-hospital cardiac arrest, O.H.C.A.)**」，過去稱為D.O.A.(dead on arrival)是指到院前死亡，但因臨床上仍有部分病人能因適當的急救而復原，故目前稱為O.H.C.A.。

（二）依入院提議者來分

1. 自願住院：病人主動提出住院的要求，希望能進一步接受檢查或治療，經醫師同意後，開立住院許可證，辦理住院手續。例如病人是因美容整形需求而要求住院手術。

2. 同意住院：經醫師的理學評估及判讀各項檢查或檢驗報告後，由醫師主動解說並建議住院，經病人及家屬同意後，開立住院許可證，辦理住院手續。

三、入院時的心理反應

每位病人均是獨立的個體，因其個人特質、家庭因素、文化背景、宗教信仰、對疾病認知程度及過去住院經驗的不同，其心理反應亦具有個別性。入院時常見的心理反應如下：

1. **對未知的恐懼**：病人可能會對疾病預後及併發症、相關檢查程序及結果、手術治療過程、疾病或治療所造成的身體心像改變與身體不適症狀而感到恐懼。護理人員應對於病人所提出的疑問，予以清楚詳細的解說，並主動告知有關疾病知識、檢查及治療的過程與反應，以協助病人經由認知的提升，而減輕對於未知的恐懼。

2. **失去自我**：入院後病人會被要求在腕部戴上手圈，此為用來證明病人身分的標誌，護理人員應解釋此法對於病人安全的重要性。此外，亦應記住每位病人的姓名，一般而言，是以**姓氏加上禮貌性的稱謂**，如：以張先生、李小姐、朱女士等方式稱呼病人，若病人提出稱呼其名字的要求，也是可接受的。另外，在某些長期照顧機構允許病人穿著自己的衣服，或將自己的病房布置得如家一般，均為尊重病人的自主性與個別性。

3. **失去控制感**：病人入院後即會接受一連串的檢查、治療程序及護理活動，在時間規劃及形式安排上，皆由醫護人員主導，病人鮮少有參與決策的權利，只能處於被動接受的狀態，而使病人失去控制感及產生無力感。故護理人員在擬訂計畫或安排治療前，應先將規劃好的訊息**告知病人**，並**徵求其意見**來做安排，以增加其控制感。

4. **分離焦慮與孤獨感**：「分離焦慮」是指病人與熟悉的周遭環境及有意義他人分離時，所造成的害怕及不安，兒童常以哭泣的行為來凸顯問題；成年人則表現得異常安靜或多話，生理症狀可能會有：心跳加速、血壓上升、皮膚蒼白、瞳孔放大等症狀，亦可能出現食慾下降或睡眠障礙的問題；老年人則可能表現出喪失定向力、混亂或憂鬱的情形。一般醫療院所均有明訂的訪客探視時間，鼓勵家人及朋友的探望，護理人員亦應定時探視病人，了解其內心的感受與需求。

5. **隱私權受到威脅**：多數的病人缺乏屬於自己的空間，他們常需與陌生的病友共處一室，且24小時將病室房門敞開，以方便醫療人員及訪客的進入，也可能有許多陌生人會從病室外的走廊經過，這些情境均會造成病人隱私受到威脅。護理人員在提供病人照顧時，應表示尊重且極力維護其隱私權，例如：關上房門或拉上床簾，並在敲門及徵得病人的同意後進入病室。

6. **愧疚**：病人於住院期間會喪失某些角色功能，如：無法照顧家人及操作家務、無法工作、沒有經濟收入，更因生病住院，造成家人擔憂、經濟負擔及往返奔波照顧的辛勞，使病人於心理上出現愧疚感。護理人員應主動關懷病人，傾聽其感受與需求，若有經濟窘困者，可聯繫醫院社會服務部門提供協助。

四、入院程序（圖18-1）

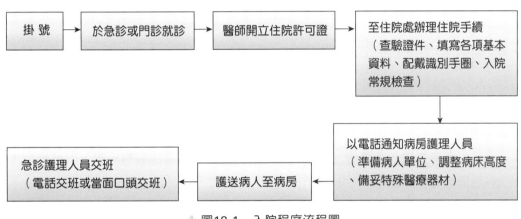

➕ 圖18-1　入院程序流程圖

1. 掛號及就診：病人依其疾病嚴重度及迫切性選擇急診或門診途徑，於就診前先完成掛號手續，經醫師檢查及確立診斷後，持醫師開立之住院許可證，至住院處辦理住院手續。

2. 辦理住院手續：一般按以下步驟進行，但在某些特殊情況下，病人會直接進入護理單位，再由家屬補辦住院手續及代填基本資料。例如：產婦出現陣痛時，應讓產婦先行進入產房接受內診評估及待產。
   (1) 查驗證件：身分證、健保卡。
   (2) 填寫各項基本資料：電話、住址、緊急聯絡人及其關係等。
   (3) **配戴識別手圈**：病人姓名、病歷號碼、床號、年齡、主治醫師姓名等（**亦可由病房護理人員提供手圈**）。
   (4) 入院常規檢查：通常包括血液、尿液、糞便、心電圖、胸部X光檢查等。

3. 通知病房護理人員：由急診室護理人員或住院處事務員以電話通知病房護理人員準備迎接新病人，通知者會先告知病人的性別與診斷，並與病房護理人員協商進入病房的時間。護理人員應做的準備包括：準備病人單位、調整病床高度、準備特殊醫療器材等。

4. 護送病人至病房：護送病人至病房的人選是依其疾病嚴重度而定。當病人意識清醒，且於運送過程中不致發生危及生命的變化，可由專責護送人員引領至病房；若病人呈現深度昏迷，且於運送過程中可能發生危及生命的變化，如：心跳或呼吸停止，則需由醫護人員隨行護送至病房。對於有可能**走失的老人病人**，盡可能安排**離護理站較近**的病房。

5. 交班：當病人經由急診途徑送入病房時，急診護理人員會視病人情況以電話交班或當面口頭交班，交班內容包括：求診原因、目前狀況、檢查與檢驗項目及其報告、已執行的醫療處置、護理措施及需後續追蹤的事項。

> **動動腦**
>
> 　　想徵求曾有住院經驗的同學分享住院心情與經歷，並說出護理人員所執行的入院護理內容，討論得當或失當的處置方式。

五、護理人員的職責

　　在病人入院過程中，護理人員應以友善關懷的態度，提供完整、有系統且具個別性的護理活動，協助病人適應陌生的醫療環境，並增進對醫護照顧的信任感與合作度。

1. 了解入院護理的基本原則：
   (1) 護理人員應**主動表達關心**，**提供完整的環境介紹與正確的醫療資訊**，以減輕病人焦慮與恐懼的心理反應。
   (2) 護理人員應以親切、熱誠的態度接待病人，**用心傾聽與觀察病人的語言及非語言反應**，並協助解決問題。
   (3) 護理人員應具備專業知識及自信心，有助於建立**信任感的護病關係**。
   (4) 稱呼病人時應注意禮貌，通常是**以姓氏加上稱謂**，執行治療時，更應稱呼全名加上稱謂來核對，**切忌以床號來稱呼**。
   (5) 對於病人的基本資料與個人隱私，不可公開談論。
   (6) 在執行各項治療與護理活動前，均應給予**詳細的解說**。
   (7) 在擬訂護理活動時，應考慮病人的文化背景及生活習慣，擬訂**個別性**的護理措施。

2. 準備病人單位：
   (1) 將密蓋床改為暫空床。
   (2) 備妥病人單位的用物，如：病人衣褲、盥洗用具、冷熱水壺等。
   (3) 視病人情況準備特殊醫療器材（氧氣、抽痰設備、牽引用具、點滴架及靜脈輸注幫浦等）。
   (4) 若為傳染性疾病或需接受反隔離的患者，應安置於隔離病室(isolation room)。

3. 迎接新病人：

(1) 護理人員應**面帶微笑**，以**親切友善**的方式主動接待病人，且**優先滿足病人的生理需求**，觀察病人是否有需立即處理的狀況，如：疼痛、呼吸短促、嚴重焦慮等，通知醫師診察與處置。

(2) 護理人員應配戴名牌，並**作自我介紹**，包括姓名、職稱、工作內容及照護時間。

動動腦

　　1. 想一想，在迎接新病人入院時，你如何作自我介紹呢？

　　2. 你知道病人的手圈為什麼會分成紅色和綠色嗎？它們又代表什麼意義呢？

4. 執行入院護理

(1) 執行入院常規：

① 測量生命徵象並記錄。

② 測量身高、體重，並記錄。

③ 檢視病人的識別手圈，以長庚醫院為例，一般病人配戴綠色手圈；傳染病病人配戴紅色手圈；高危險跌倒病人配戴藍色手圈。

④ 提供病人衣物，並協助更衣，過程中應使用床簾或屏風以維護病人的隱私權。

⑤ 將床頭卡懸掛於床頭牆上或床尾床板處，診斷卡則插置於護理站的診斷牌上。

⑥ 收集個人健康史的資料，包括：家族史、過去病史、手術或住院經歷、平日服藥狀況、過敏史、入院原因、目前狀況等，此部分資料應在病人入院後的24小時之內完成，但若涉及病人較為私密的資料，則不在此限，可待信任關係建立穩定後，再行收集。通常臨床護理人員會在自己班內完成健康史的資料收集並確立護理診斷。

⑦ 通知醫師探視病人。

⑧ 依醫囑規定的治療性飲食或病人特殊的飲食要求，通知營養部供餐，如：軟質飲食、限鹽5公克／天、早素、忌海鮮等。

(2) **病房、病室環境及醫院常規介紹**：護理人員應**實際帶領病人及家屬參觀環境設備，並示範使用方式及注意事項。**

① 病房環境介紹：包括病房位置圖、護理站、緊急逃生路線、交誼廳、配膳室、汙物室、洗衣室、公共電話、輪椅停放位置及借用方式、醫師探視時間、常規治療時間及宗教室（如：佛堂或教堂）等。

② 病室環境介紹：包括病床升降及床欄的操作方式、護理人員呼叫系統(call button)與對講機的使用情境及方式、床頭燈、床旁桌、床上桌、陪客椅、衛浴設備、浴廁呼叫系統、衣櫃、空調及電燈開關等，若為頭等房或特等房則需再介紹電話、電視及遙控器等。

動動腦

　　沈先生，75歲，診斷為慢性阻塞性肺疾病(COPD)，因呼吸喘、發燒，由急診送入病房，請問需做哪些立即性的入院護理？

解答：

1. 監測生命徵象。
2. 測量血氧飽和度。
3. 教導呼叫鈴使用。

③ 醫院常規介紹：包括供餐時間、會客時間及訪客規則、請假規則、垃圾分類、嚴禁吸菸、嚴禁使用電器用品和行動電話等。

④ **若病人意識不清且無家屬時，其財物保管可交由護理長保管，但須有第二人以上確認簽名。**

(3) 協助醫師執行檢查：

① 於醫師執行檢查前，應先向病人解釋檢查的目的、過程、所需時間及注意事項。

② 準備用物：如：手套、潤滑劑、棉枝、手電筒等。

③ 準備環境：調整空調使室溫維持於27℃，調整適宜的光線，關上房門或拉上床簾。

④ 準備病人：協助病人採取正確的姿勢，並**適當的暴露檢查部位**，視需要清潔檢查部位及排空膀胱。

⑤ 若由男醫師檢查女性病人時，應有女性護理人員全程陪伴及協助檢查，並且需再次詢問病人的意願。

⑥ 檢查後病人及用物處理：協助病人穿妥衣褲及採取舒適臥位、整理病人單位、清理檢查用物並歸位、標示檢體及送檢、書寫護理記錄（檢查時間、方法、目的、送檢檢體項目、病人反應、檢查後的狀況等）。

(4) 檢體採集：「檢體」是指採取病人部分的血液、尿液、糞便、痰液、分泌物或組織液，經由科學儀器分析其成分及性質，以推估身體整體性之正常或異常情況，其目的包括疾病診斷、監測病情進展、作為治療的參考依據及發現潛在的身體健康問題。

大部分在新病人入院有關血液、尿液及糞便檢體(BUS routine)的參考值與採集方式，於體液及排泄單元及本章技術單元均有詳細的介紹，故下段內文就前面章節尚未提到的內容及採集痰液(sputum)檢體加以描述。

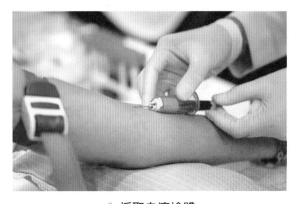

✚ 採取血液檢體

(5) **處理並執行醫囑**：包括臨時醫囑及住院醫囑。

(6) **填寫各項記錄單張及擬訂護理計畫：**

① 製作一本全新的住院病歷，於各單張基本資料處填寫或黏貼完整的病人資料。

② 於**體溫單入院當日欄位40℃以上的位置**，以紅筆填寫入院時間，如：「admitted at 15:30」，並記錄生命徵象、體重、身高等數據。

③ 填寫護理病歷(nursing history)。

④ 書寫護理記錄及擬訂護理計畫。

⑤ 電子病歷同樣需逐項輸入病人資料。

5. 常見入院常規檢體收集項目如下：

(1) 血液檢查（楊等，2014）：

① 紅血球計數(red blood cell count, RBC Count)、血比容(hematocrit, Hct)、血液培養(blood culture)、動脈血液氣體分析請見第14章。

② 紅血球沉降速率(erythrocyte sedimentation rate, ESR)：

A. 目的：用於診斷病人是否有炎症或免疫性疾病。

B. 收集方法及參考值：病人需禁食，以空針抽取靜脈血，緩慢注入sodium citrate管，男性：0~9 mm/hr；女性：0~15 mm/hr。

C. 異常值與臨床意義：

a. ESR上升：急慢性感染，血栓症，活動性結核病、活動性風濕熱、風濕性關節炎、心肌炎、瘧疾、梅毒、肺炎、貧血、白血病及懷孕等。

b. ESR減緩：多血症、充血性心衰竭、球形細胞症、過敏症、低纖維蛋白原血症等。

③ 凝血酶原時間(prothrombin time, PT)：

A. 檢查目的：測定病人的凝血功能。

B. 收集方法及參考值：以空針抽取靜脈血，參考值如下：

檢驗項目	收集方法及參考值	危險值
PT	8~12.2秒	＞20秒
INR*	0.8~1.1	＞5.5

＊ PT值可能因不同廠牌的儀器與試劑等因素造成差異，可經由將「測定試劑的國際敏感指數(international sensitivity index; ISI)」套入公式後計算出「國際標準凝血時間比(international normalized ratio; INR)」，以獲得較為客觀的數據。
計算公式：INR＝（病人PT／正常人的對照PT）ISI

C. 異常值與臨床意義：肝臟疾病、膽道阻塞、抗凝劑的使用。

④ 活化部分凝血活酶時間(activated partial thromboplastin time, aPTT)：

A. 檢查目的：aPTT主要用來評估血塊形成過程中，內在路徑和共同路徑是否異常，可以用來評估凝血因子I、II、V、VIII、IX和XII。它也可用來評估肝素的治療效果。

B. 收集方法及參考值：以空針抽取靜脈血，一般正常值30~40秒。

C. 異常值與臨床意義：凝血因子缺乏、使用抗凝劑、肝硬化、維生素K缺乏、瀰漫性血管內凝血(DIC)。

⑤ 出血時間(bleeding time, BT)：

A. 檢查目的：評估病人凝血功能。

B. 收集方法及參考值：利用在表皮穿刺一個小傷口，測量從出血到止血的時間。一般為1~3分鐘。血小板減少、血小板功能異常、凝固因子缺乏或藥物使用等病人會有出血時間延長的狀況。.

⑥ 凝血時間(coagulation time, CT)：

A. 檢查目的：評估病人凝血功能。

B. 收集方法及參考值：以空針抽取靜脈血置入不含抗凝劑的標本收集器中，並計算血液凝固時間，一般為5~10分鐘。

(2) 採集痰液檢體檢驗：

應注意痰液的量、顏色、性狀、氣味等特徵，以了解呼吸道是否受病原菌感染或存有不正常的惡性細胞。痰液顏色變化亦相當具有參考價值，常見的顏色變化及其臨床意義如表18-1。

▼ 表18-1　痰液顏色及其臨床意義

痰液顏色	臨床意義
黃綠色	化膿性炎症，如：慢性支氣管炎或肺部感染
綠色	肺膿瘍
鐵鏽色	**肺炎鏈球菌肺炎、肺壞疽**
痰液含有鮮血（鮮紅色）	肺結核、肺癌、肺栓塞或創傷出血
粉紅色泡沫樣	**急性肺水腫**
黑色	吸入煙霧或吸入含有塵埃的空氣

① 常用採集痰液的方法：

A. 直接採集：由病人自行咳出痰液，並將痰液吐至採集容器內。

B. 採氣管內抽吸：以抽吸管經鼻腔或口腔至氣管內抽取痰液，常用於意識不清、有氣管內管或氣切留置的病人。

② 採集痰液的注意事項：

A. 應向病人解釋採集痰液的目的、方法及注意事項。

B. 採集痰液檢體之容器，應為廣口的有蓋容器，以免痰液流出造成污染。採集細菌培養的痰液時，應用無菌容器。容器外應貼上標籤，其內容註明病人的姓名、病歷號碼、床號、日期、檢體名稱等。

C. 若病人採取自行咳出痰液的方式採集，教導病人於清晨醒來時，取得未刷牙、未漱口、未進食前的第一口痰液，因為經過一夜的累積後，此時的痰液所含的微生物最多。

D. 若咳不出痰時，可增加水分的攝取或利用震顫叩擊、姿位引流及噴霧治療等方法。

E. 痰液採集量約1~2茶匙即可。

F. 採集痰液後，於**30分鐘內送至檢驗室，否則應存放於4℃的冰箱內**，以保有檢體原來的菌落數。

(3) 尿液檢查：常規尿液檢查(urine routine, U/A)、尿液培養(urine culture, U/C)、24小時尿液收集請見第15章。

(4) 糞便檢查：常規糞便檢查(stool routine)、糞便培養(stool culture)、糞便潛血檢查(occult blood, OB)請見第15章。

電子化檢驗流程說明

　　使用標準化電子檢驗流程，可簡化採檢流程及落實無紙化環保概念，利用資訊系統掃描條碼亦可減少錯誤及重複核對檢體及檢驗單張的時間。各家醫院電子化檢驗流程不盡相同，以長庚醫院為例，簡要說明採檢流程如下：

1. 醫師開立醫囑，包括檢驗項目與執行時間。
2. 護理師核對及核簽醫囑。
3. 於採檢時間至檢驗系統待檢項目中，點選採檢項目，列印檢驗標籤貼紙。標籤上註記有病人姓名、病歷號碼、採檢順序、採檢項目類別、試管種類、應採檢體量刻度、送檢地點、列印標籤貼紙時間以及檢驗條碼。
4. 將標籤黏貼於正確的檢驗試管上。
5. 至病人單位進行辨識作業，依序刷取辨識條碼：採檢人員、病人手圈、試管條碼。
6. 辨識正確後，進行採檢。
7. 將檢體試管置於檢體放置處，助理人員在送檢作業中，刷取試管條碼及無誤後，送至檢驗室。

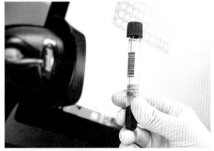

+ 刷取試管條碼

18-2 ❤ 轉床護理

　　在病人住院期間，其病況可能會有逐漸康復或傾向急遽惡化的情形，醫師會依據病人的變化狀況，而將病人轉床至更合適的照顧單位，使其能獲得有助於疾病治療及復原的照顧。故因應病人個人需求或醫療上的考量，而將病人轉離原病床，即稱為轉床(transfer)。

一、轉床的類別

1. 同單位內轉床：意指病人於同病房內進行床位的移轉，也可稱「轉病床」。如：病人的絕對中性白血球數目小於500時，醫師會要求病人轉入單人病房，以減少感染的機率。

2. 病房專科屬性不同的轉床：意指病人轉床至與原病房專科屬性不同的病房，也可稱「轉科別」。常見於病人住院期間因診斷罹患他種疾病，其與原病房專科屬性不同時，會將病人轉床至適合治療該疾病的病房，如糖尿病人被診斷有肺結核時，即會從新陳代謝科病房轉床至胸腔科肺結核病房。

3. 病房專科屬性相同的轉床：意指病人在疾病發生危急或好轉的變化時，依醫囑將其轉入加護病房或自加護病房轉出，也可稱「轉病房」。常見於疾病急遽惡化、宣告病危時，而將病人轉入專科屬性相同的加護病房；或是當病況改善且穩定時，會將其轉出至專科屬性相同的一般病房。

> **動動腦**
>
> 　　李爺爺被診斷為肺炎而住院治療，因痰液無法咳出、呼吸困難，併發急性呼吸衰竭，在插置氣管內管後，醫囑開立必須轉入內科加護病房以嚴密觀察，請問這是屬於哪一種轉床類別呢？

二、護理人員的職責

1. 原單位護理人員的職責：
   (1) 處理轉床醫囑。
   (2) 盡可能提早通知病人與家屬有關轉床的事宜，包括轉床理由、欲轉去單位的設備與人事狀態等。
   (3) 評估病人的生命徵象、活動能力及身體狀況，以準備合適的運輸工具，如：輪椅或推車。
   (4) 於體溫單當日欄位40℃以上的位置以紅筆記錄預轉至之的病房、病室及轉出病房時間，如「transfer to 7A15C at 15:00」。

(5) 書寫護理記錄,內容應包括住院經過、轉床理由、目前病況、治療及護理計畫等。

(6) 整理病人的藥物、治療用物、X光片及新舊病歷,放入封套中,於轉床同時攜帶至新單位。

(7) 護理人員應陪同病人至新單位病房,且與新單位的護理人員進行交班、點班工作,交班內容包括診斷、過去病史、目前病況、轉床理由、治療及護理計畫等。

(8) 通知事務單位、住院單位、營養部門、檢驗室、檢查室及清潔人員有關病人轉床事宜,以利各部門進行相關工作職責。

2. 新單位護理人員的職責:

(1) 準備病人單位以迎接病人。

(2) 測量生命徵象,並進行簡易的身體評估檢查,以了解病人初步的生理狀況。

(3) 在轉科別、轉病房情形下,護理人員應做環境介紹,包括:單位的設備、規範及流程等。

(4) 與原單位護理人員進行交班及點班工作,並澄清相關疑問。

(5) 記錄病人轉入理由及轉入時的狀況。

18-3 出院護理

一、出院護理的定義

出院護理(nursing care of discharge)是指護理人員為協助病人離開醫院時所執行的一切照護活動。**護理人員應在病人入院時即擬訂出院計畫(discharge planning)**,又可稱為「出院準備服務計畫」。針對病人的健康問題與照護需求,結合各種專業性的合作,並整合社區資源,訂定相關照護計畫,使病人及家屬能獲得持續性且完整性的照護計畫,才能順利成功地由醫院轉移至另一個環境(回家或療養院)。

二、出院方式

依病情進展狀況或病人個人因素的考量,醫師需開立正確的出院醫囑,交由護理人員及行政人員協助辦理出院手續。若病人有轉院需求,可透轉介服務,由原醫院聯繫欲轉院的醫院。出院方式可分為下列三種:

1. **同意出院**:又稱為**准許出院**。意指當**病人的病情已達穩定或痊癒**,經主治醫師診察後判定可返家療養或於門診持續追蹤治療,由醫師主動通知病人或由病人提議經醫師同意,醫師會於病歷上開立「**同意出院(may be discharge, M.B.D.)**」、下次返診時間及藥物處方的醫囑。

2. **自動出院**：是指**病人的疾病尚未痊癒，仍需住院繼續接受檢查或治療，但病人或家屬依其個別性考量要求出院**，經醫師診察評估後，認為其仍有住院治療的必要性，會予以詳細解說拒絕治療後的嚴重程度及危險性，若病人及家屬仍執意堅持要辦理出院，則請病人或家屬簽署「自動出院同意書」，以表示在經過醫師詳細解說疾病狀況及出院的危險性後，病人及家屬仍不採納醫師的建議，願意自行擔負出院後的一切責任，而醫療機構、醫師及相關工作人員則不需負有法律責任，且醫師會於病歷上開立「**自動出院(against-advise discharge, A.A.D.; against medical advise, A.M.A.)**」的醫囑，以表明並不同意病人出院。病人或家屬辦理自動出院的可能原因包括：對接受的治療照護感到不滿意、病人本身需要去處理有關個人、家庭或經濟事宜、民俗文化－壽終正寢的考量等。

3. **死亡出院(discharge by death)**：病人因病情惡化，經心肺復甦術急救失敗或已簽署不施行心肺復甦術同意書(Do not resuscitate/Do no resuscitation, DNR)，**於住院期間內死亡，由醫師向家屬或在場醫護人員宣布死亡時間**，開立死亡醫囑（如：expired at 08:35）及死亡證明書。

三、出院時的心理反應

當病人接獲出院通知時，依其疾病狀態、復原程度及支持系統的態度，會出現不同的心理反應，出院時常見的心理反應如下：

1. **興奮**：當病況呈現好轉或穩定時，病人對於出院多是抱持興奮的感覺，因其能與熟悉的環境及親友相聚，或回到原有的工作崗位，恢復生活型態及社會功能。

2. **擔心與憂慮**：當身體構造或功能有重大改變時，病人於出院後必須面對自我照顧與生活適應問題，其可能失去工作機會與工作能力，或擔心自己無法重新接受社會的挑戰，將使家庭經濟問題更為雪上加霜；而若疾病嚴重度造成生命威脅時，也將使病人更為擔憂復發及面對死亡的問題。

3. **激動與易怒**：病人認為住院過程中能獲得醫護人員完善的照顧，當疾病隨時出現變化時，能立即獲得最為便捷的醫療資源，出院會使病人缺乏安全感，故在接獲出院通知時，其常會呈現焦躁不安、激動易怒的情緒。

動動腦

當你照顧一位面對出院有極度焦慮的病人時，你該如何減輕他的焦慮呢？如何幫助他適應出院後自我照顧的生活？

四、出院程序

醫師在開立出院或死亡醫囑後，護理人員應通知病人或家屬有關出院的訊息，協助聯繫相關單位及交通工具，並盡速辦理出院流程（圖18-2）。說明如下：

1. 醫師開立出院醫囑：同意出院、自動出院或死亡出院。
2. 通知病人或家屬出院訊息：依病人出院方式協助聯繫相關事宜。如自動出院者須聯絡救護車及隨車護理人員；死亡出院者應連絡往生室。
3. 通知相關單位辦理出院手續：通知病房書記、住院處辦理結帳手續，通知營養部與藥局停止供餐及調配藥物。
4. 通知病人或家屬辦理出院手續：當住院處辦妥出院手續後，會通知病房書記轉告病人或家屬至住院處繳交住院費用及領回健保卡，若需要帶藥物回家服用者，再至藥局領藥。
5. 護送病人離開病房：依病人出院方式選擇適宜的交通工具，並提供適當的協助。
6. 完成相關記錄：包括體溫單、護理病歷、護理記錄等。

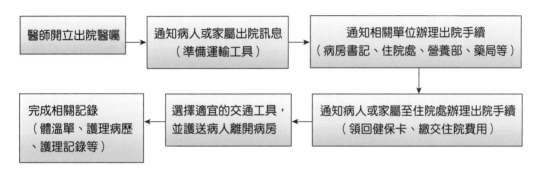

✛ 圖18-2　出院程序流程圖

五、護理人員的職責

1. 出院前：
   (1) 評估病人對於出院所產生的心理反應，傾聽病人的感受，並協助其解決擔憂及困擾的事宜。
   (2) 評估病人的身體殘障程度、自我照顧能力、心智狀態、對疾病的適應性、家庭環境、家屬照顧能力及意願、經濟狀況、有無可運用的社區資源等，以作為擬訂出院計畫之參考。
   (3) 在出院計畫擬訂的過程中，**應讓病人及家屬全程參與**，以增進照護知識及技能，並使出院計畫更具個別性。
   (4) 視疾病狀況**教導返家後仍需繼續執行的護理技術**，如：**傷口護理、結腸造瘻口護理、鼻胃管灌食**、注射給藥技術等，並提供機會讓病人或家屬回覆示教。
   (5) 對於出院後仍需接受居家照護的病人，由醫師開立轉介單，聯繫居家護理中心，於出院後提供持續性的照護。

2. 出院當天：

(1) 依醫囑所開立的出院方式辦理出院程序。

(2) **測量生命徵象**，以了解出院當天的生理狀況，若為異常應立即通知醫師處理，並評估出院的可行性。

(3) **提供出院衛教內容**，並評值病人及家屬對於衛教內容的了解程度。一般出院時的衛教內容包括：**下次返診時間、需立即回診的情況**、藥物作用與副作用、**用藥的方法與注意事項**、飲食衛教、運動衛教及居家照護方法等。

(4) 提供病房聯絡電話，若病人及家屬出院後有任何問題，均可以電話聯絡病房醫護人員，以尋求有關照護上的協助。

3. 出院後：

(1) 完成病歷記錄：

① 體溫單：於體溫單出院當日欄位40℃以上的位置，**以紅筆填寫出院的時間**，如：M.B.D.(A.A.D.) at 10:30，並完成當日測量的生命徵象記錄。

② 護理病歷：書寫出院護理摘要，包括：病情狀況、出院方式、活動方式及衛教內容等。

③ 護理記錄：書寫出院護理記錄，包括：入院原因、治療經過、目前病況、出院方式、下次返診時間、衛教項目等。

④ 給藥記錄單(MAR)：完成當日的給藥記錄，並辦理退藥。

(2) 移除護理治療卡(Kardex)。

(3) 依醫院規定的排列順序整理病歷，再送至病歷室。

(4) 通知病房清潔人員清潔及整理病人單位。在病人出院、轉床後，對病人所使用過的物品進行徹底的消毒，稱為「**終期消毒(terminal disinfection)**」，以避免交互感染。一般病人及傳染病病人的病人單位的終期消毒請見表18-2。

4. 後續追蹤：依各醫院政策，在病房人力許可的情況下，可於病人出院後的1~2天或1~2週時，致電到病人家中，了解出院後的身心狀況，並適時提供所需衛教，以使出院護理更具完整性。

▼ 表18-2　病人單位的終期消毒

種　類	終期消毒內容
一般病人單位	1. 拆除各類布單及枕頭套，放置於汙衣桶內送洗。 2. 橡皮中單應用清水擦拭後晾乾，再收至庫房備用。 3. 毛毯、枕頭若有沾汙，則視情況丟棄或送至洗縫課清洗；若無，則可再繼續使用。目前有許多醫院已將毛毯改為太空被，在病人出院後，一律送至洗縫課清洗。 4. 床簾依醫院規定定期更換送洗，除非有嚴重血漬或分泌物痕跡，否則不需拆下送洗。 5. 由清潔人員使用清水或清潔劑(1~5%Lysol)擦拭病床、床褥（防水材質）、床旁桌椅、陪病床、牆壁、地板等。 6. 翻轉床褥，準備清潔布單重鋪密蓋床。
傳染病病人的病人單位	1. **應以紫外線燈照射30分鐘後，再執行清潔及整理。** 2. 護理人員**應穿戴口罩、隔離衣及手套**，以保護自己。 3. 病人穿著的衣物、各類布單及太空被，應放入**紅色塑膠袋**或特製的傳染性汙衣隔離袋（視各醫院規定執行），於袋外註明病房、床號及傳染類別。 4. 橡皮中單應使用化學消毒液浸泡後，再清洗晾乾，收至庫房備用。 5. 毛毯、枕頭及床褥，可**用紫外線燈照射30分鐘**，或**在陽光下曝曬6~8小時**。 6. 床簾依醫院規定定期更換送洗，若有血漬或分泌物痕跡時，則需拆下送洗。 7. 由清潔人員使用**0.06%漂白水**或**1~5%Lysol擦拭病床、床墊（防水材質）、床旁桌椅、陪病床、牆壁、地板**等，再吹晾12~24小時。 8. 若地板沾有血跡、排泄物、分泌物時，應以**0.6%漂白水（次氯酸鈉）**清洗擦拭。 9. 建議該**病床空置12~24小時後再鋪床**，需翻轉床褥，準備清潔布單重鋪密蓋床。

技術 18-1　痰液檢體收集法
Collection of Sputum Specimens

先備知識
了解操作痰液標本收集技術的原則。

應用目的
1. 評估痰液性狀、顏色、量等。
2. 協助疾病診斷，如進行細胞學檢查。

操作步驟與說明

操 作 步 驟	說　明
工作前準備	
1. 核對與處理醫囑，並在醫囑前面打全勾。	1-1.　醫囑範例：✓20XX-09-07 Sputum Cytology×1 R2王明輝
2. 至病人單位核對床頭卡及手圈，詢問病人全名及出生年月日。	
3. 向病人及家屬解釋執行的目的與過程。	
4. 脫錶及洗手：採內科無菌洗手法。	
5. 準備用物： (1) 治療盤及治療巾 (2) 痰液檢體收集瓶 (3) 標籤紙	(3)-1.　標籤紙內容：床號、姓名、病歷號碼、檢體名稱、日期等。
6. 將標籤紙貼在痰液檢體收集瓶上。	
7. 將上述用物放在治療盤上。	
8. 攜帶用物至病人單位。	
工作過程	
1. 再次核對床頭卡及手圈，詢問病人全名及出生年月日。	
2. 將痰液檢體收集瓶交給病人。	
3. 教導自行咳出痰液之收集方式及注意事項。	3-1.　意識不清、有氣管內管或氣切病人，需自口腔、鼻腔或氣管內管途徑抽吸痰液（圖18-3）。

操 作 步 驟	說　明

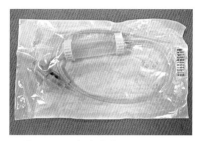

✚ 圖18-3　痰液收集器

(1) **收集清晨醒來時，未刷牙、未漱口、未進食前的第一口痰液。**

(1)-1. **清晨醒來時的第一口痰液**，經一夜累積含有最多微生物。

(2) 經數次深呼吸後，**於呼氣時用力咳出痰液**，吐在痰液檢體收集瓶中，拴緊瓶蓋。

(2)-1. 收集容器應為**廣口有蓋容器**，以避免痰液外流造成汙染。

(3) 痰量收集約**1~2茶匙**即可。

(3)-1. 需提醒病人應**確認吐入物為痰液，而非唾液**，否則須重新留取。

(3)-2. 若痰液量不足時，可運用叩擊、姿位引流或噴霧治療等方法。

(4) 收集痰液後，應立即交由護理人員送檢。

工作後處理

1. 按醫院規定處理用物：將用物歸回原位。

2. 將檢體與檢驗單一併送檢。

2-1. 痰液收集後，應於**30分鐘內送至檢驗室**，否則應**存放於4℃的冰箱內**，以保有標本原來的菌落數。

3. 洗手：採內科無菌洗手法。

4. 在醫囑後面打全勾，並完成醫囑處理。

4-1. 醫囑範例：✓20XX-09-07 Sputum Cytology×1 R2王明輝✓20XX-09-07 at 06:30 N1陳曉彥

5. 記錄：痰液的顏色、性狀、量、病人反應、送檢項目、採樣及送檢時間等。

記錄範例

時　間	用藥及治療	生命徵象	護理記錄
06:30			因診斷支氣管癌入院治療，依醫囑收集痰液送檢細胞學檢查，已留妥淡黃色濃稠的適當痰液量，將檢體連同檢驗單送至檢查單位。／N1陳曉彥

技術 18-2 常規尿液檢體收集法
Collection of Urine Routine Specimen

先備知識

1. 了解常規尿液檢體收集之應用目的。
2. 了解操作尿液分析(urine analysis, U/A)之檢體收集技術的原則。

應用目的

1. 分析尿液的成分，如：酸鹼度、比重、蛋白質及紅血球等。
2. 協助疾病診斷，提供治療之參考。

操作步驟與說明

操 作 步 驟	說 明
工作前準備	
1. 核對與處理醫囑，並在醫囑前面打全勾。	1-1. 醫囑範例：✓20XX-09-07 Check Urine Routine R2王明輝
	1-2. 採樣時間以**餐後3小時或清晨第一次的尿液**標本為佳。
2. 至病人單位核對床頭卡及手圈，詢問病人全名及出生年月日。	
3. 向病人及家屬解釋執行的目的與過程。	3-1. **處於月經週期期間的女性病人，應以單次導尿法收集尿液檢體。**
4. 脫錶及洗手：採內科無菌洗手法。	
5. 準備用物：	
(1) 治療盤及治療巾	
(2) 尿液檢體採檢管（有蓋試管，圖18-4）	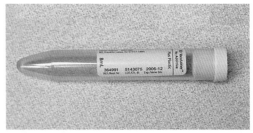
	✛ 圖18-4　尿液檢體採檢管（有蓋試管）

操 作 步 驟	說　　明
(3) 標籤紙	(3)-1. 標籤紙內容：床號、姓名、病歷號碼、檢體名稱、日期等。
(4) 可自行如廁解尿者：尿杯	
(5) 不便下床但可自行解尿者：	
① 尿壺或便盆	
② 尿杯	
(6) 留置存留導尿管者：	
① 碘酒溶液	
② 75%酒精溶液	
③ 無菌棉枝包	
④ 止血鉗(Kelly)	
⑤ 10c.c.空針	
⑥ 清潔手套	
⑦ 空針收集桶	
6. 填妥標籤紙的資料後，將標籤紙貼在尿液檢體採檢管上。	
7. 將上述用物放在治療盤上。	
8. 攜帶用物至病人單位。	

工作過程

操 作 步 驟	說　　明
1. 再次核對床頭卡及手圈，詢問病人全名及出生年月日。	
2. 進行檢體收集。	
(1) 可自行如廁解尿者：	
① 將尿杯及尿液檢體採檢管交給病人。	
② 請病人到廁所解尿。	②-1. 分泌物較多時可先請女病人清潔外陰部，男病人清潔尿道口。
③ 請病人洗手後再進行檢體收集。	
④ 請病人先解掉前段約1/3的尿液後，暫停解尿動作，再將尿液解在清潔的尿杯中約1/2杯（**中段尿**），最後再解完剩下的尿液。	
⑤ 將收集的尿液倒入採檢管內，**約八分滿**，捀緊瓶蓋。	⑤-1. 囑咐病人小心倒入採檢管中，避免尿液外流造成汙染。

操 作 步 驟	說 明
(2) 不便下床但可自行解尿者：	(2)-1. 若為嬰幼兒或尿失禁病人可使用集尿袋收集，男性病人則用尿套收集。
① 圍床簾或屏風。	
② 協助病人使用清潔的尿壺或便盆。	
③ 請病人先解掉前段約1/3的尿液後，暫停解尿動作，再將尿液解在清潔的尿杯中約1/2杯（**中段尿**），最後再解完剩下的尿液。	
④ 將收集的尿液倒入試管內，**約八分滿**，拴緊瓶蓋。	
(3) 留置存留導尿管者：	
① 以止血鉗夾住導尿管約**15~30分鐘**。	①-1. 目的在於使膀胱內蓄積尿液量。
② 戴上清潔手套。	
③ **以碘酒棉枝環狀消毒導尿管接蓄尿袋的橡皮端。**	
④ 等待2分鐘。	
⑤ **再以75%酒精環狀消毒導尿管接蓄尿袋的橡皮端。**	
⑥ 以10c.c.空針插入橡皮端消毒區，抽**取8~10c.c.尿液**。	
⑦ 鬆開止血鉗。	⑦-1. 檢查尿液的流通是否順暢。
⑧ 將空針內的尿液注入試管，**約八分滿**，拴緊瓶蓋。	
⑨ 將空針置入空針收集桶。	
3. 整理病人單位。	
4. 將用物帶回護理站。	

操 作 步 驟	說　　　明
工作後處理	
1. 按醫院規定處理用物：將傳染性廢棄物丟到感染可燃性垃圾桶，其餘用物歸回原位。	
2. 將檢體與檢驗單一併送檢。	2-1. 尿液收集後，應於**30分鐘內送至檢驗室**，否則應**存放於4℃的冰箱**內，以避免尿液成分產生分解作用，使尿液酸鹼度偏鹼性。
3. 洗手：採內科無菌洗手法。	
4. 在醫囑後面打全勾，並完成醫囑處理。	4-1. 醫囑範例：✓20XX-09-07 Check Urine Routine R2王明輝 ✓20XX-09-07 at 09:30 N1陳曉彥
5. 記錄：尿液的氣味、顏色、性狀、量、病人反應、採樣及送檢時間等。	

記錄範例

時　間	用藥及治療	生命徵象	護理記錄
09:30			主訴解尿出現疼痛及燒灼感，尿液外觀呈現白色混濁狀，依醫囑收集尿液送檢常規尿液檢查，已留妥乳白色混濁狀的尿液，將檢體連同檢驗單送至檢查單位。／N1陳曉彥

技術 18-3 24小時尿液檢體收集法
Collection of 24 Hours Urine Specimen

先備知識

了解操作24小時尿液檢體收集技術的原則。

應用目的

1. 檢測尿液中肌酸酐(creatinine)濃度，並計算廓清率。
2. 檢測尿液中全尿蛋白(total urine protein)濃度，評估腎臟功能。
3. 檢測尿液中電解質(electrolytes)濃度，如鈉、鉀、氯等。
4. 協助疾病診斷，提供治療之參考。

操作步驟與說明

操 作 步 驟	說 明
工作前準備	
1. 核對與處理醫囑，並在醫囑前面打全勾。	1-1. 醫囑範例：✓20XX-09-17 Collection 24 hours Urine for Ccr. R2王明輝
2. 至病人單位核對床頭卡及手圈，詢問病人全名及出生年月日。	
3. 向病人及家屬解釋執行的目的與過程。	3-1. 說明小便收集時間為**24小時（當天7AM至隔天7AM）**，不可遺漏，**若有遺漏則需隔日重新收集。**
	3-2. **所收集之尿液需冷藏於檢體冰箱**，請病人於每次解小便後將尿液倒入檢體冰箱中集尿容器。
	3-3. 若為留置導尿管病人，則將每次引流之尿液倒入檢體冰箱中集尿容器。
	3-4. **女性月經週期期間不可收集24小時尿液檢體。**
4. 脫錶及洗手：採內科無菌洗手法。	

操作步驟	說明
5. 準備用物：	
(1) 治療盤及治療巾	
(2) 集尿容器	
(3) 尿液檢體收集瓶（袋）（圖18-5）	
(4) 標籤紙	(4)-1. 標籤紙內容：床號、姓名、病歷號碼、檢體名稱、日期等。
(5) 便盆或尿壺	
6. 填妥標籤紙的資料後，將標籤紙貼在集尿容器、尿液檢體收集瓶（袋）上。	
7. 將上述用物放在治療盤上。	
8. 攜帶用物至病人單位。	

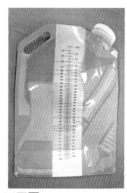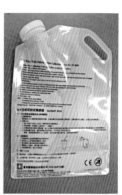

(a)正面　　　　　　(b)背面

➕ 圖18-5　24小時收集尿液袋

工作過程

1. 再次核對床頭卡及手圈，詢問病人全名及出生年月日。	
2. 於**收集當天的早晨7點鐘先請病人排空膀胱**。	2-1. 避免收集到前一天留在膀胱中的尿液。
3. 告知病人之後的**每次排尿都要解在便盆或尿壺中**，再將尿液倒入檢體冰箱中的集尿容器內。	3-1. 若有遺漏則應重新收集。
4. **於隔日的早晨7點再請病人解出最後一次尿液**，並倒入集尿容器中。	
5. **測量收集尿液總量，記錄於檢驗單上**。	
6. **將集尿容器內的尿液溫和地搖晃均勻**，之後**倒出約10c.c.至尿液檢體收集瓶（袋）**，拴緊瓶蓋。	
7. 將剩餘尿液倒入馬桶沖掉。	
8. 整理病人單位。	

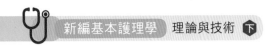

操 作 步 驟	說　明
9. 將用物帶回護理站。	

<table>
<tr><td colspan="2" align="center">工作後處理</td></tr>
</table>

操 作 步 驟	說　明
1. 按醫院規定處理用物：將傳染性廢棄物丟到感染可燃性垃圾桶，其餘用物歸回原位。	
2. 將檢體與檢驗單一併送檢。	2-1.　尿液收集後，應於**30分鐘內送至檢驗室**，否則應**存放於4℃的冰箱**內，以避免孳生細菌。
3. 洗手：採內科無菌洗手法。	
4. 在醫囑後面打全勾，並完成醫囑處理。	4-1.　醫囑範例：✓20XX-09-17 Collection 24 hours Urine for Ccr. R2王明輝 ✓20XX-09-17 at 07:10 N1陳曉彥
5. 記錄：尿液的總量、顏色、性狀、病人反應、採樣及送檢時間等。	

記錄範例

時 間	用藥及治療	生命徵象	護理記錄
07:10			因血液檢驗尿素氮(BUN)及血清肌酸酐(Creatinine)數值偏高，依醫囑收集24小時尿液送檢肌酸酐廓清率，已將收集尿液檢體用物交給病人。並告知收集方式及注意事項，病人表示已了解。／N1陳曉彥

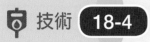

技術 18-4 尿液培養檢體收集法
Collection of Urine Culture Specimen

先備知識

了解操作尿液培養(urine culture, U/C)檢體收集技術的原則。

應用目的

1. 尿液檢體細菌培養,檢查尿液中有無細菌存在。
2. 提供尿液中細菌之種類、菌落數與對抗生素反應。
3. 協助疾病診斷,提供抗生素治療之參考。

操作步驟與說明

操作步驟	說明
工作前準備	
1. 核對與處理醫囑,並在醫囑前面打全勾。	1-1. 醫囑範例:✓20XX-09-17 Urine Culture Stat R2王明輝
2. 至病人單位核對床頭卡及手圈,詢問病人全名及出生年月日。	
3. 向病人及家屬解釋執行的目的與過程。	
4. 脫錶及洗手:採內科無菌洗手法。	
5. 準備用物:	
(1) 治療盤及治療巾	
(2) 無菌尿液檢體收集瓶(有蓋試管)	
(3) 標籤紙	(3)-1. 標籤紙內容:床號、姓名、病歷號碼、檢體名稱、日期等。
(4) 中段尿液收集法:	
① 10%優碘溶液	
② 無菌生理食鹽水	
③ 無菌沖洗棉枝包	
④ 無菌容器	
⑤ 清潔手套	

操 作 步 驟	說　　明
(5) 存留導尿管收集法：	

(5) 存留導尿管收集法：

① 碘酒溶液

② 75％酒精溶液

③ 無菌棉枝包

④ 止血鉗(Kelly)

⑤ 10c.c.空針

⑥ 清潔手套

⑦ 空針收集桶

(6) 單次導尿收集法：

① 無菌導尿包

② 單腔導尿管

③ 10％優碘溶液

④ 無菌生理食鹽水

⑤ 防水治療巾

⑥ 彎盆

6. 填妥標籤紙的資料後，將標籤紙貼在無菌尿液檢體收集瓶上。

7. 將上述用物放在治療盤上。

8. 攜帶用物至病人單位。

工作過程

1. 再次核對床頭卡及手圈，詢問病人全名及出生年月日。

2. 環境布置：圍床簾或屏風。

3. 進行檢體收集。

(1) 中段尿液收集法：

① 將無菌容器及有蓋試管交給病人。

② 採用**潔淨排泄法**(clean-voided)，請病人先用水及中性肥皂洗淨會陰部，以及洗手。

③ 戴上清潔手套。

④ 取3支優碘溶液棉枝、3支生理食鹽水棉枝。

操 作 步 驟	說 明
⑤ 消毒會陰部：	
* 女性：撥開大陰唇，以3支優碘溶液棉枝分別消毒**遠側小陰唇、近側小陰唇、尿道口（由上而下）**，等待2分鐘，再以3支生理食鹽水棉枝重複清潔遠側小陰唇、近側小陰唇、尿道口。	
* 男性：將包皮推往陰莖根部，以3支優碘溶液棉枝**環狀消毒尿道口（由上而下）**，等待2分鐘，再以3支生理食鹽水棉枝重複清潔尿道口。	
⑥ 請病人先解掉前段約1/3的尿液後，暫停解尿動作，再將尿液解在無菌容器中約1/2杯（**中段尿**），最後再解完剩下的尿液。	⑥-1. 收集尿液過程中，**勿將手伸入無菌容器內。**
⑦ 將收集的尿液倒入無菌試管內，**約八分滿**，拴緊瓶蓋。	⑦-1. **需避免汙染檢體及無菌試管**（容器在未使用前避免打開封蓋及接觸容器內部）。
(2) 存留導尿管收集法：	
① 以止血鉗夾住導尿管約**15~30分鐘**。	①-1. 目的在於使膀胱內蓄積尿液量。
② 戴上清潔手套。	
③ 以碘酒棉枝環狀消毒導尿管接蓄尿袋的橡皮端。	
④ 等待2分鐘。	
⑤ 再以75％酒精環狀消毒導尿管接蓄尿袋的橡皮端。	
⑥ 重複步驟③~⑤的消毒步驟共三次。	
⑦ 以10c.c.空針插入橡皮端消毒區，**抽取8~10c.c.尿液**。	
⑧ 鬆開止血鉗。	⑧-1. 檢查尿液的流通是否順暢。
⑨ 將空針內的尿液注入試管，拴緊瓶蓋。	
⑩ 將空針置入空針收集桶。	

操 作 步 驟	說　明
(3) 單次導尿收集法： ① 執行單次導尿技術。 ② 將導出的尿液倒入試管，約8~10c.c.，拴緊瓶蓋。 4. 整理病人單位。 5. 將用物帶回護理站。 **工作後處理** 1. 按醫院規定處理用物：將傳染性廢棄物丟到感染可燃性垃圾桶，其餘用物歸回原位。 2. 將檢體與檢驗單一併送檢。 3. 洗手：採內科無菌洗手法。 4. 在醫囑後面打全勾，並完成處理醫囑。 5. 記錄：尿液的氣味、顏色、性狀、量、病人反應、採樣及送檢時間等。	①-1. 詳見技術15-6。 2-1. 尿液收集後，應於**30分鐘內送至檢驗室**，否則應**存放於4℃的冰箱**內，以避免孳生細菌。 4-1. 醫囑範例：✔20XX-09-17 Urine Culture Stat R2王明輝✔20XX-09-17　at 10:30 N1陳曉彥

記錄範例

時　間	用藥及治療	生命徵象	護理記錄
10:30			主訴解尿出現疼痛及燒灼感，尿液外觀呈現白色混濁狀，依醫囑留取中段尿液送檢尿液培養，已留妥乳白色混濁狀的尿液，將檢體連同檢驗單送至檢查單位。／N1陳曉彥

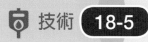

技術 18-5 常規糞便檢體收集法
Collection of Stool Routine Specimen

先備知識

了解操作常規糞便檢體收集技術的原則。

應用目的

1. 常規糞便檢查：檢驗糞便之顏色、形態、黏液、膿細胞、潛血反應等。
2. 協助疾病診斷，提供治療之參考。

操作步驟與說明

操 作 步 驟	說 明
工作前準備	
1. 核對與處理醫囑，並在醫囑前面打全勾。	1-1. 醫囑範例：✓20XX-09-17 Check Stool Routine R2王明輝
2. 至病人單位核對床頭卡及手圈，詢問病人全名及出生年月日。	
3. 向病人及家屬解釋執行的目的與過程，視檢查項目需要評估飲食內容。	3-1. 進行**糞便潛血反應(OB)檢查**前三天，病人**不可食用肉類**（含肌紅素，myoglobin）、動物內臟、動物血製食品、鐵劑、菠菜、大量維生素C等，以及吞入含血的唾液或痰液。
4. 脫錶及洗手：採內科無菌洗手法。	
5. 準備用物：	
(1) 治療盤及治療巾	
(2) 糞便收集盒（圖18-6）	

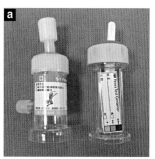
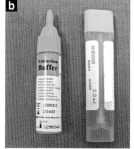

(a)一般糞便檢體收集盒　　(b)糞便潛血檢體收集盒

✚ 圖18-6　糞便收集盒

操作步驟	說明
(3) 檢便匙 (4) 標籤紙 (5) 便盆 6. 填妥標籤紙的資料後，將標籤紙貼在糞便收集盒上。 7. 將上述用物放在治療盤上。 8. 攜帶用物至病人單位。	(4)-1. 標籤紙內容：床號、姓名、病歷號碼、檢體名稱、日期等。

工作過程

操作步驟	說明
1. 再次核對床頭卡，詢問病人全名及出生年月日。	
2. 請病人至廁所排空膀胱後，將大便解在乾燥的便盆內。	2-1. 無法下床者則在床上使用便盆，需圍上床簾或屏風。 2-2. 因衛生紙含有鉍，故**糞便標本不可置於衛生紙**上，以免影響分析結果。 2-3. **大便避免與小便混合**，以免影響檢驗結果。
3. 以檢便匙**挖取較中心之糞便，大小如花生米粒般**，置入糞便收集盒，拴緊瓶蓋。	3-1. 囑咐病人小心放入收集盒中，避免外漏造成汙染。 3-2. 若檢體為**稀便或水便，可用吸管或空針抽取1~2c.c.檢體**，放入收集盒中。
4. 清洗便盆，放回原處。 5. 整理病人單位。 6. 將用物帶回護理站。	4-1. 可使用**流動蒸氣便盆消毒器**進行消毒。

工作後處理

操作步驟	說明
1. 按醫院規定處理用物：將傳染性廢棄物丟到感染可燃性垃圾桶，其餘用物歸回原位。	
2. 將檢體與檢驗單一併送檢。	2-1. 糞便收集後，應於**30分鐘內送至檢驗室**，否則應存放**於4℃的冰箱**內。
3. 洗手：採內科無菌洗手法。	
4. 在醫囑後面打全勾，並完成處理醫囑。	4-1. 醫囑範例：✔20XX-09-17 Check Stool Routine R2王明輝 ✔20XX-09-17 at 09:30 N1陳曉彥

操 作 步 驟	說　　　　明
5. 記錄：糞便的氣味、顏色、性狀、量、病人反應、採樣及送檢時間等。	

記錄範例

時 間	用藥及治療	生命徵象	護理記錄
09:30			主訴腹瀉7~8次，呈黃色水樣狀，依醫囑送檢常規糞便檢查，已留妥糞便檢體，將檢體連同檢驗單送至檢查單位。／N1陳曉彥

技術 18-6 糞便培養檢體收集法
Collection of Stool Culture Specimen

先備知識

了解操作糞便培養檢體收集技術的原則。

應用目的

1. 糞便細菌培養：檢查糞便中有無細菌存在，並提供細菌之種類與菌落數。
2. 協助疾病診斷，提供治療之參考。

操作步驟與說明

操作步驟	說明
工作前準備	
1. 核對與處理醫囑，並在醫囑前面打全勾。	1-1. 醫囑範例：✔20XX-09-17 Stool Culture×1 R2王明輝
2. 至病人單位核對床頭卡及手圈，詢問病人全名及出生年月日。	
3. 向病人及家屬解釋執行的目的及過程。	
4. 脫錶及洗手：採內科無菌洗手法。	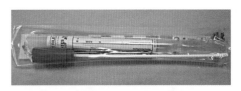
5. 準備用物： (1) 治療盤及治療巾 (2) 無菌培養基棉棒試管（圖18-7） (3) 標籤紙 (4) 清潔手套	✚ 圖18-7　無菌培養基棉棒試管 (3)-1. 標籤紙內容：床號、姓名、病歷號碼、檢體名稱、日期等。
6. 填妥標籤紙的資料後，將標籤紙貼在無菌培養基棉棒試管上。	
7. 將上述用物放在治療盤上。	
8. 攜帶用物至病人單位。	
工作過程	
1. 再次核對床頭卡及手圈，詢問病人全名及出生年月日。	
2. 圍床簾或屏風。	

操　作　步　驟	說　　　明
3. 協助病人採**側臥**。	
4. 將褲子脫至大腿，露出肛門。	
5. 戴上手套。	
6. 取出無菌培養基棉棒試管，以**無菌培養基棉棒試管輕輕伸入肛門內約1~2公分，然後輕轉一圈**。	6-1. 執行過程中不可汙染棉棒。 6-2. 容器在未使用前避免打開封蓋及接觸容器內部。
7. 取出棉棒，放入試管的培養基中，拴緊瓶蓋。	
8. 脫除手套。	
9. 協助病人穿好褲子，恢復舒適臥位。	
10. 整理病人單位。	
11. 將用物帶回護理站。	

工作後處理	
1. 按醫院規定處理用物：其餘用物歸回原位。	
2. 將檢體與檢驗單一併送檢。	2-1. 檢體收集後，應盡速**於30分鐘內送至檢驗室**。
3. 洗手：採內科無菌洗手法。	
4. 在醫囑後面打全勾，並完成處理醫囑。	4-1. 醫囑範例：✓20XX-09-17 Stool Culture×1 R2王明輝✓20XX-09-17 at 09:30 N1陳曉彥
5. 記錄：糞便的氣味、顏色、性狀、量、病人反應、採樣及送檢時間等。	

記錄範例

時 間	用藥及治療	生命徵象	護理記錄
09:30			主訴腹瀉7~8次，呈黃色水樣狀，且腹部嚴重絞痛，依醫囑送檢糞便細菌培養檢查，已留妥糞便檢體，將檢體連同檢驗單送至檢查單位。／N1陳曉彥

技術 18-7 糞便寄生蟲檢查檢體收集法
Collection of Stool Parasite Specimen

先備知識

了解操作糞便寄生蟲檢查檢體收集技術的原則。

應用目的

1. 糞便寄生蟲檢查：檢查糞便中的阿米巴原蟲(Amoeba)、寄生蟲、蟲卵等。
2. 協助疾病診斷，提供治療之參考。

操作步驟與說明

操作步驟	說明
工作前準備	
1. 核對與處理醫囑，並在醫囑前面打全勾。	1-1. 醫囑範例：✓20XX-09-17 Check Stool Amoeba and Pinworm (Parasite ova) Stat. R2王明輝
2. 至病人單位核對床頭卡及手圈，詢問病人全名及出生年月日。	
3. 向病人及家屬解釋執行的目的與過程。	
4. 脫錶及洗手：採內科無菌洗手法。	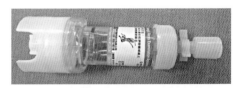
5. 準備用物： (1) 治療盤及治療巾 (2) 糞便收集盒（圖18-8）	➕ 圖18-8　糞便收集盒
(3) 檢便匙	
(4) 標籤紙	(4)-1. 標籤紙內容：床號、姓名、病歷號碼、檢體名稱、日期等。
(5) 溫熱的便盆	(5)-1. **便盆需隔水溫熱，以避免便盆內部潮溼。** (5)-2. **維持糞便在微溫或加溫到37℃的狀態，以免原蟲滋養體死亡。**
(6) 蟯蟲膠片(perianal swab)	

操 作 步 驟	說 明

6. 填妥標籤紙的資料後,將標籤紙貼在糞便收集盒上,在蟯蟲膠片標示處填寫床號、姓名、病歷號碼、日期等資料。

7. 將上述用物放在治療盤上。

8. 攜帶用物至病人單位。

工作過程

1. 再次核對床頭卡及手圈,詢問病人全名及出生年月日。

2. 糞便阿米巴原蟲檢查:

   (1) 請病人至廁所排空膀胱後,**將大便解在溫熱乾燥的便盆內**。

   (2) 以檢便匙**挖取較中心之糞便,大小如花生米粒般**,置入糞便收集盒,拴緊瓶蓋。

   (1)-1. **糞便檢體中不可含有尿液**,因為**尿液會殺死原蟲**。

   (2)-1. 囑咐病人小心放入收集盒中,避免外漏造成汙染。

   (2)-2. 若檢體為**稀便或水便,可用吸管或空針抽取1~2c.c.檢體**,放入收集盒中。

   (2)-3. **檢體避免接觸衛生紙,以免衛生紙成分影響檢驗結果**。

   (3) 清洗便盆,放回原處。

3. 蟯蟲檢查(直接抹片):

   (1) 告知病人需於**早上起床如廁前採集檢體**。

   (2) 撕掉蟯蟲檢查膠片背面的玻璃紙。

   (3) 將有黏性膠面的**圈圈標記對準肛門,以手指用力壓貼五、六下沾黏蟲卵**。

   (4) **將有黏性膠面沿虛線對折相黏**。

4. 整理病人單位。

5. 將用物帶回護理站。

   (3)-1. 可使用**流動蒸氣便盆消毒器**進行消毒。

   (1)-1. 因**蟯蟲多在夜間爬到肛門產卵**,故清晨起床時是最合宜的時機。

工作後處理

1. 按醫院規定處理用物:將傳染性廢棄物丟到感染可燃性垃圾桶,其餘用物歸回原位。

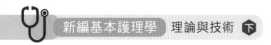

操 作 步 驟	說　明
2. 可用**隔水溫熱**的方式，**維持阿米巴原蟲檢體在接近體溫的溫度**，將檢體與檢驗單一併送檢。	2-1. 糞便阿米巴原蟲檢體收集後，**應盡速於30分鐘內送至檢驗室**。
3. 洗手：採內科無菌洗手法。	2-2. **隔水溫熱時要避免水分滲入檢體。**
4. 完成處理醫囑，並在醫囑後面打全勾。	4-1. 醫囑範例：✓20XX-09-17 Check Stool Amoeba and Pinworm (Parasite ova) Stat. R2 王明輝 ✓20XX-09-17 at 06:30 N1陳曉彥
5. 記錄：糞便的氣味、顏色、性狀、量、病人反應、採樣及送檢時間等。	

記錄範例

時　間	用藥及治療	生命徵象	護理記錄
06:30			依醫囑收集阿米巴原蟲糞便檢體及蟯蟲檢查，已將阿米巴原蟲糞便檢體以隔水溫熱的方式，將檢體連同檢驗單送至檢查單位，蟯蟲檢查膠片也連同檢驗單送至檢查單位。／N1陳曉彥

情境模擬案例分析

　　梁先生，65歲，大學畢業，是一位剛退休的公務人員，因罹患膽管癌住院治療，為使膽汁順利排出，於腹部留置一條引流管，住院期間均由護理人員執行換藥。11月13日開始執行化學治療，目前病況穩定，11月15日主治醫師巡房時表示待化學治療結束後即可辦理出院。梁先生及梁太太均表示：「我們不會換藥，出院以後這傷口怎麼辦？」、「護理師可以教我們怎麼換藥嗎？」、「這管子能帶著回家嗎？萬一掉出來怎麼辦？」，家屬拉住護理人員的手，神情顯得緊張。住院期間的主要照顧者為案妻。

護理評估

1. 主觀資料(subjective data)：
    (1) 我們不會換藥，出院以後這傷口怎麼辦？
    (2) 護理師可以教我們怎麼換藥嗎？
    (3) 這管子能帶著回家嗎？萬一掉出來怎麼辦？
2. 客觀資料(objective data)：
    (1) 意識狀態清醒，有學習換藥技術的意願。
    (2) 家屬拉住護理人員的手，神情顯得緊張。

護理診斷

知識缺失／與缺乏接觸正確訊息之機會有關。

護理目標

1. 病人或家屬能於11月16日正確說出腹部引流管換藥的所需用物及步驟。
2. 病人或家屬能於11月17日正確執行腹部引流管換藥的步驟。
3. 病人或家屬能於11月18日說出引流管留置的注意事項至少三點。

護理活動

1. 目標：病人或家屬能於11月16日正確說出腹部引流管換藥的所需用物及步驟。

⊃ 護理措施

　　(1) 教導家屬可至一般藥局購買換藥用物，包括：生理食鹽水、優碘溶液、口腔棉枝、2×2吋Y型紗布、3×3吋紗布、3M紙膠等。

(2) 利用換藥機會，實際教導病人或家屬操作換藥技術，步驟如下：

A. 以肥皂或洗手液洗淨雙手。

B. 一手固定引流管，一手移除前一日固定的膠布及紗布，注意勿使引流管滑脫，並觀察傷口有無紅腫熱痛或分泌物滲出的情形。

C. 取四枝口腔棉枝，以生理食鹽水潤溼，其中三枝清潔引流管傷口，由內往外環狀擦拭，約2~3吋；另一枝清潔引流管，由傷口處至離傷口5公分處的引流管，由下往上螺旋狀擦拭，不可來回。

D. 取四枝口腔棉枝，以優碘溶液潤溼，其中三枝消毒引流管傷口，由內往外環狀擦拭，約2~3吋；另一枝消毒引流管，由傷口處至離傷口5公分處的引流管，由下往上螺旋狀擦拭，不可來回。

E. 撕開紗布封口，先取出2×2吋Y型紗布，置於引流管下方，再取出3×3吋紗布，置於Y型紗布及引流管上方，注意覆蓋的完整性及美觀。

F. 取五段3M紙膠，其中四段將紗布的四個周圍密封貼住，另外一段用來更換固定引流管的膠帶。

G. 收拾用物，並洗淨雙手。

(3) 可提供相關衛教單張或圖片以加深印象。

2. 目標：病人或家屬能於11月17日正確執行腹部引流管換藥的步驟。

⊃ **護理措施**

(1) 於換藥前，可先與病人或家屬討論疑問或困難處，並給予心理支持。

(2) 提供換藥用品，實際由病人或家屬操作引流管換藥技術。

(3) 執行完畢後，對於執行正確的部分應給予鼓勵以增強其自信心；對於失誤處則提出來與病人或家屬討論，以防因操作錯誤造成引流管滑脫或傷口感染。

3. 目標：病人或家屬能於11月18日說出引流管留置的注意事項至少三點。

⊃ **護理措施**

(1) 應保持引流袋低於傷口位置，以防引流液逆流造成感染。

(2) 盡量勿使引流液超過引流袋的八分滿，當引流量多時應予以倒出。

(3) 隨時觀察引流袋的容量，若引流量突然減少時，可先擠壓引流管測試，注意有無阻塞。

(4) 應使用安全別針將引流管固定於衣服上，以減少拉扯造成引流管滑脫。

(5) 側睡時應注意避免壓迫引流管，阻礙膽汁引流。

護理評值

1. 11月16日說出腹部引流管換藥的所需用物共六項，並正確描述換藥步驟。

2. 家屬能於11月17日正確執行腹部引流管換藥的步驟。

3. 病人及家屬能於11月18日說出引流管留置的注意事項，包括：保持引流袋低於傷口位置、使用安全別針將引流管固定於衣服、若引流量突然減少時，可先擠壓引流管測試等。

記錄範例

時　間	用藥及治療	生命徵象	護理記錄
09:00			主訴：「我們不會換藥，出院以後這傷口怎麼辦？」、「護理師可以教我們怎麼換藥嗎？」、「這管子能帶著回家嗎？萬一掉出來怎麼辦？」觀察病人意識狀態清醒，有學習換藥技術的意願，神情顯得緊張。教導準備換藥用物及引流管留置的注意事項，並實際操作引流管換藥技術，提供衛教單張予病人及家屬參考，且鼓勵提出問題與護理人員討論，續評值引流管換藥的認知與操作技能及對於引流管留置注意事項的了解程度。／N2趙芸芸

課後活動

　　為使同學對本單元有更深刻的印象，請同學在家人或同儕中找到一位有住院經驗的個案，訪問他或她的住院經驗，包括：(1)入院方式；(2)入院時的心情；(3)在入院當日護理人員如何為他（她）做環境介紹；(4)在住院過程中，與護理人員互動的感受如何？可以舉例說明之。

　　將妳所收集到的資料做成摘要記錄下來。同時，也可以將所發現的問題寫下來，主動與老師討論你的疑惑，或是記下對於此活動的心情感言。

訪談摘要：

我的問題：

1.

2.

3.

4.

心情感言：

自 | 我 | 評 | 量　　　　　　　　　　　　　　　　　　　EXERCISE

(　) 1. 有關入院病人護理措施，下列何者適當？(1)需在接病人的當班內完成所有的護理評估等病歷內容　(2)自我介紹及觀察病人是最先的護理活動　(3)需建立身高、體重及生命徵象的資料　(4)護理人員應主動保管病人貴重物品，以免遺失。(A) (1)(3)　(B) (2)(3)　(C) (2)(4)　(D) (1)(4)

(　) 2. 接觸性隔離病人出院後，其病人單位與用物的處理，下列何者正確？(A)病人服放於塑膠袋內，袋外註明床號、傳染類別，再丟入於一般污衣桶內　(B)枕頭先以塑膠袋包裹，袋外註明床號、傳染類別，送高壓蒸氣消毒　(C)病床應先以紫外線照射30分鐘後，再以消毒液擦拭清理　(D)點滴幫浦，應先以95％酒精擦拭，吹晾8小時後才能再使用

(　) 3. 王先生因氣喘發作而急診入院，剛轉入病房，可聽見呼吸喘鳴音(wheezing)，首要的入院護理措施為何？(A)病史詢問　(B)說明痰液檢體收集方法　(C)病室環境介紹　(D)抬高床頭並測量生命徵象

(　) 4. 有關痰液檢體收集方式，下列敘述何者正確？(1)痰液無法咳出，可協助震顫叩擊　(2)早上起床後可先刷牙，再留第一口痰　(3)痰液量少的病人，可以口咽部唾液代替　(4)氣切留置病人，可用抽痰法取得檢體。(A) (1)(2)　(B) (2)(3)　(C) (3)(4)　(D) (1)(4)

(　) 5. 病房護理人員針對新入院病人應盡職責，下列敘述何者最不適宜？(A)準備病人單位及所需設備　(B)迎接新病人，給予入院護理　(C)提醒病人住院不習慣時可以轉出之醫院　(D)協助病人財物的處理

(　) 6. 有關壓力與疾病之關係，下列敘述何者錯誤？(A)壓力愈大愈可能致病　(B)壓力源的性質與致病性無關　(C)個案感受的壓力程度與致病性呈正相關　(D)短時間內許多的微小壓力源也可能致病

(　) 7. 下列何者為痰液呈現粉紅色泡沫樣的可能原因？(A)慢性肺結核　(B)急性肺水腫　(C)慢性支氣管炎　(D)慢性阻塞性肺病

(　) 8. 下列何者為痰液呈現鐵鏽色之最可能原因？(A)慢性支氣管炎　(B)慢性肺氣腫　(C)肺炎鏈球菌肺炎　(D)長期吸菸，焦油沉積

(　) 9. 有關壓力情境下在警覺期(alarm stage)可能出現的身體反應，下列何者錯誤？(A)心跳加快　(B)瞳孔縮小　(C)血壓上升　(D)血糖上升

(　)10. 護理師告知入院病人相關的權利敘述中，不包含下列何者？(A)知道自己診斷與病情的權利　(B)知道醫護人員名字、工作範圍之權利　(C)拒絕治療及護理措施的權利　(D)選擇護理人員及病床位置的權利

解答

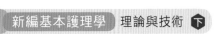

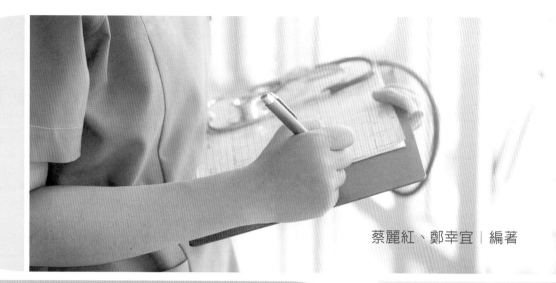

蔡麗紅、鄭幸宜│編著

傷口護理
Wound Care

19 CHAPTER

 學習目標 Objectives

1. 了解傷口的種類。
2. 了解導致傷口的原因。
3. 了解傷口癒合的機轉。
4. 了解促進傷口癒合的方法。
5. 了解影響傷口癒合的因素。
6. 了解傷口的處置。
7. 了解如何評估傷口的狀況。
8. 了解傷口護理之護理措施。

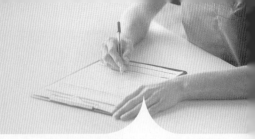

傷口的種類 ── 依據皮膚生理結構分類
　　　　　　── 依據受傷原因分類
　　　　　　── 依據傷口的汙染程度分類
　　　　　　── 依據傷口的顏色分類
　　　　　　── 依據傷口的癒合時間長短分類

傷口癒合 ── 傷口癒合機轉
的概念　　── 影響傷口癒合的因素
　　　　　── 促進傷口癒合的方法

傷口的處置 ── 止血、清潔傷口、保持傷口的溼潤、碘製劑的使用、傷口敷料
　　　　　　　的使用、清創、滲液的處理、抗生素的使用、閉合傷口、補充
　　　　　　　營養、維持傷口適當的組織灌注與氧合作用、傷口換藥、拆線
　　　　　　　日期的原則

傷口護理的 ── 護理評估
護理過程　　── 護理診斷（健康問題）
　　　　　　── 護理目標
　　　　　　── 護理措施
　　　　　　── 護理評值

技　　術 ── 技術 19-1　覆蓋無菌乾敷料（一般換藥法）
　　　　　── 技術 19-2　覆蓋無菌溼敷料（傷口溼敷法）

　　個體可能因為創傷、手術或因疾病（如癌症或糖尿病）發生皮膚或組織完整性受損的情形，因此可能造成個體的疼痛問題以及因第一道防禦線遭受到傷害，而有感染的危險性，因此，護理人員應該要具備相關的知識，如影響傷口癒合的因素、促進傷口癒合的方法及傷口護理等知識，以協助病人盡早恢復皮膚組織的完整性。

19-1 ❤ 傷口的種類

　　傷口是指身體組織結構或器官遭受到破壞。傷口的種類可依皮膚生理結構、受傷原因、傷口的汙染程度、傷口顏色、癒合的時間長短來區分。

一、依據皮膚生理結構分類

1. 部分皮膚受損的傷口：皮膚破損至表皮或部分真皮，**但未深及到皮下脂肪**。
2. 全部皮膚受損的傷口：皮膚表皮及真皮全部受損，並深入到皮下脂肪、筋膜、肌肉或骨頭。

二、依據受傷原因分類

1. 物理性（機械性）傷害的傷口：如擦傷、撕裂傷、壓傷。
2. 電擊或觸電性的傷口。
3. 輻射線引起的傷口：如曬傷、放射線治療引起的傷口。
4. 化學物品引起的傷口：化學抗癌藥物、強酸、強鹼、排泄物（大小便）的刺激。
5. 溫度引起的傷口：如燒傷或凍傷。
6. 動脈或靜脈血管機能受損引起的傷口：如靜脈性潰瘍、動脈缺血性潰瘍。

三、依據傷口的汙染程度分類

1. **清潔的傷口(clean wound)：沒有被汙染的傷口**，而且傷口位置不在呼吸道、腸胃道、泌尿道、生殖器官。此類傷口可能造成的感染機率為1~5%。
2. **半清潔的傷口(clean-contaminated wound)：指手術傷口位於呼吸道、腸胃道、泌尿道、生殖器官。此類傷口可能造成的感染機率為3~11%。

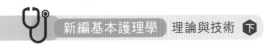

3. 被汙染的傷口(contaminated wound)：指開放性、外傷或有大量滲出液的傷口，但沒有膿性分泌物，其感染機率為10~17%。

4. 髒的或已被感染的傷口(dirty or infected wound)：例如手術之前已被感染的傷口，其感染機率為27%或者更高。

四、依據傷口的顏色分類

依據傷口基底部顏色做為區辨傷口狀況準則，包括：紅色傷口、黃色傷口、黑色傷口。

1. **紅色傷口**(red wound)：表示傷口**富含健康血流的肉芽組織**，它是**乾淨或正在癒合的傷口**，應予以保護。

2. **黃色傷口**(yellow wound)：表示傷口床內**有腐肉、滲出液或感染**，此時應予以清創或清潔。當其比例越來越多表示傷口正在惡化，可能導致癒合時間延長。

3. **黑色傷口**(black wound)：表示傷口為**缺乏血流供應的壞死組織**，形成軟或硬結痂的傷口床，應予以清創。當其比例越來越多表示傷口正在惡化，可能導致癒合時間延長。

五、依據傷口癒合的時間長短分類

1. **急性傷口**：**是指短期內可自行癒合的傷口**，例如：受傷、燒傷、外科手術等。

2. **慢性傷口**：是指任何傷口未依預期時間癒合，或**停留在某一個癒合過程階段超過4~6週以上稱之**。慢性傷口的發生與病人長時間存在複雜身體機能狀況有明顯相關，例如：(1)壓力、剪力、摩擦力所導致的壓傷；(2)慢性靜脈高壓則可能造成下肢靜脈潰瘍；(3)足部或腿部組織灌流不足可能會發生動脈潰瘍傷口；(4)糖尿病病人則易引發神經性潰瘍傷口；(5)癌症病人則因腫瘤細胞穿破皮膚表皮而形成惡性傷口。

19-2 🫀 **傷口癒合的概念**

一、傷口癒合機轉

▼ 表19-1　傷口癒合之分期

第一期 （炎症期）	局部組織受傷後出現充血現象，帶來凝血因子使血管凝固（防止血液的流失），以及聚集白血球、巨噬細胞等而產生自然的炎症反應（防止細菌的侵入），此期約維持3天。
第二期 （增生期）	此期局部組織會出現微血管增生，並逐漸有肉芽組織(granulation tissue)的生成；纖維母細胞(fibroblast)會拉緊膠原蛋白纖維，使傷口縮小；上皮細胞逐漸由邊緣往內生長。此期約維持5~20天，此時需提供健康的癒合環境，例如維持溼潤、避免感染等，否則傷口可能會形成痂皮或壞死組織，導致癒合延遲。
第三期 （成熟期）	膠原蛋白纖維重新組成，增加傷口組織的強韌性，且表皮外觀也癒合完整，如果有多餘痂皮則為瘢瘤(keloid)。此期約從受傷後第21天到傷口完全癒合，可能數週、數月或甚至數年。

二、影響傷口癒合的因素

影響傷口癒合的因素有很多，可以分為局部性因素與全身性因素。

（一）局部性因素

是指傷口本身的因素或直接影響傷口本身的因素，包括：

1. **微生物**：若傷口受到微生物（如細菌）的感染時，會延長傷口炎症期的時間，使腐肉或壞死組織增加，並使膠原蛋白合成及表皮增生受抑制。

2. **外物、結痂和壞死組織的殘留**：這些都是培養細菌生長的溫床，另外結痂及壞死組織也會影響傷口的收縮過程。

3. **傷口太乾燥**：當上皮細胞增生時，若遇到乾燥結塊的蛋白纖維阻擋，則上皮細胞很難移動過去，其必須從下層潮溼的細胞層移動才可通過結痂處，故傷口癒合速度會減慢。在適當潮溼的環境才能避免細胞因脫水而死亡，並且能加速血管新生，使壞死組織能快速分解，有利生長因子作用。

4. **傷口過度水腫**：局部組織的水腫容易使組織受壓，導致動脈血液流動受到阻礙，使氧氣及營養物質不易運送到傷口組織，如此傷口癒合速度會減慢。

5. **傷口組織缺氧**：傷口組織動脈血液循環不良會使得組織缺氧，使得白血球吞噬細菌能力降低。足夠的動脈氧氣→增加組織的含氧量→改善傷口組織的缺氧情形。在傷口癒合過程中，纖維母細胞必須在含氧量20mmHg才能促進膠原蛋白的合成。

6. **傷口受到摩擦、拉扯、壓迫**：傷口如果受到摩擦、拉扯、壓迫會造成表面皮膚和深部血管及肌肉分離，導致不易癒合。

7. **局部傷口有過多滲出液**：滲出液往往是細菌的溫床，也容易使傷口受汙染，增加感染機會。常見的滲出液如表19-2所示。

8. **局部藥物使用**：優碘、醋酸、雙氧水會傷害到肉芽組織並減低白血球的活性，所以盡量避免使用這些消毒劑來清潔或消毒傷口。

▼ 表19-2　常見傷口滲出液

滲出液	成分及其性狀
清水性液(serous)	・含有血清，很少有細胞存在，呈透明色
膿性液(purulent)	・含有白血球吞噬作用後的屍體、腐肉的細胞或微生物 ・呈黃、綠、黃綠混合或褐色、黏稠狀，可能有惡臭味
漿性液(sanguineous)	・含有紅血球，呈淺紅色的血液狀
血水性(serosanguineous)	・含有紅血球，為血清及血液的混合，呈透明及淺紅色
膿血性(purosanguineous)	・含有紅血球、白血球、腐肉細胞或微生物，為膿性液及漿性液的混合 ・呈棕褐、黃綠或紅色等混雜的黏稠血性狀態，有異味

（二）全身性因素

1. **血管循環機能不全**：
   (1) **靜脈血管機能不全**：因靜脈的瓣膜機能不全→下肢回流心臟的血液不良→血液聚積在下肢→血管靜水壓上升→下肢水腫→壓迫動脈及組織的血液循環→氧氣及養分的運送受到阻礙→傷口癒合時間延長。
   (2) **動脈血管機能不全**：如果局部動脈機能不全，例如血栓、血管硬化、血管狹窄等原因，造成動脈血管血流受阻或受損→影響局部組織的血流供應不足→氧氣及養分的運送受阻礙→潰瘍→傷口癒合延遲。

2. **營養狀況不佳**：傷口癒合過程必須要有足夠的營養素，如蛋白質、維生素、礦物質等，可以促進纖維母細胞的增生及膠原蛋白的形成，並且可以使血管新生，讓傷口癒合速度增加。如果營養狀況不佳，傷口癒合會受到影響。

3. **新陳代謝疾病**：
   (1) **糖尿病**：糖尿病常常會引起血管病變，造成血液循環不良，容易使傷口缺氧。另外，當病人血糖控制不良時，處在高血糖狀態，會造成血液的黏稠度增加，因此會加重缺氧的狀況，這些因素會讓膠原蛋白合成降低、白血球的吞噬能力下降，使傷口癒合不良，甚至容易有發炎的機會。

(2) 腎功能衰竭：腎功能不良會影響全身血中廢物的排除、血壓的調節及水分電解質不平衡。另外凝血功能也會降低，所以易使傷口感染的機會增加，傷口不易癒合。

4. **老化**：老年人因為心血管生成延遲、膠原蛋白重組速度變慢、表皮或真皮層的附著能力降低，故傷口癒合速度會較為緩慢。

5. **免疫力降低**：某些因素使得白血球減少或其他的疾病致使免疫系統減弱，如此會讓傷口易感染，而延遲癒合。

6. **類固醇藥物治療**：類固醇藥物的副作用有：新血管生成受到抑制、與膠原蛋白活性有關的酶活性減低、降低白血球功能，因此會使傷口容易感染、癒合延遲。

7. **肥胖**：脂肪細胞的血管少，使得運送至傷口的氧氣及養分較不足。

8. **心理因素**：疼痛、恐懼、緊張、焦慮或是擔心傷口癒合太慢，使心理壓力太大，這些因素容易抑制免疫功能及引發交感神經興奮（血管收縮影響血液循環），而影響傷口的癒合。

三、促進傷口癒合的方法

1. **氧氣**：在傷口癒合過程中需要藉著其中豐富的血管提供傷口氧氣及養分。

   (1) 白血球在進行吞噬時，需要比平常更多的氧氣，所以如果傷口缺氧，殺菌的能力會受阻。

   (2) 當傷口局部含氧量高時，**纖維母細胞可增生而分泌膠原蛋白**，而促進傷口的癒合。

   (3) **缺氧時，膠原蛋白分解酶的活性會增加**，使傷口上膠原的分解大於連結。

2. **溼潤的環境**：傷口的癒合需要潮溼的環境，**方能避免細胞脫水而死亡並能加速血管的新生，使壞死組織快速分解**，並有利於生長因子的作用；以潮溼的敷料來覆蓋傷口，**更能減輕疼痛**。在溼潤的環境下，表皮化(epithelization)的過程比在乾燥的環境下快兩倍，潤溼性敷料所覆蓋的傷口其癒合速度也快。

3. 營養：營養是能量的來源，與傷口癒合的關係相當密切，無論是提供熱量來源，或擔任修補生長等工作，各種營養在傷口癒合中所扮演的角色不同。

   (1) 蛋白質：缺乏時會引起**神經血管新生不全、纖維母細胞的增生減低而延緩了膠原的連結、免疫細胞中的淋巴球數目大量減少**，造成**免疫機能下降**。

   (2) 醣類：缺乏時會迫使身體燃燒蛋白質而使傷口癒合不全。

   (3) 維生素與礦物質：**維生素A能刺激與輔助表皮化過程、微血管增生、膠原蛋白合成及促進傷口的炎症過程**，因此在長期使用類固醇治療的病人，因發炎反應受到抑制，阻礙了傷口癒合過程，可用維生素A來改善；**維生素B$_1$為膠原強度的主要成分；維生素B$_5$缺乏會降低纖維母細胞的合成**；維生素C與膠原的形成及血管的新生有關，缺乏時會使傷口癒合不良，也增加了微血管的脆性；維生素D對於鈣質的吸收與骨頭的癒合有很大的幫助；**維生素E、鋅、鐵、鎂都與膠原形成有關**。

19-3 傷口的處置

1. **止血**：大多數的傷口都可以利用紗布在傷口**直接加壓止血**，若無效時可使用電燒、局部止血劑（如 Epinephrine）或縫線打結法來控制出血。

2. **清潔傷口**：**使用生理食鹽水**除去異物、細菌、壞死組織，避免細菌感染以及促進新細胞的增生。

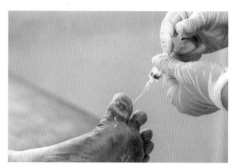

✚ 用生理食鹽水清潔傷口

3. **保持傷口的溼潤**：潮溼的環境利於細胞生長及**表皮移行的速度**，在潮溼的環境下，可見其表皮細胞的排列緻密整齊，因此提供一個潮溼的環境是重要的。例如使用生理食鹽水溼敷換藥，或使用 "wet-to-dry" 的紗布（內層接觸傷口面是潮溼的，可以促進肉芽組織的生長；中間一層為乾紗布，可以吸附傷口滲液；而外面一層乾的，可以隔絕細菌生長）。

4. **碘製劑的使用**：在選擇使用消毒殺菌時，必須考慮使用的目的及評估傷口性質，表面已縫合好的傷口（**縫線傷口，suture line wound**），**因細胞新生組織的數量較少，可以以優碘塗擦→以生理食鹽水擦拭→蓋上一層紗布以避免細菌入侵。**

5. **傷口敷料的使用**：視傷口狀況選擇不同的敷料，如紗布、紗條、含有內容物的敷料（生理食鹽水, iodoform, sulfacin, sulfa tulla）、半透明性敷料(op-site)、水膠片型敷料(duoderm)。

6. **清創(debridement)**：
   (1) **外科清創手術**：可以去除壞死組織、結痂、異物等。
   (2) **化學性清創術**：所使用的化學性藥劑要確保不會傷害周圍正常組織，例如：水凝膠(hydrogel)可以軟化壞死組織，有利於壞死組織自行剝落。

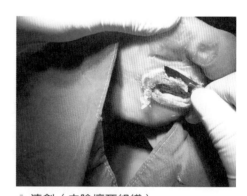

✚ 清創（去除壞死組織）

7. **滲液的處理**：處理滲出液有多種敷料可提供選擇，應依據傷口部位、大小、滲出液量及性質，選擇適當的敷料。當滲液量少時可選擇吸附力較低的敷料，以避免傷口過度乾燥化，如親水性膠體敷料；中至多量滲液時可選擇吸附力較強的敷料，如海藻膠、親水性纖維敷料、泡綿敷料等；如果傷口有瘻管或隧道並合併大量滲液時，可使用造瘻口袋將滲液引流至造瘻口袋中。

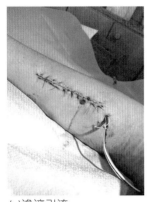
(a)滲液引流

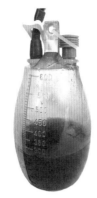
(b)真空吸引球

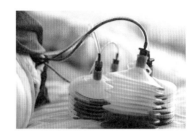
(c)真空抽吸器

✛ 滲液的處理

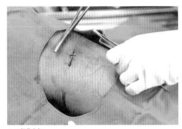
(a)縫線

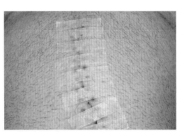
(b)美容膠布

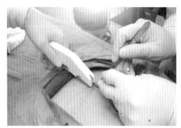
(c)外科夾釘

✛ 閉合傷口

8. **抗生素的使用**：
   (1) 全身性抗生素使用：當傷口細菌培養 $\geq 10^5$，使用口服或靜脈注射抗生素。
   (2) 局部性抗生素使用：當傷口細菌培養 $\leq 10^5$，使用抗生素軟膏、粉劑或噴劑於清洗過的傷口。

9. **閉合傷口**：可以直接用縫線、美容膠布、外科夾釘來閉合之。

10. **補充營養**：除了配合其疾病提供適當飲食之外，視情況予以營養劑或藥物補充。若無疾病限制（如腎功能不全）則特別補充蛋白質及維生素，以維持或改善病人營養狀況。

11. **維持傷口適當的組織灌注與氧合作用**：
   (1) 鼓勵病人做深呼吸、早期下床活動及給予適當臥位，以增進組織氧氣灌流。
   (2) 高壓氧治療：可以提高組織內的氧分壓，促進纖維母細胞分化及血管新生，加速傷口癒合。

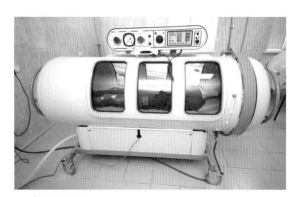

✛ 高壓氧治療

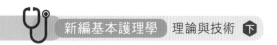

12. **傷口換藥**：一般傷口縫合後48小時內如無傷口感染症狀不需要更換敷料；感染的傷口需每天換藥。

13. **拆線日期的原則**：臉部傷口，於3~5天後可以拆線；頭皮及軀幹之傷口，於7~10天可以拆線；四肢傷口，於10~14天可以拆線；近關節之傷口，於14天後可以拆線。

19-4 傷口護理的護理過程

一、護理評估

1. 傷口的原因：了解病人造成傷口的原因，才能進一步評估傷口的特性。

2. 傷口的種類：評估傷口的種類可以做為傷口護理的參考。

3. 傷口位置：傷口部位不僅可促進專業人員之間的溝通，也可做為找出影響傷口癒合的因素。

4. 傷口大小測量：傷口測量的一致性是傷口處置不可忽略的一環，可採用二面或三面向測量法。

    (1) **二面向測量法**：以長×寬（公分）進行傷口表面測量，長度則是由頭到腳方向測量，寬度則由傷口的一側量到對側，然後再以最長區域長度垂直×最寬區域長度估算面積。

    (2) **三面向測量法**：以線性測量法長×寬×深度，評估傷口的狀況；在深度部分可藉由棉枝頂端探入傷口最深處進行測量，終止點則是皮膚表面，將測量的深度，再以公分量尺加以估算傷口大小（用無菌的棉枝直接深入傷口的最深處→將食指與拇指放在棉枝的上方，與傷口表面同齊點→拿開棉枝，用尺量棉枝頭到食拇指的長度，則是傷口的深度）。

5. 傷口基底部狀況：傷口基底部評估可藉由傷口組織型態、顏色、黏稠度、黏著物及肉眼可見壞死組織多寡等進行分類。例如：

    (1) 腐肉(slough)：是指炎症期死亡細胞所累積的分泌物，若是鬆散的黃色黏稠壞死組織意味著皮下脂肪死亡；若是黏稠黃濁頑強的壞死組織，則是肌肉組織受到破壞。

    (2) 焦痂：是指全皮層組織損傷，因膠原細胞死亡所形成，其顏色為灰黑色。

    (3) 肉芽組織：為卵圓狀、有光澤之紅色健康組織，表示傷口進入增生癒合階段。

    (4) 上皮組織：外觀呈粉紅，是新形成的脆弱、小島狀、易受損的上皮細胞，主要負責損傷皮膚的表面覆蓋，因此敷料更換時動作宜輕柔，避免二度損傷。

6. 傷口邊緣：傷口邊緣測量可先將棉枝沾生理食鹽水，沿著傷口周圍進行測量。在描述記錄時採鐘面法，例如幾點鐘方向出現何種特性的傷口邊緣、深度為何。藉由傷口邊緣黏著程度及厚度可分為：

(1) **潛行傷口**(undermining)：是指沿著傷口邊緣在完整皮膚之下的組織破壞，通常是剪力所造成的續發性皮下脂肪層壞死傷害。

(2) **隧道通道傷口**(tunneling)：由傷口表面延伸至任何傷口或體表部位通道，傷口面積通常侷限在一小區，但應估算其延伸深度方向是否成為死腔。

(3) 非增生性邊緣：常見於較深層傷口基底部，因上皮細胞無法藉由適當肉芽組織增生而產生非增生外包覆的邊緣。

7. 傷口滲出液：如果滲液量增加可能是傷口基底部細菌增生所致，由於滲液富含蛋白質有利於細菌孳生，蛋白酶會造成傷口基底部健康組織危害、傷口周圍疼痛及延遲傷口癒合，因此當滲液顏色改變或黏稠度增加多為感染前兆，故應**進行傷口滲出液顏色、氣味、黏度、量的評估**。

(1) 乾燥：指沒有滲液。

(2) **小量滲出液**：指24小時滲出量小於5c.c.，或是**紗布敷料每天僅更換1次**。

(3) **中量滲出液**：指24小時滲出液量約5~10c.c.，或紗布敷料每天更換2~3次。

(4) **大量滲出液**：指24小時滲出液量大於10c.c.，或是**紗布敷料每天更換大於3次以上**。

8. 感染的徵兆：評估傷口是否出現感染的現象，如：(1)傷口發紅、腫脹；(2)傷口周圍溫暖或發熱；(3)傷口周圍疼痛或壓痛；(4)分泌物增加及不正常的氣味等。

9. 傷口周圍皮膚狀況：評估傷口皮膚周圍有沒有紅腫、浸潤變軟、色素沉著、水腫及過度角化之變化。

10. 疼痛評估：評估疼痛的部位、性質、強度、緩解因子、增強因子、發生的時間、持續的時間，疼痛對病人日常生活造成的影響（如睡眠、休息、食慾等）。如此也可以了解導致病人傷口疼痛的原因（表19-3）。

11. 評估病人的營養狀態。

12. 評估影響傷口癒合的全身性及局部性因素。

▼ 表19-3　導致病人傷口疼痛的原因

不當的換藥技術	發炎反應	情緒、認知或社會文化因素
1. 移除敷料時，如用力移除沾黏傷口的敷料，可能導致組織受損引發疼痛 2. 清潔或消毒傷口時，如果用力過度可能導致組織受損。制菌劑清潔傷口亦可能導致組織受損而引發疼痛 3. 敷料填塞過緊會導致傷口受拉扯，阻礙傷口血循 4. 覆蓋之敷料或藥物可能刺激傷口組織 5. 固定敷料時過度用力會導致傷口組織受到壓迫，引發傷口疼痛	1. 發炎反應會提高傷口對刺激的敏感度，活化疼痛接受器 2. 傷口受損、傷口感染或組織缺血會導致組織損傷而引發發炎反應	1. 疼痛引發之負向情緒，如焦慮、憤怒、害怕或抑鬱可能增強病人之疼痛感受 2. 病人對疼痛之態度或信念，對疼痛原因之看法以及應付疼痛之經驗，可能影響病人對疼痛之感受

二、護理診斷（健康問題）

與傷口有關的護理診斷有：組織完整性受損、皮膚完整性受損、急性疼痛。

診斷名稱	定 義	定義特徵	導 因
組織完整性受損	黏膜、角膜、皮膚或皮下組織受損	組織（例如黏膜、角膜、皮膚或皮下組織）遭受損傷或破壞	1. 機械性（例如壓力、剪力、摩擦力） 2. 放射線照射（包括治療性的放射線） 3. 溫度（極端的溫度） 4. 刺激物、化學物質（包括身體的排泄物、分泌物及藥物） 5. 身體活動功能障礙 6. 循環的改變
皮膚完整性受損	表皮和（或）真皮改變	1. 身體構造的侵入 2. 真皮的破壞 3. 表皮的破損	1. 外在性：溫度過高或過低、化學物質、溼度、機械性（例如壓力、剪力、摩擦力）、身體固定不動、放射線照射、潮溼 2. 內在性：代謝狀態改變、骨突出處、免疫系統缺失、營養狀態改變、色素沉著的改變、循環的改變、皮膚彈性的改變

診斷名稱	定 義	定義特徵	導 因
急性疼痛	是指現存的或潛在性的組織損壞所引起的一種感官上及情緒上不愉快的經驗，其疼痛強度從輕度至重度是突然或緩慢發生，且預期6個月內會結束	1. 口頭表示疼痛 2. 可觀察到的徵象 3. 採取鎮痛的姿勢以避免疼痛 4. 保護性姿勢 5. 警戒性行為 6. 疼痛的面部表情 7. 睡眠紊亂 8. 注意力集中於自己 9. 自主神經反應 10. 肌肉張力改變 11. 行為表達（如哭泣、呻吟） 12. 食慾與飲食型態改變	傷害物質（生物、化學、物理、心理性）

三、護理目標

1. 病人能說出促進傷口癒合的飲食至少3項。

2. 病人之傷口基底部呈紅色或粉紅色，沒有滲出液。

3. 病人之傷口範圍縮小（如8×6公分至2×3公分）。

4. 病人之傷口無紅、腫、熱、痛現象。

5. 病人能說出預防傷口疼痛的方法至少3項。

6. 病人沒有傷口疼痛的主訴。

7. 病人或家屬能正確執行傷口護理。

四、護理措施

（一）傷口換藥的注意事項

1. 為每位病人換藥前後應確實執行洗手技術，避免交互感染。

2. 換藥時要確實遵守**外科無菌技術**。

3. 避免於病人用餐前換藥，以免影響食慾。

4. 有兩個傷口以上時應**先換乾淨的傷口**，再換感染或汙染的傷口。

5. 傷口清潔消毒步驟：

    (1) 先用生理食鹽水由內往外將傷口分泌物擦拭乾淨（視傷口情況可能需要生理食鹽水溼敷、抗生素藥膏、Iodoform、Sulfacin、Sulfa tulla等）。

(2) 再用10%的優碘由內往外擦拭，待2分鐘後。

(3) 再用生理食鹽水由內往外將優碘擦拭乾淨（優碘殘留在非感染性的傷口，**會抑制組織生長**及造成**皮膚色素沉著**）。

(4) 若傷口無感染情形時，可直接用生理食鹽水由內往外將傷口分泌物擦拭乾淨即可。

(5) **傷口清潔消毒範圍須大於傷口5公分以上。**

6. 使用消毒棉枝的注意事項：視傷口大小選擇適當的棉枝。使用棉枝清洗傷口時，須將棉枝上的棉花全部沾溼。

7. 使用紗布的注意事項：紗布覆蓋於傷口範圍至少要大於傷口5公分以上。

8. 固定敷料的注意事項：使用紙膠固定敷料時，紙膠應該與肌肉成**垂直**方向固定。若病人的皮膚脆弱易破損時，可以使用黏性較溫和之美容膠。固定大範圍的傷口時，可以採用繃帶包紮固定的方式。

9. 拆線後傷口的護理：

(1) 使用生理食鹽水清洗，但不要用力搓、扯、拉、擠。

(2) 平穩黏上透氣紙膠（或美容膠）3~6個月；紙膠應**垂直**黏貼傷口，防止肉芽組織不正常增生。疤痕如有硬化現象，可於紙膠上適度按摩。

(3) 更換紙膠時，先用水溼化，順著縫線撕下，不要撕破皮；約5~7天更換一次。

(4) 傷口如有化膿或破皮時，暫時不貼紙膠，待傷口好了再貼。

(5) 疤痕藥膏（類固醇類）應該在3~6個月後再抹，以免影響癒合。

(6) 矽膠片：具保溼及加壓作用，以黏著面浮貼於表面已癒合之傷口或已形成的疤痕；每日使用後，用溫水或中性清潔劑（生理食鹽水）清洗，乾燥後即可再貼於患處，約可重複28次。

(7) 矽膠凝膠：與矽膠片效果相同，傷口每日清潔後等乾燥後即可塗擦。

（二）緩解傷口疼痛

1. 合宜的換藥技術：

(1) 敷料沾黏傷口時不可強行移除，應以生理食鹽水溼潤後再輕柔移除。

(2) 清潔傷口時應選用生理食鹽水或其他不具毒性之溶液以減少對傷口組織之刺激。

(3) 填塞敷料勿過緊，包紮時亦勿過度施壓。

(4) 移動患肢時動作輕柔並予以適當支托。

2. 選擇合宜之傷口敷料及減少換藥頻率：

(1) 選用更換頻率低之非黏性敷料，可減少移除敷料時所造成之疼痛。

(2) 真空抽吸引流(vaccum-assisted-closure)每隔12~72小時更換，可減少病人經歷傷口換藥疼痛之頻率，亦為可採行的換藥措施。

3. 音樂治療：音樂可以調節視丘、邊緣系統及網狀活化系統等神經衝動傳導，減輕焦慮與壓力、增加安適狀態。

4. 芳香療法：芳香療法運用芳香植物蒸餾萃取之精油以達到療效。當精油中的化學分子經鼻吸入經由神經衝動傳達到腦中的邊緣系統時，會啟動記憶並引發情緒反應；香味傳達到下視丘時會影響自主神經及內分泌系統。

5. 分散注意力：例如給予觀看喜愛的書報或電視影集、與病人談論其喜好的主題等。

6. 教導咳嗽、翻身、下床活動時，按壓傷口周圍以預防肌肉受到牽扯。

7. 依醫囑給予止痛藥物：

   (1) NSAIDs類之藥物或Acetaminophen。

   (2) 鴉片類的止痛藥：Demerol, Morphine, Fentanyl, Tramadol, Nalbuphine。

   (3) 途徑：可以口服、鼻黏膜吸收、肌肉注射、靜脈注射（PCA病人自控式止痛）。

（三）鼓勵早期下床活動

病人往往因為傷口疼痛，而不敢下床活動，此時護理人員可以解釋下床活動對傷口的影響，包括：

1. 可以**促進血液循環**，促使養分快速到達傷口部位。

2. **促進食慾**，使營養獲得改善，進而促進傷口的癒合。

3. **增加肺活量**，能使傷口得到足夠的氧氣。

4. 增加成就感及愉快的情緒，可以避免處在壓力緊繃的情緒→交感神經興奮→血管收縮→傷口得不到充分的養分及氧氣。

（四）補充足夠的營養

可以與病人及家屬討論營養素對傷口的影響及如何選擇適合的食物。

1. 「蛋白質」缺乏時會使免疫細胞中的淋巴球數目大量減少，造成免疫機能的下降，因此需攝食足夠的蛋白質。動物性蛋白的來源如魚、肉、蛋、奶類；植物性優質蛋白質來源如豆腐、豆漿等豆製品。

2. 「維生素A」對人體的黏膜有保護作用。植物中富含 β 胡蘿蔔素的食物，可以在體內轉為維生素A，例如：胡蘿蔔、南瓜、木瓜、芒果及各種綠葉蔬菜（油菜、芥藍、青江菜）。

3. 「鋅」能促進組織細胞再生、減低傷口發炎機會、提升免疫力。植物性食物來源包括：堅果類、南瓜子、葵花子、全穀類製品、香菇、黃豆等。

4. 「維生素C」可以參與體內膠原蛋白的合成，促進傷口癒合能力。含維生素C的蔬果包含：木瓜、番茄、草莓、柑橘類水果、青椒、花椰菜、綠葉蔬菜。

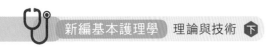
5. **鐵質能促進血液生成，使傷口附近增加代謝能力也可協助產生抗體**。植物性食物來源有：菠菜、海帶、芝麻、杏仁、南瓜子。

6. 維生素E可以保護多元不飽和脂肪酸、脂肪油溶性物質的氧化。植物性食物來源有：植物油、堅果類食物、綠色蔬菜等。

動動腦

　　王先生，因為糖尿病而發生糖尿病足（因為血糖控制不良、血液循環不良及神經感覺不敏感），而接受右膝膝下截肢手術，目前因術後傷口癒合不良，而有開放性傷口，他常常訴說傷口疼痛，身為主護護理人員的你，如何運用護理過程來協助王先生呢？

　　提示：(1)評估傷口情況；(2)評估傷口疼痛情形；(3)評估王先生的心理問題；(4)評估王先生日常生活飲食習慣及對糖尿病飲食的認知及遵從性；(5)傷口護理護理；(6)疼痛護理；(7)食物營養素的選擇；(8)心理層面的護理。

五、護理評值

　　護理人員於執行護理活動後，依病人目前的行為與護理目標做比較。

1. 病人能說出促進傷口癒合的飲食包括有蛋白質食物（蛋、肉）、維生素C（水果、綠色蔬菜）、鋅（堅果類、香菇）。

2. 病人能說出咳嗽、翻身及下床活動時，按壓住傷口，傷口比較不會痛。

3. 病人沒有訴說傷口疼痛。

4. 病人每天會下床活動，最遠至長庚湖散步。

5. 病人家屬每日準備的食物皆含有魚、綠色蔬菜及水果。

6. 病人的傷口2×1公分。

7. 病人傷口無滲液及異味。

8. 病人家屬能正確執行傷口換藥。

技術 19-1 覆蓋無菌乾敷料（一般換藥法）
Applying Sterile Dry Dressing / Change Dressing

先備知識

1. 能說出無菌原則。
2. 能說出影響傷口癒合的因素。
3. 能說出傷口換藥法的重要性。
4. 能說出傷口換藥法的步驟及注意事項。

應用目的

1. 防止傷口受損傷。
2. 保持傷口清潔乾燥，防止傷口受外界物質及感染原汙染。
3. 增進病人的舒適。
4. 促進傷口癒合。
5. 利用更換敷料時觀察傷口癒合情形。

操作步驟與說明

操作步驟	說明
工作前準備	
1. 核對醫囑。	1-1. 確認醫囑中換藥的時間、方式及使用之藥物。
2. 核對床頭卡及手圈，詢問病人全名及出生年月日。	
3. 向病人解釋換藥的過程與目的。	
4. 脫錶及洗手：採內科無菌洗手法。	4-1. 避免交互感染。
5. 準備用物：	5-1. 須檢查無菌換藥包、無菌紗布及棉枝的有效期限，包裝是否完整、乾燥、無破損。
(1) 治療盤及治療巾（換藥車或工作車）	
(2) 無菌紗布	(2)-1. 視傷口大小準備適當的尺寸及數量。
(3) 無菌棉枝或無菌換藥包（含無菌鑷子及換藥碗）及無菌棉球	(3)-1. 視傷口大小準備無菌棉枝的數量。
(4) 無菌生理食鹽水溶液(Normal Saline)	
(5) 消毒傷口之無菌溶液	(5)-1. 依醫囑準備，常見為10%優碘溶液(Povidon Iodine Aqueous Solution)。

操 作 步 驟	說　　明
(6) 治療巾 (7) 傷口塗擦藥物 (8) 3M紙膠 (9) 剪刀 (10) 清潔手套 (11) 感染性垃圾袋或彎盆 6. 攜帶用物至病人單位。	(7)-1. 依醫囑準備。

工作過程

操作步驟	說明
1. 再次核對床頭卡及手圈，並詢問病人全名及出生年月日。	
2. 圍上床簾、固定床輪，適當露出傷口部位，保持病人的舒適及注意其隱私。	
3. 將治療巾鋪設於傷口下方。	3-1. 避免換藥時汙染衣服及床單。
4. 將感染性垃圾袋袋口打開或彎盆一個，置於換藥區域附近。	4-1. 方便換藥過程中丟棄垃圾。
5. 一手固定膠布附近皮膚，另一手自膠布邊緣撕起，**由膠布兩側順著敷料中心方向輕輕撕下**（圖19-1）。	5-1. 避免損傷皮膚及牽扯傷口。 5-2. 若膠布與皮膚沾黏太緊而不易撕除時，可使用生理食鹽水沾溼膠布，再由膠布兩側朝敷料中心方向輕輕撕下。 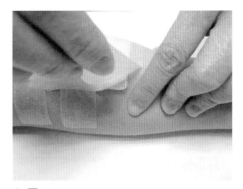 ✚ 圖19-1
6. 戴上清潔手套。	6-1. 移除沾滿滲液及汙染性傷口的髒敷料時，需戴上清潔手套以保護換藥者。

操 作 步 驟	說　　　明
7. 移除髒敷料反包於脫除的清潔手套內，丟棄於垃圾袋或彎盆內。	7-1. 若敷料沾黏在傷口上而不易移除時，不可強力撕除，可先用生理食鹽水或蒸餾水棉枝潤溼傷口上紗布，之後再慢慢移除，以免造成傷口組織受損。
8. 評估傷口情形。	8-1. 換藥時需注意傷口是否有引流管及縫線留置，並觀察傷口大小、分泌物的量、顏色、性質、味道、發炎現象（紅、腫、熱、痛）及癒合程度。
9. 洗手。	
10.以沾生理食鹽水的棉枝或棉球清除皮膚上之膠布痕跡。	10-1. 避免膠布黏膠殘留，引起皮膚受刺激及過敏反應。 10-2. 若膠布痕跡難以清除時，也可用沾石油苯清(Benzene)的棉枝或棉球清除傷口周圍皮膚上之膠布痕跡，避免使用具刺激性的丙酮(acetone)。
11. 清潔傷口： (1) 打開無菌生理食鹽水瓶，**蓋裡朝上置於桌面，先倒掉一些**生理食鹽水溶液於彎盆或垃圾袋中，沖洗瓶口。	(1)-1. 須**注意生理食鹽水的有效期限**，開瓶後的生理食鹽水有效期限為**24小時**。 (1)-2. 無菌生理食鹽水瓶蓋裡朝上放於桌上，可保持蓋裡之無菌狀態。先倒掉一些生理食鹽水可沖洗瓶口，達到清潔瓶口的目的。
(2) 取無菌棉枝末端，倒適量的生理食鹽水溶液於棉枝上使其呈飽和、潤溼狀態，**持棉枝時保持溼端朝下**，並蓋上無菌生理食鹽水瓶蓋。	(2)-1. 棉枝與棉球的溼潤度以**飽和、不滴水**為原則。
(3) 以無菌生理食鹽水棉枝**自傷口中央由內往外做環形的擦拭**，不可來回擦拭，**擦拭範圍需大於傷口外圍5公分**（圖19-2）。	(3)-1. 擦拭傷口時須自傷口中央由內往外做環形的擦拭，不可再由外往內回擦至傷口處，以避免感染。 (3)-2. 棉枝本身向外旋轉擦拭一圈即丟棄（棉枝每個面都被使用），接著再使用下一根棉枝，依據病人傷口大小而決定棉枝所需數量。 (3)-3. 清潔範圍需大於傷口外圍5公分，可**預防傷口周圍皮膚上的微生物汙染傷口**。

操 作 步 驟	說 明

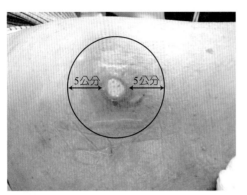

＋ 圖19-2

12. 依醫囑塗擦藥物（一般為優碘）：
  (1) 打開優碘瓶蓋(Aq-BI)，蓋裡朝上置於桌面。
  (2) 取適量棉枝沾取優碘，使棉枝呈飽和、潤溼狀態，持棉枝時保持溼端朝下。

13. 以優碘自傷口中央由內往外做環形的擦拭，擦拭範圍需大於傷口外圍5公分，待2分鐘後再以生理食鹽水將優碘擦拭乾淨。

14. 覆蓋及固定無菌乾敷料：
  (1) 準備一塊**能完全覆蓋傷口，且四周大小超過傷口邊緣2.5公分**的無菌紗布，手執紗布一角，**對準傷口的中央**覆蓋於傷口上，並且**勿再移動**（圖19-3）。

12-1. 若需依醫囑塗擦藥物，應先將藥物沾在無菌棉枝上，再塗擦至傷口，使用後的棉枝立即丟棄，若還需再沾藥物使用時，接著再用下一根無菌棉枝。

12-2. 酒精性優碘具有刺激性，只能用於完整皮膚的消毒，不適合用來消毒傷口。

(1)-1. 敷料覆蓋後若有移動，容易將傷口周圍皮膚上的微生物帶入傷口。

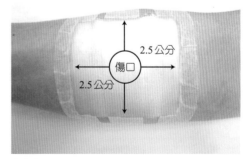

＋ 圖19-3

操 作 步 驟	說　　　明
(2) 剪3條長度為紗布寬度**兩倍**的膠布，由敷料中央往兩側固定在紗布上、中、下三處，**膠布貼的方向垂直於肌肉走向**，且紗布邊緣的膠布寬度應有1/2黏在紗布上，另1/2黏在皮膚上（圖19-4）。	(2)-1. **敷料上、下兩側宜密貼**，以免細菌由末端進入。 (2)-2. 膠布**長短應一致**，並貼平整。 (2)-3. 膠布貼的方向需與肌肉走向**垂直**或與身體動作的方向**相反**，**避免膠布**隨著關節的移動而**鬆動**（圖19-5）。 (2)-4. 位於骨突處或不易固定的部位，使用固定網或彈性紗帶，可使病人活動時，敷料較不容易脫落。

1/2 寬度貼於紗布上；
1/2 寬度貼於皮膚上

膠布長短一致
且貼平整

敷料上下兩側密貼

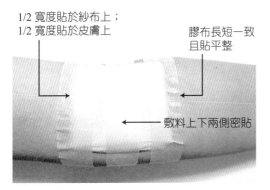

✛ 圖19-4

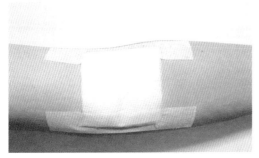

✛ 圖19-5a　紙膠的錯誤貼法：紗布易隨著關節移動而鬆動、脫落

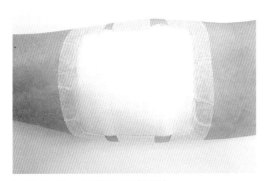

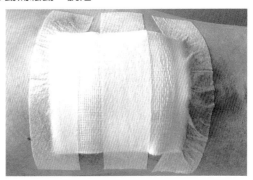

✛ 圖19-5b　紙膠的正確貼法

15. 協助病人穿好衣物，恢復舒適的姿適，整理病人單位及環境。

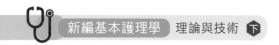
操 作 步 驟	說 明
工作後處理	
1. 將接觸傷口的清潔手套、棉枝及換下之敷料丟入感染性垃圾桶;非感染性物品丟入一般垃圾桶。	
2. 洗手:採內科無菌洗手法。	2-1. 避免院內感染。
3. 記錄:傷口大小(長、寬、深度)、分泌物的性狀(量、顏色、性質、味道)、發炎現象(紅、腫、熱、痛)、癒合程度、病人反應、疼痛程度及換藥時所使用的藥物。	3-1. 完整的記錄,可以呈現傷口的狀況和癒合的速度。

記錄範例

時 間	用藥及治療	生命徵象	護理記錄
09:00	W'd CD		右足踝外側3×5cm傷口,外觀為粉紅色肉芽組織、無分泌物、滲液及異味,傷口周圍無紅腫、熱,依醫囑採Aq-BI換藥,換藥過程中主訴疼痛程度為2分痛,可忍受。衛教病人需保持傷口敷料乾燥、清潔以促進傷口癒合。/N1陳曉彥

技術 19-2　覆蓋無菌溼敷料（傷口溼敷法）
Applying Sterile Wet Dressing / Change Dressing

先備知識

1. 能說出無菌原則。
2. 能說出影響傷口癒合的因素。
3. 能說出傷口換藥法的重要性。
4. 能說出傷口溼敷換藥法的步驟及注意事項。

應用目的

1. 保持傷口溼潤，軟化壞死組織及吸收少量傷口分泌物，在乾燥過程中可吸附壞死組織，於移除紗布時有效達到清瘡效果。
2. 保持傷口於潮溼的環境促進細胞生長及表皮細胞移行速度，促進傷口癒合。

操作步驟與說明

操作步驟	說明
工作前準備	
1. 核對醫囑。	1-1. 確認醫囑中換藥的時間、方式及使用之藥物。
2. 核對床頭卡及手圈，並詢問病人全名及出生年月日。	
3. 向病人解釋換藥的過程和目的。	
4. 脫錶及洗手：採內科無菌洗手法。	
5. 準備用物：	5-1. 須檢查無菌紗布及棉枝的有效期限，包裝是否完整、乾燥、無破損。
(1) 治療盤及治療巾（換藥車或工作車）	
(2) 無菌紗布	(2)-1. 視傷口大小準備適當的尺寸及數量。
(3) 無菌棉枝或無菌換藥包（含無菌鑷子及換藥碗）及無菌棉球	(3)-1. 視傷口大小準備無菌棉枝的數量。
(4) 無菌生理食鹽水溶液(Normal Saline)	
(5) 無菌溼敷溶液	(5)-1. 依醫囑準備，常見為生理食鹽水(Normal Saline)。
(6) 治療巾	
(7) 3M紙膠	

操 作 步 驟	說 明
(8) 剪刀	
(9) 清潔手套	
(10) 無菌單只手套2只或無菌手套一付	
(11) 感染性垃圾袋或彎盆	
6. 攜帶用物至病人單位。	

工作過程

1. 再次核對床頭卡及手圈，並詢問病人全名及出生年月日。

2. 圍上床簾、固定床輪，適當露出傷口部位，保持病人的舒適及注意其隱私。

3. 將治療巾鋪設於傷口下方。

    3-1. 避免換藥時汙染衣服及床單。

4. 將感染性垃圾袋袋口打開或彎盆一個，置於換藥區域附近。

    4-1. 方便換藥過程中丟棄垃圾。

5. 一手固定膠布附近皮膚，另一手自膠布邊緣撕起，由膠布兩側順著敷料中心方向輕輕撕下（見圖19-1）。

    5-1. 避免損傷皮膚及牽扯傷口。
    5-2. 若膠布與皮膚沾黏太緊而不易撕除時，可使用生理食鹽水沾溼膠布，再由膠布兩側向敷料中心方向輕輕撕下。

6. 戴上清潔手套。

    6-1. 移除沾滿滲液及汙染性傷口的髒敷料時，需戴上清潔手套以保護換藥者。

7. 移除髒敷料並脫除清潔手套，丟棄於垃圾袋或彎盆內。

    7-1. 若敷料沾黏在傷口上而不易移除時，不可強力撕除，可先用生理食鹽水或蒸餾水棉枝潤溼傷口上紗布，之後再慢慢移除，以免造成傷口組織受損。

8. 評估傷口情形。

    8-1. 換藥時需注意傷口是否有引流管及縫線留置，並觀察傷口大小、分泌物的量、顏色、性質、味道、發炎現象（紅、腫、熱、痛）及癒合程度。

9. 洗手。

10. 以沾生理食鹽水的棉枝或棉球清除皮膚上之膠布痕跡。

    10-1. 避免膠布黏膠殘留，引起皮膚受刺激及過敏反應。
    10-2. 若膠布痕跡難以清除時，也可用沾石油苯清(Benzene)的棉枝或棉球清除傷口周圍皮膚上之膠布痕跡，避免使用具刺激性的丙酮(acetone)。

操 作 步 驟	說 明
11. 清潔傷口： ◎ 使用無菌棉枝 (1) 打開無菌生理食鹽水瓶，**蓋裡朝上置於桌面，先倒掉一些**生理食鹽水溶液於彎盆或垃圾袋中，沖洗瓶口。	(1)-1. 須**注意生理食鹽水的有效期限**，開瓶後的生理食鹽水有效期限為24小時。 (1)-2. 無菌生理食鹽水瓶蓋裡朝上放於桌上，可保持蓋裡之無菌狀態。先倒掉一些生理食鹽水可沖洗瓶口，達到清潔瓶口的目的。
(2) 取無菌棉枝末端，倒適量的生理食鹽水溶液於棉枝上使其呈飽和、潤溼狀態，持棉枝時保持溼端朝下，並蓋上無菌生理食鹽水瓶蓋。	(2)-1. 棉枝與棉球的溼潤度以**飽和、不滴水**為原則。
(3) 以無菌生理食鹽水棉枝**自傷口中央由內往外做環形的擦拭**，不可來回擦拭，**擦拭範圍需大於傷口外圍5公分**（見圖19-2）。	(3)-1. 擦拭傷口時須自傷口中央由內往外做環形的擦拭，不可再由外往內回擦至傷口處，以避免感染。 (3)-2. 棉枝本身向外旋轉擦拭一圈即丟棄（棉枝每個面都被使用），接著再使用下一根棉枝，依據病人傷口大小而決定棉枝所需數量。 (3)-3. 清潔範圍需大於傷口外圍5公分，可**預防傷口周圍皮膚上的微生物汙染傷口**。
◎ 使用無菌換藥包 (1) 於工作車或換藥車上打開無菌換藥包。 (2) 採無菌技術將適量的無菌棉球放入無菌換藥碗（或無菌彎盆）內。 (3) 倒適量的生理食鹽水及優碘溶液於無菌換藥碗（無菌彎盆）內。 (4) 以換藥包中的鑷子夾取無菌棉球清潔及消毒傷口與邊緣皮膚。	 (4)-1. 清潔範圍需大於傷口外圍5公分。

操作步驟	說明

12. 傷口溼敷：

(1) 以無菌技術打開包裝完整的紗布包，使**塑膠面朝下**，放置於工作車檯面上，打開無菌生理食鹽水瓶，蓋裡朝上放於桌上，先倒掉一些生理食鹽水沖洗瓶口，再倒入適量的無菌生理食鹽水於紗布中（圖19-6），接著蓋上生理食鹽水瓶蓋。

(1)-1. 塑膠面朝下的目的為**預防紗布沾溼後因毛細現象而染汙**。

(1)-2. 倒入過多的無菌生理食鹽水於紗布包中的紗布，會導致紗布太溼且生理食鹽水易流至工作車檯面而汙染紗布。

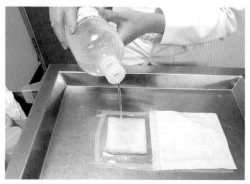

✛ 圖19-6　打開包裝完整的紗布包，使塑膠面朝下，再倒入適量的無菌生理食鹽水於紗布中

(2) 展開兩隻無菌單只手套或一付乳膠無菌手套，**以無菌技術戴上雙手手套**（圖19-7）。

(2)-1. 戴無菌手套須嚴格遵守無菌原則。

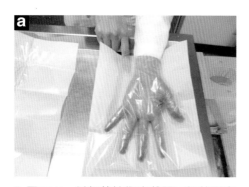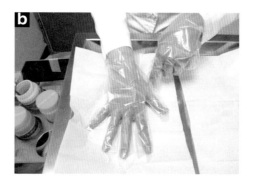

✛ 圖19-7　以無菌技術穿戴單只無菌手套

操 作 步 驟	說 明
(3) 以戴無菌單只手套的雙手取出沾溼的無菌紗布，**擰去多餘的水分，使其呈飽和、潤溼、不滴水狀態**；以雙手將紗布呈**鬆散狀**，輕輕地覆蓋在傷口上（圖19-8）。不可再移動。	(3)-1. **紗布不可緊壓在傷口上**，以免造成血液循環不良而影響傷口癒合。 (3)-2. 溼敷之敷料不可覆蓋在傷口周圍皮膚，以免皮膚上的細菌移行至傷口。 (3)-3. 敷料覆蓋後若有移動，容易將傷口周圍皮膚上的微生物帶入傷口。 (3)-4. 如果傷口較深時，可利用戴無菌手套的手指或無菌棉枝的木柄端將紗布填入有隧道式空腔或不平的傷口處（圖19-9）。 (3)-5. 需記錄傷口內填塞紗布的數量，並於下次換藥時確時移除，並更換新的敷料。

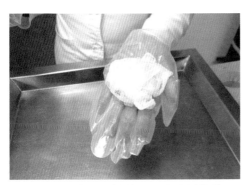

✚ 圖19-8　將溼潤的紗布展開成鬆散狀

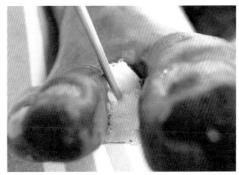

✚ 圖19-9　如果傷口較深，可利用無菌棉枝的木柄端將紗布填入，但木柄端不可碰觸傷口

◎ 使用換藥碗進行傷口溼敷時
　(1) 備妥無菌換藥碗一個及兩副無菌鑷子或無菌彎盆。
　(2) 以無菌技術打開包裝完整的紗布，並放入無菌換藥碗或無菌彎盆中。
　(3) 倒適量的生理食鹽水於無菌換藥碗或無菌彎盆中。
　(4) 戴上無菌手套。
　(5) 利用兩副無菌鑷子擰去多餘的水分，使其呈飽和、潤溼、不滴水狀態，將紗布呈鬆散狀，輕輕地覆蓋在病人的傷口上（圖19-10、圖19-11）。

操 作 步 驟	說 明

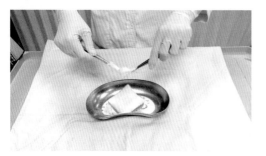

✚ 圖19-10 以鑷子擰去多餘水分

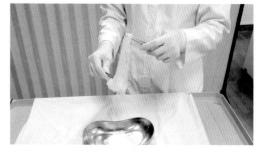

✚ 圖19-11 以鑷子將紗布展開

13. 覆蓋及固定無菌乾敷料：

   (1) 準備一塊**能完全覆蓋傷口，且四周大小超過傷口邊緣2.5公分**的無菌紗布，手執紗布一角，**對準傷口的中央覆蓋**於傷口上，並且**勿再移動**（見圖19-3）。

   (1)-1. 敷料覆蓋後若有移動，容易將傷口周圍皮膚上的微生物帶入傷口。

   (2) 剪3條長度為紗布寬度兩倍的膠布，由敷料中央往兩側固定在紗布上、中、下三處，**膠布貼的方向需垂直於肌肉走向**，且紗布邊緣的膠布寬度應有1/2黏在紗布上，另1/2黏在皮膚上（見圖19-4）。

   (2)-1. 敷料上、下兩側宜密貼，以免細菌由末端進入。

   (2)-2. 膠布長短應一致，並貼平整。

   (2)-3. 膠布貼的方向需與肌肉走向**垂直**或身體動作的方向**相反**，**避免膠布**隨著關節的移動而**鬆動**（見圖19-5）。

14. 協助病人穿好衣物，恢復舒適的姿適，整理病人單位及環境。

工作後處理

1. 將接觸傷口的清潔手套、棉枝及換下之敷料丟入感染性垃圾桶；非感染性物品丟入一般垃圾桶。

2. 洗手：採內科無菌洗手法。

   2-1. 避免院內感染。

3. 記錄：傷口大小（長、寬、深度）、分泌物的性狀（量、顏色、性質、味道）、發炎現象（紅、腫、熱、痛）、癒合程度、病人反應、疼痛程度及換藥時所使用的藥物。

   3-1. 完整的記錄，可以呈現傷口的狀況和癒合的速度。

記錄範例

時間	用藥及治療	生命徵象	護理記錄
09：00	W'd CD		右足踝外側3×5cm傷口，外觀為淡黃色腐肉組織，有少量黃綠色分泌物及滲液，無異味，傷口周圍微紅腫、熱，依醫囑採N/S傷口溼敷，過程中主訴疼痛程度為2分痛，可忍受。衛教病人需保持傷口敷料乾燥、清潔以促進傷口癒合。／N1陳曉彥

★ 注意事項

1. 清潔傷口可除去異物、分泌物、細菌及壞死組織，促進傷口癒合。可分為直線清潔法（圖19-12）及環形清潔法（圖19-13）。

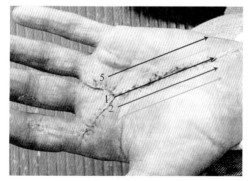

╋ 圖19-12　直線清潔法：依序清潔傷口

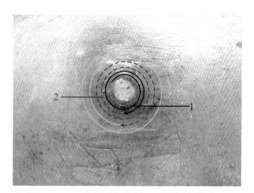

╋ 圖19-13　環形清潔法：依序清潔傷口

2. 棉棒刮取培養(swab culture)：為傷口細菌培養採檢方法之一，乃以棉棒採集傷口上的活組織，再將之置於培養基內，包括嗜氧菌培養及厭氧菌培養（圖19-14）。其步驟為：先以無菌生理食鹽水清洗傷口（或不清洗直接採樣），再以棉枝旋轉至傷口上各不同十點處取樣（圖19-15）。注意，棉棒應取樣深部組織，不可沾過結痂處；膿液不可做為標本。

3. 有多個傷口時，應先換乾淨的傷口，再換汙染或感染的傷口。

4. 更換敷料應確實遵守無菌技術並盡量減少傷口曝露的時間，以避免傷口感染或感染情況加劇。

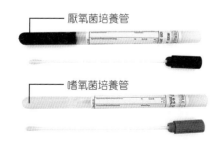

╋ 圖19-14　棉棒刮取培養管

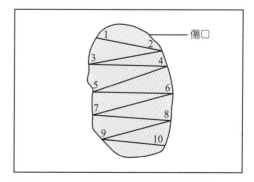

╋ 圖19-15　棉棒刮取培養的取樣順序

5. 傷口若有紅腫、化膿、異味、出血及癒合不良等情形應告知醫師。

6. 使用敷料包紮傷口，不可固定太緊，要保持良好血液循環。以彈性紗帶包紮時應由肢體遠端往近端以促進靜脈回流。

7. 常見的傷口敷料見表19-4。

▼ 表19-4　常見的傷口敷料特點

傷口敷料種類	產品圖示參考	特　點
親水性膠體敷料 (hydrocolloids dressing) 產品： 1. Comfeel® Plus Ulcer Dressing 2. Comfeel® plus Transparent Dressing 3. DuoDERM® CGF 4. DuDERM® Extra thin 5. Hydrocol® 6. Exuderm®	康惠爾親水性潰瘍敷料 Comfeel® Plus Ulcer Dressing 康惠爾親水性透明敷料 Comfeel® Plus Transparent Dressing 多愛膚超薄型敷料（人工皮） DuoDERM® Extra thin	1. 親水性敷料又稱為人工皮，有厚型和薄型兩款：表層是透明、能透濕氣，並且防水防菌的薄膜，表層之下成分為吸水性膠體敷料如明膠(gelatin)、果膠(pectin)和甲基碳化鈉纖維素(carboxymethyl cellulose; CMC)。其含親水性粒子可吸收傷口上滲液，形成膠狀物質覆蓋在傷口上，有助於提供傷口癒合，經由適當的保溫及濕潤環境，促進新生組織生長；此外可活化多形核白血球和巨噬細胞、軟化清除纖維蛋白，故能軟化壞死組織，有自體清創效果 2. 本敷料不沾黏傷口，故移除時不會黏到傷口基部可減少傷口疼痛，但是在移除時可能會有少量黃色膠狀物，這並非感染，可用生理食鹽水清潔去除 3. 敷料最長可使用7天
親水性凝膠 (hydrogels) 產品： 1. IntraSite® Gel 2. Purilon® Gel 3. DuoDERM® Hydroactive Gel 4. Tegaderm™ Hydrogel	康樂保傷口清創凝膠 Purilon® Gel DuoDERM® Hydroactive Gel	基本組成是 purified water、carboxymethylcellulose、propylene glycol(丙烯乙二醇)、guar gum、sodium。含水分高，可濕潤傷口、活化多形核白血球和巨噬細胞、軟化傷口組織、協助自體清創，能有效去除壞死和腐肉組織，保持傷口濕潤，加速肉芽組織及上皮細胞生長，促進傷口癒合

▼ 表19-4　常見的傷口敷料特點（續）

傷口敷料種類	產品圖示參考	特　點
藻酸鈣鹽敷料 (alginate dressing) 產品： 1. HeraDerm® Alginate 2. Tegaderm™ Alginate 3. KALTOSTAT® Calcium Sodium Alginate 4. KoCare™ Alginate 5. Biatain® Alginate	康樂保藻膠敷料 Biatain® Alginate Dressing KALTOSTAT® Calcium Sodium Alginate Dressing	1. 成分為藻酸鈣(calcium alginate)及甲基碳化鈉纖維素(carboxymethylcellulose; CMC)組成的敷料，有片狀及條狀兩種，可依傷口大小作適當剪裁以及填塞腔洞型傷口。敷料具滲液高吸收力，傷口的組織液中富含鈉離子可與敷料內的鈣離子進行離子交換，使藻酸鹽纖維在傷口與敷料間形成濕潤的凝膠體保護層，提供傷口良好濕潤之癒合環境，也能促進巨噬細胞活性及生長因子釋放。 2. 成分中之鈣離子可促進凝血作用，能幫助傷口輕度出血的止血。敷料不沾黏傷口，方便患者移除而不易造成傷口疼痛
親水性纖維敷料 (hydrofiber dressing) 產品： 1. AQUACEL® Hydrofiber Dressing 2. AQUACEL® EXTRA Hydrofiber Dressing（用於中度或高度滲出液傷口）	AQUACEL® Hydrofiber Dressing	親水性纖維敷料成分為甲基碳化鈉纖維素(CMC)，有垂直吸收大量滲液的功能，可保持傷口濕潤，吸收傷口滲出液時形成凝膠狀，也避免傷口及周邊皮膚浸潤情形，並可符合傷口床的輪廓盡量減少細菌可以長的死腔，提供良好的癒合的環境，此外可軟化壞死組織幫助自體清創
銀離子敷料 (Ag dressing) 產品： ＊銀離子泡棉敷料 1. Mepilex® Ag Antimicrobial Soft Silicone Foam Dressing 2. Allevyn-Ag Foam Dressing 3. Biatain® Ag Foam Dressing 4. AQUACEL® Ag Foam Dressing 5. PolyMem® Ag Foam Dressing	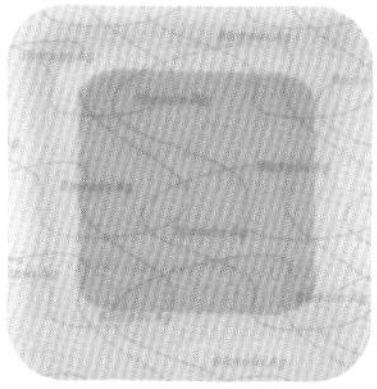 平而坦銀離子泡綿敷料（黏邊） Biatain® Ag Adhesive Foam Dressing 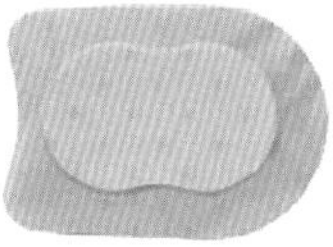 AQUACEL® Ag Foam Dressing	1. 強效銀離子能殺死多種微生物，甚至對具抗藥性病菌也有效。目前銀離子敷料型式，乃將銀離子透過生物科技將其包附在不同敷料醫材中，有:藻酸鈣鹽含銀敷料、泡棉含銀敷料、親水性纖維含銀及活性碳纖維含銀等，當敷料與傷口床滲液結合之際，會將銀離子由敷料纖維中解離釋放至傷口床中，與細菌細胞壁的酵素、蛋白質或DNA進行結合，改變蛋白質的生物結構，因而銀離子敷料被建議應用在感染性傷口或可能出現危害菌落群聚之傷口床組織 2. 敷料可持續釋放銀離子約7或14天(依產品種類而定)，故具有持續抗菌效果

▼ 表19-4　常見的傷口敷料特點（續）

傷口敷料種類	產品圖示參考	特　點
＊ 含銀離子親水性纖維敷料 1. AQUACEL® Ag Dressing ＊含銀離子的藻酸鹽敷料 1. Coreleader Algi-Fiber Ag Wound Dressing 2. SilverLap Ag Alginate Dressing 3. Biatain® Alginate Ag Dressing		
強化瓦解生物膜(biofilm)功能之含銀抗菌親水性纖維敷料 產品： 1. AQUACEL® Ag+ Extra	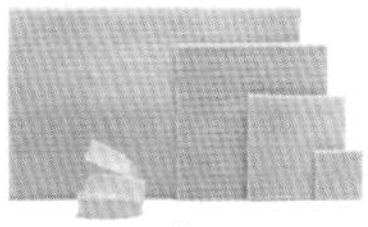 AQUACEL® Ag+ Extra	成分除了親水性纖維(hydrofiber)，還包含界面活性劑(benzethonium chloride)、金屬螯合劑EDTA (ethylenediaminetetra acetic acid disodium salt)及銀離子三種成分，界面活性劑可降低生物膜內的表面張力強化EDTA移除生物膜中的金屬離子進而瓦解生物膜結構，並讓微生物暴露在銀離子的抗菌作用下，預防生物膜再生成
泡棉敷料 (foams dressing) 產品： 1. AQUACEL® Foam Dressing 2. Tegaderm™ Foam Dressing 3. Allevyn Foam Dressing 4. Biatain® Foam Dressing	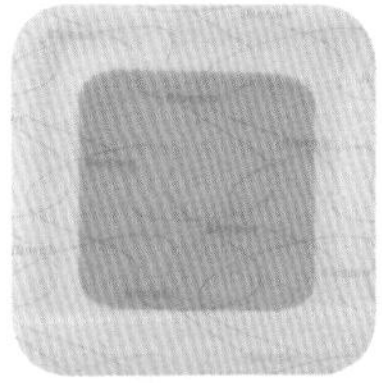 平而坦泡綿敷料（黏邊） Biatain® Adhesive Foam Dressing 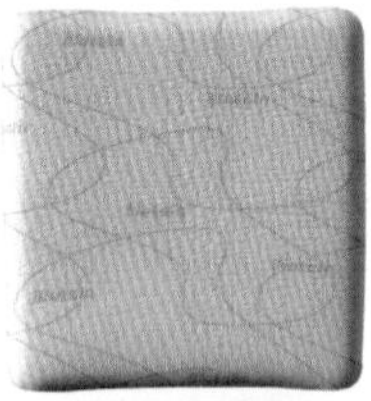 平而坦泡綿敷料 Biatain® Non-Adhesive Foam Dressing 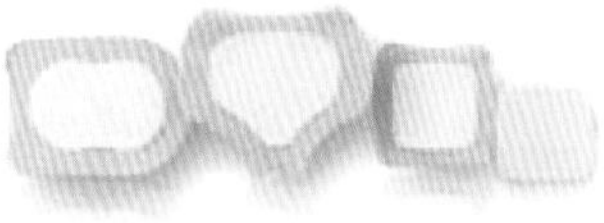 AQUACEL® Foam Dressing	1. 為半透性多層或單層聚氨酯(polyurethane)聚合物，最表層為防水、透氣、能阻隔病毒和細菌穿透的薄膜，而泡棉層接觸傷口具有軟墊般的作用，可保護傷口減少傷口沾連，降低傷口疼痛與不適；能吸收大量滲液，減少浸潤，提供傷口癒合適當的濕潤環境 2. 有些泡棉敷料四周有hydrocolloid材質或矽膠(silcon)材質黏邊(adhesive)，方便黏貼和移除，並減少對傷口周圍皮膚刺激、過敏

▼ 表19-4　常見的傷口敷料特點（續）

傷口敷料種類	產品圖示參考	特　點
矽膠敷料 (silicone dressing) 產品： 1. Mepitel® safetac Silicone Wound Contact Layer 2. Alcare SI-AID ＊矽膠泡棉敷料 1. Mepilex® Silicone Foam Dressing 2. Biatain® Silicone Foam Dressing 3. Tegaderm™ Silicone Foam Dressings	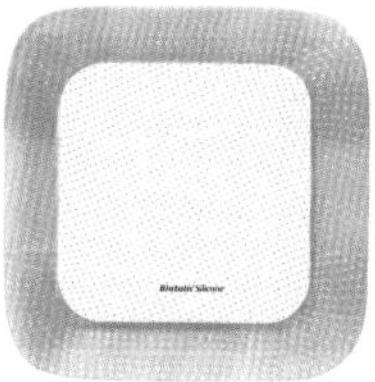 平而坦矽膠泡棉敷料 Biatain® Silicone Foam Dressing	以軟性的矽膠(silicone)層作為傷口接觸面不會黏附表皮細胞，避免傷害新生肉芽組織和周邊皮膚，避免換藥時傷口再次創傷及疼痛。矽膠也可與泡棉敷料結合為矽膠泡棉敷料，可以增加其吸收滲液的功能

※以上參考圖片

1. Comfeel® Plus Ulcer Dressing、Comfeel® Plus Transparent Dressing、Purilon® Gel及Biatain®系列產品圖片，由台灣Coloplast公司授權使用
2. DuoDERM® Hydroactive Gel、Duoderm® Extra thin、KALTOSTAT® Calcium、Sodium Alginate Dressing 、AQUACEL®系列產品圖片，由台灣ConvaTec公司授權使用
3. 其他各品牌同類敷料外觀、包裝可能有其差異性

情境模擬案例分析

　　王先生，今年50歲，因為4月1日在工地意外傷害，導致右小腿有嚴重的撕裂傷，因為傷口骯髒，於4月3日執行外科清創手術，目前在右下肢小腿處有7×5公分的開放性傷口，有少量的淡紅黃滲出液、無異味。醫囑：傷口生理食鹽水溼敷Q8H。

有關資料	資料分析	護理診斷	護理目標	護理措施	護理評值
S1： 我4/1在工地不小心從鷹架跌下來，右小腿被生銹鋼板劃傷，當時傷口又大又深流了很多血，來醫院後醫師幫我開刀處理傷口 O1： (4/3)病歷紀錄右小腿傷口執行清創手術。 O2： (4/4)右下肢小腿處有7×5公分的傷口。傷口有少量的淡紅黃滲出液、無異味。	**定義特徵：** 組織遭受損傷：S1,O1, O2 **問題（定義）：** 黏膜、角膜、皮膚或皮下組織受損。 **相關因素：** 機械性傷害：S1,O2	組織完整性受損／機械性傷害	4/10病人的傷口由7×5公分癒合至5×3公分，且傷口無感染症狀	1. 依醫囑給予傷口護理每日兩次： (1) 以棉枝沾生理食鹽水清潔傷口。 (2) 使用4×4紗布生理食鹽水溼敷。 (3) 以4×4紗布覆蓋。 2. 每次換藥時觀察傷口大小、分泌物性狀及氣味，注意是否有感染現象。 3. 飲食衛教： (1) 說明足夠的營養素，如蛋白質、維生素(B、C、E)、礦物質（鐵、鋅），可促進傷口的癒合。 (2) 與病人討論平常的飲食習慣，如時常攝取食物的種類、禁忌的食物、喜愛的食物。 (3) 教導選擇符合營養素的食物攝取：如多攝取魚類、水果、綠色蔬菜、堅果類等。 4. 鼓勵下床活動,以促進血液循環間接的促進傷口癒合。	1. 4/4病人能攝取足量蛋白及維生素，表示自己每天都會吃魚、豆類及蔬菜和水果促進傷口癒合。 2. 4/5病人下午下床活動，在護理站周圍散步。 3. 4/10病人右下肢小腿傷口大小為4×3公分，呈粉紅色無滲液及紅腫熱痛等感染徵象。

記錄範例

時 間	用藥及治療	生命徵象	護理記錄
09:00	傷口溼敷（中）		右下肢小腿處有7×5公分的傷口、有少量的淡紅黃滲出液、無異味。予傷口護理：以棉枝沾生理食鹽水清潔傷口再使用4×4紗布生理食鹽水溼敷並用4×4紗布覆蓋，教導多攝取魚類、水果、綠色蔬菜、堅果類等，病人可接受，在換藥過程中無不適之主訴，續注意觀察傷口癒合情形。／N2王小美

課後活動

　　全班分成三組討論針對不同疾病的病人（包括糖尿病、腎衰竭、肝硬化），符合促進傷口癒合之食物，並且設計一份菜單（包括3天之早、中、晚餐）的種類。

自 我 評 量　　　　　　　　　　　　　　　　　EXERCISE

（　）1. 腸胃道的傷口是屬於：　(A)清潔的傷口　(B)半清潔的傷口　(C)感染的傷口

（　）2. 以下何者非傷口癒合過程之增生期時，會出現的生理現象：　(A)傷口縮小　(B)痂皮脫落　(C)肉芽組織之形成　(D)出現紅腫熱痛的現象

（　）3. 傷口在溼潤的環境下會有哪些優點？(1)避免細胞脫水 (2)加速血管的新生 (3)減輕疼痛 (4)利於生長因子的作用　(A)(1)(2)　(B)(3)(4)　(C)(1)(2)(3)　(D)(1)(2)(3)(4)

（　）4. 影響傷口癒合的局部性因素，以下何者為非？(1)傷口太乾燥 (2)傷口組織缺氧 (3)局部傷口有過多滲出液 (4)免疫力降低 (5)類固醇藥物治療。　(A)(2)(4)(5)　(B)(1)(2)(3)　(C)(4)(5)　(D)(3)(4)(5)

（　）5. 評估傷口時應評估哪些項目？(1)傷口的大小 (2)傷口的顏色 (3)傷口周圍的顏色 (4)傷口的滲出液 (5)滲出液的味道。　(A)(1)(2)(3)(4)(5)　(B)(1)(2)(4)(5)　(C)(1)(2)(3)(4)　(D)(2)(4)(5)

（　）6. 以下何項微量金屬為傷口癒合所必需者？　(A)銅　(B)鋅　(C)錫　(D)鎘

（　）7. 下列哪一項不會影響傷口的癒合？　(A)年齡　(B)壓力　(C)身高　(D)使用類固醇

（　）8. 有關延遲傷口癒合的敘述，下列何者錯誤？　(A)缺乏鋅會抑制上皮細胞生成　(B)使用皮質類固醇會抑制肉芽組織生成　(C)缺乏維生素C會延緩膠原蛋白形成　(D)缺乏蛋白質會減少脂肪組織的血液循環

（　）9. 有關膠帶等黏性產品使用之敘述，下列何者正確？(A)移除膠帶時，應垂直、快速才不會痛太久　(B)膠帶造成皮膚的損傷好發在嬰幼兒和水腫病人　(C)移除膠帶時需支撐邊緣皮膚，以180度逆毛方向移除　(D)使用膠帶前，可以在皮膚上塗抹優碘以增加黏性

（　）10. 有關傷口敷料的敘述，下列何者正確？(A)親水性敷料可以吸收傷口分泌物，不易使細菌滋生　(B)含銀敷料不適用於感染性傷口　(C)藻膠敷料不適用於滲液過多的傷口　(D)傳統敷料不易使組織浸潤引發細胞感染和壞死

解答

參 | 考 | 資 | 料　　　　　　　　　　　　REFERENCES

Chapter 11

台灣兒科醫學會（2010，11月25日）・*兒童發燒處置建議（二版）*。http://www.pediatr.org.tw/member/bedside_info.asp?id=11

台灣兒科醫學會（2011，1月03日）・*兒童發燒問答集（二版）*。http://www.pediatr.org.tw/people/edu_info.asp?id=12

張玉珠、王玉真(2023)・*全方位護理應考e寶典：基本護理學*・新文京。

蘇麗智、林靜娟、簡淑真、呂麗卿、潘美蓉、李家琦、李美雲、陳明莉、羅筱芬、林韋君、林淑燕、葉秀珍、歐倫君、林唐愉、黃士滋、林思靜、鄭怡娟、張華蘋、邱淑玲…陳淑齡(2022)・*實用基本護理學（九版）*・華杏。

Altman, G. B. (2010). Client care and comfort in Fundamental & Advanced nursing skills (3rd ed., pp. 293-326). Delmar.

Christensen, B., & Kockrow, E. (2010). *Foundations of nursing* (6th ed.). Mosby.

Craven, R. F., & Hirnle, C. J. (2016). *Fundamentals of nursing: Human health and function* (8th ed.). Lippincott.

DeLaune, S. C., & Ladner (2010). *Fundamentals of nursing: Standards and practice* (4th ed.). Delmar Publishers.

Hemming, L. (2022). The principle of nutrition . In I. Peate & K. Wild (Eds.), *Nursing practice: Knowledge and care* (3rd ed.). Wiley Blackwell.

Perry, A. G., Potter, P. A. Ostendorf, W. R., & Laplante, N. (2021). Hot and cold therapy. *Clinical nursing skill & techniques* (10th ed.). Mosby.

Perry, A. G., Potter, P. A., Ostendorf, W. R., & Laplante, N. (2024). *Nursing interventions and clinical skills* (11th ed.). Mosby.

Rosdahl, C. B., & Kowalski, M. T. (2021). Heat and cold applications. *Rosdahl's textbook of basic nursing* (12th ed.). Wolters Kluwer.

Smith, S. F., Duell, D. J., Martin, B. C., Aebersold, M. L., & Gonzalez, L. (2017). Heat and cold therapies. *Clinical nursing skills: Basic to advanced skills* (9th ed. pp. 854-881). Pearson Education.

Chapter 12

王月琴、王美綺、方妙君、李靜雯、林美惠、洪芸櫻、陳姿妃、楊嬿、楊雅淑、羅惠敏、蘇貞瑛(2018)・*基本護理學（上）（八版）*・永大。

張玉珠、王玉真(2023)・*全方位護理應考e寶典：基本護理學*・新文京。

教育部體育司（2011，5月5日）・*教育部電子報：改善學童體位問題教部、縣市出招*。http://epaper.edu.tw/print.aspx?print_type=topical&print_sn=559&print_num=459

國民健康署(2018)・*每日飲食指南*。https://www.hpa.gov.tw/Pages/EBook.aspx?nodeid=1208

國民健康署(2018)・*食物熱量換算運動熱量*。https://www.hpa.gov.tw/Pages/Detail.aspx?nodeid=168&pid=724

國民健康署(2018)・*素食飲食指南*。https://health99.hpa.gov.tw/media/public/pdf/21731.pdf

國民健康署(2018)・*飲食指南*。https://www.hpa.gov.tw/Detail.aspx

衛生福利部（2018，1月3日）・*判斷自己是否屬於健康體重*。https://www.hpa.gov.tw/Pages/Detail. aspx?

蘇麗智、林靜娟、簡淑真、呂麗卿、潘美蓉、李家琦、李美雲、陳明莉、羅筱芬、林韋君、林淑燕、葉秀珍、歐倫君、林唐愉、黃士滋、林思靜、鄭怡娟、張華蘋、邱淑玲…陳淑齡(2022)・*實用基本護理學*（九版）・華杏。

Altman, G. B. (2010). *Nutrition and elimination. Fundamental & Advanced Nursing skills* (3rd ed., pp. 691-737). Delmar CENGAGE Learning.

Craven, R. F., & Hirnle, C. J. (2016). *Nutrition. Fundamentals of nursing: Human health and function* (8th ed.). Lippincott.

Elia, M, & Stratton, R. J. (2013). Nutritional screening and assessment. *Clinical nutrition* (2nd ed. p15-26). Wiley-Blackwell.

Grodner, M., Anderson, S. L., & DeYoung S. (2015). *Foundations and clinical applications of nutrition: A nursing approach* (6th ed.). Mosby.

Grodner, M., Escott-Stump, S., & Dorner, S. (2016). *Nutritional foundations and chinical applications: A nursing approach* (6th ed.). Mosby.

Harkreader, H. (2007). Nutrition & Nutrition Deficiency. *Fundamentals of nursing: Caring and clinical judgment* (7th ed.). Saunders.

Hemming, L. (2022). The principle of nutrition . In I. Peate & K. Wild (Eds.), *Nursing practice: Knowledge and care* (3rd ed.). Wiley Blackwell.

Kozier, B., Erb, G., Berman, A. J., & Burke, K. (2015). *Nutrition. Fundamentals of nursing: Concepts, process and practice* (10th ed.). Prentice-Hall.

Perry, A. G., Potter, P. A. Ostendorf, W. R., & Laplante, N. (2021). Hot and cold therapy. *Clinical nursing skill & techniques* (10th ed.). Mosby.

Perry, A. G., Potter, P. A., Ostendorf, W. R., & Laplante, N. (2024). Gastric intubation. *Nursing interventions and clinical skills* (11th ed.). Mosby.

Potter, P. A., Perry, A. G. Stockert, P. A., & Hall, A. (2022). *Fundamental of nursing* (11th ed.). Mosby.

Smith, S. F., Duell, D.J., Martin, B.C., Aebersold, M.L., & Gonzales. L.(2017). Nutritional management and enteral intubation. *Clinical nursing skill: Basic to advanced skills* (9th ed. pp631-677). Pearson Education Inc.

Taylor, C., Lillis, C., Lynn, P., & LeMone, P. (2015). *Nutrition. Fundamentals of nursing: The art and science of preson-centered nursing care* . Wolters Kluwer.

Timby, B. K. (2017). Nutrition. *Fundamental nursing skills and concepts* (11th ed.). Wolters Kluwer.

Yoost, B. L., & Crawford, L. R. (2023). *Fundamentals of nursing: Active learning for collaborative practice* (3rd ed.). Elsevier.

Chapter 13

張玉珠、王玉真(2023)・*全方位護理應考e寶典：基本護理學*・新文京。

馮琮涵、鄧志娟、劉棋銘、吳惠敏、唐善美、許淑芬、江若華、黃嘉惠、汪蕙蘭、李建興、王子綾、李維真、莊禮聰(2022)・*解剖生理學*（三版）・新文京。

蔡秋帆、湯念湖、王耀宏(2022)・藥理學的基本原理・於蔡秋帆編著，*藥理學*（八版）・新文京。

Boonen, M., Rankin, J., Vosman, F., & Niemeijer, A. (2020). Nurses' knowledge and deliberations crucial to barcoded medication administration technology in a Dutch hospital: Discovering nurses' agency inside ruling. *Health: An Interdisciplinary Journal for the Social Study of Health, Illness & Medicine, 24*(3), 279-298.

deWit, S. C. (2017). Medication administeration. In S. C. deWit, (Eds.), *Fundamental concepts and skills for nursing* (5th ed.). Saunders.

Macias, M., Bernabeu-Andreu, F. A., Ignacio, A., Fatima, N., & Baldominos, Gema, B. (2018). Impact of a barcode medication administration system on patient safety. *Oncology Nursing Forum, 45*(1), E1-E13.

Mortell, M. (2019). Should known allergy status be included as a medication administration "right"? *British Journal of Nursing, 28*(20), 1292-1298.

Potter, P. A., Perry, A. G. Stockert, P. A., & Hall, A. (2022). *Fundamental of nursing* (11th ed.). Mosby.

Chapter 14

王月琴、王美綺、方妙君、李靜雯、林美惠、洪芸櫻、陳姿妃、楊嬿、楊雅淑、羅惠敏、蘇貞瑛(2018)‧基本護理學（上）（八版）‧永大。

翁淑娟、黃嫦芳、程紋貞、林麗味、趙淑美、張怡娟、羅靜婷、楊文琪、胡綾真、蔡家梅(2024)‧於李皎正總校閱，*內外科護理技術*（十版）‧新文京。

張玉珠、王玉真(2023)‧*全方位護理應考e寶典：基本護理學*‧新文京。

陳秋曲、林詣茜、郭志強、陳瓊瑤、林玉茹(2019)‧降低肝膽腸胃科病房非計畫性週邊靜脈留置針重注率之改善專案‧*榮總護理，36*(2)，143-151。doi:10.6142/VGHN.201906_36(2).0004

陳憬儀、曾士芬、張奕文、吳振誠、曹祐慈、陳素里、鄭舒倖、徐永年(2020)‧血管通路之病人安全異常事件：某區域醫院四年經驗分享‧*醫學與健康期刊，9*(1)，73-82。

薛承君、Seak, J. C. K. (2012)‧*全方位醫學縮寫辭典*‧新文京。

簡杏津、黃惠美、施玥羽(2020)‧某醫學中心護理部安全針具使用成效之探討‧*感染控制雜誌，30*，1-9。

醫療財團法人台灣血液基金會（2021，6月8日）‧*捐血百科*。http://www.blood.org.tw/Internet/main/index.aspx

蘇麗智、林靜娟、簡淑真、呂麗卿、潘美蓉、李家琦、李美雲、陳明莉、羅筱芬、林韋君、林淑燕、葉秀珍、歐倫君、林唐愉、黃士滋、林思靜、鄭怡娟、張華蘋、邱淑玲…陳淑齡(2022)‧*實用基本護理學*（九版）‧華杏。

Phelps, L. L. (2023)‧*最新護理診斷手冊：護理計畫與措施*（五版）（郭惠敏、黃靜微、張秉宜、程子芸、胡慧蘭、喬佳宜、林麗秋譯）‧華杏。

Davies, H., Coventry, L. L., Jacob, A., Stoneman, L., & Jacob, E. (2020). Blood sampling through peripheral intravenous cannulas: A look at current practice in Australia. *Collegian, 27*(2), 219-225.

Gulanick, M., & Myers, J. L. (2017). *Nursing care plans: Diagnoses, interventions, & outcomes*. Elsvier.

Marsh, N., Webster, J., Mihala, G., & Rickard, C. M. (2015). Devices and dressings to secure peripheral venous catheters to prevent complications. *Cochrane Database of Systematic Reviews*, (6). https://doi.org/10.1002/14651858.CD011070.pub2

Reddy, V. K., Lavoie, M. C., Verbeek, J. H., & Pahwa, M. (2017). Devices for preventing per-cutaneous exposure injuries caused by needles in healthcare personnel. *Cochrane Database of Systematic Reviews*, (11). https://doi.org/10.1002/14651858.CD009740.pub3

Rosdahl, C. B., & Kowalski, M. T. (2021). Heat and cold applications. *Rosdahl's textbook of basic nursing* (12th ed.). Wolters Kluwer.

Sandra F. S., Duell , D. J., Martin , B. C., Aebersold , M. L., Gonzalez , L. (2017). *Clinical nursing skills : basic to advanced skills*. Pearson.

Webster, J., Osborne, S., Rickard, C. M., & Marsh, N. (2019). Clinically indicated replacement versus routine replacement of peripheral venous catheters. *Cochrane Database of Systematic Reviews,* (1). https:// doi.org/10.1002/14651858.CD007798.pub5

Chapter 15

王月琴、王美綺、方妙君、李靜雯、林美惠、洪芸櫻、陳姿妃、楊嬿、楊雅淑、羅惠敏、蘇貞瑛(2018)·*基本護理學（上）（八版）*·永大。

林玉菁、王守玉、陳鳳櫻(2013)·持續性尿失禁婦女採保守療法之成效－文獻探討·*醫院，46*(6)，20-29。

林素瑛、高美玲(2018)·產後排尿功能障礙及尿液滯留·*助產雜誌，60*，1-11。

林詩淳、蔡坤維、陳妙文、辜美安(2018)·老年人慢性便秘·*源遠護理，12*(3)，54-59。

邱咨華、徐盈真、林麗芬、王雅香(2015)·降低內科加護病房泌尿道感染率之改善專案·*志為護理，14*(1)，62-73。

張玉珠、王玉真(2023)·*全方位護理應考e寶典：基本護理學*·新文京。

陳雅莉、林文絹(2016)·以整合照護指引與文獻回顧為基礎的老年人慢性便秘非藥物照護建議·*台灣衛誌，35*(3)，248-259。

陳瑛瑛、王復德(2016)·尿液引流系統之維護與更換迷思·感染控制雜誌，26(5)，203-209。

陳瑞光、李靜嫻、李欣蓉、蔡宏津、陳垚生(2016)·導尿管相關泌尿道感染的診斷、治療、預防·*感染控制雜誌，25*，107-117。

趙慧玲、李怡旻、黃惠如、尹文琪(2016)·成人加護單位失禁性皮膚炎相關危險因子探討·*榮總護理，33*(4)，388-396。

蘇麗智、林靜娟、簡淑真、呂麗卿、潘美蓉、李家琦、李美雲、陳明莉、羅筱芬、林韋君、林淑燕、葉秀珍、歐倫君、林唐愉、黃士滋、林思靜、鄭怡娟、張華蘋、邱淑玲…陳淑齡(2022)·*實用基本護理學（九版）*·華杏。

NANDA International (2021)·*NANDA International 護理診斷：定義與分類2021~2023*（曾詩雯等譯）·華杏。（原著出版於2021）

Potter, P. A., Perry, A. G. Stockert, P. A., & Hall, A. (2022). *Fundamental of nursing* (11th ed.). Mosby.

Chapter 16

張玉珠、王玉真(2023)·*全方位護理應考e寶典：基本護理學*·新文京。

蘇麗智、林靜娟、簡淑真、呂麗卿、潘美蓉、李家琦、李美雲、陳明莉、羅筱芬、林韋君、林淑燕、葉秀珍、歐倫君、林唐愉、黃士滋、林思靜、鄭怡娟、張華蘋、邱淑玲…陳淑齡(2022)·*實用基本護理學（九版）*·華杏。

Geralyn, O. (2022). *Study guide for tundamentals of nursing* (11th ed.). Elsevier.

Kozier, B., Erb, G., Berman, A. J., & Burke, K. (2015). *Nutrition. Fundamentals of nursing: Concepts, process and practice* (10th ed.). Prentice-Hall Inc.

Perry, A. G., Potter, P. A. Ostendorf, W. R., & Laplante, N. (2021). *Clinical nursing skill & techniques* (10th ed.). Mosby.

Perry, A. G., Potter, P. A., Ostendorf, W. R., & Laplante, N. (2024). *Nursing interventions and clinical skills* (11th ed.). Mosby.

Potter, P. A., Perry, A. G. Stockert, P. A., & Hall, A. (2022). *Fundamental of nursing* (11th ed.). Mosby.

Chapter 17

王月琴、王美綺、方妙君、李靜雯、林美惠、洪芸櫻、陳姿妃、楊嬿、楊雅淑、羅惠敏、蘇貞瑛(2018)．*基本護理學（上）（八版）*．永大。

全國法規資料庫(2012)．*腦死判定準則*。https://law.moj.gov.tw/LawClass/LawAll.aspx?PCODE=L0020079

李佩怡、蔡麗雲、劉景萍、徐淑芬、賴維淑、李國筬、李英芬、方俊凱、李玉琪、翁益強、熊誼芳、陳美麗、張詩吟、郭育誠、莫淑蘭、李閏華、李佩怡、張玉仕、葉北辰(2021)．*新編安寧緩和護理學*．華格那。

張玉珠、王玉真(2023)．*全方位護理應考e寶典：基本護理學*．新文京。

楊克平、杜友蘭、毛新春、鄭曉江、杜異珍、翁益強、秦燕、余幸澄、何麗齡(2012)．*安寧與緩和療護學（二版）*．偉華。

蘇麗智、林靜娟、簡淑真、呂麗卿、潘美蓉、李家琦、李美雲、陳明莉、羅筱芬、林韋君、林淑燕、葉秀珍、歐倫君、林唐愉、黃士滋、林思靜、鄭怡娟、張華蘋、邱淑玲…陳淑齡(2022)．*實用基本護理學（九版）*．華杏。

Berman, A. T., Snyder, S., & Frandsen, G. (2020). *Kozier & Erb's Fundamentals of nursing: Concepts, process and practice* (11th ed.). Pearson.

Helen, H. (2007). *Fundamentals of nursing caring and clinical judgment* (3rd ed.). Saunders.

Kockrow, E. O., & Christensen, B. L. (2010). *Foundations of nursing* (6th ed.). Mosby.

Potter, P. A., Perry, A. G. Stockert, P. A., & Hall, A. (2022). *Fundamental of nursing* (11th ed.). Mosby.

Timby, B. K. (2021). *Fundamental skill and concepts in patient care* (13h ed.). Lippincott.

Chapter 18

王月琴、王美綺、方妙君、李靜雯、林美惠、洪芸櫻、陳姿妃、楊嬿、楊雅淑、羅惠敏、蘇貞瑛(2018)．*基本護理學（上）（八版）*．永大。

王嘉莉、王德珍、王繁菜、朱繼璋、余文瑞、李隆乾、周玉蘭、林志遠、林佩菁、林季榆、洪淑萍、胡逸然、張勝雄、郭佩勳、陳富鈞、陳燕彰、陳證文、曾偉誠、曾梓維…顏永豐(2017)．*臨床檢驗判讀（二版）*．新文京。

張玉珠、王玉真(2023)．*全方位護理應考e寶典：基本護理學*．新文京。

蘇麗智、林靜娟、簡淑真、呂麗卿、潘美蓉、李家琦、李美雲、陳明莉、羅筱芬、林韋君、林淑燕、葉秀珍、歐倫君、林唐愉、黃士滋、林思靜、鄭怡娟、張華蘋、邱淑玲…陳淑齡(2022)．實用基本護理學（九版）．華杏。

Berman, A. T., Snyder, S., & Frandsen, G. (2020). *Kozier & Erb's Fundamentals of nursing: Concepts, process and practice* (11th ed.). Pearson.

Potter, P. A., Perry, A. G. Stockert, P. A., & Hall, A. (2022). *Fundamental of nursing* (11th ed.). Mosby.

Timby, B. K. (2021). *Fundamental skill and concepts in patient care* (13h ed.). Lippincott.

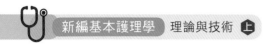
Chapter 19

于博芮、蔡新中、蔡新民、張美娟、黃靜君、林秋玉⋯胡名霞(2017)・*最新傷口護理學*（三版）・華杏。

李叡筠、朱彥紅、江采宜(2019)・探討活性碳銀離子敷料對感染性壓傷治療之成效・*醫學與健康期刊，8*(1)，53-66。

李叡筠、朱彥紅、江采宜、顧家恬(2015)・銀離子敷料於傷口照護之文獻回顧・*澄清醫護管理雜誌，11*(3)，43-50

張玉珠、王玉真(2023)・*全方位護理應考e寶典：基本護理學*・新文京。

羅淑芬、張麗蓉、曹文昱(2012)・重症病人壓瘡問題的預防與照護・*護理雜誌，59*(4)，24-29。

Perry, A. G., Potter, P. A. Ostendorf, W. R., & Laplante, N. (2021). *Clinical nursing skill & techniques* (10th ed.). Mosby.

Perry, A. G., Potter, P. A., Ostendorf, W. R., & Laplante, N. (2024). *Nursing interventions and clinical skills* (11th ed.). Mosby.

Potter, P. A., Perry, A. G. Stockert, P. A., & Hall, A. (2022). *Fundamental of nursing* (11th ed.). Mosby.

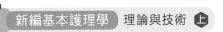

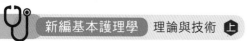

國家圖書館出版品預行編目資料

新編基本護理學：學理與技術（下）/ 曹麗英、余怡珍、王玉女、徐秀栞、蔡麗紅、鄭幸宜、孫淑惠、張玉珠、王玉真、張怡雅、林秀純、陳迺荭、陳亭儒、高月梅、簡乃卉、劉碧霞編著. – 四版. – 新北市：新文京開發出版股份有限公司, 2024.01
　　冊；　公分

ISBN　978-626-392-000-2（上冊：平裝）
ISBN　978-626-392-001-9（下冊：平裝）
ISBN　978-626-392-002-6（全套：平裝）

1. 基本護理學

419.6　　　　　　　　　　　　　　　　112022727

新編基本護理學－學理與技術（下）（四版）（書號：B394e4）

編　著　者	曹麗英	余怡珍	王玉女	徐秀栞	蔡麗紅	鄭幸宜
	孫淑惠	張玉珠	王玉真	張怡雅	林秀純	陳迺荭
	陳亭儒	高月梅	簡乃卉	劉碧霞		

出　版　者　新文京開發出版股份有限公司

地　　　址　新北市中和區中山路二段 362 號 9 樓

電　　　話　(02) 2244-8188（代表號）

F　A　X　(02) 2244-8189

郵　　　撥　1958730-2

二　　　版　西元 2018 年 06 月 15 日

三　　　版　西元 2020 年 12 月 01 日

四　　　版　西元 2024 年 01 月 15 日

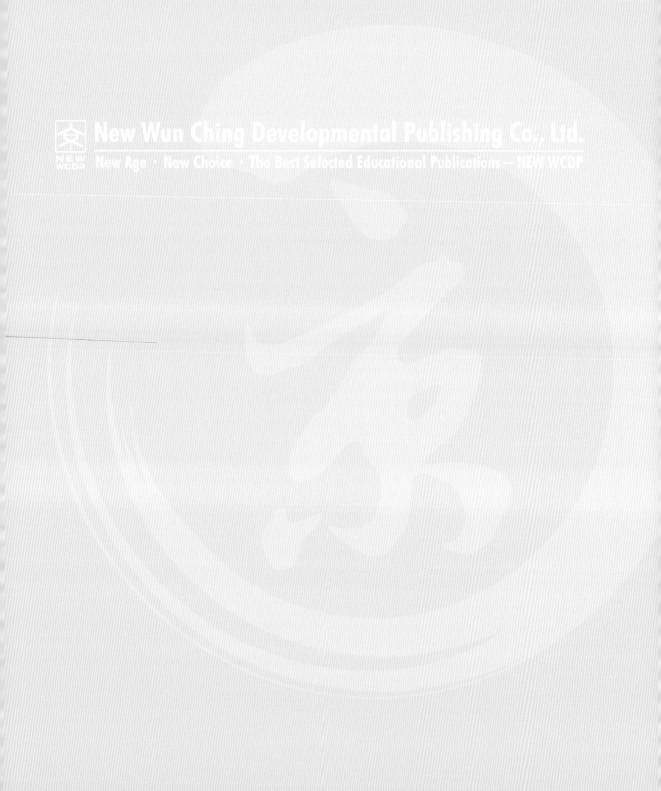